TRAITÉ
DU DIAGNOSTIC

DES

MALADIES DES ORGANES THORACIQUES

ET ABDOMINAUX

comprenant la

DESCRIPTION DES MÉTHODES CLINIQUES D'EXPLORATION APPLICABLES A CES ORGANES

SUIVI D'UN APPENDICE SUR LA LARYNGOSCOPIE

PAR

LE Dr PAUL GUTTMANN

Privat-Docent à l'Université Frédéric-Guillaume de Berlin

TRADUIT SUR LA DEUXIÈME ÉDITION

PAR

LE Dr F. L. HAHN

Licencié ès sciences physiques.

PARIS

V. ADRIEN DELAHAYE et Cie, LIBRAIRES-ÉDITEURS

PLACE DE L'ÉCOLE-DE-MÉDECINE

1877

TRAITÉ

DU DIAGNOSTIC

DES

MALADIES DES ORGANES THORACIQUES

ET ABDOMINAUX

PARIS. — IMPRIMERIE DE E. MARTINET, RUE MIGNON, 2

TRAITÉ
DU DIAGNOSTIC

DES
MALADIES DES ORGANES THORACIQUES
ET ABDOMINAUX

comprenant la

DESCRIPTION DES MÉTHODES CLINIQUES D'EXPLORATION APPLICABLES A CES ORGANES

SUIVI D'UN APPENDICE SUR LA LARYNGOSCOPIE

PAR

LE Dr PAUL GUTTMANN

Privat-Docent à l'Université Frédéric-Guillaume de Berlin

TRADUIT SUR LA DEUXIÈME ÉDITION

PAR

LE Dr F. L. HAHN

Licencié ès sciences physiques.

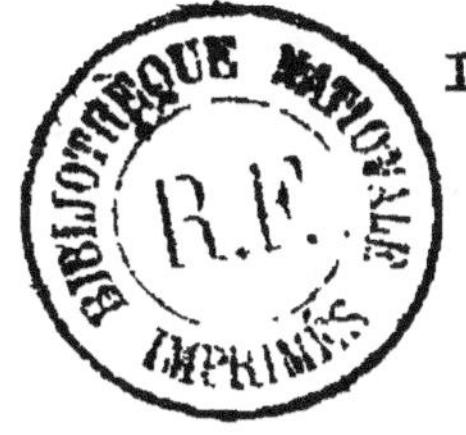
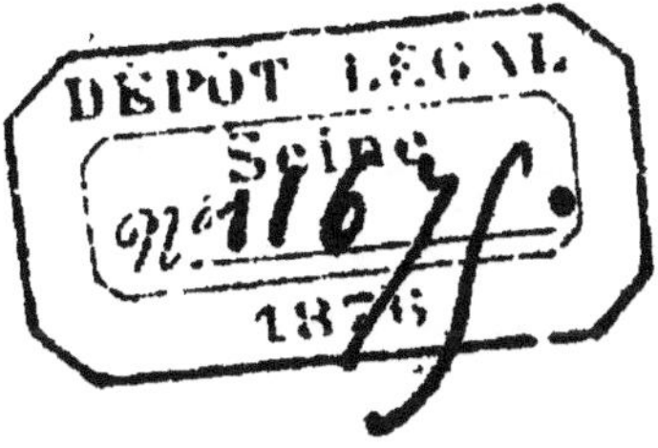

PARIS

V. ADRIEN DELAHAYE ET Cie, LIBRAIRES-ÉDITEURS

PLACE DE L'ÉCOLE-DE-MÉDECINE

1877

PRÉFACE DE LA PREMIÈRE ÉDITION

———

Nous nous sommes proposé, dans cet ouvrage, de passer en revue les procédés cliniques d'exploration et d'étudier leur application au diagnostic des états normaux et pathologiques des organes thoraciques et abdominaux. Un appendice à ce traité est consacré à la laryngoscopie.

Quant à l'ordre que nous avons suivi dans l'exposition des méthodes d'exploration applicables à chaque organe et dans l'analyse des symptômes par lesquels se manifestent les diverses affections de ces organes, c'est l'ordre même qui préside à toute investigation scientifique et systématique faite au lit du malade.

Nous n'avons pu cependant adopter un mode de description toujours identique, notamment dans l'exposition des méthodes d'exploration purement physiques; il a dû varier nécessairement suivant que des groupes symptomatiques semblables, quoique se rapportant à des maladies différentes, pouvaient s'expliquer par des causes *communes* ou ne le pouvaient pas; dans ce dernier cas une description *détaillée* des symptômes a été nécessaire. — Partout où la nature du sujet me le permettait, je me suis efforcé de suivre un ordre uniforme dans l'exposition des moindres détails : décrivant d'abord les signes obtenus au moyen de tel procédé d'exploration, puis leurs causes, et enfin les conditions physiologiques et pathologiques et les états morbides où ils se présentent. Par ce moyen il m'a été possible, dans la plupart des cas où l'exploration clinique est nécessaire, de réunir les signes pathologiques si multiples qu'elle fournit dans des groupes relativement restreints. Bien entendu nous n'avons pu toujours faire rentrer dans nos groupements certains symptômes, constituant des déviations du type pathologique fondamental. Malgré le nombre énorme d'observations de ce genre que j'ai eu occasion de recueillir depuis de longues années à la polyclinique de l'Université de Berlin, je ne jugeai pas nécessaire ni opportun de les recueillir dans un ouvrage comme celui-ci. Des détails de cette nature ne présentent d'intérêt pour la pathologie ou le diagnostic qu'en tant qu'ils constituent l'une des parties d'un ensemble de symptômes caractéristiques d'une maladie donnée; détachés du cas individuel auquel ils se rapportent, ces signes, pris isolément, non-seulement eussent été par eux-mêmes une entrave pour nos descriptions, mais encore le livre tout entier eût perdu en uniformité et en valeur d'ensemble plus que son contenu n'eût gagné à être plus complet. Il en est du diagnostic, dont le domaine est si riche en faits, comme de tout autre sujet d'études; avant tout il est nécessaire de fixer les points essentiels, c'est-à-dire les symptômes fondamentaux; ces derniers une fois connus et leurs causes physiologiques et pathologiques bien déterminées, il n'y a plus de difficulté à les reconnaître et à les comprendre, même quand ils s'écartent du type fondamental. Ce sont là les principes qui m'ont guidé dans le cours de mon travail. Puissé-je avoir atteint, du moins dans une certaine mesure, le but que je me proposais.

Dʳ PAUL GUTTMANN.

Berlin, septembre 1871.

PRÉFACE DE LA DEUXIÈME ÉDITION

L'accueil bienveillant qu'a rencontré mon livre dans le monde médical explique la rapidité surprenante avec laquelle il a été épuisé; en même temps il s'est répandu à l'étranger par de nombreuses traductions (1). — La deuxième édition que nous publions aujourd'hui a subi des modifications multiples, dont on trouvera les traces à chaque page, et même des remaniements complets dans certaines parties; des additions importantes ont été faites à tous les chapitres de quelque étendue. La pneumatométrie, la

(1) Traduction italienne par le docteur Clodomiro Bonfigli de Ferrare; traduction russe par les docteurs Chomjakoff et Nikolaj de Kasan; autre traduction russe, parue à la même époque, par le docteur Wischnewski de Moscou; traduction espagnole par le docteur Luis Góngora de Séville; traduction polonaise en préparation.

phonométrie, la toux, l'examen des matières vomies et des déjections intestinales ont été l'objet de descriptions nouvelles. — C'est ainsi augmenté et essentiellement amélioré dans ses différentes parties, que je présente mon livre au public médical, avec le souhait que cette seconde édition soit accueillie aussi favorablement que l'a été la première.

PAUL GUTTMANN.

Berlin, mars 1874.

TRAITÉ
DU DIAGNOSTIC

DES

MALADIES DES ORGANES THORACIQUES

ET ABDOMINAUX

INTRODUCTION

Les méthodes applicables à l'exploration des organes thoraciques et abdominaux sont principalement de nature *physique* : cela est vrai d'une manière à peu près absolue pour les appareils de la respiration et de la circulation et au moins en partie pour les organes abdominaux. Dans le sens propre du mot, le diagnostic physique est constitué uniquement par la *percussion* et l'*auscultation;* mais par extension on y rattache l'*inspection* et la *palpation,* parce que ces derniers moyens d'exploration, de même que les deux premiers, donnent fréquemment des indications directes sur certains états physiques des organes internes, tels que la consistance, l'augmentation de volume, la présence de gaz ou de liquides dans leur intérieur, etc. On peut appliquer avec autant de raison le nom de méthodes physiques à la détermination de la température par des appareils *thermométriques*, à la mensuration des formes et des mouvements respiratoires du thorax, de la capacité pulmonaire (*spirométrie*), de la pression de l'air expiré (*pneumatométrie*) et du pouls artériel (*sphygmographie*). Toutes ces mensurations dont la plus importante est la thermométrie, ne sont que des auxiliaires plus délicats de l'inspection et de la palpation, car elles donnent les mêmes renseignements que ces dernières, mais avec une exactitude plus grande, presque mathématique. Si à toutes ces méthodes nous rattachons les procédés qui servent à l'examen des sécrétions et des excrétions du corps humain, et dans certaines maladies, à l'examen du sang, nous aurons énuméré tous les moyens utilisés dans le diagnostic des affections thoraciques et abdominales; ce sont ces méthodes d'exploration que nous nous proposons d'exposer dans le cours de cet ouvrage.

Il va sans dire que l'on n'a pas recours à toutes ces méthodes dans chaque cas particulier, d'autant plus que quelques-unes d'entre elles n'ont qu'une médiocre importance pratique; les procédés d'exploration diffèrent selon l'organe qu'il s'agit d'examiner. Pour établir le diagnostic des maladies des appareils respiratoire et circulatoire, on se sert principalement de la percussion et de l'auscultation, pour l'examen des organes abdominaux de la palpation, dans les maladies des reins de l'examen de l'urine, etc. Il ne faudrait pas conclure de là qu'à chaque sorte d'affection correspondent d'une manière exclusive telles méthodes d'exploration; en effet, ces dernières, quoique d'une importance prépondérante, ne s'appliquent pas à tous les signes, qui s'offrent à l'examen dans chaque cas, notamment quand on a affaire à une affection complexe, et l'on doit avoir recours à l'une ou à l'autre des méthodes énumérées ci-dessus pour compléter le diagnostic. Ce dernier gagne par là en sûreté et en exactitude, car au fur et à mesure que se multiplient les méthodes d'exploration, le nombre des signes utiles au diagnostic s'accroît.

En outre l'examen systématique d'une maladie exige que l'on suive un ordre méthodique dans l'application des divers procédés; l'ordre le plus naturel consiste à s'adresser d'abord aux signes généraux, puis aux signes spéciaux; en effet, sans la connaissance de ceux-là, ceux-ci peuvent ne pas être compris ou mener à un faux diagnostic. En premier lieu on doit donc pratiquer l'*inspection* du malade; le regard du praticien exercé saisit souvent une foule de signes, qui le renseignent d'une manière parfaitement exacte, non-seulement sur l'organe malade, mais encore sur le genre de maladie et sur la période où elle est arrivée. Ce n'est qu'ensuite qu'il y a lieu d'interroger les signes spéciaux. Mais on ne doit jamais se borner à l'examen des organes ou des régions que le malade désigne comme étant le siége principal de la douleur, car celle-ci peut dépendre de circonstances purement accessoires; il faut toujours, dans les cas graves, explorer tous les organes. On arrive ainsi à découvrir des affections que, par suite de l'absence de tout symptôme subjectif de la part du malade, il était impossible de soupçonner, ou bien des complications, dont la connaissance seule permet de bien se rendre compte de la maladie ou d'en

préciser le diagnostic. La pathologie des appareils de la
respiration et de la circulation et celle des organes abdominaux nous offrent les exemples les plus variés des relations
qui existent souvent entre les maladies de divers organes et
de l'importance qu'il y a à tenir compte de cette connexion
pathologique pour établir d'une manière sûre le diagnostic
relativement à la genèse et à la nature du processus morbide.

EXPLORATION GÉNÉRALE

Les signes qu'offrent les maladies de la poitrine et de l'abdomen se divisent en généraux et en spéciaux ; les signes généraux consistent dans les phénomènes de réaction que la maladie exerce sur l'organisme tout entier et dans les manifestations de sa marche progressive ; ces signes peuvent être communs aux maladies les plus diverses ; les signes spéciaux au contraire donnent des indications sur les phénomènes morbides qui se passent dans tel ou tel organe et même sur la nature de ces phénomènes.

Un signe qui appartient en commun à la plupart des maladies aiguës, pendant toute leur durée, et qui peut se présenter dans un grand nombre d'affections chroniques d'une manière passagère, c'est la fièvre :

Fièvre.

Le symptôme capital de la fièvre est constitué par *l'élévation de la température du corps.*

La question de la *cause* de l'élévation thermique dans la fièvre est depuis dix ans l'objet de nombreuses recherches expérimentales, non encore interrompues. L'élévation thermique de la fièvre résulte-t-elle uniquement d'une dépense plus restreinte de calorique par la surface du corps, par suite du resserrement tétanique des artérioles les plus fines, la production de chaleur restant invariable? (Traube); ou résulte-t-elle d'une production plus grande de calorique dont la dépense serait en rapport avec elle, excepté lors du frisson? (Liebermeister); ou enfin la production thermique est-elle augmentée à tel point que la dépense, quoique plus grande, ne suffise pas pour rétablir l'équilibre? (Leyden et Senator.) Cette dernière manière de voir, qui tient le milieu entre les deux autres, est corroborée par les recherches les plus récentes de Senator. Il est hors de doute que dans la fièvre la production thermique est augmentée; cet excès de chaleur reconnaît plusieurs causes : 1° La mise en activité des forces de tension que l'organisme sain tient toujours en réserve pour les transformer en travail mécanique; 2° L'accumulation de calorique qui a lieu durant le *stade pyrogénique* avant-coureur des phénomènes fébriles. Il est possible encore qu'une partie de la chaleur résulte de la transformation plus active de l'albumine en urée dans la fièvre. La dépense de calorique qui se fait à la surface du corps est incapable de compenser l'excès thermique fébrile provenant de ces différentes sources; en effet, sous l'influence des causes pyrétogènes on observe une excitabilité et une irritation anormales des nerfs vaso-moteurs, surtout de ceux des artères cutanées, d'où résulte un resserrement général ou partiel, au moins temporaire, des vaisseaux cutanés, qui alterne bien entendu avec une dilatation également temporaire de ces mêmes vaisseaux, comme le montrent des observations faites sur les artères auriculaires d'animaux en proie à la fièvre. Dès lors il est évident que dans la fièvre il n'existe ni paralysie, ni resserrement *permanent* des vaisseaux; cependant c'est le resserrement qui domine; de là une diminution de la dépense thermique, eu égard à la grande production.. Mais l'écart entre la production et la dépense du calorique n'est pas également considérable à chaque phase de la fièvre; il se peut que lors de la période d'acmé la dépense soit constamment au-dessus de la normale et même dépasse pour un instant la production thermique; c'est ce qui a amené à admettre que chaque accès de fièvre est précédé d'un stade pyrogénique, pendant lequel la chaleur s'accumule. Ce stade présente son caractère de la manière la plus franche lors du frisson fébrile.

L'élévation de température est de tous les phénomènes objectifs de la fièvre le plus frappant et le plus constant et par suite peut être considérée comme en étant le symptôme pathognomonique; mais la fièvre ne se résume pas en ce signe seul, elle est caractérisée encore par d'autres phénomènes non moins essentiels, indépendants jusqu'à un certain point de l'élévation thermique. Plus on arrive à approfondir ces phénomènes, plus il devient difficile de définir cet état complexe qu'on appelle fièvre; mais au point de vue clinique et pratique il n'y a point d'inconvénient à identifier l'élévation de température avec la fièvre même.

Par la pratique on parvient à évaluer par le simple toucher la température fébrile, et cela parfois à un degré centigrade près; mais pour qu'une pareille évaluation présente des chances d'exactitude, ce n'est pas la chaleur de la main, généralement exposée aux causes de refroidissement que présente le milieu ambiant, mais celle des parties couvertes, telles que la poitrine, qu'il faut interroger. Il va sans dire que l'on ne doit jamais se contenter d'un examen aussi superficiel. — La mensuration de l'élévation thermique du corps se pratique au moyen du thermomètre de Celsius (centigrade), dont chaque degré est divisé en dix parties égales, et que l'on place dans le creux axillaire; il est nécessaire de le laisser en place pendant vingt minutes au moins pour permettre à la colonne mercurielle d'atteindre sa plus grande hauteur. Dans les maladies fébriles aiguës la température doit être prise deux fois par jour, le matin et le soir, si l'on veut se faire une idée à peu près exacte des variations journalières de la chaleur fébrile; de plus dans certaines maladies graves, comme dans le typhus abdominal, les variations de la température peuvent fournir quelquefois des indications précieuses au point de vue du traitement; tel est l'abaissement thermique déterminé au moyen des bains froids, abaissement dont la connaissance est indispensable pour établir l'efficacité de ce moyen thérapeutique; en pareil cas on conçoit la nécessité de prendre la température du corps à des intervalles de trois ou quatre heures au moins

L'emploi méthodique du thermomètre dans les maladies fébriles date seulement des années 1851 et 1852 (Traube, v. Bä-
rensprung et plus tard surtout Wunderlich); cependant la période de dix ans qui a précédé ces auteurs a été fertile déjà en
recherches thermométriques et même quelques faits isolés d'une
grande importance, tels que l'élévation de la température dans
le frisson fébrile (de Haën) et l'abaissement de la température
obtenu dans le typhus au moyen des bains froids (Currie) ont
été observés dès le siècle dernier. De nos jours la thermométrie
est devenue une méthode d'exploration indispensable dans les
maladies accompagnées de fièvre.

Quant à la manière d'appliquer le thermomètre dans l'aisselle,
les précautions à prendre pour préserver la boule mercurielle
de l'accès de l'air se conçoivent aisément; on la porte dans le
creux axillaire le plus profondément qu'il est possible, de telle
manière qu'elle soit appliquée immédiatement sur l'artère axillaire, on rapproche avec force le bras contre l'aisselle et on
applique l'avant-bras sur la poitrine. Dans les maladies qui
exigent des mesures répétées de la température, de trois en
trois ou de quatre en quatre heures par exemple, on peut quelque peu abréger la durée de la mensuration et éviter ainsi un
désagrément au malade; il suffit de chauffer préalablement la
boule du thermomètre dans de l'eau chaude ou à la flamme
d'une lampe à alcool de manière à lui communiquer une température supérieure à 40° C.; comme la température fébrile oscille
dans la plupart des cas entre 38° et 40°,5 C., la colonne mercurielle arrivée à peu près à cette hauteur n'a plus à s'élever
ou à s'abaisser que d'une faible quantité pour atteindre le
point où elle s'arrêtera et qui fait connaître l'élévation thermique du corps; si l'on place le thermomètre dans l'aisselle
sans avoir pris cette précaution, la colonne liquide n'atteindra
ce même point qu'après un temps plus ou moins long. La température de la peau ainsi prise dans le creux de l'aisselle au
moyen du thermomètre représente approximativement celle du
sang dans l'artère axillaire. S'il est nécessaire, dans un but
scientifique, de connaître rigoureusement l'élévation thermique,
on applique le thermomètre dans le rectum, ou s'il est possible
dans le vagin; en pareil cas on se sert de thermomètres dont
l'échelle est divisée en intervalles plus fins encore que le dixième
de degré.

La température normale du sang prise dans l'aisselle oscille entre 37° et 37°, 3 centigr.; dans les cavités internes du corps cette température est plus élevée d'environ un demi-degré. Chez l'homme sain les variations de température qui dépendent de l'âge, du sexe, du moment de la journée, des périodes de repos ou d'activité, de l'alimentation ou de l'abstinence temporaire, sont en général si insignifiantes qu'ordinairement on n'en tient aucun compte dans l'appréciation des phénomènes pathologiques; ces variations sont renfermées d'ordinaire dans les étroites limites d'un demi-degré centigrade, et elles les dépassent rarement.

Une élévation de température qui ne dépasse pas 38° ou 38°,5 C. est l'indice d'un léger mouvement fébrile, d'une fièvre subaiguë; si l'ascension thermique dépasse 40°, elle dénote une fièvre intense. La plus haute température que l'on ait observée jusqu'à présent est mesurée par 44° à 44°5 C.; cette température peut s'élever encore de quelques dixièmes après la mort (élévation thermique post-mortale en cas de tétanos et dans quelques cas isolés de maladies graves aiguës). Mais en général la température, même dans les affections aiguës les plus graves (pneumonie, typhus, scarlatine, etc.), dépasse rarement 41°,5 ou au plus 42°,5 C. Les élévations thermiques supérieures à 42°,5 C., se présentent très-rarement et en pareil cas il ne peut guère plus être question de guérison; ce n'est que dans la fièvre récurrente que l'on a observé des cas de guérison, malgré un chiffre thermométrique très-élevé dépassant 43° C., durant les paroxysmes.

La *marche de la température fébrile* dans les maladies aiguës présente trois types principaux :

1° Dès le début de la maladie, lequel est fréquemment signalé par un frisson, la température s'élève rapidement d'une manière continue jusqu'à une certaine hauteur (39° à

40° et même 41° C.), où elle se maintient pendant un certain nombre de jours avec de faibles oscillations quotidiennes comportant ½ à 1 degré centigrade au plus. Si l'issue de la maladie est heureuse, la chaleur fébrile tombe rapidement suivant une courbe descendante continue, et atteint ordinairement en vingt-quatre ou au maximum trente-six heures le chiffre normal ; elle peut même s'abaisser de quelques dixièmes de degré *au-dessous* pour revenir peu à peu à la température normale, lors du début de la convalescence. La pneumonie croupale des adultes constitue le type de ce cycle thermique ; l'abaissement brusque de la température *(défervescence)* a lieu généralement les jours impairs, rarement le troisième jour, plus souvent le cinquième et le plus souvent le septième jour. On a désigné ce passage de la température fébrile à la température physiologique du nom de *crise*. Les trois stades ou périodes que présente le cycle thermique, la période ascendante ou initiale (augment), la période d'état (acmé) et la période de déclin rapide jusqu'à la température physiologique (crise), se reconnaissent aisément dans une foule de maladies aiguës, avec cette différence que les stades pris isolément sont de durée soit plus courte, soit plus longue que dans la pneumonie. On désigne sous le nom de *fièvre continue* les maladies fébriles où l'élévation thermique présente lors de l'acmé une intensité à peu près uniforme pendant un certain nombre de jours.

2° Dans un *deuxième* groupe de maladies fébriles, aussitôt que la période initiale est passée, la température présente à l'époque de l'acmé et pendant toute sa durée, ou seulement par moments, des oscillations quotidiennes notables qui ont reçu le nom *d'exacerbations* et de *rémissions* de la température. En général les exacerbations se présentent le soir et les rémissions le matin. Les écarts de la température du soir et du matin varient entre 1° et 1°,5 C.; il est bien plus rare d'observer des différences de 2° et de 2°,5 et ce n'est que dans des cas exceptionnels qu'on a vu une exacerbation de 3° C. En cas d'issue heureuse, l'abaissement de la chaleur fébrile se fait graduellement, soit d'après une courbe descendante continue, c'est-à-dire sans exacerbations vespérales, soit par oscillations, la température du matin et celle du soir s'abaissant d'un jour à l'autre, soit enfin par rémissions très-considérables le matin, les exacerbations vespérales persistant tout d'abord, mais se rapprochant peu à peu de la température du matin. On appelle *lysis* cette défervescence graduelle de la température fébrile jusqu'à la température physiologique, défervescence qui se produit en 3, 4 ou au plus tard 7 jours, tandis qu'elle est brusque dans la *crise;* on appelle *fièvres rémittentes* celles où la marche de la température durant l'acmé est conforme au type que nous venons de décrire.

3° Dans un *troisième* groupe de maladies aiguës la marche de la température présente le type *intermittent.* Le début de l'accès est ordinairement marqué par un frisson pendant lequel l'ascension thermique commence, puis atteint rapidement une élévation que d'ordinaire on observe seulement durant l'acmé des maladies aiguës les plus graves, soit 41° à 41°5 C. et même au-dessus. Quelques heures plus tard la température s'abaisse avec la même rapidité et d'une manière continue jusqu'à ce qu'elle ait atteint son chiffre physiologique ; la même scène se reproduit après 48 heures (type *tierce*) ou après 24 heures (type *quotidien*). Dans les intervalles qui séparent les accès la température est parfaitement normale et le malade éprouve un bien-être relatif (*apyrexie*). C'est à ce genre de cycle thermique qu'a été donné le nom de *fièvre intermittente.*

Dans certains cas, se rapportant au type de la *fièvre récurrente,* la durée de la fièvre est plus longue, la température atteint 40° C. et plus, puis s'abaisse de nouveau d'une manière continue à un chiffre normal. Les intervalles qui séparent le premier accès du second ne présentent pas de type quotidien ou tierce bien déterminé, comme dans la fièvre intermittente, mais se prolongent pendant des jours et même des semaines. On désigne encore ces fièvres récurrentes du nom de fièvres à rechutes. On observe dans des affections aiguës très-diverses, à des périodes données de leur décours, des accès fébriles qui se rapprochent de ces deux derniers types intermittent et récurrent; ces accès correspondent à une exacerbation subite de la maladie par extension du processus local, mais ils présentent cette différence qu'ici les intervalles ne sont pas complétement apyrétiques.

Dans les maladies *chroniques*, quand elles présentent des périodes fébriles, la marche de la température se rapproche surtout du type rémittent avec rémissions matinales et exacerbations vespérales; souvent la température du matin n'est que peu supérieure à la normale, tandis que le soir l'ascension thermique est très-notable. Dans une autre série de cas, le type est intermittent, la température du matin étant parfaitement normale, celle du soir au contraire plus élevée; ces exacerbations vespérales se présentent dans la plupart des cas tous les jours, durant une période donnée; il est beaucoup plus rare d'observer des intervalles d'un ou de plusieurs jours sans élévation thermique le soir. — Les deux types en question peuvent être observés dans les maladies les plus variées de l'appareil respiratoire (par exemple dans les pneumonies caséeuses aboutissant à la phthisie pulmonaire), de même que dans les maladies inflammatoires chroniques des organes abdominaux.

Le deuxième signe de la fièvre, l'*accélération du pouls,* est bien loin de fournir une mesure aussi rigoureuse de l'intensité du processus fébrile que la température, car il n'existe pas toujours un rapport régulier entre ces deux phénomènes.

Dans l'état physiologique un adulte présente de 60 à 80 pulsations par minute; la moyenne est de 72. Le pouls fébrile atteint une fréquence de 80 à 150 et l'on peut dire en général que jusqu'à 100 le pouls est l'indice d'une fièvre modérée, qu'entre 100 et 120 il dénote une fièvre assez intense et au-dessus de 120 une fièvre très-violente; la fréquence du pouls dépasse rarement 140 à 150 dans l'acmé des maladies les plus graves et il est plus rare encore d'observer en pareil cas une issue favorable. Le pouls peut s'élever au delà de 150 à 160, et il est alors petit et filiforme; pareil phénomène ne se présente que vers la fin de la vie dans les maladies organiques ou infectieuses aiguës d'une grande gravité; entre toutes les maladies non-fébriles, c'est-à-dire non accompagnées d'une élévation de la température, il n'y a que la maladie de Basedow qui présente le même phénomène dans quelques cas isolés (1).

Chez les enfants dont le pouls à l'état physiologique est déjà plus fréquent que chez les adultes, on note aussi en général une fréquence plus considérable du pouls dans les maladies aiguës; de même les individus faibles présentent dans la fièvre un pouls plus accéléré que les individus robustes, les conditions étant les mêmes. On observe fréquemment de la discordance entre la température et le pouls, c'est-à-dire une élévation assez notable de la température accompagnée d'un pouls peu fréquent ou réciproquement;

(1) La fréquence anormale du pouls dans la maladie de Basedow est due peut-être à une irritation du nerf grand sympathique. — On cite quelques rares exemples d'une accélération considérable du pouls survenant en cas de compression du nerf pneumogastrique par des tumeurs volumineuses de la région cervicale ou intrathoracique; le phénomène s'explique par la paralysie du nerf comprimé, devenu ainsi incapable de régler et de modérer l'action du cœur. Dans un cas que j'ai eu occasion d'observer le nerf vague était comprimé au niveau du cou par une tumeur ganglionnaire volumineuse; le pouls s'élevait à 160, sans aucune élévation thermique du corps.

quand la différence est très-sensible, elle dépend toujours
de quelque complication; s'il survient une affection de la
base de l'encéphale, on note à côté d'une élévation thermique
considérable un pouls d'une lenteur remarquable, plus lent
même qu'à l'état normal (1); ici le ralentissement est dû
évidemment à une irritation du nerf pneumogastrique;
d'autre part, si c'est une complication cardiaque on observe
un pouls très-accéléré associé à une température très-
basse. — Une légère excitation intellectuelle ou un simple
mouvement corporel suffisent à provoquer une accélération
notable du pouls; chez des individus affaiblis le moindre
effort pour se soulever dans le lit ou tout autre mouvement provoque ce phénomène ; dans l'examen physique
du malade il faut donc toujours tenir compte de ces influences.

Le passage de la fréquence fébrile du pouls à la normale
se fait à peu près comme pour la température, soit par
crise, soit par lysis. Dans le premier cas — et c'est encore
la pneumonie qui nous en offre le meilleur exemple — le
nombre de pulsations s'abaisse rapidement avec la température et peut même tomber au-dessous de la normale au
début de la convalescence. Quand la maladie se termine
par lysis, la fréquence du pouls diminue soit d'une façon
discontinue avec exacerbations vespérales, jusqu'à ce qu'enfin elle atteigne le chiffre normal.

Outre l'élévation de température et l'accélération du
pouls, on observe dans les maladies fébriles des modifications de l'*urine*. La quantité de ce liquide rendue en vingt-
quatre heures est diminuée, malgré l'ingestion plus consi-

(1) On voit également le pouls perdre de sa fréquence dans les
affections de la moëlle allongée, ici encore le phénomène ne peut
s'expliquer que par une irritation du nerf vague. C'est ainsi que j'ai vu
une fois le pouls tomber à 28 par minute chez un malade qui présentait les signes les plus évidents d'une irritation de la moelle allongée.

dérable de liquide provoquée par la soif; son poids spécifique s'élève un peu au-dessus de la densité normale qui est de 1005 à 1020; l'urine est en effet plus riche en éléments solides, notamment en urée, qui se forme en excès aux dépens des éléments albuminoïdes dont la transformation est activée par la fièvre; d'autre part elle est plus pauvre en eau par suite de l'évaporation plus active par la peau; elle est haute en couleur, jaune-rougeâtre ou rouge; cette coloration est due en partie à cette circonstance que la matière colorante de l'urine se trouve condensée dans un plus petit volume de liquide, mais elle est due surtout à la production exagérée du pigment sous l'influence de la fièvre; enfin l'urine se trouble souvent par le refroidissement et fournit après un séjour plus ou moins long un sédiment formé par des urates; ce sédiment est surtout abondant vers l'époque de la crise. Sous l'influence de la chaleur les urates se redissolvent et l'urine devient parfaitement transparente.

INSPECTION

Un grand nombre de maladies de la poitrine et de l'abdomen, soit aiguës, soit chroniques, peuvent être reconnues au simple aspect de la *coloration de la peau*. Le changement de couleur que l'on observe le plus fréquemment est la pâleur de la peau.

Pâleur de la peau.

Une pâleur extrême est toujours un signe de maladie, une pâleur modérée ne le devient que s'il existe des données, ou si l'on a découvert des lésions, permettant d'affirmer l'existence d'un processus morbide ; car les personnes les mieux portantes peuvent présenter une pâleur persistante. La pâleur est toujours le mieux accentuée aux points qui sont bien colorés à l'état de santé ; aussi est-il bien naturel de choisir la face pour apprécier la coloration de la peau. De même que la peau, les portions visibles des muqueuses, la muqueuse labiale et les conjonctives, pâlissent.

Les causes de la pâleur peuvent dans tous les cas être attribuées soit à une *diminution de la masse du sang*, soit à une simple *diminution du nombre des globules rouges*, soit enfin à une *diminution du sang dans les capillaires*.

La *diminution de la masse sanguine*, et par suite la décoloration de la peau, peut être *immédiate*, c'est-à-dire déterminée par une *spoliation directe* du sang : c'est ce qui

arrive dans les hémorrhagies considérables uniques ou répétées des poumons, de l'estomac, de l'intestin, de l'appareil uro-génital, dans les hémorrhagies internes et en cas
d'exsudats hémorrhagiques dans les cavités séreuses; ou
bien la diminution de la masse sanguine est secondaire et
déterminée soit par une alimentation insuffisante, soit par
un défaut ou un trouble dans l'assimilation des matériaux
hémopoétiques; c'est ce que l'on observe dans toutes les
affections fébriles, notamment pendant la convalescence
des maladies aiguës graves, puis dans les affections chroniques les plus variées du canal intestinal et de ses annexes;
enfin il peut arriver qu'il y ait diminution des matériaux
hémopoétiques par suite des pertes en albumine que fait le
sang, dans les exsudats et les épanchements considérables
de la plèvre, du péricarde et du péritoine, dans l'hydropisie
du tissu cellulaire et l'albuminurie qui accompagnent les
maladies des reins.

Dans la chlorose et la leucémie, c'est à la *diminution des
globules rouges du sang* qu'est due la pâleur; dans la chlorose, où il est probable du reste que la masse totale du
sang se trouve également diminuée, la pâleur peut arriver
à un degré extrême, que l'on n'observe dans aucune autre
maladie; dans la leucémie la diminution des globules rouges
est proportionnelle à l'augmentation des globules blancs.

C'est à la diminution des globules rouges dans la chlorose
et la leucémie qu'il faut rapporter également la diminution
de l'hémoglobine présente dans le sang; cette dernière peut
tomber à un tiers de sa proportion normale (Quincke, Sub-
botin, Convert). Il semblerait cependant que dans certains
cas de chlorose le nombre de globules rouges reste invariable,
tandis que leur contenu en hémoglobine diminue (Duncan).

Mais il se peut que la masse du sang soit physiologique,
que le nombre des globules rouges soit normal, et que cependant il survienne de la pâleur, par suite d'un affaiblis-

sement de l'activité cardiaque qui entraîne une *déplétion des vaisseaux artériels et des capillaires;* nous mentionnerons ici la pâleur temporaire qui succède à des influences psychiques, l'effroi, la crainte, et qui est due à un resserrement des vaisseaux provoqué par l'irritation des nerfs vaso-moteurs; nous citerons encore la pâleur qui se répand à la surface du corps dans la syncope par suite de l'affaiblissement subit ou de l'arrêt momentané de l'activité du cœur; enfin dans cet ordre de faits rentre la pâleur que l'on observe dans les maladies du cœur, où par suite de la pléthore sanguine qui existe dans la circulation pulmonaire le ventricule gauche contient moins de sang qu'à l'état normal (comme dans les lésions mitrales), ou encore dans les affections où le muscle cardiaque a perdu une partie de son énergie contractile par suite de la dégénérescence graisseuse, de telle sorte que les capillaires ne reçoivent plus une quantité de sang sûffisante. Il arrive souvent que plusieurs des causes que nous venons d'énumerer agissent simultanément pour produire la décoloration de la peau.

Tantôt la pâleur est parfaitement pure, et les malades qui la présentent peuvent offrir toutes les apparences d'une bonne nutrition et du bien-être; telle est la chlorose; tantôt elle est blême et terreuse, et les personnes qui en sont affectées paraissent à première vue atteintes d'une maladie grave accompagnée de troubles de la nutrition et d'amaigrissement; ce teint *cachectique* se rencontre dans les fièvres intermittentes de longue durée (malaria), dans la leucémie, en cas de dégénérescence amyloïde et carcinomateuse des organes et dans une foule d'autres maladies, principalement dans celles de l'abdomen; enfin la pâleur peut être mélangée d'une teinte légèrement cyanotique, comme il arrive dans les maladies du cœur qui entraînent une hyperémie pulmonaire et dans diverses affections de l'appareil respiratoire. Entre autres nous citerons la pneumonie caséeuse

qui produit souvent de très-bonne heure une pâleur de la
face; les hémoptysies répétées y contribuent en partie, mais
la plus grande part revient aux mouvements fébriles qui
accompagnent cette maladie; la pâleur du visage peut être
générale, ou des points isolés, tels que la région des pom-
mettes, peuvent être colorés de rouge; c'est la fameuse
rougeur circonscrite des phthisiques. Chez ces malades on
observe un phénomène bien caractéristique, qui consiste
dans les changements subits de coloration du visage sous
l'influence de la moindre excitation physique ou intellectuelle; pâle un instant auparavant, la face se couvre subitement d'une rougeur de feu, qui disparaît tout aussi vite.
C'est surtout chez les individus jeunes dont la peau est très-
délicate et quand la maladie présente une marche subaiguë
que la coloration du visage présente ces particularités d'une
manière bien nette; ces phénomènes sont moins bien marqués ou font absolument défaut, si le cours de la maladie
est chronique.

Une autre modification très-fréquente de la coloration de
la peau est constituée par la cyanose.

Cyanose.

Elle présente tous les degrés d'intensité, depuis la teinte
bleuâtre la plus légère jusqu'à une coloration bleu-foncé
presque noire. Là où la peau est la plus fine et la plus vasculaire, comme aux extrémités par exemple, la coloration
cyanotique se développe en premier lieu et de la manière
la plus franche; c'est ainsi qu'elle envahit d'abord les lèvres,
le bout du nez, les paupières, les oreilles, puis les dernières
phalanges des doigts, les coudes et les genoux, puis enfin
les orteils; arrivée à un plus haut degré, la cyanose couvre
toute la surface du corps, tout en se distinguant par une
coloration plus intense au niveau des extrémités que nous

venons d'énumérer. De même que la peau, les portions visibles des muqueuses présentent la teinte cyanotique. A côté de cette coloration bleue on voit souvent les veines superficielles (veines cutanées du bras, du cou, etc.) former des cordons saillants gorgés de sang. — Il faudra bien distinguer de ces faits de cyanose générale un petit nombre de cas de cyanose *locale*, dont nous relaterons plus loin les causes.

La cyanose est toujours un signe dénotant la pauvreté du sang en oxygène et sa richesse en acide carbonique, quelle que soit l'origine de cette altération : en effet le sang peut ne pas s'oxyder suffisamment dans son passage à travers les poumons, ou encore sa circulation peut être ralentie dans les capillaires et déterminer de la *stase*, de telle sorte qu'il cède plus d'oxygène aux tissus et en reçoit en échange plus d'acide carbonique. Ces deux causes, oxydation incomplète du sang dans les poumons, stase du sang dans les capillaires, et les veines agissent soit isolément, soit simultanément dans diverses maladies de l'appareil respiratoire et de l'appareil circulatoire.

Les maladies des organes de la respiration déterminent de la cyanose soit en restreignant l'accès de l'air dans les poumons, soit en diminuant la surface respiratoire ; souvent les deux facteurs agissent simultanément.

La *cyanose due à la diminution de l'accès de l'air dans les poumons* se produit dans toutes les maladies qui entraînent un rétrécissement des voies respiratoires ; elle est surtout considérable si le rétrécissement porte sur le *larynx* ou la *trachée ;* comme exemples nous citerons : l'œdème des cordes vocales, le spasme de la glotte, qui donne lieu aux degrés les plus intenses de la cyanose, puis le croup et la diphthérie du larynx et de la trachée, qui ne déterminent de cyanose intense que lors des accès de suffocation, les tumeurs intra-laryngées, surtout celles qui sont situées dans le voisinage de la fente glottique, ainsi que les tumeurs considérables du corps thyroïde comprimant la trachée du dehors. Enfin le rétrécissement d'un grand nombre de petites bronches par suite du gonflement de leur muqueuse produit le même effet. Remarquons encore que l'on observe parfois une cyanose assez intense dans le catarrhe bronchique diffus aigu ou chronique.

La *cyanose peut être due encore à la diminution de la surface respiratoire;* c'est ce qui arrive dans toutes les maladies qui ont pour conséquence une *infiltration* ou une *compression* des *alvéoles pulmonaires* ou une perte d'élasticité qui les rend *inexpansibles.*

Comme exemple d'infiltration des cellules pulmonaires étendue à une portion considérable des poumons nous citerons la pneumonie au stade d'hépatisation, comme cause de compression de ces mêmes cellules l'exsudat pleurétique; enfin on observe la perte d'élasticité des cellules pulmonaires dans l'emphysème vésiculaire des poumons. Dans ces maladies et dans toutes celles qui produisent ces effets, les alvéoles pulmonaires deviennent imperméables à l'air; si par exemple tout un poumon subit cette altération, le champ respiratoire est réduit de moitié. Cependant la cyanose est loin de s'accroître dans tous les cas proportionnellement à la diminution du champ respiratoire. Les causes qui expliquent cette anomalie apparente sont souvent tout individuelles; en tout cas elles sont très-variées et ne se prêtent pas à une généralisation; le seul fait constant qu'a révélé l'observation, c'est que l'*intensité de la cyanose* dépend directement de la *rapidité* avec laquelle diminue la surface respiratoire ou l'accès de l'air, avec laquelle en d'autres termes l'*obstacle à la respiration fait invasion,* et directement aussi du degré de *force* et de *richesse en sang* de l'*individu* atteint. Ainsi un pneumothorax subit, dû soit à un coup de feu, soit à la rupture d'une caverne pulmonaire, ou à toute autre cause, provoque une cyanose intense; si au contraire une compression du poumon non moins considérable se produit graduellement, sous l'influence d'un épanchement pleurétique par exemple, la cyanose est bien moindre. Le même contraste se présente dans l'infiltration pneumonique *aiguë* des alvéoles et dans l'infiltration *chronique* des mêmes alvéoles; ces derniers disparaissent finalement par suite de l'induration et de la rétraction du tissu pulmonaire. A côté des diverses particularités individuelles qui peuvent expliquer jusqu'à un certain point ces différences, notons comme bien plus important le fait suivant : c'est que dans les cas où le champ respiratoire diminue d'une manière chronique, le poumon sain arrive peu à peu à se dilater davantage et compense du moins en partie la gêne que le poumon malade apporte à l'oxydation du sang, d'où moindre degré de cyanose. Reste à expliquer cet autre fait d'expérience d'après lequel les individus robustes et pléthoriques présentent en cas d'obstacle à la respiration, toutes choses égales d'ailleurs, un degré plus intense de cyanose que les individus anémiques; on conçoit aisément en effet que plus un individu possède de sang, plus ses vaisseaux, et entre autres les vaisseaux pulmonaires, doivent en renfermer; or les vaisseaux pulmonaires étant distendus par une plus forte masse de sang, toutes choses égales d'ailleurs, les échanges de gaz ne pourront jamais, dans l'unité de temps, être aussi complets que dans des vaisseaux qui renferment moins de sang. C'est ainsi que la cyanose si insignifiante que l'on observe d'habitude chez les phthisiques, malgré la réduction considérable de la surface respiratoire, s'explique par la diminution de la masse totale du sang, diminution qui est la compagne inséparable de l'amaigrissement.

Si deux facteurs, tels que la diminution de l'accès de l'air par suite du rétrécissement d'un grand nombre de bronches

et la réduction du champ respiratoire par suite du défaut
d'élasticité d'une grande partie des alvéoles pulmonaires,
exercent simultanément leur influence, comme par exemple
dans l'emphysème vésiculaire du poumon accompagné de
catarrhe bronchique, la cyanose peut arriver à un degré
d'intensité assez notable.

Mais dans l'emphysème vésiculaire des poumons un autre facteur encore vient s'ajouter aux précédents pour augmenter la
cyanose, c'est l'oblitération des capillaires pulmonaires et la
stase du sang dans les veines du corps. En effet, par suite de la
dilatation emphysémateuse des alvéoles, les capillaires situés
contre leurs parois se trouvent comprimés, et si la distension
des alvéoles devient assez grande pour amener finalement l'a-
trophie du tissu interalvéolaire, c'est-à-dire du stroma des poumons, les capillaires s'oblitèrent complétement; or la disparitior
d'une partie de ces capillaires équivaut à une réduction de.la
section du système circulatoire des poumons; il en résulte une
résistance à l'écoulement du sang du cœur droit; cette résistance
se trouve compensée pendant un certain temps par un surcroît
de développement de la musculature et un accroissement de la
force d'impulsion du cœur droit, qui parvient ainsi à se vider
complétement, malgré les obstacles qui entravent la circulation
dans les poumons. Mais si dans une période ultérieure de la
maladie, le muscle cardiaque subit la dégénérescence graisseuse,
la force d'impulsion du cœur droit diminue derechef ; le cœur
droit ne parvient plus alors à expulser tout le sang qu'il renferme et ne peut plus admettre tout le sang qui lui arrive des
veines caves supérieure et inférieure ; les veines caves et toutes
les veines qui y aboutissent restent surchargées de sang et celui-
ci arrive à stagner dans tout le système veineux ; d'autre part les
poumons, par suite de la disparition d'une partie des capillaires
et la diminution de l'impulsion cardiaque, renferment moins de
sang et, par conséquent, en oxydent une moindre quantité, dans
l'unité de temps, que dans les conditions normales. Ce sont là
les raisons qui font que dans l'emphysème vésiculaire des poumons arrivé à un haut degré, la distension des veines du cou, des
bras, etc. saute immédiatement aux yeux, de même que la
cyanose considérable qui en est la conséquence.

La cyanose peut dépendre encore de certaines *maladies*

du cœur, que ce soient des vices de conformation congénitaux ou des lésions valvulaires acquises. Ce sont les vices de conformation qui produisent les degrés les plus intenses de cyanose que l'on connaisse; citons entre autres l'origine de l'aorte dans le cœur droit, les solutions de continuité de la paroi interventriculaire et autres défauts congénitaux qui établissent une communication directe entre le sang des deux cavités du cœur; au contraire, la persistance du trou ovale ou conduit de Botal ne provoque pas en général une cyanose notable.

Quant aux maladies acquises du cœur, elles déterminent de la cyanose chaque fois qu'elles entraînent à leur suite une réplétion excessive du cœur droit, du système circulatoire pulmonaire, et enfin de tout le système veineux de l'organisme; telles sont l'insuffisance mitrale, la sténose de l'orifice auriculo-ventriculaire gauche, les lésions tricuspides, la dégénérescence graisseuse du muscle cardiaque, etc. Aussi longtemps que l'obstacle à la circulation, en cas d'insuffisance mitrale par exemple, se trouve compensé par une hypertrophie du cœur droit, il n'y a point de cyanose, car malgré la congestion des vaisseaux pulmonaires qui résulte de la lésion cardiaque, l'accélération des mouvements respiratoires supplée à la moindre oxydation du sang dans l'unité de temps; c'est à une période ultérieure seulement de la maladie, quand le muscle cardiaque a perdu de sa force d'impulsion par suite de la dégénérescence graisseuse, quand le cœur droit surchargé de sang met obstacle à l'écoulement du sang que lui amènent les veines caves, que se produit de la *stase* dans le système veineux général et dans les capillaires, et par suite de la cyanose.

Les maladies des *organes abdominaux* ne déterminent de la cyanose que dans les cas où, par suite d'une distension considérable de la cavité abdominale par du liquide (ascite) ou plus rarement par suite du développement de tumeurs volumineuses de l'abdomen (tumeurs de l'ovaire, etc.), le diaphragme est refoulé en haut, et se trouve gêné dans son libre fonctionnement, où enfin la dilatation des poumons ne peut s'accomplir d'une manière complète; quand la cyanose présente cette origine, elle est toujours très-modérée.

Enfin la cyanose peut être due, en l'absence de toute lésion des organes internes, au ralentissement ou à l'interruption du courant sanguin (stase) par la compression, le rétrécissement, ou l'oblitération d'un tronc veineux de fort calibre; en pareil cas, ce n'est plus à une cyanose générale qu'on a affaire, mais à une cyanose *locale*, limitée au territoire appartenant à la veine comprimée ou oblitérée; l'exemple le plus simple de ce genre nous est offert par la cyanose de l'avant-bras et de la main, consécutive à la compression de la veine médiane du bras pratiquée dans la saignée; telle est aussi la cyanose de la face que l'on observe dans les accès de toux intenses. Les oblitérations des veines crurale et fémorale constituent une lésion très-commune, mais dans ces sortes de cas la cyanose est moins marquée parce qu'à la stase du sang dans la veine crurale succède un épanchement hydropique dans le tissu cellulaire; de là résulte une forte tension de la peau et les petits vaisseaux cutanés parviennent à se vider à peu près complétement. Enfin dans quelques rares cas on observe l'oblitération des veines caves inférieure ou supérieure; dans le premier cas la cyanose est limitée à la moitié inférieure, dans le second à la moitié supérieure du corps.

La cyanose qui accompagne le *frisson fébrile* et celle qui se développe sur les parties non protégées du corps sous l'influence d'un grand *froid* sont dues également à un ralentissement de la circulation sanguine dans les artérioles les plus fines et dans les capillaires resserrés par le froid.

Ictère.

L'*ictère* ou *jaunisse* peut se réduire à une légère teinte jaunâtre répandue à la surface du corps et alors est le mieux appréciable au niveau des parties transparentes telles que la conjonctive oculaire ; elle peut dans d'autres cas arriver à un degré de coloration bien plus considérable, jaune citron, orange et même verdâtre et vert-brune. Ce dernier degré d'ictère, le plus intense, est désigné sous le nom d'ictère mélanique. Quand l'ictère est bien accentué, la coloration jaune s'étend à toute la surface du corps et les variations d'intensité d'une région à une autre dépendent uniquement de la finesse de la peau ainsi que des différences de coloration naturelle ; c'est ainsi que les parties du corps non exposées à la lumière et en conséquence de teinte plus claire, comme la peau de la poitrine, présentent une coloration bien plus intense que la face par exemple brunie au soleil ou les avant-bras des travailleurs, etc. Si dans ces régions on expulse le sang des capillaires par des frictions, on voit apparaître sous le tégument les tissus colorés en jaune même dans les cas d'ictère de moyenne intensité. De même que la peau, toutes les surfaces muqueuses visibles, et comme l'apprennent les autopsies faites sur les ictériques tous les viscères, les tissus et les humeurs sont colorés en jaune. La sueur, l'urine, parfois même les crachats sont teints de jaune, tandis que les excréments sont souvent tout à fait privés de leur coloration naturelle et présentent une *couleur argileuse*.

La coloration jaune de la peau est due dans la majorité des cas à un obstacle mécanique à l'écoulement de la bile du canal cholédoque dans le duodénum ; la sécrétion de la bile continuant sans interruption, celle-ci s'accumule en arrière de l'obstacle dans les canaux biliaires et quand ces derniers sont distendus de bile, il se fait une transsudation de ce liquide à travers les parois des canaux et une *résorption du pigment biliaire* qui de même que les sels biliaires, etc., passe dans le sang. Ce genre d'ictère est appelé d'après son origine même *ictère par stase*, ou ictère de résorption ou encore *ictère hépatogène*. L'obstacle à l'écoulement de la bile cholédoque dans le duodénum est dû très-souvent à un catarrhe du duodénum, dont la muqueuse tuméfiée oblitère l'orifice du conduit biliaire. Comme causes d'ictère plus ou moins intense nous citerons l'oblitération du canal cholédoque, celle du canal hépatique ou des gros canaux biliaires qui le forment par leur réunion, celle enfin d'un grand nombre de canaux biliaires plus petits, quelle qu'en soit la cause (calculs biliaires par exemple); notons encore parmi ces causes la compression des canaux biliaires par des tumeurs cancéreuses, plus rarement la cirrhose du foie et les tumeurs hydatiques volumineuses, ou enfin un obstacle à la libre circulation de la bile, comme il arrive dans le catarrhe diffus des voies biliaires. La forme la plus grave d'ictère, l'*ictère mélanique*, ne se présente guère que lors de la fonte des cellules hépatiques dans l'atrophie jaune aiguë du foie.

Quant aux maladies de l'appareil respiratoire, on n'observe l'ictère que dans la pneumonie compliquée de catarrhe duodénal, dite *pneumonie bilieuse*, mais ce n'est qu'un ictère léger. Enfin l'ictère ne se présente dans les maladies du cœur qu'à une période assez avancée, dans le stade de rupture de la compensation, notamment en cas de lésions mitrales et tricuspides et de dégénérescence graisseuse du muscle cardiaque; ces lésions entraînent en effet la stase du sang dans le système de la veine porte, la tuméfaction du foie et le catarrhe secondaire des voies biliaires; mais ici encore l'ictère qui en résulte n'atteint pas

un degré d'intensité considérable ; en général la peau n'est
que d'un jaune sale, et en même temps plus ou moins cyanotique grâce aux stases veineuses en général.

Mais on voit encore survenir de l'ictère dans d'autres conditions morbides, où il est impossible de découvrir un obstacle,
mécanique à l'écoulement de la bile dans le duodénum, dans la
pyémie par exemple, dans la fièvre jaune, parfois aussi chez les
nouveau-nés, et à un degré peu intense dans quelques cas d'a-
némie et même dans les inhalations de chloroforme ou d'éther (1).
En opposition avec l'ictère hépatogène dont il a été question
plus haut, on désigne cette variété d'ictère du nom *d'ictère
hématogène* ou *sanguin ;* on admet en effet que dans les cas où
il se présente, il se produit une destruction partielle des globules rouges et une transformation de la matière colorante du
sang ou *hémoglobine*, mise en liberté, en *bilirubine*, principe
colorant de la bile dont la composition chimique est analogue.
Cette hypothèse repose sur les faits suivants qui sont le résultat
de l'expérience ; on voit apparaître du pigment biliaire dans
l'urine et la peau se couvrir d'une légère coloration jaune
chez des animaux dans le sang desquels on a injecté des sels biliaires (Kühne, etc.) ; ces sels dissolvent les globules sanguins
(Traube, etc.), et mettent la matière colorante du sang en liberté ; on observe les mêmes phénomènes, par la simple injection d'eau, laquelle par un effet de diffusion soutire de l'hémoglobine aux globules rouges du sang (M. Hermann), et enfin par
les injections d'une solution d'hémoglobine dans les veines. On
a également découvert du pigment biliaire dans d'anciens extravasats sanguins (Jaffe). Malgré ces données physiologiques,
l'ictère hématogène est révoqué en doute, depuis qu'on a
démontré que les acides biliaires constituent l'un des éléments
normaux de l'urine humaine et de celle des animaux (Naunyn,
Vogel et Dragendorff), que l'ictère qui apparaît dans les empoi-
sonnements par le phosphore et que jadis on considérait comme
hématogène est dû à une cause toute mécanique, à un catarrhe
du duodénum et à un rétrécissement de l'orifice du canal cholédoque (Virchow, Wyss), depuis qu'enfin l'on sait qu'une simple

(1) L'usage de *l'hydrate de chloral* a également provoqué un ictère
intense dans quelques cas observés par Arndt, Wernich, etc. La cause
de cet ictère est obscure.

influence nerveuse est capable de produire un resserrement des canaux biliaires et de créer ainsi un obstacle mécanique à l'écoulement de la bile qui alors est résorbée par le sang. En outre la diminution de la tension du sang dans les capillaires du foie peut entraîner un ralentissement et même un arrêt complet de la sécrétion biliaire et une résorption de la bile déjà sécrétée (Heidenhain et Lichtheim). C'est à cette diminution de la tension sanguine qu'il faut rapporter l'ictère qui se développe chez des chiens soumis au jeûne (Naunyn), lors même que la bile s'écoule librement par une fistule biliaire; il en est de même pour l'ictère qui survient dans les oblitérations aiguës de la veine porte (Frerichs).

Des diverses colorations de la peau que nous venons de passer en revue et qui sont dues à une coloration anormale du sang, il faut distinguer absolument celles qui dépendent d'un *dépôt de pigment dans l'épaisseur du tégument*, malgré certaines analogies extérieures. Signalons ici la *coloration bronzée* de la peau, qui se présente en général simultanément avec une maladie des capsules surrénales de nature toute différente et qui est désignée sous le nom de maladie d'Addison, mais qui peut également exister en l'absence de toute lésion des capsules surrénales. La coloration bronzée présente les degrés d'intensité et les nuances les plus diverses d'une région à une autre de la surface cutanée, depuis une teinte jaune-bleuâtre sale jusqu'à une coloration bleue presque noire, ressemblant alors, à un examen superficiel, aux degrés de cyanose les plus intenses (dans deux cas que j'ai eu occasion d'observer moi-même, la peau présentait absolument la coloration des mulâtres et des nègres). — La coloration bronzée recouvre en général de grandes étendues du corps, et, si la maladie est de longue durée, elle en envahit parfois toute la surface; dans la plupart des cas elle est particulièrement intense dans les régions non protégées, telles que la face, le dos de la main, ou dans les régions qui à l'état normal présentent déjà une

2.

pigmentation plus considérable (parties génitales, aréoles des seins), ou enfin dans celles qui sont exposées à la compression et aux frottements (plis de l'aisselle, face interne des cuisses, etc.). Un signe qui caractérise tout spécialement la coloration bronzée et qui la distingue de toutes les teintes analogues que la peau présente parfois dans certaines anomalies des organes génitaux, dans certaines altérations psychiques, etc., teintes qui font leur apparition soit d'une manière subite, soit graduellement, c'est que la coloration bronzée n'envahit jamais ni les conjonctives oculaires, ni les ongles des doigts, et alors ces organes font un vif contraste avec la couleur générale de la peau. Un autre phénomène caractéristique de la maladie bronzée, qui se présente dans la plupart des cas, surtout si la maladie est de longue durée, c'est l'apparition de *taches pigmentaires* disséminées sur le fond coloré général de la peau, principalement *à la muqueuse des lèvres et de la cavité buccale.* Jusqu'à présent on n'a pas encore observé de pigmentation des organes internes dans la maladie d'Addison. La cause de cette coloration de la peau est complétement inconnue.

On n'observe que très-rarement la *coloration argentée* de la peau, l'*argyrose,* qui est la conséquence d'un usage interne exagéré de nitrate d'argent et qui consiste dans le dépôt de combinaisons argentiques dans la couche de Malpighi (1). Au premier abord cette coloration présente la plus grande analogie avec le coloris cyanotique (gris-bleuâtre) que l'on observe en cas de vices congénitaux du cœur, mais elle diffère de la coloration cyanotique parce

(1) Dans un cas que j'ai observé, un malade souffrant de dégénérescence grise des cordons postérieurs de la moelle avait pris environ 24 grammes de nitrate d'argent dans l'espace de trois ans. Les premiers symptômes de l'argyrose firent leur apparition pendant la troisième année sous l'influence d'un usage persistant du remède.

que de même que la coloration bronzée dont nous venons de parler, elle ne disparaît pas par la pression de la main. L'argyrose s'étend toujours à toute la surface du corps et ne disparaît pas après que l'on a cessé l'usage du nitrate d'argent. Elle n'entraîne point de symptômes généraux.

On observe encore une foule de *pigmentations locales* de la peau. Un grand nombre d'entre elles sont artificielles et prennent naissance consécutivement à l'application de vésicatoires, de sinapismes, à des frictions avec des pommades ou des liquides irritants, ou bien sont les résidus d'exanthèmes, d'ulcères guéris, etc. Tout en ne présentant peut-être aucune relation avec la maladie qui fait actuellement l'objet de l'examen médical, ce sont cependant des faits utiles au point de vue de la connaissance rétrospective du passé pathologique du malade et corroborant les indications qu'il peut donner à ce sujet.—A la limite même des pigmentations d'origine pathologique nous trouvons le *pityriasis versicolor*. Il consiste en plaques ne faisant point saillie à la surface cutanée, rarement petites, ordinairement assez étendues et de forme irrégulière, d'une coloration jaunâtre sale ou brun-jaunâtre, situées le plus souvent sur la poitrine, le dos et les extrémités supérieures, bien plus rarement sur l'abdomen ou les extrémités inférieures. Ces plaques se desquament en partie spontanément, laissent tomber par le grattage de petites écailles semblables à du son, et au-dessous on voit apparaître la peau presque intacte. Si l'on examine au microscope (gross : 250) ces petites squames additionnées préalablement d'une dissolution étendue de soude ou de potasse, on reconnaît des organes variés de champignons. Ce sont ou des spores isolés animés de mouvements moléculaires, ou des filaments de mycélium, soit simples, soit ramifiés. On ne peut affirmer que ce soient ces cryptogames qui déterminent la coloration brun-jaunâtre des plaques; d'autant plus qu'on ne les observe pas *uniquement* dans le pityriasis versicolor : ils se développent encore dans d'autres maladies cutanées et même dans les poumons, en cas de bronchite putride. — On rencontre assez souvent le pityriasis versicolor dans la phthisie pulmonaire et dans d'autres maladies chroniques qui amènent de l'amaigrissement, mais on les trouve presque aussi souvent chez des personnes parfaitement saines. — On observe encore des colorations analogues, mais de nature non parasitaire, dans certains cas de grossesse et particulièrement dans les maladies des organes génitaux de la femme, les tumeurs de l'ovaire, de l'utérus, etc.

Souvent on remarque une coloration plus ou moins uniforme du visage, parfaitement distincte du pityriasis versicolor, dans la phthisie pulmonaire, ainsi que dans une foule de maladies chroniques des organes abdominaux.

Dans l'examen de la surface cutanée la constitution et l'état de la nutrition du malade se présentent tout aussitôt à notre appréciation.

Constitution et état de la nutrition.

L'examen de la *constitution* éclaire dans une foule de maladies le pronostic et dans nombre de cas offre une grande utilité au point de vue du diagnostic différentiel. Les individus de constitution faible courent en général de plus grands risques que les individus robustes ; les maladies aiguës de l'appareil respiratoire en particulier, qui chez des individus fortement constitués arrivent généralement à une résolution complète, laissent souvent après elles, chez les personnes faibles, une disposition à contracter de nouvelles maladies, ou bien elles deviennent le point de départ de maladies chroniques, de processus caséeux se terminant par la phthisie pulmonaire. Ainsi chez les enfants faibles on voit après la rougeole et la coqueluche le catarrhe des bronches envahir jusqu'aux alvéoles pulmonaires ; chez des adultes de constitution débile les catarrhes bronchiques traînent en longueur, deviennent chroniques et donnent lieu souvent à l'emphysème vésiculaire des poumons ; les pneumonies au lieu de se résoudre donnent naissance à des processus caséeux ou présentent dès le début un caractère en quelque sorte chronique ; les exsudats pleurétiques ne se résorbent pas complétement, deviennent le point de départ de nouvelles maladies, etc. Mais la connaissance de la constitution peut présenter encore une certaine utilité pour le diagnostic, quand il s'agit par exemple de distinguer entre une pneumonie caséeuse au début et un simple catarrhe des bronches, deux lésions qui peuvent offrir les mêmes signes physiques ; ainsi une constitution très-robuste ne prédispose pas en général à une maladie des poumons. Souvent il est possible de rassurer des malades, effrayés d'une toux qui persiste depuis un certain temps, contre les craintes de phthisie pulmonaire, avant même d'avoir procédé à un examen attentif de leur poitrine, en ayant égard simplement à la solidité de leur constitution. Il est rare du moins de voir des individus très-robustes devenir phthisiques.

Plus importante encore que la connaissance de la constitution est celle de *l'état de la nutrition* du malade. Des personnes bien nourries présentent des muscles fermes, une peau élastique et un pannicule adipeux bien développé. On observe souvent un pannicule graisseux surabondant chez les individus voraces, mais pareil fait peut s'observer aussi chez des personnes menant une vie très-modérée ; cette disposition à l'obésité est même assez souvent héréditaire. Une vie sédentaire favorise la formation de la graisse, tandis qu'un exercice corporel assidu l'entrave ; les femmes deviennent fréquemment obèses à l'âge critique. Dans les classes inférieures du peuple, la production anormale de graisse est souvent la conséquence d'un abus des liqueurs alcooliques.

. Dans l'*amaigrissement* le pannicule adipeux disparaît tout d'abord, la peau se laisse facilement plisser et déplacer, est moins élastique, même ridée et parfois laisse se détacher des squames semblables à du son (*pityriasis tabescentium*, notamment chez les enfants dont la nutrition est défectueuse); les muscles diminuent de volume, les os décharnés font saillie partout, jusqu'à ce qu'enfin l'amaigrissement du malade atteigne ce degré extrême où, selon l'expression vulgaire, il ne lui reste plus que « la peau sur les os ». L'amaigrissement arrivé à un degré considérable se reconnaît toujours à première vue; à un moindre degré il n'est pas toujours si facile à reconnaître; mais alors le malade ou ses proches attirent eux-mêmes l'attention du médecin sur cet état. Au fur et à mesure que l'amaigrissement fait des progrès, les forces musculaires diminuent et finalement les malades sont obligés de garder le lit.

L'amaigrissement survient dans tous les cas où les dépenses de l'organisme dépassent d'une manière constante ses recettes. On l'observe dans toutes les maladies accompagnées pendant un certain temps de fièvre — car dans la fièvre non-seulement l'alimentation est plus restreinte, mais encore la destruction de l'albumine est plus active; — on l'observe dans les rétrécissements persistants de l'œsophage, dans un grand nombre de maladies de l'estomac, principalement dans le cancer de cet organe, mais de plus dans les catarrhes chroniques et dans les dilatations de l'estomac, dans les catarrhes chroniques et les processus ulcéreux de l'intestin, dans le carcinome du foie et d'autres organes; dans le diabète sucré, etc.

Les maladies de l'appareil circulatoire ne sont point accompagnées d'amaigrissement, vu l'absence de fièvre. —

Parmi les maladies de l'appareil respiratoire, notons la tuberculose miliaire aiguë où l'on voit l'amaigrissement faire des progrès si rapides, grâce à la fièvre intense qui accompagne constamment cette maladie; quant à l'amaigrissement qui se présente toujours, et souvent de très-bonne heure dans les pneumonies caséeuses, destinées à se transformer en phthisie pulmonaire, et qui dans ces sortes de cas atteint en général les degrés les plus extrêmes que l'on ait occasion d'observer, il n'est déterminé qu'en faible partie par les sueurs nocturnes et reconnaît pour cause principale la fièvre; c'est ce que démontrent les cas si nombreux où des phthisiques, malgré un appétit féroce, s'amaigrissent rapidement, puis regagnent en poids quand la fièvre disparaît pour un temps.

La constatation de l'amaigrissement, outre sa signification pronostique, présente une grande importance au point de vue du diagnostic différentiel, attendu que de toutes les maladies chroniques du poumon la pneumonie caséeuse seule amène de l'amaigrissement; les autres processus chroniques qui ont pour conséquence la compression du poumon et qui, comme la pneumonie caséeuse, amènent finalement la destruction du parenchyme pulmonaire et la formation de cavernes, et pour cette raison même peuvent présenter des caractères physiques parfaitement identiques, ces processus, dis-je, n'entraînent pas un amaigrissement notable, grâce à l'absence de fièvre; citons entre autres la dilatation des bronches. Souvent même les malades, pour peu que leurs organes digestifs se trouvent en bon état, présentent dans ces sortes de cas un état de nutrition presque normal.

A l'examen des modifications de la peau et de l'état général de la nutrition doit se rattacher celui du tissu cellulaire sous-cutané.

EXAMEN DU TISSU CELLULAIRE SOUS-CUTANÉ.

Une altération fréquente que l'on y rencontre dans les maladies de la poitrine et de l'abdomen, c'est l'*accumulation de liquide* :

Hydropisie, œdème.

L'hydropisie produit une tuméfaction des parties où elle siége ; cette tuméfaction peut devenir monstrueuse, surtout si le tissu cellulaire est très-lâche, comme par exemple au niveau des parties génitales. La peau des régions œdématiées perd sa coloration naturelle ; elle est pâle, à reflet blanchâtre et très-tendue. En déprimant les régions hydropiques avec le doigt, on éprouve une sensation d'empâtement et la peau garde l'empreinte du doigt sous forme d'une dépression circulaire. Cette marque circulaire résulte de ce qu'au point déprimé par le doigt le liquide a été chassé des mailles du tissu cellulaire immédiatement situées au-dessous dans des mailles voisines, communiquant avec les premières ; quand la pression cesse d'exister le liquide revient graduellement et la marque du doigt disparaît ; ce phénomène se produit rapidement quand l'hydropisie est modérée et n'existe que depuis peu de temps ; il est au contraire lent à s'effectuer quand l'hydropisie est considérable et existe depuis longtemps, attendu que la peau a perdu toute son élasticité par suite de sa grande tension et son imbibition par le liquide.

L'hydropisie résulte toujours d'une transsudation du sérum du sang à travers les parois des veines. Le même processus s'accomplit physiologiquement d'une manière continue, mais sur une petite échelle, et en même temps les lymphatiques reprennent au fur et à mesure le liquide épanché ; c'est seulement quand la quantité de liquide transsudé devient trop grande pour que les lymphatiques puissent le résorber qu'il s'en forme une accumulation dans le tissu cellulaire.

Cette transsudation exagérée de liquide à travers les parois des veines reconnaît pour cause ou bien la *réplétion congestive des veines et par suite une pression exagérée du sang contre leurs parois*, ou bien une *constitution trop séreuse du sang* (hydrémie). Dans le premier cas on a à faire à une *hydropisie par stase veineuse*, car elle dépend toujours d'un ralentissement notable de la circulation veineuse.

L'hydropisie par stase veineuse, dans les cas où il n'existe pas de conditions toutes spéciales déterminant son apparition dans la *moitié supérieure* du corps (voyez p. 41), apparaît toujours en premier lieu aux points les plus déclives du corps, et cela *symétriquement ;* elle débute par les malléoles, puis s'étend au dos du pied ; dans les premiers temps cet œdème disparaît par la position horizontale, pendant la nuit, grâce au travail de résorption opéré par les lymphatiques, puis le jour, quand les malades sont levés, il reparaît, redevient peu à peu stationnaire pour diminuer de nouveau quelque peu pendant la nuit ; ensuite l'œdème gagne les jambes, les cuisses, envahit le tissu cellulaire des parties génitales, de l'abdomen et de la poitrine ; enfin il arrive souvent qu'un épanchement de liquide dans le péritoine, la plèvre et le péricarde vienne s'y ajouter. C'est avec ces allures que l'on voit fréquemment apparaître l'hydropisie dans un grand nombre de maladies du cœur, à la période de rupture de la compensation, quand le sang stagnant dans les veines du corps ne trouve plus un accès facile dans le cœur droit par suite de sa réplétion exagérée ; on observe ces phénomènes dans l'insuffisance mitrale, dans le rétrécissement de l'orifice auriculo-ventriculaire gauche, dans le cœur gras, dans les lésions de la valvule tricuspide et plus rarement dans les dernières périodes des lésions valvulaires aortiques. — Quant aux maladies de l'appareil respiratoire, on observe assez souvent l'*hydropisie par stase veineuse* dans la dernière période de l'emphysème vésiculaire des poumons compliqué de catarrhe chronique ; ici encore elle est due aux obstacles à l'écoulement du sang veineux dans le cœur droit distendu de liquide ; mais en général il ne dépasse pas dans ces sortes de cas la moitié inférieure des jambes. — Parmi les maladies de l'abdomen, nous citerons les affections du foie (cirrhose et carcinome) et celle du péritoine (tuberculose et cancer) comme donnant lieu le plus fréquemment à la stase veineuse ; mais comme cette stase n'atteint au début que le système de la veine porte, c'est de l'ascite que l'on observe en premier lieu dans ces maladies, et plus tard seulement, quand le cours du sang se trouve ralenti dans la veine cave inférieure, l'hydropisie envahit les extrémités inférieures.

Si donc un malade est atteint d'ascite exclusivement, ou si l'ascite a précédé de beaucoup l'œdème des extrémités inférieures, on peut être assuré toujours qu'il est atteint d'une maladie de l'abdomen ; chez l'homme ce sera souvent une cirrhose du foie.

La seconde cause d'hydropisie, l'*hydrémie*, dépend de la constitution séreuse anormale du sang, qui se diffuse ainsi plus aisément à travers les parois des veines. L'hydrémie est due soit à une *diminution de l'albumine du sang* (même remarque pour la fibrine), ou bien à une *accumulation d'eau dans le sang, par suite de la suppression de la transpiration cutanée et de la diminution de l'excrétion urinaire.*

Le sang s'appauvrit en albumine dans les maladies aiguës et chroniques des reins ; par suite de la tension exagérée qui règne dans les vaisseaux rénaux, l'albumine passe d'une manière continue dans l'urine. L'hydropisie qui accompagne les maladies des reins, notamment à leur début, se distingue de l'hydropisie par stase veineuse, que l'on observe dans les maladies du cœur par exemple, en ce que souvent elle fait sa première apparition à la face, principalement sous forme d'œdème des paupières inférieures, puis disparaît de nouveau pour apparaître dans une autre région du corps, les extrémités inférieures ou le dos de la main, etc. Cette hydropisie qui passe ainsi de région en région, qui est ambulante au début, devient stationnaire dans les périodes ultérieures de la néphrite chronique ; à ce moment elle présente son maximum d'intensité aux extrémités inférieures, suit une marche graduellement ascendante, et finalement elle peut envahir les séreuses sous forme d'épanchements, exactement comme dans l'hydropisie par stase veineuse d'origine cardiaque ; quelquefois même ces épanchements surviennent d'assez bonne heure.

. L'hydropisie par hydrémie se rencontre encore chez les gens mal nourris (*œdema pauperum*) ; en pareil cas l'urine ne renferme pas d'albumine ; cette même hydropisie se présente encore à la suite des maladies débilitantes, par exemple dans le dernier stade de la phthisie pulmonaire. Ordinairement pareil œdème ne dépasse pas la moitié inférieure des jambes et quelquefois est limité aux malléoles et au dos du pied. L'urine peut ici encore ne point renfermer d'albumine, mais elle en contient parfois, notamment dans une complication de la phthisie, la *néphrite amyloïde* ordinaire.

Enfin lors de la période de desquamation de la fièvre scarlatine on voit souvent survenir de l'hydropisie accompagnée d'urine rare, *avec* ou *sans* affection rénale. En pareil cas l'urine ne renferme ni albumine, ni éléments figurés ; on est donc obligé d'admettre comme cause de l'hydropisie une accumulation d'eau dans le sang, consécutive à une diminution de l'excrétion urinaire, mais due principalement à un trouble de la transpiration cutanée ; dans quelques rares cas on a vu une hydropisie presque générale du tissu cellulaire sous-cutané suivre une suppression brusque des fonctions de la peau par le froid, chez des personnes jusque-là parfaitement saines.

On observe également des *hydropisies locales ;* abstraction faite des hydrophlegmasies du tissu cellulaire sous-cutané, ces hydropisies sont dues en général à l'occlusion d'un tronc veineux considérable, c'est-à-dire à une stase veineuse. Les faits de ce genre dépendent le plus souvent de la formation dans le canal veineux de coagulations sanguines ou thromboses, par suite du ralentissement de la circulation qui se produit chez des individus affaiblis par de longues maladies ou nés de parents faibles, surtout après un long séjour au lit ; ces coagulations sanguines ont reçu le nom de *thromboses marastiques.* Elles se produisent dans les veines saphène, crurale, fémorale, plus souvent d'un seul côté que des deux côtés à la fois ; si l'œdème n'est pas trop considérable, il est possible de sentir le thrombus veineux rouler sous le doigt comme un cordon assez dur. Quand la circulation se rétablit, l'œdème disparaît graduellement. Il peut arriver que l'hydropisie locale des extrémités inférieures soit due à une obstruction située plus haut encore que la veine fémorale, dans les veines iliaques ou dans la veine cave inférieure (thrombose, compression exercée par l'utérus gravide, tumeurs, etc.).

Les causes de l'hydropisie ne peuvent pas toujours être déterminées directement.

C'est ainsi que j'ai vu chez une femme dans la quarantaine, du reste parfaitement bien portante et d'un aspect florissant, un œdème des extrémités inférieures s'étendant jusqu'au genou et qui existait depuis dix ans toujours avec le même degré d'intensité ; il me fut impossible, malgré les recherches les plus minu-

tieuses, de découvrir aucune cause soit générale, soit locale, qu
me permit d'expliquer ce phénomène. (L'urine ne contenait point
d'albumine.)

Il est rare d'observer de l'hydropisie d'une ou des deux
extrémités *supérieures*; quand elle existe, on peut l'expliquer par la compression de la veine axillaire (tumeurs ganglionnaires par exemple) ou de la veine sous-clavière. Plus
rarement encore on voit de l'œdème de toute la moitié supérieure du corps; on l'observe en cas de thrombose ou de
compression de la veine cave supérieure; dans quelques
cas isolés elle peut dépendre de tumeurs intra-thoraciques,
d'exsudats, d'anévrysmes de l'aorte, etc.

Chez une femme d'environ trente ans, jusqu'alors très-bien
portante, j'ai vu survenir dans l'espace de trois semaines une
hydropisie de toute la *moitié supérieure* du corps, avec cyanose
intense et dilatation énorme de toutes les veines appartenant au
territoire de la veine cave supérieure; la moitié inférieure du
corps ne présentait rien d'anormal. Quelques-unes des veines
superficielles du cou et du dos semblaient ne renfermer que du
sang coagulé. En l'absence de toute lésion appréciable des organes internes, ces phénomènes ne pouvaient être attribués qu'à
un rétrécissement de la veine cave supérieure (était-ce compression ou thrombose? — l'autopsie ne put être faite).

Une autre altération, rare, du tissu cellulaire sous-cutané, c'est *l'infiltration de l'air* dans celui-ci, l'emphysème
sous-cutané.

Emphysème sous-cutané.

L'emphysème, de même que l'hydropisie, est caractérisé
par une tuméfaction de la peau; mais comme cette tuméfaction est rarement aussi considérable que dans l'hydropisie, elle n'entraîne point de changement de couleur des
parties. La tumeur gazeuse conserve l'empreinte du doigt

sous forme d'une dépression circulaire, mais cette dernière n'est jamais aussi profonde que dans l'hydropisie et disparaît très-vite, car la peau, grâce au développement rapide de l'emphysème, conserve presque entièrement son élasticité normale. Un phénomène très-caractéristique, c'est la sensation de craquement, de *crépitation gazeuse*, que l'on éprouve en exerçant une pression sur les parties tuméfiées; cette crépitation est exactement semblable à celle que l'on perçoit en pressant entre les doigts un fragment de poumon contenant de l'air.

L'infiltration de gaz dans le tissu cellulaire sous-cutané est tantôt bornée à un espace limité, tantôt étendue à une grande partie du corps; elle peut même envahir presque toute la périphérie du corps. C'est de la continuité du tissu cellulaire à travers tout l'organisme que résulte la possibilité pour l'air qui a pénétré accidentellement dans le tissu cellulaire en un point de la surface du corps, de se propager au delà. Si l'on pique la peau d'un animal en un point quelconque de son corps et qu'on insuffle de l'air dans le tissu cellulaire sous-cutané, on produit un emphysème général.

La cause de l'emphysème peut être ramenée, dans la presque totalité des cas, à une lésion externe ou interne d'organes contenant de l'air. Les perforations de l'œsophage au niveau du cou, dues soit à des ulcères perforants, soit à de la nécrose, soit enfin à la déglutition de fragments osseux, comme dans un cas qui m'a été communiqué, amènent de l'emphysème du tissu conjonctif du cou; si la vie se prolonge, cet emphysème se propage au tissu conjonctif de la poitrine et au delà; au contraire il ne se produit point d'emphysème sous-cutané si la trachée ou l'une des bronches principales est perforée en même temps par le processus ulcératif et communique avec l'œsophage (fistule broncho-œsophagienne). — Si c'est l'estomac ou l'intestin qui est perforé et qu'en même temps les bords de la perforation ont contracté des adhérences avec les parois abdominales, les gaz contenus dans ces organes passent dans le tissu cellulaire sous-cutané, pourvu toutefois que la solution de continuité soit suffisamment grande ; s'il n'y a point d'adhérence, les gaz s'épanchent dans la cavité péritonéale. Les perforations du larynx et de la trachée survenues à la suite de processus ulcératifs amènent de l'emphysème du tissu cellulaire de la région cervicale ; les lésions de la plèvre costale et de la surface externe du poumon produites par perforation traumatique, par coup de feu ou par fracture de côte, dans quelques cas par rupture d'un abcès pulmonaire, déterminent de l'emphysème du tissu cellulaire de la poitrine. En effet il arrive ordinairement qu'à chaque mouvement d'inspiration l'air passe directement des alvéoles ou des petites bronches déchirées dans la plèvre costale et au delà dans le tissu conjonctif sous-costal qui adhère à la plèvre, notamment quand le poumon blessé a contracté des adhérences inflammatoires avec la plèvre costale à ce même niveau ; mais si ces adhérences ne se sont pas produites, il y a d'abord formation de pneumothorax, et ce n'est qu'alors que l'air passe de la cavité pleurale dans le tissu cellulaire thoracique. J'ai observé ces deux sortes de mécanisme dans plusieurs cas de plaies par armes à feu.

Il peut arriver encore qu'il se produise des ruptures des alvéoles pulmonaires dues non pas à un traumatisme externe, mais simplement à une dilatation exagérée de ceux-ci ; ici de l'emphysème sous-cutané peut prendre naissance par suite du passage de l'air des alvéoles dans les cloisons interlobulaires (emphysème pulmonaire interlobulaire de Laënnec) et de là par l'intermédiaire du médiastin dans le tissu cellulaire cervical qui communique avec celui-ci. En pareil cas l'emphysème fait d'abord son apparition dans la fosse jugulaire, puis dans les régions latérales du cou, et enfin gagne le tissu cellulaire sous-cutané de la poitrine. Une structure très-délicate des poumons, une dilatation exagé-rée des alvéoles, en cas de dyspnée intense, des accès de toux prédisposent à la déchirure des alvéoles pulmonaires; en effet la plupart des cas d'emphysème de la poitrine par rupture alvéolaire ont été observés dans le croup, la diph-thérie du larynx, la coqueluche et la bronchite des enfants, et de plus dans l'ectasie alvéolaire intense des personnes âgées.

Mentionnons enfin une altération très-rare, la SCLÉROSE DU TISSU CELLULAIRE, qui acquiert un développement plus ou moins grand; j'en ai vu un exemple chez un adulte dont les deux membres inférieurs depuis leur extrémité jusqu'aux parois ab-dominales, prirent dans un espace de temps très-court une dureté comparable à celle du bois; la cause de cette altération singu-lière est loin d'être tirée au clair; on ignore absolument si elle se trouve en relation avec une affection de quelque organe in-terne; Rossbach et moi nous avons observé tous deux un cas de coïncidence de cette sclérodermie avec la maladie d'Addison. Heller a trouvé dans un cas de sclérodermie étendue à la presque totalité du corps des nodosités fibreuses et des dilatations lym-phatiques dans le tissu conjonctif sous-cutané, ainsi qu'une obli-tération du conduit thoracique; d'après cela il semblerait qu'on peut accorder quelque vraisemblance à l'hypothèse d'une rela-tion entre la sclérose du tissu cellulaire et une altération du système lymphatique avec obstacle à la circulation de la lymphe.

L'inspection générale du malade terminée, on passe à l'examen particulier de chaque organe en commençant par l'appareil de la respiration.

EXPLORATION

DE L'APPAREIL RESPIRATOIRE.

En premier lieu on pratique l'inspection de la forme du thorax.

INSPECTION DE LA FORME DU THORAX

Le thorax présente des variations de structure tant au point de vue de son volume, de sa largeur, de sa hauteur et de ses diamètres qu'au point de vue de la conformation des différentes parties qui le constituent, la clavicule, le sternum, les côtes et la colonne vertébrale. Sa capacité est toujours proportionnelle au volume des poumons; elle est d'autant plus grande que les poumons sont plus volumineux ou plus développés et réciproquement.' — Les personnes qui présentent le type d'un thorax bien conformé sont en infime minorité. Voici les conditions que doit remplir un thorax régulièrement conformé : il doit présenter une parfaite symétrie entre ses deux moitiés, tant au point de vue de leur capacité qu'au point de vue de la conformation des parties qui le constituent; il doit offrir une voussure qui commence au-dessous de la clavicule, augmente graduellement jusqu'au niveau des mamelons, puis diminue et se transforme en une surface plane au niveau des côtes inférieures; les régions sus-claviculaires et sous-claviculaires doivent former avec les clavicules des surfaces presque

3.

planes; elles ne doivent point être déprimées en fosses; le sternum et la colonne vertébrale doivent présenter une direction rectiligne, les omoplates se trouver situées symétriquement; si l'état de la nutrition est satisfaisant et la musculature bien développée, les côtes ne doivent point être visibles dans les deux tiers supérieurs du thorax, mais dans la partie inférieure et latérale seulement, où la couche musculaire s'amincit. — Au niveau de la cinquième côte on trouve le mamelon chez l'homme et chez la femme encore vierge; au-dessous de la cinquième côte, et suivant le bord inférieur du muscle grand pectoral, on voit chez l'homme un sillon très-appréciable (sillon de Sibson), à la condition que le muscle grand pectoral et le pannicule adipeux qui le recouvre soient bien développés. — Parmi les *différences physiologiques* les plus ordinaires que l'on observe dans la conformation du thorax, nous noterons la saillie de quelques-unes des parties qui concourent à la formation de la cage thoracique, telles que les clavicules et les côtes à leur insertion sur le sternum, puis une convexité trop grande des côtes, notamment de la deuxième et de la troisième, surtout appréciable au voisinage de leur insertion sternale, plus rarement à la face postérieure du thorax; cette convexité est unilatérale ou bilatérale; quelquefois cette convexité exagérée, si elle porte sur plusieurs côtes dans une grande partie de leur étendue, détermine une saillie de toute la partie médiane de la paroi antérieure de la poitrine au-dessus du niveau de la surface thoracique; mentionnons encore la saillie de portions isolées du sternum, surtout de la région située entre la poignée et le corps du sternum; d'un autre côté on peut observer des dépressions dans diverses parties de la paroi thoracique, moins souvent au niveau du sternum, qui se trouve déprimé tout entier ou en partie seulement (surtout à la partie inférieure); ces dépressions s'observent d'ordinaire chez les ouvriers, entre autres chez les cordonniers, comme une conséquence d'efforts exercés contre le sternum en y appuyant des instruments de travail.

Les modifications pathologiques de la forme du thorax sont ou temporaires ou persistantes. On peut les grouper de la manière suivante :

1° *Dilatation* (ampliation, voussure) de l'une des moitiés ou de la totalité du thorax ;

2° *Rétrécissement* (diminution de volume, dépression) de l'une des moitiés du thorax ;

3° *Dépressions partielles* du thorax dans l'une de ses moitiés ou dans les deux.

La dilatation de l'une des moitiés du thorax, tantôt limitée à la portion inférieure de celle-ci, tantôt plus étendue, est due en général à ce que la cavité pleurale renferme un contenu anormal (liquide, gaz, tumeur) ; très-rarement, et moins intense alors, elle peut résulter encore d'un accroissement de volume des poumons (hépatisation complète de l'un des poumons).

Les dilatations les plus prononcées de toute une moitié du thorax surviennent en cas d'épanchements pleurétiques très-considérables ; si l'épanchement est de moyenne intensité, il n'y a dilatation que de la section inférieure du thorax ; elle est surtout appréciable alors dans les parties latérale et postérieure ; un épanchement faible dans les parties postérieures et inférieures de la plèvre ne détermine point de dilatation du thorax à ce niveau.

L'ampliation du thorax, telle qu'elle se produit dans les épanchements pleurétiques, débute par un *aplatissement des espaces intercostaux* (effacement de ces espaces), puis elle augmente sous l'influence de la *pression du liquide contre la paroi du thorax*. L'effacement des espaces intercostaux est due en partie à la parésie des muscles intercostaux imprégnés d'un liquide séreux d'origine inflammatoire, mais principalement à la perte d'élasticité des poumons,

maintenus écartés des parois thoraciques. Si l'exsudat est
de moyenne intensité et que le lobe supérieur du poumon
par exemple reste perméable à l'air, l'aplatissement des
espaces intercostaux se trouve limité à la section inférieure
du thorax; les muscles intercostaux situés au-dessus du
niveau du liquide épanché restent intacts et les espaces intercostaux conservent leur forme de sillon. Aussi longtemps
que l'épanchement peut se développer en comprimant les
poumons, l'ampliation du thorax est insignifiante; mais si
l'épanchement prend des proportions plus grandes encore,
un nouveau facteur, la pression du liquide sur la paroi interne du thorax et sur toutes les parties capables de céder,
intervient et détermine alors l'ampliation de la poitrine; le
diaphragme et les organes qui sont situés au-dessous de lui,
le foie à droite, la rate à gauche, sont refoulés en bas;
le médiastin est refoulé du côté opposé, et en cas d'épanchement à gauche, le cœur est refoulé à droite. La moitié du
thorax où siège l'exsudat subit donc un agrandissement
dans ses diamètres longitudinal et transversal plus considérable encore qu'il n'apparaît à la simple inspection.

Si l'exsudat pleurétique ne tarde pas trop à se résorber,
le thorax revient à ses dimensions normales, en admettant
toutefois que le poumon recouvre intégralement son élasticité et son expansibilité.

L'accumulation d'air dans la plèvre, le pneumothorax en
un mot, exerce sur la forme du thorax la même influence
que l'accumulation de liquide. Comme en général le pneumothorax survient subitement, soit par suite d'une lésion
traumatique de la plèvre (coup de feu, perforation, fracture de côte), soit ordinairement par la rupture d'une
caverne pulmonaire superficielle, communiquant avec une
grosse bronche (1), le poumon subit une compression ra-

(1) Dans quelques cas rares du reste on a observé la formation d'un
pneumothorax par ouverture subite d'un empyème dans une bronche,

pide; dès lors la moitié correspondante de la poitrine prend l'ampliation qu'elle offre à l'état d'inspiration la plus profonde. Mais la *dilatation* ne se produit qu'après que l'action irritante de l'air sur la face interne de la plèvre a donné naissance à une exsudation inflammatoire, et qu'il s'est formé un *pyo-pneumothorax* (conséquence ordinaire du pneumothorax). Si la résorption a lieu ensuite, terminaison assez rare du reste, le thorax reprend à peu près sa conformation normale; mais dans la majorité des cas, les causes du pneumothorax entraînent une terminaison fatale.

On a encore observé la dilatation modérée d'une moitié du thorax dans quelques rares cas d'infiltration pneumonique totale ou du moins très-considérable d'un poumon tout entier. — Il est peu probable que l'*emphysème vésiculaire* du poumon prédomine jamais assez d'*un seul* côté du poumon pour déterminer de la voussure de la poitrine de ce côté; du moins je n'ai jamais observé un fait de ce genre.

Les tumeurs développées dans la cavité pleurale (tumeurs du médiastin) peuvent déterminer une dilatation considérable de la moitié correspondante du thorax et même repousser le sternum en avant. — On observe enfin des dilatations considérables de la section inférieure du thorax à droite en cas de tumeurs volumineuses du foie, par exemple en cas d'hydatides de cet organe, et à gauche en cas de tuméfaction notable de la rate, et même des deux côtés à la fois si ces deux organes sont hypertrophiés, ou bien si l'abdomen est distendu par de l'ascite, du météorisme ou des tumeurs ovariennes.

Quant à la *dilatation des deux moitiés du thorax*, c'est-à-

ou consécutivement à la rupture d'un alvéole pulmonaire emphysémateux (Rheder), ou encore par suite d'une communication accidentelle avec la plèvre, soit de l'œsophage, soit de l'estomac par perforation du diaphragme (Heubner et autres).

dire l'agrandissement de toute la cage thoracique, on la rencontre dans les degrés les plus intenses d'emphysème double des poumons. Dans certains cas le thorax prend une forme globuleuse qui l'a fait comparer à un *tonneau :* tous ses diamètres (longueur, largeur et profondeur) sont agrandis, le thorax présente une forte voussure en avant et en arrière, les côtes et le sternum offrent une convexité exagérée, les espaces intercostaux sont élargis et comme bombés. Dans ces conditions, la dilatation siége de préférence dans les régions supérieures et moyennes, tandis que les parties inférieures paraissent aplaties. Dans d'autres cas d'emphysème, on n'observe pas cette forme globuleuse ; la dilatation occupe assez uniformément toute la surface du thorax ; les portions inférieures de la poitrine sont alors également augmentées de volume, ou bien la convexité est plus marquée soit en avant, soit en arrière ; ce dernier cas est le plus fréquent ; dans une autre série de cas enfin le thorax ne se trouve point agrandi du tout.

Ces différences dans la configuration du thorax dépendent de l'intensité et de l'étendue de l'emphysème, puis de la région qu'il occupe ; l'emphysème domine tantôt au sommet, tantôt à la base du poumon ; il est plus intense tantôt dans les parties antérieures, tantôt dans les parties postérieures de cet organe ; enfin il faut tenir compte de quelques autres circonstances essentielles, de la durée de la maladie et de la plus ou moins grande élasticité des parois thoraciques ; ainsi chez les jeunes sujets, toutes choses égales d'ailleurs, la forme emphysémateuse de la poitrine présente souvent des caractères plus tranchés que chez les personnes âgées.

Les différences de volume du thorax pendant l'inspiration et l'expiration sont insignifiantes dans les cas où l'emphysème est très-intense ; même quand l'effort d'expiration est poussé à sa dernière limite, le thorax conserve sa forme anormale, et l'on peut dire avec raison que la poitrine est *immobilisée dans la position inspiratoire.*

La déformation du thorax dans l'emphysème vésiculaire des poumons dépend de la *perte d'élasticité* plus ou moins complète de ces organes et de leur incapacité à exercer sur les parois thoraciques leur *attraction* normale ; c'est cette force de traction, équivalente à l'élasticité pulmonaire, qui dans les conditions normales détermine la diminution du volume de la poitrine, lors de l'expiration.

Le *deuxième groupe* des déformations pathologiques du thorax comprend la diminution du volume ou le *rétrécissement* de tout un côté du thorax ou de sa plus grande partie. On les observe le plus souvent consécutivement à la résorption d'anciens exsudats pleurétiques ou à leur évacuation au dehors par perforation. Si le poumon a été comprimé d'une manière complète et pendant des mois par un épanchement pleurétique considérable, il perd plus ou moins son élasticité et devient incapable de revenir à son volume primitif, malgré la disparition de l'épanchement ; en un mot il devient atélectasique et occupe un moindre volume qu'auparavant ; dès lors la paroi thoracique se déprime au fur et à mesure que l'épanchement se résorbe. On peut en dire autant des exsudats purulents de la plèvre qui ont fait éruption à l'extérieur (empyème). Dans les cas extrêmes on note une diminution de tous les diamètres de la moitié correspondante du thorax ; c'est la diminution du diamètre antéro-postérieur qui est la plus appréciable à la vue ; toute voussure a disparu, le thorax est aplati et présente parfois à sa face antérieure une dépression très-notable ; la diminution du diamètre longitudinal est due au soulèvement du diaphragme du côté correspondant du thorax, au rapprochement des côtes et à l'abaissement de l'épaule du même côté ; le diamètre transversal est réduit parce que les côtes sont déprimées, le mamelon rapproché du sternum, l'épaule rapprochée de la colonne vertébrale et le médiastin antérieur attiré du côté malade. Enfin dans ces sortes de cas la colonne vertébrale subit une déviation latérale (scoliose) avec convexité tournée du côté sain ; en effet, de même que les muscles intercostaux, les muscles dorsaux du côté malade finissent par se paralyser par suite de la grande durée de l'épanchement pleurétique, et l'équilibre se trouve ainsi rompu en faveur des muscles du côté sain. Cette circonstance contribue pour sa part à diminuer le diamètre transversal de la moitié du thorax qui a été le siége de l'épanchement. Le soulèvement permanent du diaphragme et le déplacement du médiastin antérieur du côté malade entraînent en outre une modification dans la situation des organes avec lesquels ils sont en rapport ; si c'est le côté droit du thorax qui se rétrécit, le foie est déplacé vers le haut et le cœur attiré vers la droite ; si c'est le côté gauche du thorax qui diminue de volume, le cœur se déplace en haut et à gauche, au-delà de la ligne mamillaire. Néanmoins, même en cas de rétrécissement du côté gauche, on peut trouver les battements du cœur plus ou moins éloignés vers la droite, notamment si, refoulé à droite par un épanchement pleurétique situé à gauche, cet organe y a contracté des adhérences. — C'est chez les enfants que l'on rencontre les degrés les plus intenses de rétrécissement de toute une moitié du thorax, consécutivement à la résorption d'un épanchement purulent de longue durée ou à son éruption au dehors ; car ici vient s'ajouter encore l'influence du développement naturel qui ne se fait plus également des deux côtés de la poitrine ; l'accroissement du côté malade est enrayé, et du côté sain il est plus énergique encore que dans les conditions normales (effet de compensation).

Chez un individu âgé de dix-huit ans qui, dans son enfance,

avait présenté un empyème lequel s'était fait jour à l'extérieur, j'ai trouvé le côté droit du thorax, siége de l'empyème guéri, d'un volume trois fois moindre que le côté gauche; le cœur battait sur la ligne mamillaire droite, ce qui me permit de conclure qu'il avait été refoulé jusque là par l'épanchement et y avait contracté des adhérences.

Le thorax ne subit pas toujours un rétrécissement aussi considérable que celui que nous avons décrit plus haut, en cas de résorption tardive d'un épanchement pleural; souvent en effet diverses portions du poumon redeviennent perméables à l'air après la résorption de l'exsudat et il ne reste atélectasique que dans quelques-uns de ses points; c'est au niveau de ces derniers points seulement que le thorax se déprime.

On peut s'attendre *à priori* à ce que la résorption des gaz à la suite d'un pneumothorax de longue durée entraîne la même atélectasie du parenchyme pulmonaire que celle qui résulte d'un épanchement pleurétique de longue durée, suivi de résorption du liquide; comme, du reste, à tout pneumothorax vient s'ajouter finalement un pyothorax, d'où résulte la formation d'un pyopneumothorax, l'atélectasie sera le résultat de l'action simultanée de l'épanchement gazeux et de l'épanchement liquide, le premier des deux ne jouant d'ailleurs qu'un rôle secondaire.

Le *troisième groupe* de déformations thoraciques comprend les *dépressions* limitées à des portions plus ou moins étendues de la poitrine; elles ne diffèrent du rétrécissement d'un côté du thorax étudié plus haut que par une moindre intensité et une moindre étendue; elles résultent des divers processus de rétraction que peuvent subir les poumons, quelle qu'en soit la cause; en effet, une portion de poumon devenue imperméable à l'air occupe un moindre volume qu'une portion où l'air pénètre librement; comme l'espace vide qui en résulte ne peut être occupé par un

autre organe, la partie correspondante de la paroi thoracique cède à la pression atmosphérique et se déprime.

C'est la caséification des poumons qui constitue la cause
la plus fréquente de ces dépressions ; celles-ci siégent
surtout dans la partie antérieure et supérieure du thorax
et dans les régions sus et sous-claviculaires, soit d'un
seul côté, soit des deux côtés à la fois ; quelquefois
elles occupent la région sus-épineuse, mais elles sont
moins profondes ici que dans les autres régions. Il est rare
d'observer des dépressions à la partie inférieure et postérieure du thorax, quand même il existe une rétraction considérable du tissu pulmonaire à ce niveau, — rétraction
qui en général est due ici à la bronchectasie ; dans ce cas il
n'y a point d'amaigrissement notable, et du reste les faisceaux considérables que forment les muscles dorsaux dans
cette région ne permettent point d'apprécier de légères
différences de niveau de la paroi thoracique.

On observe souvent chez les *enfants* des dépressions profondes d'une section plus ou moins étendue du thorax, consécutivement à de la pneumonie chronique interstitielle avec rétraction pulmonaire ; la déformation peut quelquefois envahir
tout un côté du thorax, exactement comme s'il s'agissait de la
résorption tardive d'exsudats pleurétiques. Ainsi j'ai vu chez un
garçon de douze ans survenir à la suite d'un de ces processus
chroniques interstitiels une rétraction telle du poumon droit (vé-
rifiée plus tard par l'autopsie) que la moitié droite du thorax
fermait une véritable fosse, jusqu'au niveau de la quatrième côte.
Le diaphragme et le foie étaient arrivés au même niveau, et le
cœur avait été attiré du côté droit où il occupait le troisième
espace intercostal, tout près du sternum ; c'est du moins dans
cette région que l'on percevait le choc de la pointe.

Les déformations de la cage thoracique que nous venons
de passer en revue sont toutes consécutives à des maladies
de l'appareil respiratoire, c'est-à-dire sont *acquises* ; mais

il y a une déformation particulière congénitale du thorax qui dépend d'un développement imparfait et donne souvent naissance à des pneumonies caséeuses et à de la tuberculose pulmonaire ; voici les caractères qu'elle présente : thorax aplati, mince et allongé, régions sus et sous-claviculaires aplaties, espaces intercostaux très-larges, à cause de la tension insuffisante que les muscles intercostaux trop faibles exercent sur les côtes ; omoplates écartées du thorax comme des ailes (scapulæ alatæ), disposition qui est due au manque d'énergie du muscle grand dentelé ; extrémité acromiale de la clavicule saillante en avant et enfin diamètre antéro-postérieur de la partie supérieure du thorax très-réduit. La poignée du sternum contribue à diminuer ce diamètre ; elle est déprimée et fait avec le corps du sternum un angle (angle de Louis). On désigne du nom de *thorax paralytique* une poitrine présentant cette conformation (habitus phthisique). Les individus qui se trouvent dans ces conditions ont en outre le cou long, la peau fine, les extrémités allongées et les doigts terminés en massue. Malgré ces vices de conformation, ces individus peuvent conserver une santé parfaite ; mais s'ils sont atteints d'une maladie de l'appareil respiratoire, ils sont bien moins sûrs d'une guérison complète que des individus dont le thorax est régulièrement conformé.

Il est encore un autre groupe de déformations très-fréquentes du thorax, qui sont dues à des affections osseuses, telles que le rachitisme et les maladies de la colonne vertébrale. Mais la description de ces affections ne rentre pas dans le cadre de cet ouvrage.

Mensuration du thorax.

L'inspection suffit pour faire reconnaître les altérations de la forme et des dimensions du thorax ; si ces altérations ne siégent que d'un côté, les moindres défauts de symétrie et les plus petites différences sautent aux yeux. Dans les cas où il suffit de constater une bonne fois l'existence de ces différences, il est inutile d'avoir recours à un procédé quelconque de mensuration. Mais si la forme du thorax se modifie pendant le cours de la maladie, si par exemple la dilatation d'un côté du thorax résultant d'un exsudat pleurétique augmente d'abord et diminue ensuite, il est bon de pratiquer des mensurations pour être à même de comparer plus tard les résultats obtenus. — D'ordinaire on mesure la périphérie et les diamètres du thorax; on se sert pour la mesure de la périphérie du thorax du *ruban* divisé en centimètres, pour la mesure des diamètres du *compas d'épaisseur*.

Pour mesurer la *périphérie* du thorax, on fait passer le ruban, les bras étant étendus verticalement en haut, immédiatement au-dessous des mamelons en avant et immédiatement au-dessous de l'angle inférieur des omoplates en arrière; on obtient ainsi pour des hommes robustes 82 centimètres en moyenne après une expiration complète, 89 centimètres après une inspiration profonde, de telle sorte que l'ampliation du thorax est à son maximum d'une étendue de 7 centimètres pour la région indiquée. La circonférence du thorax dans sa partie inférieure, au niveau de l'appendice xyphoïde, mesure environ 6 centimètres de moins que dans la partie supérieure. Dans la vieillesse la périphérie de la poitrine diminue dans le haut, de telle sorte que dans le bas elle arrive à lui être supérieure. Il est rare de trouver une symétrie parfaite entre les deux moitiés du thorax; le côté droit présente en général une périphérie plus étendue de 1 à 1 1/2 centimètres. (En pratiquant ces mesures pour une moitié du thorax, il faut éviter les erreurs qui pourraient résulter d'une attitude défectueuse du corps.)

Le chiffre indiqué plus haut pour la circonférence supérieure du thorax est la moyenne des mensurations pratiquées par Frö-lich sur 725 conscrits âgés de vingt ans et bien développés. Chez les femmes, les résultats obtenus pour les mêmes régions donnent pour la circonférence supérieure environ 76, et pour la circon-férence inférieure 70 centimètres, après une expiration forcée.

Comme *diamètres* du thorax on distingue le *diamètre longitudinal* qui va de la clavicule au rebord des fausses côtes, le *diamètre transversal* qui va d'un point quelconque de la paroi du thorax au point symétrique du côté opposé et le *diamètre antéro-postérieur* celui qui mesure la distance d'un point quelconque de la face antérieure du thorax au point correspondant de la face postérieure, mais qui d'or-dinaire va du sternum à la colonne vertébrale (*diamètre sterno-vertébral*). On peut encore avoir besoin de mesurer les distances de la clavicule à l'épine de l'omoplate, du sternum au mamelon, du mamelon à la colonne verté-brale, etc., s'il est nécessaire pour une raison ou pour une autre d'établir une comparaison entre ces diverses me-sures. — Les modifications qui surviennent dans la valeur de ces différents diamètres, dans les maladies des organes thoraciques en général, ont été indiquées plus haut (p. 47 et suiv.). — Il est impossible de tirer une règle des ré-sultats obtenus pour la mesure de la longueur du thorax, vu que celle-ci est très-variable; le diamètre transversal présente en moyenne chez les hommes adultes une longueur de 25 à 26 centimètres, chez les femmes de 23 à 24 centi-mètres, et cela dans la section supérieure aussi bien que dans la section inférieure; au milieu du thorax, au-dessus des seins, il est plus grand d'un centimètre. Le diamètre sterno-vertébral offre en moyenne une longueur de 17 cen-timètres dans la partie supérieure du thorax, de 19 cen-timètres dans les parties moyenne et inférieure.

En cas de déformations très-considérables du thorax,

notamment dans les courbures anormales de la colonne vertébrale telles que la scoliose et la cyphose, le ruban, ne pouvant s'appliquer exactement sur les différentes parties du thorax, ne donne pas de résultat valable. Dans ces déformations on utilise le *cyrtomètre* de Woillez, qui, appliqué sur la poitrine, prend la forme des parties convexes et concaves, et qui, enlevé ensuite, fournit l'étendue et la forme. du contour circulaire du thorax ou de l'une de ses moitiés.

Ce cyrtomètre consiste en une tige de baleine articulée à double frottement de 1 1/2 en 1 1/2 centimètres environ (le mien est formé de 44 articles); en deux points de la chaîne se trouve un article plus mobile que les autres, qui est coloré en blanc pour s'en distinguer. Pour mesurer avec cet appareil le contour de l'une des moitiés du thorax, on applique exactement les chaînons dans les différents creux qu'elle présente (espaces intercostaux), puis on l'enlève du thorax avec précaution, pour que les articles conservent leur position, et on reproduit par un tracé sur le papier la courbe horizontale qui représente le contour du côté du thorax en question. Des mesures répétées de temps à autre permettent par la comparaison des résultats de se rendre compte de l'amélioration possible de la maladie qui a déterminé la déformation de la poitrine. Il existe quelques autres appareils dus à Alison, Conradi et Weil, et destinés à la mensuration des formes du thorax; mais on les emploie rarement.

Mouvements respiratoires.

A l'état normal, la dilatation du thorax se fait toujours par la contraction du diaphragme et des muscles intercostaux (les intercostaux externes et indubitablement aussi les intercostaux internes); chez la femme il faut ajouter les muscles scalènes. Chez l'homme le diaphragme surtout produit l'agrandissement de l'espace thoracique, parce que sa partie musculeuse, qui à l'état de relâchement présente une forme bombée du côté du thorax, s'aplatit pendant la contraction et s'abaisse. Les organes abdominaux refoulés par le diaphragme et soumis à un excès de pression soulèvent les parois abdominales et repoussent au dehors la portion cartilagineuse des côtes inférieures, dont s'écartent les bords du diaphragme lors de la contraction. C'est grâce à ce soulèvement de l'abdomen et des portions inférieures du thorax, déterminé par la contraction du diaphragme, qu'on a donné à ce mode de respiration le nom de *type abdominal;* il domine chez l'homme. Chez la femme au contraire le thorax se dilate bien moins sous l'influence des contractions diaphragmatiques que par l'action des muscles intercostaux, et la dilatation porte principalement sur la section supérieure de la poitrine; c'est le *type costal* de respiration. Ce dernier type n'est pas dù, comme l'admettent encore différents observateurs, à une gêne des mouvements actifs du diaphragme, déterminée par l'usage du corset ou des vêtements de femme étroitement lacés sur les parties inférieures du thorax, car il se présente en l'absence de tout obstacle de cette nature et également chez les enfants des deux sexes. C'est surtout à la flexibilité plus grande des côtes dans l'enfance et dans le sexe féminin, grâce à laquelle l'action des muscles thoraciques peut s'exercer bien plus efficacement, que semble être dû le type de respiration costal. En cas de respiration profonde et à un âge avancé, et encore dans certaines conditions pathologiques, le type de respiration féminin devient costo-abdominal.

L'agrandissement de la cage thoracique lors de l'inspiration porte sur tous les diamètres; le diamètre transversal et le diamètre antéro-postérieur s'accroissent par le mouvement des côtes et du sternum; le diamètre longitudinal augmente par suite de l'abaissement du diaphragme. C'est ce dernier qui contribue le plus à la dilatation de l'espace thoracique.

Le mouvement des côtes est complexe et consiste à la fois en une élévation et une rotation. Chaque côte prise en particulier *s'élève* et s'*avance* par son extrémité *antérieure*, attendu que le point fixe est situé au niveau de son articulation avec la colonne vertébrale ; en même temps elle subit un mouvement de rotation en avant, par suite duquel la convexité de la côte, d'abord tournée en bas, se dirige un peu en dehors et en haut. De plus, comme la direction des côtes est inclinée de haut en bas de la colonne vertébrale vers le sternum, c'est-à-dire que chaque côte prise isolément est située plus bas à la face antérieure du thorax qu'à la face postérieure, il s'en suit que par ce mouvement d'élévation la direction de chacune des côtes tend à devenir horizontale. Ce phénomène est très-distinct lors de chaque inspiration profonde, soit dans les conditions normales, soit surtout en cas de dyspnée intense, où les côtes inférieures s'élèvent considérablement. Grâce au soulèvement des côtes et à leur mouvement en avant, le sternum à son tour s'élève et s'avance. Par le mouvement commun d'élévation et de progression en avant de toutes les côtes, le diamètre antéro-postérieur du thorax est augmenté ; par la rotation simultanée de ces mêmes côtes, le diamètre transversal est accru.

Le poumon suit tous les mouvements du thorax ; en effet, en mettant à nu la plèvre et en pratiquant la respiration artificielle après l'ouverture du thorax, on constate que les poumons présentent deux mouvements distincts, l'un de haut en bas, l'autre d'arrière en avant ; les points fixes pour le premier mouvement sont constitués par les sommets des poumons. Si la dilatation du poumon ne suit pas immédiatement celle du thorax en tel ou tel point, on le reconnaît tout aussitôt à la *dépression* subite qu'offre la paroi thoracique au point considéré ; ce phénomène, qui se présente à un faible degré, dans les conditions physiologiques, pour toute inspiration rapide et profonde, et qui est surtout visible dans les espaces intercostaux inférieurs, est très-souvent pathologique (voyez p. 63).

Le rétrécissement de la capacité thoracique lors de l'*expiration* s'effectue, dans les conditions ordinaires, exclusi-

vement par le relâchement des muscles inspirateurs et
l'élasticité des poumons. En même temps que les muscles
se relâchent, les côtes et le sternum reviennent à leur position d'équilibre, le poumon dilaté au delà de son volume
naturel obéit à son élasticité, revient sur lui-même et force
l'air à s'échapper.

L'excursion respiratoire du thorax est la même des deux
côtés à l'état physiologique ; on en pratique la mensuration
au moyen du ruban au niveau de la circonférence supérieure
du thorax, où comme on l'a vu plus haut, elle est de 7 centimètres ; on, l'évalue suivant les diamètres transversal et
antéro-postérieur sur l'échelle graduée située entre les deux
branches du compas d'épaisseur. Si l'excursion respiratoire
n'est pas la même des deux côtés du thorax, on le reconnaît aisément au premier coup d'œil, même quand la différence est faible ; c'est toujours l'indice d'un obstacle à la
respiration siégeant dans la moitié du thorax dont le mouvement est le moins étendu. Cet obstacle à la respiration
consiste en une diminution de la quantité d'air présent dans
le poumon correspondant ou même dans l'imperméabilité
complète de celui-ci ; cet état des choses peut tenir à une
hépatisation pneumonique, à la compression du poumon par
du liquide ou du gaz contenus dans la cavité pleurale, etc.
Quand un poumon est devenu complétement imperméable
à l'air, la moitié correspondante du thorax ne se dilate
presque plus lors de l'inspiration ; même quand la capacité
d'un poumon pour l'air a subi une simple diminution, les
excursions inspiratoires du côté malade restent en arrière
sur celles du côté sain ; souvent la différence peut s'apprécier pour des mouvements inspiratoires ordinaires, mais elle
est toujours plus frappante dans les inspirations profondes,
parce que l'étendue de l'excursion respiratoire du côté sain
est très-différente pour une inspiration superficielle et une

inspiration profonde. Des différences plus faibles s'apprécient mieux quelquefois par l'inspection des parois latérales du thorax. Dans un grand nombre de cas les différences de l'excursion respiratoire sont le mieux indiquées par le mouvement des omoplates. Si l'on examine un malade atteint d'un exsudat pleurétique considérable, ses bras pendant librement le long du corps, l'omoplate du côté correspondant à l'épanchement ne se déplace que faiblement, tandis que celle du côté sain s'élève et subit un mouvement de rotation assez fort qui porte son angle inférieur en avant. On peut en dire autant de l'imperméabilité absolue du poumon dans le pneumothorax et même de l'imperméabilité incomplète, mais arrivée à un haut degré, du parenchyme pulmonaire, sous l'influence de toute autre cause. Si l'obstacle à la respiration existe dans les *deux* poumons avec une intensité et une étendue à peu près égales, les excursions du thorax sont très-faibles des *deux* côtés, malgré les efforts d'inspiration les plus énergiques ; tel est le cas de l'emphysème pulmonaire double par exemple. — Si l'obstacle réside dans le lobe *supérieur* d'un ou des deux poumons — et la cause la plus fréquente en est la phthisie pulmonaire, — la diminution de l'excursion respiratoire est limitée à la section supérieure d'une ou des deux moitiés du thorax, mais si elle ne présente qu'un faible degré, elle est moins appréciable dans les cas où elle est bilatérale que dans ceux où elle n'existe que d'un côté, attendu que les éléments d'une comparaison immédiate font défaut.

Parfois on voit des régions isolées de la partie supérieure de l'un des côtés du thorax, rarement des deux côtés à la fois, *se déprimer lors de l'inspiration* et reprendre leur voussure normale lors de l'expiration. A un examen plus attentif on constate que les régions, plus ou moins étendues, où ce phénomène se produit et qui d'ordinaire sont situées

entre la première et la troisième côtes en avant, sont déjà
légèrement déprimées comparativement aux parties voisines,
pendant le temps d'arrêt de la respiration (voyez p. 53). Les
endroits en question correspondent à des parties de poumon
solidifiées, situées dans le voisinage de la surface du poumon
et occupées en général par une grande caverne ou par un
grand nombre de petites excavations. La dépression se produit ici, parce que dans le mouvement de dilatation de la
cage thoracique déterminé par les muscles inspirateurs, le
parenchyme pulmonaire épaissi et privé de son élasticité
ne peut plus suivre; il arrive donc nécessairement que les
régions thoraciques situées au même niveau cèdent à la
pression atmosphérique extérieure et s'affaissent.

On voit en outre se former fréquemment des dépressions
dans les portions inférieures du thorax, lors de l'inspiration; d'ordinaire elles ne se produisent qu'au niveau des
espaces intercostaux inférieurs, *latéralement* et *des deux
côtés à la fois* et au niveau de l'épigastre, mais dans quelques cas on voit encore se déprimer l'appendice xyphoïde
et les insertions sternales des côtes inférieures; pendant
l'expiration, ces parties reviennent à leur place accoutumée.

Ce phénomène s'observe dans les degrés intenses d'emphysème vésiculaire du poumon et dans les sténoses du larynx. La cause dans les deux cas en est due à la raréfaction
considérable de l'air dans les poumons, d'où résulte une
prédominance de la pression atmosphérique extérieure.

Pour bien se rendre compte de ce phénomène, l'observation
d'un cas de croup du larynx sera d'une grande utilité : dans cette
maladie, a lieu un rétrécissement de la glotte et malgré les
efforts les plus énergiques des muscles inspirateurs et surtout du
diaphragme pour élargir la cage thoracique, il ne pénètre que
peu d'air dans les poumons; l'air se raréfie dans ces organes,
la pression *négative* augmente, et l'équilibre entre la pression
de l'air à l'intérieur du thorax et la pression extérieure est

rompu; la pression atmosphérique l'emporte, les parties les plus
flexibles et les plus élastiques et en même temps les plus éloignées de l'orifice d'entrée de l'air, cèdent et se dépriment; ce
sont ces mêmes parties sur lesquelles viennent s'implanter *les
origines de la portion costale du diaphragme*. Dès lors on peut
encore se rendre compte de la manière suivante du mode de
production de la dépression inspiratoire qui nous occupe : Puisque dans l'inspiration la pression sur la face du diaphragme
tournée vers le thorax est inférieure à la pression atmosphérique
extérieure qui agit sur l'abdomen, le diaphragme attire *vers
l'intérieur, à chaque contraction*, les parties du thorax *où il
prend ses insertions*, c'est-à-dire l'appendice xyphoïde et les
côtes inférieures. Ce phénomène est connu sous le nom d'*aspiration du diaphragme*. — On l'observe encore dans des rétrécissements du larynx dépendant de diverses autres causes; je
l'ai vu notamment d'une manière bien nette dans un cas de
spasme des muscles constricteurs de la glotte, Riegel dans un
cas de paralysie bilatérale des muscles dilatateurs de la glotte
(muscles crico-aryténoïdiens postérieurs); les deux affections ont
pour effet de produire un *rétrécissement de la glotte*. — Quant
à la dépression que subissent les parties thoraciques qui servent
à l'insertion du diaphragme dans l'emphysème pulmonaire, la
même explication peut s'appliquer : ici encore, en dépit des
efforts musculaires les plus énergiques, il ne peut entrer que
fort peu d'air dans les poumons, grâce à la diminution de l'expansibilité des alvéoles pulmonaires; de là encore résulte une
raréfaction notable de l'air dans les poumons. Une autre circonstance qui tend à favoriser ici la dépression de la partie
inférieure du thorax, c'est l'abaissement permanent du diaphragme, qui résulte de la diminution de l'élasticité des poumons, et par suite de l'amoindrissement de leur puissance d'attraction sur ce muscle. Ce phénomène ne fait défaut dans aucun
cas d'emphysème intense et en constitue l'un des signes caractéristiques; il s'exagère par les inspirations profondes, et en
outre est plus marqué chez les individus qui présentent des espaces intercostaux larges et des téguments abdominaux amaigris.

En cas de dyspnée de longue durée, comme par exemple
chez des individus âgés atteints d'emphysème et amaigris,
on voit au-dessous de l'appendice xyphoïde la portion du

diaphragme qui s'y insère former un sillon peu profond (sillon de Harrison); chez des personnes très-maigres, on distingue très-bien dans le décubitus dorsal les mouvements du diaphragme à l'inspiration et à l'expiration.

Enfin la comparaison des mouvements respiratoires dans les portions supérieure et inférieure du thorax procure encore un autre renseignement au point de vue du diagnostic. En cas d'obstacle considérable à la respiration dans les lobes supérieurs des poumons, les lobes inférieurs se dilatent plus énergiquement par un effet de compensation ; on voit le diaphragme se contracter avec énergie, la section inférieure du thorax se dilater largement, tandis que les mouvements respiratoires sont beaucoup plus restreints dans la partie supérieure de la poitrine. Les phthisiques offrent souvent ce type de respiration. D'un autre côté si les mouvements actifs du diaphragme sont gênés, s'il est refoulé en haut par des épanchements liquides considérables ou des tumeurs de l'abdomen, et c'est fréquemment le cas, ou s'il est repoussé vers l'abdomen par des exsudats pleurétiques ou par un pneumothorax, la portion inférieure du thorax prend une moindre part à la respiration. Outre les causes toutes mécaniques qui s'opposent à la contraction du diaphragme, on observe quelquefois dans ces mêmes conditions une paralysie partielle légère de ce muscle, due en partie à la pression persistante à laquelle il est soumis, en partie à l'inflammation qui se propage à son revêtement séreux.

Les paralysies plus ou moins complètes et très-rares du diaphragme par cause névropathique, se caractérisent par la situation élevée que garde celui-ci, par l'absence du soulèvement de l'abdomen et par la dépression de l'épigastre et des parties du thorax, où viennent s'insérer les origines du diaphragme, lors de l'inspiration. Dans un cas de paralysie partielle du diaphragme survenu chez un homme sain du reste, que j'eus occasion d'observer pendant un temps fort long, l'abdomen restait parfois complètement aplati dans l'inspiration superficielle ; quand l'inspiration était profonde, on voyait se former dans les parties supérieures de l'abdomen des saillies partielles, se succédant par ondulation, puis disparaissant à l'expiration dans le même ordre où elles s'étaient présentées. A l'époque où je vis pour la première fois ce singulier phénomène respiratoire, il existait depuis de longs mois.

Représentation graphique des mouvements respiratoires. (Stéthographie.)

On emploie depuis un temps plus ou moins long des appareils destinés à donner la représentation graphique des mouvements respiratoires ; Vierordt et Ludwig se servaient d'un levier coudé, dont le plus petit bras reposait par son extrémité sur la face abdominale du diaphragme, tandis que le long bras inscrivait au moyen d'un pinceau sur un papier en mouvement les excursions du diaphragme. Le *phénographe* que Rosenthal a utilisé dans ses expériences sur les animaux est construit d'une manière analogue ; dans tous les autres instruments imaginés dans ce but, quelle que soit la diversité de leurs formes, le principe est le même : c'est toujours un système de leviers, permettant de reproduire graphiquement les mouvements respiratoires sur une plaque indépendante du corps et pouvant se déplacer uniformément. Citons ici les appareils de Gerhardt (*stéthographe*), de Bergeon et Kastus (*anapnographe*), de Ransome, de Marey et de Fick (*pneumographe*). Naturellement on ne peut jamais obtenir autre chose avec ces instruments que la représentation graphique du mouvement respiratoire d'un point déterminé. Le *stéthographe double* imaginé par Riegel permet d'obtenir simultanément le tracé des mouvement de *deux* points arbitrairement choisis, c'est-à-dire situés à des distances quelconques l'un de l'autre, à la surface du thorax, puis de comparer directement les courbes ainsi obtenues. Ce stéthographe consiste en une bande de papier qui se déplace horizontalement grâce à un mouvement d'horlogerie, en deux plumes qui sont adaptées à un système de leviers et appuient de part et d'autre, sur la bande de papier et enfin en deux leviers qui reçoivent indépendamment l'un de l'autre, le mouvement de deux points différents du thorax et le transmettent aux deux plumes à écrire. Les deux leviers produisent ainsi un tracé, l'un à droite, l'autre à gauche de la bande de papier; il est facile dès lors d'établir une comparaison directe entre les deux courbes obtenues. Ces dernières peuvent être amplifiées à volonté par l'allongement de l'un des bras de levier; c'est par ce moyen que l'on peut réussir à obtenir un tracé de déplacements très-insignifiants d'une région thoracique, par exemple en cas d'imperméabilité du parenchyme pulmonaire. L'instrument présente un support en fer, muni d'un grand bras auquel est adapté l'appareil enregistreur, et le long duquel on peut le faire glisser à volonté et d'un petit bras qui porte le contre-poids.

Nous allons donner ici les résultats de quelques-unes des nombreuses recherches entreprises par Riegel à l'aide de son stéthographe double. Pour ce qui concerne la respiration normale, les courbes obtenues au moyen de cet appareil apprennent que, contrairement à l'opinion générale, la durée de l'inspiration chez les hommes aussi bien que chez les femmes est, en général, un peu inférieure à la durée de l'expiration, que de plus entre les deux phases de la respiration il n'y a pas de temps d'arrêt et que l'inspiration, arrivée à son point culminant, ne s'y arrête pas et passe insensiblement à la phase d'expiration. Le temps d'arrêt qui sépare deux mouvements respiratoires consécutifs est ordinairement extrêmement court; les phases d'inspiration et d'expiration des divers points pris isolément, empiètent plus ou moins les unes sur les autres; tel point peut avoir atteint l'extrême limite de sa phase d'inspiration quand tel autre la commence à peine; de même tel point peut n'avoir pas terminé encore sa phase expiatoire que déjà tel autre a entamé l'inspiration. Quand la respiration est accélérée, les temps d'arrêt manquent d'une manière à peu près absolue, tandis qu'ils sont très-notables en cas de ralentissement volontaire de l'acte respiratoire. — De la comparaison des courbes résulte encore que chez les hommes les muscles intercostaux se contractent au même moment que le diaphragme et que les deux côtés du thorax se meuvent simultanément, que chez les jeunes sujets les sections supérieures du thorax présentent souvent un mouvement plus actif que les sections inférieures, que le rapport est fréquemment renversé dans un âge plus avancé et enfin que chez les femmes les excursions des diverses parties du thorax vont en croissant du haut en bas.

Si le mécanisme de la respiration est modifié par certaines conditions *pathologiques*, on obtient à l'aide du procédé graphique les mêmes résultats que ceux qu'offre déjà la simple inspection (voyez page 61 et suiv.), mais quelquefois avec plus de netteté; ainsi en cas d'imperméabilité plus ou moins complète d'un poumon, la courbe d'inspiration du côté malade est bien moins haute que la courbe obtenue du côté sain; bien entendu on n'obtient point de courbes caractéristiques pour les diverses affections qui produisent l'imperméabilité d'un poumon, c'est-à-dire pour l'épanchement pleurétique, le pneumothorax, la pneumonie, la phthisie, etc.; ces courbes indiquent dans tous. les cas de ce genre une simple diminution de l'excursion respiratoire de la moitié correspondante du thorax ; plus la capacité du poumon pour l'air a diminué, plus la courbe est de faible hauteur. — Dans les régions du thorax où, à l'inverse de ce que l'on observe dans les conditions normales, on constate une dépression à l'inspiration et un soulèvement à l'expiration, le tracé des courbes donne de même des résultats inverses : courbes descendantes à l'inspiration et ascendantes à l'expiration. — Mais c'est dans les rétrécissements du larynx et de la trachée et de plus dans l'emphysème pulmonaire que l'on obtient les courbes les plus caractéristiques. Dans le premier cas (rétrécissements), les courbes d'inspiration sont extrèmement allongées, en rapport avec la longue durée de l'inspiration qui résulte de l'obstacle à l'entrée de l'air, tandis que les courbes d'expiration sont normales; au contraire dans l'emphysème pulmonaire, la courbe d'expiration est extraordinairement allongée par suite de la gène apportée à la sortie de l'air. De plus, la différence de vitesse de la sortie de l'air que l'on remarque dans les cas d'emphysème intense, est fidèlement reproduite par la courbe; cette vitesse, considérable dans les deux premiers tiers de l'expiration, diminue subitement grâce à l'obstacle qui s'oppose à la sortie de l'air, et reste faible malgré les efforts les plus énergiques des muscles expirateurs; l'obstacle en question est représenté sur la courbe par un angle très-net. Cet angle fait défaut dans la courbe expiratoire du catarrhe chronique, attendu que l'expiration y est continue; il est donc possible de distinguer même graphiquement l'emphysème et le catarrhe chronique.

A l'étude des mouvements respiratoires doit succéder celle de la fréquence de la respiration.

Fréquence de la respiration.

Dans les conditions physiologiques, la fréquence de la respiration est de 14 à 18 par minute chez l'adulte, un peu plus grande chez les femmes et les enfants; elle est de 40 et au delà chez les nouveau-nés. (Cela fait en moyenne un mouvement respiratoire pour quatre pulsations). La position du corps a une faible influence sur la fréquence de la respiration ; elle est un peu plus grande dans l'attitude assise et debout que dans le décubitus. La volonté a une grande influence sur la respiration, pour la renforcer ou l'affaiblir, l'accélérer ou la retarder; on peut arrêter la respiration de 1/2 à 1 minute. Elle est la plus calme et la plus régulière quand la faculté de vouloir et d'observer est suspendue, c'est-à-dire pendant le sommeil.

Quand la fréquence de la respiration est accrue, — quand elle atteint 70, 80, ou même 100 par minute, comme il arrive dans quelques cas rares que nous examinerons plus loin, — il y a *dyspnée;* souvent la respiration est non-seulement accélérée, mais encore caractérisée par des inspirations profondes; ou encore la respiration est très-profonde sans qu'elle soit notablement accélérée, ou enfin elle est anormalement ralentie dans les mêmes conditions; ce dernier mode de respiration est également désigné du nom de dyspnée.

A l'état physiologique déjà la respiration est accélérée après tout mouvement corporel un peu intense, par exemple après une course rapide ou l'ascension d'un escalier, et en général le même fait se reproduit dans toutes les circonstances où l'activité du cœur est accrue; aussi les individus convalescents de maladies graves respirent-ils plus vite, rien qu'en se soulevant dans leur lit, parce que ce simple mouvement suffit à augmenter l'action du cœur; on peut en dire autant des émotions, du simple acte de s'observer soi-même ou de l'idée qu'à le malade qu'il peut être observé. Dès lors dans tous les cas où il s'agit de reconnaître un accroissement pathologique de la fréquence respiratoire qui quoique faible peut être d'une grande importance pour le diagnostic, il faut tenir compte des conditions énumérées ci-dessus, c'est-à-dire les éliminer.

Nous allons étudier maintenant les conditions générales qui déterminent une accélération *pathologique* des mouvements respiratoires :

1° *Douleur*, siégeant en un point du corps qui est susceptible d'être mis en mouvement par l'acte de la respiration, que ce soit au niveau du thorax — et c'est là le cas le plus fréquent — ou au niveau de l'abdomen. Le malade respire en pareil cas plus vite, mais très-superficiellement, pour ne pas provoquer de mouvement des parties douloureuses; car une inspiration profonde aurait pour résultat d'augmenter la douleur. Le début de la pleurésie en offre un exemple très-commun. Des douleurs siégeant dans les côtes ou dans les muscles du thorax, par exemple le rhumatisme musculaire aigu, augmentent la fréquence de la respiration pour les mêmes raisons, mais à un faible degré seulement, si les muscles superficiels seuls (pectoraux, etc.) sont atteints, à un degré considérable au contraire, si les muscles respirateurs proprement dits (intercostaux et diaphragme) le sont.

J'ai vu, dans un cas de rhumatisme aigu de tous les muscles thoraciques, une fréquence respiratoire de 40 par minute, et dans un autre cas où les symptômes indiquaient une inflammation du diaphragme, 50 respirations par minute; le diaphragme était presque immobilisé, toute inspiration profonde était impossible par suite de la violente douleur qui l'accompagnait.

On observe les mêmes phénomènes en cas de douleur violente siégeant dans l'abdomen, par exemple dans la péritonite diffuse, parce que les malades, pour réduire à un minimum les mouvements des organes abdominaux et des téguments de l'abdomen, ne respirent que superficiellement.

2° Tout *état fébrile* un peu intense, quelle qu'en soit la cause, produit une accélération de la respiration. Quand la fièvre est violente, elle peut atteindre 30 à 40 par minute et chez les enfants 50 à 60, en dépit de l'intégrité parfaite des organes de la respiration ; mais cette accélération n'est pas proportionnelle à l'élévation de la température (Leyden). Plusieurs facteurs concourent à exagérer la fréquence de la respiration dans la chaleur fébrile : c'est l'accélération du pouls et par suite la circulation plus active du sang dans les poumons, c'est la richesse plus grande du sang en acide carbonique dans la fièvre, c'est enfin et surtout la température anormale du sang. Ces modifications du liquide sanguin déterminent une irritation plus intense et plus fréquemment répétée du centre respiratoire dans la moelle allongée, d'où résulte une accélération des impulsions réflexes imprimées à l'appareil respiratoire.

L'élévation thermique dans la fièvre agit bien plus efficacement sur l'accélération de la respiration que l'accélération du pouls ; c'est ce que démontrent les cas où, en l'existence d'une haute température, accompagnée d'une fréquence relativement faible du pouls, la respiration est néanmoins accélérée, et les cas où, le pouls conservant une accélération anormale, la fréquence respiratoire s'abaisse aussitôt que la température diminue sous l'influence des lotions ou des bains froids. L'accélération de la respiration que l'on observe en cas d'élévation thermique du sang (*dyspnée de chaleur*) est la conséquence d'une excitation *directe* du centre respiratoire, comme le démontrent les expériences faites sur des animaux dont on chauffait artificiellement le sang carotidien (Goldstein).

3° Mais la cause la lus fréquente de l'accélération de la

respiration, c'est les *maladies qui troublent les échanges gazeux dans les poumons ;* ces maladies peuvent être limitées
à l'appareil respiratoire ou affecter d'autres organes. Les
premières déterminent de la dyspnée en empêchant l'accès
de l'air dans les poumons, qu'il y ait *rétrécissement des voies
respiratoires ou imperméabilité des alvéoles pulmonaires.*
Le *rétrécissement* des voies respiratoires peut porter sur le
canal principal, le larynx ou la trachée, ou sur les canaux
secondaires, les bronches jusque dans leurs plus fines ramifications. Le rétrécissement du canal principal peut être
dû à l'œdème de la glotte, au croup, à la diphthérie, aux
tumeurs laryngées, etc., ou encore à des tumeurs du corps
thyroïde comprimant la trachée du dehors, etc.; le rétrécissement des bronches résulte en général de la tuméfaction
catarrhale de la muqueuse bronchique; si ce gonflement
prend une grande extension et détermine la diminution du
calibre d'un grand nombre de petites divisions bronchiques,
le résultat est équivalent au rétrécissement du canal principal.

Quant aux alvéoles pulmonaires, ils deviennent *imperméables* soit par *infiltration* plastique ou purement liquide
(pneumonies, processus caséeux, œdème pulmonaire), soit
par *compression* (liquide, air, tumeurs de la plèvre, exsudat
considérable dans le péricarde, etc.), soit enfin par simple
perte d'élasticité, de telle sorte que les alvéoles sont devenus incapables de se dilater lors de l'inspiration, ni de
revenir sur eux-mêmes dans l'expiration (emphysème vésiculaire du poumon).

Là où les alvéoles pulmonaires sont devenus imperméables
par l'une ou par plusieurs des causes sus-dites, la surface
respiratoire se trouve réduite et par suite la décarbonisation
du sang diminuée; le sang est plus pauvre en oxygène et
plus riche en acide carbonique et par conséquent excite
plus énergiquement le centre respiratoire et détermine un

plus grand nombre d'inspirations. Le degré de dyspnée dépend de la grandeur de l'obstacle à la respiration ; cependant il y a là quelques réserves à faire. En général la dyspnée est d'autant plus considérable que la réduction du champ respiratoire est plus subite ; si un poumon devient absolument imperméable dans l'espace de quelques heures par suite d'un pneumothorax, la dyspnée atteint un degré très-intense ; si le poumon subit une compression non moins complète, mais lente à se produire, sous l'influence d'un exsudat pleurétique à marche lente, la dyspnée est bien moins intense.

Si à la diminution du champ respiratoire viennent s'ajouter les deux autres facteurs déterminants de l'accélération de la respiration, la douleur et la fièvre, comme en cas de pleuro-pneumonie, la fréquence respiratoire s'accroît rapidement, et il n'est pas rare d'observer un chiffre de 40 respirations par minute et plus encore ; au contraire la fréquence de la respiration est bien moindre dans certaines indurations chroniques des poumons, même si elles déterminent l'imperméabilité d'une plus grande portion de leur parenchyme que la pneumonie, et cela parce qu'elles ne sont accompagnées ni de douleur, ni de fièvre ; j'ai observé des atélectasies totales de tout un poumon consécutives à des exsudats pleurétiques résorbés, où le chiffre de la respiration ne dépassait pas 24 par minute, quoique les inspirations ne fussent pas profondes.

Mais des obstacles chroniques à la respiration parfaitement égaux en intensité peuvent produire des résultats essentiellement différents, d'après la réaction qu'ils exercent sur l'état de la nutrition. Ainsi dans la phthisie pulmonaire, même arrivée à un degré très-avancé, la fréquence respiratoire n'est guère augmentée, malgré une réduction notable et facile à reconnaître du champ respiratoire ; ce résultat est dû évidemment à *la diminution de la masse du*

sang, qui est une conséquence immédiate de l'amaigrissement considérable que l'on observe dans ces cas; il s'en
suit qu'une moindre quantité d'oxygène est nécessaire pour
brûler le carbone d'une masse de sang amoindrie; au contraire si les processus destructifs du poumon ne sont pas
accompagnés d'un amaigrissement pareil, comme par
exemple dans la bronchectasie, le chiffre de la respiration
est ordinairement plus élevé. — On voit croître très-rapidement ce chiffre quand à une diminution de la surface respiratoire existant de longue date déjà vient s'ajouter subitement un nouvel obstacle à la respiration. Ainsi les individus atteints d'emphysème supportent assez facilement
leur état, tant que la gêne de la respiration ne dépend que
de l'expansibilité insuffisante des alvéoles pulmonaires;
mais dès qu'un catarrhe bronchique diffus vient s'y ajouter
ou bien si l'emphysème, modéré en été, vient à s'aggraver
par la saison froide, la dyspnée atteint subitement son
degré d'intensité le plus pénible.

La respiration se trouve en outre accélérée dans les
maladies du cœur, principalement dans les *lésions valvulaires*, qui ont pour conséquence une *pléthore de la circulation pulmonaire* et entraînent par là une diminution
des échanges gazeux au niveau des capillaires du poumon; tels sont : l'insuffisance mitrale et le rétrécissement
de l'orifice auriculo-ventriculaire gauche; dans le premier
cas il y a régurgitation d'une partie du sang du ventricule
gauche dans l'oreillette gauche lors de chaque systole,
dans le second cas le passage du sang de l'oreillette gauche
dans le ventricule gauche est gêné ; les deux lésions
ont donc pour résultat de produire une réplétion exagérée
de l'oreillette gauche, puis des veines pulmonaires et
des capillaires du poumon; de là oxydation insuffisante du
sang dans les capillaires du poumon, irritation exagérée du

centre nerveux respiratoire, donc accélération de la respiration, *dyspnée*. Dans les lésions mitrales un second facteur intervient pour augmenter la dyspnée, le catarrhe bronchique qui résulte si souvent de l'hypérémie pulmonaire. Les lésions cardiaques qui n'exercent aucune influence sur la circulation pulmonaire, par exemple les lésions des valvules sigmoïdes de l'aorte, ne produisent point de dyspnée en général; ce n'est que dans les stades ultimes de la maladie, quand le ventricule gauche subit la dégénérescence graisseuse et ne peut plus expulser tout son contenu et par suite est incapable de recevoir tout le sang de l'oreillette gauche, qu'il se produit une hypérémie passive des poumons et par suite de la dyspnée.

Cependant on peut observer dans les lésions aortiques un certain degré de dyspnée dû à la compression et à la diminution de volume du poumon, donc à la réduction de la surface respiratoire, dans le voisinage du ventricule gauche hypertrophié et dilaté, ou encore à l'activité plus grande des contractions du cœur. Dans les grands anévrysmes de l'aorte la dyspnée s'explique de la même manière; cependant elle peut résulter dans certains cas de la compression de la trachée par l'anévrysme. Les lésions tricuspides et pulmonaires existent rarement d'une manière isolée, mais se trouvent en général combinées à des lésions aortiques ou mitrales; aussi les causes de la dyspnée sont-elles bien plus complexes en pareil cas.

J'ai proposé jadis de désigner la dyspnée résultant des maladies de l'appareil respiratoire du nom de *dyspnée de ventilation* et celle qui est la conséquence des maladies du cœur du nom de *dyspnée de circulation*.

L'accélération de la respiration peut être due aussi à des maladies des organes abdominaux, en tant que le volume de l'abdomen s'accroît et que le diaphragme est refoulé et gêné dans ses contractions. C'est ainsi qu'on observe de la dyspnée, notamment dans le décubitus dorsal, en cas de tumeurs ovariennes volumineuses, d'ascite et de météorisme considérables, etc. La dyspnée est d'autant plus intense qu'un plus grand nombre de facteurs agissent simultanément; ainsi l'on observe une dyspnée épouvantable dans un grand nombre de cas de lésion mitrale arrivés à leur dernière période, dès que l'ascite, l'hydrothorax (parfois même l'exsudat péricardique) font leur apparition.

Dans un assez grand nombre de cas enfin on voit survenir de la dyspnée sans cause appréciable ou du moins sans qu'il soit possible de trouver une cause capable d'expliquer le degré intense auquel elle est arrivée. On peut ranger ces sortes de cas en deux groupes : l'un comprenant les cas de dyspnée qui résultent surtout d'un rétrécissement spasmodique des bronches (*asthme bronchique*) et ceux qui sont dus essentiellement à un état irritatif des nerfs pneumogastriques.

Ce n'est que dans ces derniers temps que l'attention est venue se fixer de rechef sur les causes dites nerveuses de la dyspnée. J'ai eu personnellement l'occasion d'observer un fait de ce genre chez une jeune fille; l'examen le plus minutieux ne pouvait faire découvrir aucune lésion des organes internes, et cependant le chiffre des respirations dépassait 40 par minute; après quelques jours la dyspnée disparut complétement et la fréquence respiratoire redevint normale. J'ai soigné pendant un certain temps une autre femme qui, malgré une intégrité complète des organes de la respiration et de la circulation, présentait rarement une respiration normale; le plus souvent cette dernière était accélérée et même dans les paroxysmes elle atteignait une fréquence extraordinaire (de 70-80, parfois jusqu'à 100 par minute); en même temps la malade ressentait un sentiment d'oppression. Les accès ne duraient que de 5 à 10 minutes, rarement plus longtemps, puis la respiration diminuait de fréquence graduellement. Ces phénomènes revenaient par intervalles assez rapprochés et cela depuis plusieurs mois. Il est évident qu'ici la dyspnée était due à une névrose du nerf vague. Tout récemment Bischoff a publié une observation très-remarquable, rentrant dans la même catégorie de faits ; le chiffre de la respiration s'élevait, chez le malade en question, à 160 par minute durant les paroxysmes ; dans les intervalles la respiration était normale.

De la dyspnée *objective* il faut distinguer la dyspnée *subjective ;* un grand nombre de malades, surtout les personnes hystériques, se plaignent d'oppression, quoiqu'il n'y ait aucun signe objectif de dyspnée ; généralement c'est là un phénomène purement passager et toute gêne disparaît après une inspiration profonde.

La dyspnée se caractérise encore par un autre signe, la *profondeur plus grande* et par conséquent la plus grande durée de la respiration. En général la profondeur de la respiration est inversement proportionnelle à sa fréquence. Dans les maladies graves aiguës de l'appareil respiratoire, par exemple dans la pneumonie, la fréquence de la respiration est très-notablement accrue, tandis que la profondeur l'est à peine ; évidemment ici les muscles de la respiration ne sont pas assez puissants pour suffire à ce surcroît de travail ; du reste comme tous les muscles du corps, ils maigrissent sous l'influence de la fièvre ; dans les maladies chroniques de l'appareil respiratoire, qui n'épuisent pas les forces de l'organisme, par exemple dans l'emphysème vésiculaire des poumons, la profondeur de chaque respiration se trouve souvent accrue dans une proportion extraordinaire, tandis que la fréquence est à peine augmentée. On distingue en général deux types de la respiration profonde ou prolongée, selon que c'est l'*inspiration* ou l'*expiration* qui domine. L'*inspiration prolongée* ou la dyspnée inspiratoire s'observe en cas d'obstacles considérables à l'accès de l'air dans les poumons, dans le croup du larynx, par exemple ; l'*expiration prolongée* ou la dyspnée expiratoire se présente quand il existe un obstacle à la sortie de l'air, par exemple dans le catarrhe bronchique diffus accompagé d'ectasie alvéolaire; néanmoins il peut arriver que dans ces dernières conditions les deux phases de la respiration soient prolongées (dyspnée mixte ou combinée).

L'accroissement de la profondeur de la respiration est le produit de l'action renforcée des muscles normaux et de la contraction des muscles dits *accessoires* de la respiration, c'est-à-dire de muscles qui dans la respiration normale, en l'absence de toute lésion de l'appareil respiratoire, n'entrent jamais en activité, sauf en cas d'inspiration profonde volontaire.

Les muscles inspirateurs accessoires sont dans la région du cou : les muscles *scalènes* (le scalène antérieur élève la première côte, le scalène postérieur la deuxième côte). Les scalènes agissent déjà faiblement dans les conditions normales, dans certains cas ; chez les femmes leur action est même constante. Puis les muscles *sterno-cléido-mastoïdiens* qui, la tête étant fixée, élèvent leurs points d'insertion inférieurs, la clavicule et le sternum et par suite le thorax. Parmi les muscles thoraciques se présentent comme inspirateurs accessoires, mais dans les degrés les plus intenses de dyspnée seulement, les *pectoraux* (grand et petit); quand le bras et l'épaule sont fixés, ils élèvent les côtes depuis la deuxième jusqu'à la sixième; aussi voit-on les individus emphysémateux arc-bouter leurs bras, dans les accès d'asthme, pour faciliter la contraction de ces muscles. Si la clavicule est fixe, le muscle *sous-clavier* soulève la première côte; les muscles *surcostaux longs et courts* attirent les extrémités postérieures des côtés vers la colonne vertébrale, les muscles *petits dentelés postérieurs et supérieurs* élèvent les côtes supérieures; le muscle *angulaire de l'omoplate* et le faisceau supérieur du *trapèze* allant de l'occiput à la clavicule et à l'acromion agissent dans le même sens; il est en même temps fort probable que le muscle *grand dentelé* agit comme muscle inspirateur; l'épaule étant fixée, il attire les côtes moyennes et inférieures en haut et en dehors. — Enfin dans les accès de suffocation, les muscles extenseurs de la tête et de la colonne vertébrale deviennent également inspirateurs, comme l'ont montré des expériences sur les animaux. De même dans l'espèce humaine ces muscles ne se contractent que dans les accès de suffocation qui surviennent dans le croup du larynx et le spasme de la glotte (1).

Tous les muscles énumérés ci-dessus contribuent à l'*agrandissement du thorax*; il est d'autres groupes de muscles qui favorisent l'inspiration en élargissant les *orifices d'entrée de l'air*, tels que les *élévateurs de l'aile du nez* et *du voile du palais*, ou bien qui facilitent l'accès de l'air en abaissant le larynx, tels que les muscles *sterno-hyoïdien* et *sterno-thyroïdien*, et encore les *thyro-hyoïdien* et *omo-hyoïdien*. Mais les muscles les plus importants à ce point de vue sont les *crico-aryténoïdiens postérieurs*, les dilatateurs de la glotte, attendu que dans les cas où il existe des obstacles à la respiration, ils se contractent plus énergiquement et écartent les cartilages aryténoïdes plus que dans les conditions normales.

On ne constate pas chez l'homme une succession déterminée dans la contraction des muscles inspirateurs accessoires, comme on l'observe sur des animaux à la respiration desquels on apporte artificiellement un obstacle croissant (Traube) (2). Tantôt c'est un groupe, tantôt un autre groupe de muscles qui entre en activité soit à l'exclusion des autres, soit avec plus d'énergie qu'eux ; en général

______

(1) On peut facilement s'assurer sur soi-même, en fixant les bras, de l'action des muscles extenseurs de la tête et de la colonne vertébrale sur la dilatation du thorax.

(2) Chez les animaux, Traube a vu se contracter tout d'abord les élévateurs des côtes supérieures, puis les scalènes, les élévateurs des côtes inférieures, le sterno-hyoïdien et le thyro-hyoïdien, enfin le petit dentelé postérieur et supérieur, dans l'ordre où ils sont énumérés.

si la gêne respiratoire est intense, on voit se contracter d'abord les muscles du cou, puis les muscles de la face, du larynx et finalement ceux de la poitrine et de l'omoplate, pour produire l'inspiration.

L'*expiration* est ordinairement prolongée en cas d'obstacles à la respiration, par exemple quand la sortie de l'air est gênée grâce à un catarrhe bronchique diffus, mais en général elle ne dépend que de l'élasticité des poumons ; si cette élasticité est considérablement diminuée, comme dans les dernières phases de l'emphysème pulmonaire, l'expiration est favorisée par l'action musculaire ; le thorax est comprimé le plus possible afin de favoriser sa dilatation lors de l'inspiration. Ce sont surtout les muscles de l'abdomen qui agissent comme *expirateurs ;* ils compriment les organes abdominaux, les refoulent vers le diaphragme et amoindrissent la cavité abdominale dans son diamètre transversal (muscle *transverse*) et dans son diamètre longitudinal (muscles *droits*). Il est encore d'autres muscles abdominaux qui favorisent l'expiration en abaissant le thorax ; ainsi les muscles *oblique externe* et *oblique interne*, de même que le *triangulaire du sternum* abaissent les côtes dans leur partie antérieure, les muscles *dentelés postérieurs* et *inférieurs* antagonistes des dentelés postérieurs et supérieurs, abaissent les quatre dernières côtes dans leur partie postérieure, le *carré des lombes* enfin abaisse la dernière côte. (Les muscles intercostaux internes agissent également en partie comme expirateurs en abaissant les cartilages des côtes.)

Les contractions d'une grande partie des muscles inspirateurs accessoires sont visibles et tangibles ; ainsi l'on reconnaît au premier coup d'œil l'existence d'un obstacle à la respiration par la contraction des muscles du cou (muscles sterno-cléido-mastoïdiens, scalènes, ormo-hyoïdiens, faisceaux supérieurs des trapèzes). Si ces muscles, grâce à leur activité exagérée, s'hypertrophient, comme il arrive souvent en cas de dyspnée de longue durée, notamment chez les personnes emphysémateuses âgées, ils font saillie à chaque contraction dans toute leur étendue; cet effet est d'autant plus marqué et produit un contraste d'autant plus frappant, que le cou se trouve plus amaigri par suite de la disparition du tissu adipeux. — Parfois aussi la contraction des muscles *expirateurs* accessoires devient visible.

L'entrée en activité des muscles accessoires de la respiration énumérés ci-dessus dépend essentiellement de l'attitude du malade; dans le décubitus dorsal les muscles du dos, dans le décubitus latéral, les muscles du côté correspondant ne peuvent agir que faiblement; aussi le malade atteint de dyspnée choisit-il toujours instinctivement la position et l'attitude les plus propres à favoriser l'action des muscles inspirateurs les plus importants ou à permettre la contraction d'un plus grand nombre de muscles. La position et l'attitude des malades atteints de dyspnée permettent de juger au premier coup d'œil de l'intensité de la gêne respiratoire; il faut en excepter les cas où le malade n'est plus en pleine possession de sa connaissance et où la dyspnée n'est plus pour lui un avertissement qui le pousse à prendre de son plein gré une position plus favorable. L'obstacle à la respiration n'est pas considérable du moment que le malade conserve d'une façon permanente un décubitus dorsal profond; plus l'obstacle est grand, plus le décubitus dorsal est élevé, si la gêne respiratoire est considérable, le malade se tient assis (*orthopnée*); enfin quand la dyspnée atteint son degré le plus intense, comme dans les accès d'asthme des emphysémateux, dans les maladies du cœur accompagnées d'ascite, d'hydrothorax, etc., la position assise elle-même peut devenir intolérable par moments et les malades passent des heures entières d'une vraie torture dans leur fauteuil, dans une attitude moitié debout.

Mais il arrive souvent que les malades prennent au moins par moments la position assise, quand même l'obstacle à la respiration n'est pas très-grand ; c'est ce que l'on observe surtout dans les maladies du poumon ou des voies aériennes accompagnées d'une sécrétion séreuse abondante. Dans la position assise l'expectoration des liquides accumulés dans la poitrine est plus facile, grâce à la possibilité de contracter plus énergiquement et avec plus d'ensemble les muscles expirateurs.

Le siége même de l'obstacle qui gêne la respiration exerce sur l'attitude du corps une influence soumise à une certaine loi. Si la gêne réside *d'un seul* côté du thorax, comme par exemple en cas d'épanchement pleurétique, le malade se couche sur le *côté atteint*. Dans cette position les muscles du côté sain fonctionnent librement, le poumon sain peut se dilater avec force et compenser jusqu'à un certain point la gêne respiratoire ; mais si l'on fait coucher le même malade sur le côté sain, la dyspnée s'en trouve aussitôt accrue d'une manière très-notable, attendu que non-seulement les muscles du côté malade continuent à ne pouvoir pas se contracter activement, mais encore le liquide épanché pèse sur le poumon sain qu'il comprime et contribue ainsi à diminuer la surface respiratoire, et enfin les muscles du côté sain ne peuvent plus se contracter librement. Au contraire, au *début* d'une pleurésie douloureuse uni-latérale, le malade se couche du côté sain pour ne pas exaspérer la douleur par le décubitus du côté malade. Pour la même raison tout endolorissement de l'un des côtés du thorax, quelle qu'en soit la cause, détermine le malade à se coucher du côté sain. — Tout ce qui précède ne concerne que les degrés réellement intenses de gêne respiratoire ; quand cette dernière est modérée, qu'elle soit due à une cause ou à une autre, l'instinct ne pousse plus le malade à se coucher sur le côté affecté ; il se couche soit du côté malade, soit du côté sain, selon son habitude.

C'est l'accroissement simultané de la fréquence et de la profondeur de la respiration, qui constitue le mode respiratoire que l'on observe le plus communément en cas de gêne apportée à cette fonction vitale. Cependant dans quelques rares cas on rencontre une respiration dont la fréquence est *anormalement diminuée* et même au-dessous de la normale, mais accompagnée toujours d'inspirations profondes ; c'est ce qui arrive dans les conditions suivantes :

1° En cas de sténoses soit aiguës, soit chroniques du larynx ou de la trachée ;

2° Dans les affections pulmonaires que vient compliquer une maladie de l'encépahle.

Dans les cas de la première catégorie se range le croup laryngé des enfants, la cause la plus fréquente de rétrécissement du larynx, qui offre l'exemple le plus frappant d'une inspiration prolongée, très-profonde, mais peu fréquente, et accompagnée d'un bruit striduleux que l'on entend au loin. La cause qui détermine ici la diminution de la fréquence respiratoire, c'est le *rétrécissement de la glotte*, qui survient chaque fois qu'il se forme des membranes croupales au-dessus et au-dessous d'elle ; mais ce rétrécissement peut être dû, en l'absence de membranes, à la paralysie des muscles glottiques, notamment des dilatateurs de la glotte, consécutive à la tuméfaction inflammatoire. En cet état des choses, pour permettre l'accès de l'air à travers la fente glottique rétrécie, les dilatateurs des cordes vocales se contractent avec la plus grande énergie possible, en conséquence *les inspirations deviennent extrêmement profondes* ; des inspirations superficielles, même fréquentes, ne produiraient aucun effet dans ces conditions. Comme d'autre part, du moins dans les cas où il existe des membranes croupales rétrécissant la glotte, la *sortie* de l'air trouve également un obstacle, il s'en suit que l'expiration est prolongée à son tour; dès lors l'inspiration et l'expiration exigent pour s'accomplir une certaine durée, et c'est ainsi que le nombre des mouvements respiratoires tombe au-dessous de la normale. On observe les mêmes phénomènes dans les rétrécissements glottiques déterminés sur les animaux par la section du nerf laryngé inférieur ou récurrent; le nombre des inspirations diminue, mais les inspirations sont plus profondes.

L'explication que nous venons de donner du ralentissement de la respiration est suffisante pour la plupart des cas de rétrécissement du larynx; elle s'applique même aux cas où l'expiration n'éprouve aucune gène, entre autres au rétrécissement inspiratoire, rare du reste, de la glotte, qui résulte de la paralysie des muscles crico-aryténoïdiens postérieurs des deux côtés. Si un malade dans ces conditions s'efforce de respirer souvent, il n'emploiera pas pour l'expiration, qui se fait sans obstacle, un temps égal à celui qu'exige l'inspiration qui est vivement gênée; en effet il prolonge l'inspiration aux dépens de l'expiration. Quant à l'idée d'attribuer le ralentissement de la respiration à la fonction modératrice du nerf laryngé supérieur, connue par les expériences de Rosenthal, et qui serait mise en activité par suite de l'irritation de ce nerf sous l'influence de la cause même du rétrécissement (Gerhardt), il me semble qu'elle ne peut guère se soutenir que dans quelques cas particuliers, si toutefois elle est soutenable.

Quant aux cas de la seconde catégorie, ralentissement des mouvements respiratoires par complication cérébrale, des expériences faites sur les animaux en fournissent l'explication. Personne n'ignore que le centre respiratoire occupe une étendue restreinte de la moelle allongée dans le voisinage immédiat des origines des nerfs pneumogastriques. C'est principalement par l'intermédiaire de ces nerfs que le centre des impulsions respiratoires est excité et que le rhythme des mouvements de la respiration est réglé. Après la section des nerfs vagues au cou, la fréquence des mouvements respiratoires est diminuée de moitié et peut même tomber au tiers du chiffre normal par minute; mais chaque inspiration isolée devient extraordinairement profonde et s'accomplit sous l'influence des efforts musculaires les plus énergiques; si chez les animaux qui ont subi cette opération on fait naître un nouvel obstacle à la respiration, en perforant l'un des côtés du thorax par exemple ou en injectant du liquide dans la cavité pleurale jusqu'à déterminer la compression complète de l'un des poumons, on n'observe pas d'accélération de la respiration, quoique la surface respiratoire soit diminuée de moitié. Chez l'homme la respiration peut de même présenter un ralentissement anormal, malgré l'existence d'un obstacle à cette fonction, du moment que l'action des nerfs pneumogastriques sur la respiration se trouve diminuée par suite d'une affection cérébrale, telle qu'un exsudat, une extravasation sanguine ou d'autres lésions de la base du crâne, exerçant une compression sur l'encéphale et sur les fibres d'origine du pneumogastrique dans le voisinage de la moelle allongée. Ajoutons que l'on observe encore des inspirations profondes et diminuées de fréquence dans des lésions encéphaliques localisées en foyers et occupant des régions très-éloignées des origines du nerf vague; nous citerons entre autres le coma consécutif aux attaques apoplectiques et les foyers de ramollissement.

On a observé encore le ralentissement de la respiration dans la compression du nerf pneumogastrique par des tumeurs cervicales et dans des plaies du cou par suite d'opération ou par armes à feu; seulement le ralentissement n'est pas aussi considérable qu'après la section des nerfs vagues au niveau du cou sur les animaux. J'ai décrit moi-même un cas de diminution de la fréquence respiratoire (12 respirations par minute) avec profondeur exagérée des inspirations consécutivement à la paralysie du nerf vague dans une angine diphthéritique.

Dans les maladies du cerveau et du cœur on observe parfois une variété particulière de dyspnée connue sous le nom de *phénomène respiratoire de Cheyne-Stokes*. Ce phénomène consiste en un arrêt absolu de la respiration se reproduisant par intervalles réguliers et durant de $\frac{1}{4}$ à $\frac{1}{2}$ minute, et même une minute entière. Ces arrêts de la respiration sont précédés des symptômes suivants : la respiration est d'abord superficielle, puis graduellement elle devient plus profonde ; les inspirations présentent de plus en plus le caractère d'une dyspnée considérable, sans pour cela gagner en fréquence ; arrivée au degré le plus élevé de la dyspnée, la respiration devient graduellement moins profonde, en suivant une progression inverse analogue à la précédente ; elle devient plus superficielle à chaque nouveau mouvement respiratoire et enfin elle s'arrête d'une manière absolue. Après $\frac{1}{4}$ ou $\frac{1}{2}$ minute le cycle respiratoire dont nous venons d'indiquer les caractères parcourt de nouveau identiquement les mêmes phases. Dans les cas où le phénomène est très-intense, la série ascendante et descendante des inspirations successives n'exige que de 30 à 50 secondes (il se fait environ 30 inspirations dans ce laps de temps) et l'arrêt complet de la respiration exige un temps à peu près égal, de telle sorte que toute cette scène se joue dans l'espace de 1 à 1 $\frac{1}{2}$ minutes. Dans les cas où le phénomène est moins intense, il ne dure qu'environ un quart de minute ou un peu plus ; aussi peut-il échapper complétement à l'attention, notamment quand l'arrêt de la respiration est très-court. En général ce phénomène ne se montre que dans les dernières semaines ou dans les derniers jours de la vie, quelquefois même peu d'heures avant la mort ; il est rare de l'observer à une période peu avancée de la maladie. C'est donc toujours l'indice d'une issue fatale, sauf de rares exceptions.

On observe le phénomène de Stokes dans les maladies les plus variées; relativement il est plus fréquent dans les *maladies encéphaliques* compressives, occupant le voisinage de la moelle allongée; citons entre autres les hémorrhagies, les tumeurs, les exsudats, les œdèmes du cerveau (Traube, Mader, Merkel, Körber); on le rencontre ensuite dans diverses *maladies du cœur*, par exemple dans la sclérose des artères coronaires, le rétrécissement de l'orifice aortique et l'athérome de l'aorte (Traube, Little), dans la sténose de l'orifice auriculo-ventriculaire gauche (Leube), puis dans quelques cas de scarlatine et de néphrite accompagnés d'accès urémiques (Lutz, Roth). On a également observé le phénomène dans quelques expériences pratiquées sur les animaux quand la moelle allongée était comprimée par des extravasats sanguins (Schiff).

J'ai vu le phénomène de Stokes se manifester de la manière la plus éclatante dans la méningite basilaire; il se présenta chez le petit malade plongé dans un coma profond et continu, plusieurs jours avant la mort et persista jusqu'à l'issue fatale. A l'autopsie on trouva un exsudat très-peu abondant à la base de l'encéphale, s'étendant à la moelle allongée ; le cœur était normal.

Traube explique le phénomène de Stokes par la *diminution de l'irritabilité du centre respiratoire* dans la, moelle allongée. En effet tous les états pathologiques où s'observe ce phénomène, les maladies compressives de l'encéphale de même que les diverses maladies du cœur, présentent une condition commune : c'est la diminution de l'abord du sang artériel au centre d'innervation des mouvements respiratoires, en d'autres termes l'arrivée d'une moindre quantité d'oxygène. Par là l'irritabilité du centre respiratoire diminue et une proportion d'acide carbonique plus forte qu'à l'état normal est nécessaire pour terminer complétement une inspiration; dès lors il faut plus de temps à l'acide carbonique pour s'accumuler dans le sang, et les intervalles entre les inspirations successives croissent. Une fois que la quantité d'acide carbonique nécessaire à l'achèvement d'une inspiration se trouve formée, l'excitation porte d'abord sur les fibres pulmonaires très-irritables du nerf pneumogastrique et la respiration à ce moment est nécessairement superficielle ; la quantité d'acide carbonique continuant à croître, les nerfs sensitifs de la périphérie plus difficiles à exciter, sont stimulés à leur tour et la respiration devient plus profonde et prend les caractères de la dyspnée. Mais alors l'exhalation de l'acide carbonique se trouve favorisée, l'irritation du centre respiratoire diminue de nouveau, la respiration redevient superficielle, enfin la quantité d'acide carbonique devient si faible que l'excitation des fibres pulmonaires du nerf pneumogastrique redevient impossible, et la respiration se suspend.

Mensuration de la capacité vitale des poumons (Spirométrie).

On appelle capacité vitale des poumons la quantité d'air qui peut être introduite par une inspiration *unique* dans cet organe arrivé à son degré de dilatation le plus considérable; elle ne doit pas être confondue avec *la capacité pulmonaire absolue* qui est la somme de la *capacité vitale* et du *résidu* de gaz qui reste dans le poumon après une expiration forcée. (ce résidu qui ne s'échappe du poumon que lors de l'affaissement de celui-ci par l'ouverture du thorax est évalué à environ 1250-1650 centimètres cubes).

Pour mesurer la capacité vitale du poumon, appelée aussi *capacité respiratoire*, on se sert de *spiromètre de Hutchinson*. Il consiste en une cloche plongée dans un réservoir d'eau et maintenue en équilibre au moyen de poids; la cloche est en communication avec la poitrine du sujet en expérience par l'intermédiaire d'un tube en caoutchouc; lors de l'inspiration la cloche s'abaisse, elle est soulevée à l'expiration; un index mobile, qui se déplace avec le récipient d'air et parcourt une échelle fixe graduée en centimètres cubes et adaptée au réservoir d'eau, fait connaître la quantité d'air inspiré et expiré. — On peut donc se servir de cet appareil aussi bien pour déterminer la quantité d'air inspiré que la quantité d'air expiré; dans le premier cas on aspire l'air de la cloche flottante, après avoir placé l'index en regard d'une division déterminée de l'échelle graduée; bien entendu les narines doivent être closes pendant cette

opération; la cloche s'abaisse et après une inspiration forcée
s'arrête à une hauteur qu'indique l'index sur l'échelle fixe.
Cette méthode n'est pas très-commode pour des raisons faciles à concevoir; aussi n'emploie-t-on en général cet appareil que pour mesurer la quantité d'air expiré. On place
l'index en face d'une des divisions inférieures de l'échelle
graduée et après une inspiration aussi complète que possible
on expire à travers le tube en caoutchouc, les narines étant
préalablement bouchées; la cloche monte et, quand l'expiration est terminée, s'arrête à une certaine division de l'é-
chelle; si par exemple la cloche s'est élevée depuis la division 2000 c. c. de l'échelle jusqu'à la division 5000 c. c.,
la capacité respiratoire du sujet en expérience sera de
3000 c. c. Mais cette *capacité respiratoire* n'est pas la même
à chaque expérience pour le même individu; des oscillations de 100 à 200 c. c. ne sont même pas considérées
comme très-notables. — Toutes choses égales d'ailleurs, la
capacité vitale du poumon dépend du degré de développement et du volume de cet organe; elle peut varier dans des
limites très-étendues, chez l'homme sain elle est comprise
entre 3000 et 4000 c. c. environ; elle est en moyenne
pour l'homme de 3700 c. c., pour la femme d'environ
2700 c. c.

La capacité vitale du poumon *diminue* dans toutes les
maladies de l'appareil respiratoire, qui gênent l'expansibilité des poumons (infiltration, compression, perte d'élasticité).

La spirométrie ne s'est jamais élevée au rang d'une méthode véritablement utile au diagnostic des maladies des organes thoraciques; il en a été comme de toute méthode
d'exploration dont l'emploie exige des appareils trop volumineux; du reste les résultats obtenus par la spirométrie
manquent de la précision qui fait la valeur des méthodes
diagnostiques. En outre, bien que la capacité respiratoire

d'un individu soit une grandeur numérique déterminée (1), elle varie dans son évaluation par le spiromètre, car le sujet en expérience, quelque exercé qu'il soit, n'introduit jamais la même quantité d'air dans les poumons à chaque inspiration. Du reste quand les maladies des organes de la respiration sont arrivées à un point tel, qu'elles déterminent une diminution notable de la capacité pulmonaire, le diagnostic par les moyens physiques d'exploration acquiert en général un degré de sûreté suffisant pour dispenser de l'emploi du spiromètre. Les résultats obtenus par la spirométrie ne présenteraient donc une certaine importance que dans les cas où la diminution de la capacité respiratoire ne pourrait pas encore être reconnue au moyen de l'exploration physique, notamment dans l'infiltration commençante des sommets du poumon. Mais en somme il est difficile d'admettre qu'une infiltration limitée abaisse notablement la capacité respiratoire, car l'infiltration complète de tout un sommet du poumon ne l'abaisserait que de 200 c. c. environ, en comparant le volume de cette portion de poumon au volume total; or nous avons vu que des oscillations de 200 c. c. s'observent même dans les expériences ordinaires et ne sont dues qu'à de légères irrégularités dans celles-ci. Dans une foule de cas enfin les poumons ne peuvent se dilater complétement, par exemple quand l'inspiration est limitée par la douleur, quand la respiration est trop fréquente ou le malade trop faible, ou pour toute autre cause; en pareil cas la spirométrie n'est plus applicable et les résultats qu'elle donnerait seraient absolument sans valeur.

(1) W. Müller a essayé de donner à la capacité respiratoire de chaque individu une valeur mathématique, la capacité pulmonaire représentant selon lui une grandeur susceptible d'être exprimée en chiffres et constituant une fraction de la capacité totale du thorax. Mais le calcul d'après la formule qu'il a donnée est si difficile et si peu dénué de causes d'erreur, qu'il ne peut être question de s'en servir dans la pratique.

Dans les cas où de pareilles sources d'erreur ne peuvent influer sur les résultats de la spirométrie, on peut s'en servir pour confirmer les données obtenues par les autres méthodes d'exploration.

La capacité vitale du poumon *augmente* chez l'homme malade aussi bien que chez l'homme sain par le séjour dans les *climats élevés*, de même que par l'usage des *appareils pneumatiques;* ainsi l'*inspiration de l'air comprimé* agit dans ce sens en exagérant l'expansion du poumon, l'*expiration dans l'air raréfié* en exagérant sa rétraction. Dans ce dernier cas le poumon expulse une plus grande quantité d'air que dans l'expiration ordinaire et rend ainsi possible une dilatation inspiratoire plus grande de cet organe.

Parmi les appareils pneumatiques dont il a été fait mention plus haut ne sont pas compris les *cabinets pneumatiques* où le corps tout entier est plongé dans l'air comprimé, où par conséquent de l'air comprimé entre dans les poumons par l'inspiration et se trouve expulsé dans l'air comprimé par l'expiration; les appareils pneumatiques en question sont au contraire *transportables* (appareil de Hauke considérablement amélioré par Waldenburg); ils permettent, par un mécanisme très-simple, d'inspirer de l'air comprimé, puis d'expirer dans de l'air raréfié. Une telle différence apportée aux deux actes de la respiration par l'emploi de l'appareil pneumatique est d'une grande importance thérapeutique. Dans l'emphysème pulmonaire par exemple, la capacité des poumons diminue parce que les alvéoles pulmonaires, anormalement dilatés, ne peuvent plus que faiblement revenir sur eux-mêmes lors de l'expiration, grâce à la perte de leur élasticité; il sera évidemment possible ici de *relever la capacité pulmonaire en faisant expirer dans l'air raréfié*, car de cette manière il se produira une rétraction forcée toute mécanique des alvéoles pulmonaires; au contraire l'inspiration de l'air comprimé aurait pour résultat de dilater encore davantage les alvéoles déjà distendus à l'excès et par là de diminuer la dyspnée, il est vrai, mais non l'emphysème. Il est de fait, d'après les observations de Waldenburg, que l'expiration dans l'air raréfié détermine un accroissement de la capacité respiratoire dans l'emphysème pulmonaire. Dans les cas au contraire où le parenchyme pulmonaire est devenu en partie atélectasique sous l'influence d'une compression (par exemple par exsudat pleurétique de longue durée), ou bien dans le rétrécissement des voies respiratoires, ou encore dans la phthisie, il serait rationnel de relever l'*expansibilité* des alvéoles pulmonaires en faisant *inspirer de l'air comprimé.*

L'augmentation de la capacité vitale du poumon sous l'influence de l'action combinée de l'inspiration d'air comprimé et de l'expiration dans l'air raréfié, ne peut être que transitoire dans les premiers temps; cependant la modification peut devenir permanente, si toutefois la maladie qui a produit la diminution de la capacité respiratoire a subi elle-même de l'amélioration. Des expériences faites dans l'emphysème (Waldenburg) ont montré que par l'expiration dans l'air raréfié, pratiquée pendant une semaine, les limites inférieures du poumon situées très-bas, s'étaient très-notablement relevées; d'autre part dans la phthisie on a obtenu une augmentation permanente de la capacité respiratoire par l'inspiration de l'air comprimé.

Mensuration de la pression respiratoire.

(Pneumatométrie.)

Avant Waldenburg on ne pratiquait la mensuration de la pression respiratoire que sur des personnes saines (Valentin, Donders, etc.); Waldenburg eut l'idée d'utiliser le manomètre comme moyen de diagnostic. Le manomètre qui sert à cet usage consiste en un tube de verre deux fois recourbé et ouvert aux deux bouts; ce tube est fixé à un support en bois le long duquel on peut le faire glisser; ses deux branches verticales présentent une longueur d'environ 270 millimètres; l'une de ses branches (*a*) est recouverte à son extrémité supérieure d'un bout de gaze pour la préserver de l'entrée des poussières, l'autre branche (*b*) se recourbe horizontalement à sa partie supérieure et se continue par un long tube en caoutchouc terminé à son autre extrémité par un embout en corne que l'on peut introduire dans la bouche ou dans une narine. Le support présente des deux côtés une échelle divisée en millimètres, correspondant à chacune des branches verticales; le zéro se trouve au milieu de chaque

échelle et le mercure monte à ce niveau dans les deux branches. —
L'exploration manométrique peut se pratiquer par la bouche ou
par une des narines; bien entendu le nez et la bouche doivent
être hermétiquement fermés pendant l'opération. Pendant l'*inspiration* (pression inspiratoire ou négative) le mercure monte
dans la branche *b* et baisse dans la branche *a*; pendant
l'*expiration* c'est l'inverse qui arrive; les oscillations de la colonne mercurielle s'évaluent au moyen des échelles graduées en
millimètres (il va de soi que la valeur lue sur l'échelle devra
être doublée, parce que le mercure s'abaisse dans l'une dés
branches et s'élève dans l'autre de la même quantité à partir du
zéro).

Les valeurs numériques correspondant aux deux phases de la
respiration ont été trouvées très-variables pour les personnes
saines, mais, conformément aux résultats déjà obtenus par Donders et Valentin, la *pression expiratoire* a été reconnue pour
être supérieure ou du moins pas inférieure en valeur absolue à
la *pression inspiratoire* négative; la respiration n'étant point
forcée, comme il convient dans les expériences de cette nature,
la différence en faveur de la première comporte environ 5-30 millimètres. La valeur numérique correspondant à une inspiration
profonde oscille chez des hommes adultes bien portants entre
70 et 100 millimètres; pour une expiration profonde elle est de
80 à 120 millimètres; chez la femme on a trouvé pour l'inspiration profonde 30 à 80 millimètres, pour l'expiration 40 à 90 millimètres.

Les maladies des organes respiratoires se manifestent au manomètre de trois manières différentes : ou bien la pression expiratoire seule diminue, la puissance d'inspiration restant à peu
près normale, ou bien la force de l'inspiration devient moindre,
la pression expiratoire restant à peu près normale; ou enfin les
deux pressions s'abaissent simultanément. La pression subit une
diminution *absolue* dans les cas où elle tombe au-dessous des
valeurs minima indiquées plus haut; mais chez les personnes
vigoureuses on prend les valeurs moyennes comme point de comparaison pour apprécier les écarts pathologiques. Cependant et
avant tout la comparaison des valeurs manométriques de l'inspiration et de l'expiration est capable de donner une mesure
relative utile à cette appréciation. Les recherches faites par Waldenburg jusqu'à ce jour démontrent que dans l'*emphysème pulmonaire* la *pression expiratoire s'abaisse* bien au-dessous de la

puissance inspiratoire qui est normale et qui peut même être exagérée, qu'au début de la *phthisie pulmonaire* c'est surtout *la puissance de l'inspiration qui diminue*, la pression expiratoire ne s'affaiblissant que fort peu ; au contraire quand la phthisie a fait des progrès la pression expiratoire s'abaisse à son tour, mais toujours à un degré moindre que la puissance d'inspiration. L'abaissement de la tension à l'expiration ou l'*insuffisance expiratoire* dans l'emphysème pulmonaire est la conséquence de l'affaiblissement de l'élasticité pulmonaire ; l'abaissement de la puissance d'inspiration ou l'*insuffisance inspiratoire*, en cas de phthisie, dépend de l'amoindrissement de l'expansibilité du poumon, et tient autant à l'induration de son parenchyme qu'à l'amaigrissement des muscles inspirateurs. Dans la sténose des premières voies de la respiration c'est l'inspiration, dans le catarrhe des petites bronches c'est l'expiration qui devient insuffisante.

Il est digne de remarque que la comparaison des valeurs manométriques, chez les personnes saines et les personnes malades, avec les nombres obtenus par le spiromètre pour la capacité respiratoire n'a point fourni de rapport déterminé entre les deux ; les valeurs données par la pneumatométrie sont relativement élevées quand la capacité respiratoire est faible et réciproquement.

Eichhorst a obtenu par le manomètre des résultats analogues à ceux que nous venons d'énumérer. Il a toujours trouvé la pression expiratoire diminuée dans l'emphysème pulmonaire, dans le catarrhe chronique des bronches, dans l'asthme bronchique, dans la grossesse, et les tumeurs et exsudats de la cavité abdominale. Dans la phthisie il y a insuffisance de l'inspiration au début, insuffisance de l'expiration plus tard ; dans la pneumonie et la pleurésie il y a insuffisance à la fois de l'inspiration et de l'expiration.

PALPATION DU THORAX

Les phénomènes que peut révéler la palpation, si on en excepte les résultats que donne l'examen des régions douloureuses, ne ressortissent pas exclusivement à cette méthode ; la plupart d'entre eux sont reconnus soit par l'auscultation, soit par l'inspection. La palpation ne sert donc en général qu'à titre d'auxiliaire des autres méthodes d'exploration.

1° Excursions du thorax.

Les excursions du thorax lors de l'inspiration peuvent être appréciées par la palpation, de même que par l'inspection et la mensuration ; pour reconnaître les excursions suivant le diamètre transversal, on place les faces palmaires des deux mains de part et d'autre sur les parties latérales du thorax ; pour reconnaître les déplacements suivant le diamètre antéro-postérieur, on les place sur la face antérieure et postérieure de la poitrine ; il suffit que l'un des côtés du thorax reste un peu en arrière sur l'autre pendant la dilatation inspiratoire, pour qu'on apprécie très-nettement la différence par la palpation, souvent plus nettement que par l'inspection.

2° Siége de la douleur.

Le siége de la douleur est souvent très-mal indiqué par le malade et ne peut être déterminé avec exactitude que par l'application du doigt. La douleur qui résulte des affections du squelette osseux du thorax, par exemple de la périostite des côtes, se trouve exaspérée par la pression sur la côte malade. — La douleur pleurétique, qui peut n'être point perçue spontanément si l'irritation de la plèvre n'est pas intense, n'est souvent décelée que par la pression des doigts sur un ou plusieurs espaces intercostaux ; cette pression a du moins toujours pour effet d'augmenter cette douleur ; il en est de même des inspirations profondes et des expirations violentes : toux, rire, éternument. — Si la douleur a pour siége les nerfs intercostaux (*névralgie intercostale*), elle est également exaspérée par la pression. Le diagnostic différentiel entre la douleur pleurétique et la névralgie intercostale repose entre autres sur ce fait, que dans le dernier cas la douleur se manifeste en général sur tout le trajet du nerf dans l'espace intercostal, ou s'exaspère avec une violence toute particulière à la pression sur des points déterminés (*points douloureux* de Valleix). — La douleur des muscles thoraciques (*rhumatisme musculaire*) s'exagère par la pression exercée en sens contraire des fibres musculaires saisies préalablement entre les doigts ; parfois même elle ne se manifeste que sous l'influence de cette manœuvre, et du reste elle n'est jamais aussi bien localisée que la douleur pleurétique ou névralgique. — Souvent les malades accusent des sensations douloureuses vagues dans la région du thorax, sans qu'il soit possible de les rapporter à l'une des causes ci-dessus indiquées ; le plus souvent ce sont des irradiations douloureuses dépendant d'un organe ou d'un nerf situé dans le voisinage.

3° Frémissement thoracique ou vocal.

On entend par ce terme les *vibrations de la paroi thoracique*, que l'on perçoit pendant la *phonation*, le chant ou les cris, à l'aide de la main appliquée sur la poitrine. Les cordes vocales, mises en vibration par le courant d'air expiratoire venus de bas en haut, transmettent ces vibrations à toute la colonne aérienne des bronches, et s'il n'y a pas d'obstacle particulier qui s'y oppose, à la cage thoracique par l'intermédiaire des parois des bronches. L'*énergie du frémissement thoracique*, abstraction faite de la force de la voix, dépend : 1° *de la gravité des sons ;* les sons graves impriment aux cordes vocales des vibrations plus amples que les sons aigus, et par conséquent l'onde sonore est transmise avec plus d'énergie : ainsi dans les instruments de musique (piano et instruments à corde), les vibrations des cordes sont bien plus perceptibles pour les sons graves que pour les sons aigus, parce que le nombre des vibrations dans les sons graves est moindre dans l'unité de temps; il en est de même pour la gamme des sons de la voix humaine : aussi les vibrations pectorales sont-elles plus énergiques chez l'homme que chez la femme; extrêmement intenses chez les chanteurs de basse, elles sont excessivement faibles pour les sons de soprano très-élevés; 2° du *diamètre* et de la *situation de la bronche principale* relativement à la paroi thoracique : ainsi le frémissement vocal est un peu plus intense du côté *droit* du thorax, où la grosse bronche présente un diamètre plus considérable, se détache de la trachée suivant une direction moins oblique et se rapproche plus de la colonne vertébrale que la bronche gauche, qui est séparée de cette dernière par l'œsophage et l'aorte; 3° *des résistances plus ou moins grandes qui s'opposent au passage des vibrations sonores à travers les parois thoraciques ;* le frémissement vocal sera donc d'autant plus perceptible que la couche musculaire et le pannicule adipeux seront moins épais ; 4° enfin *de la distance à laquelle la région explorée se trouve du larynx.* C'est au niveau du larynx que le frémissement est le plus intense ; il est encore assez notable dans les régions supérieures de la poitrine, soit en avant dans la région claviculaire, soit en arrière entre les omoplates ; il diminue quand on s'approche de la partie inférieure du thorax.

Dans certains états pathologiques, le frémissement thoracique s'affaiblit, quelquefois même disparaît ; d'autres fois on le voit *s'accroître ;* ces modifications portent ordinairement sur un côté seulement et s'étendent à une partie plus ou moins grande de la paroi thoracique, rarement elles sont bilatérales.

Le frémissement thoracique *diminue* en cas d'épanchement liquide considérable dans l'une des cavités de la plèvre ; il *disparaît* totalement quand l'exsudat occupe toute la cavité pleurale et comprime complétement le poumon. L'absence de frémissement perceptible dans ce dernier cas est due à ce que les vibrations vocales ne se transmettent que faiblement aux bronches comprimées et s'affaiblissent à un tel point, en traversant la masse liquide épanchée, qu'elles ne parviennent plus jusqu'à la paroi thoracique. L'exsudat pleurétique affaiblit donc les vibrations sonores au même titre que la sourdine affaiblit les sons des instruments à cordes, qu'un linge jeté sur un diapason en assourdit les vibrations, etc.

Les exsudats peu considérables, toujours limités en pareil cas à la portion inférieure et postérieure de la cavité pleurale, affaiblissent à peine le frémissement thoracique ; l'affaiblissement ne devient bien net que si l'exsudat présente une épaisseur d'environ 2 1/2 centimètres.

En cas d'épanchement double dans la partie postérieure

de la plèvre, le frémissement thoracique est diminué des deux côtés; dans ce cas, le phénomène n'est pas très-intense, vu que les épanchements doubles ne sont jamais considérables.

L'affaiblissement du frémissement vócal dans la partie postérieure et inférieure de l'une des moitiés du thorax présente une valeur réelle dans le diagnostic différentiel entre la pleurésie et la pneumonie du lobe inférieur, quand les autres symptômes ne permettent pas de le faire avec exactitude; l'affaiblissement des vibrations thoraciques plaide en faveur de la pleurésie, car dans la pneumonie elles ne sont jamais affaiblies, mais au contraire augmentées.

A la période de résorption de l'exsudat pleurétique le frémissement thoracique, absent jusqu'à ce moment, commence à redevenir perceptible; ce signe présente de l'importance parce que dans un certain nombre de cas les autres signes de la résorption peuvent ne pas encore avoir fait leur apparition; ainsi le *niveau* du liquide indiqué par la percussion peut être resté le même malgré la résorption quand celle-ci a simplement fait diminuer l'*épaisseur* de la couche liquide et par suite la résistance à la transmission des ondes sonores.

Le pneumothorax, de même que les épanchements pleurétiques volumineux, fait pareillement diminuer et même disparaître le frémissement thoracique, car les vibrations vocales ont de la difficulté à pénétrer dans le poumon comprimé, et ne traversent qu'avec peine le milieu gazeux interposé entre le poumon et la paroi thoracique. — On observe encore assez souvent une diminution des vibrations thoraciques quand les bronches sont pleines de mucus comme dans le catarrhe chronique; les ondes sonores ont en effet de la peine à traverser les masses de mucus accumulées dans les bronches. Après une expectoration abondante, le frémissement vocal redevient plus net.

Le frémissement thoracique subit un *renforcement* pathologique aussitôt qu'une portion du parenchyme pulmonaire
se trouve augmentée de densité par une infiltration et est
devenue imperméable à l'air.

La raison de ce fait se trouve dans la meilleure conductibilité pour le son du parenchyme pulmonaire devenu plus
dense. Dans les conditions normales, la voix n'arrive qu'affaiblie jusqu'à la paroi thoracique, parce que le parenchyme
pulmonaire, quand il est perméable à l'air, constitue un
milieu non homogène; il renferme en effet de petites cavités aériennes (alvéoles) séparées par des cloisons (parois
alvéolaires) et déterminant des réfractions successives innom-
brables des ondes sonores. Si au contraire le tissu du poumon est devenu imperméable à l'air (infiltré), il représente
un milieu de consistance homogène. De plus, les vibrations
sonores émanées des cordes vocales et transmises dans un
poumon compact, se concentrent dans les bronches parce
qu'elles ne peuvent pénétrer dans les alvéoles infiltrés, et
par suite parviennent renforcées jusqu'à la paroi thoracique.
Mais le frémissement pectoral n'est pas toujours augmenté
en cas de solidification du tissu pulmonaire; il faut, pour
que pareil fait arrive, que la bronche qui pénètre dans le
tissu densifié communique librement avec la trachée; si
cette communication est momentanément interrompue par
un bouchon de mucus, le frémissement thoracique disparaît
complétement pour reparaître aussitôt que le bouchon de
mucus aura été expulsé par la toux. Parmi les maladies
qui amènent l'induration du parenchyme pulmonaire,
celle qui détermine le renforcement le plus intense des
vibrations thoraciques est la *pneumonie au stade d'hépatisation;* ici l'imperméabilité et la solidification du parenchyme sont les plus considérables comme intensité et
comme étendue; les indurations d'origine non-pneumo-
nique ne sont jamais aussi complètes, et de plus il arrive

soùvent, comme dans la pneumonie caséeuse, que la voix se trouve très-faible en son lieu d'origine, grâce à des maladies concomitantes du larynx, de sorte que ses vibrations ne sont plus transmises distinctement jusqu'aux parois thoraciques.

Une deuxième cause de renforcement du frémissement vocal, c'est l'existence de *cavernes pulmonaires* situées assez superficiellement. Comme ces cavités renferment toujours de l'air, communiquent librement d'ordinaire avec une bronche de fort calibre et possèdent des parois formées d'un tissu compacte, il s'ensuit que d'une part les vibrations sonores y pénètrent plus facilement, et que d'autre part elles peuvent être renforcées par des réflexions multiples sur leurs parois. De plus, la propagation de ces vibrations à travers les parois thoraciques n'éprouve que peu d'obstacles, vu que les processus morbides qui déterminent des excavations dans les poumons, en première ligne la phthisie pulmonaire, entraînent toujours un amaigrissement des parois thoraciques.

Ces vibrations vocales qui s'étendent au thorax ne sont pas seulement perceptibles à la palpation, mais encore à l'auscultation, qui seule permet d'apprécier les différences plus fines. (Voyez *Bronchophonie*.)

4° Bruit de frottement pleurétique perceptible au toucher (Frémissement pleural) (1).

Pendant la respiration, les deux feuillets de la plèvre, la plèvre pulmonaire et la plèvre costale exécutent dans toute leur étendue un mouvement ascendant et descendant en sens inverse, en d'autres termes ils glissent l'un sur l'autre par leurs surfaces qui sont en regard, et cela avec d'autant plus d'énergie

____

(1) Ce dernier terme me semble recommandable par sa brièveté.

que l'inspiration est plus énergique ou plus profonde. A l'état normal, ce mouvement n'engendre aucun frottement à cause du poli des surfaces. Mais les choses changent quand ces surfaces présentent des aspérités; ces aspérités dépendent en général de fausses membranes (dépôts fibrineux inflammatoires) plus ou moins étendues, telles qu'on les observe dans la pleurésie; c'est grâce à elles qu'il se produit un frottement lors des mouvements respiratoires. Ce frottement est perceptible à la main et à l'oreille. (Les caractères acoustiques du bruit du frottement seront étudiés au chapitre de l'auscultation.)

Le frottement pleurétique se présente rarement au début de la pleurésie; en général il n'apparaît qu'au dernier stade, quand une assez forte proportion de l'exsudat liquide a disparu par résorption pour permettre aux deux surfaces couvertes de fausses membranes d'arriver directement au contact. On le perçoit quelquefois pendant la durée presque entière des deux phases de la respiration, mais d'ordinaire il est le plus intense à la fin de l'inspiration; la sensation qu'il produit est, dans un grand nombre de cas, comparable au bruit que l'on perçoit en marchant sur de la neige gelée ou encore au craquement que produit le cuir quand on le plie, d'où le terme de *bruit de cuir neuf*. En effet il est d'ordinaire saccadé, comme le bruit qu'engendre le cuir neuf quand on le plie lentement. Le bruit de frottement se fait par saccades, parce que les deux faces rugueuses qui glissent l'une contre l'autre ne se touchent jamais en tous leurs points au même moment, même dans un espace très-limité; mais si l'inspiration se fait très-rapidement, les craquements successifs qui constituent le bruit de frottement se suivent de très-près. — Dans une autre série de cas, le frottement des feuillets de la plèvre produit au toucher l'impression soit d'un *raclement*, soit d'un *grattement*, parfois même d'un simple *frôlement*. — L'intensité du frémisse-

ment pleural dépend de l'extension des pseudo-membranes
sur la plèvre et de l'énergie de la respiration. Des aspérités
considérables donnent naissance à une sensation de raclement, des inégalités moins fortes à une simple sensation de
grattement ou de frôlement. Plus les rugosités sont notables,
mieux elles sont appréciées à la palpation par les effets du
frottement. Tout bruit de frottement est renforcé par les
inspirations profondes; souvent on arrive au même résultat
en déprimant fortement avec le doigt l'espace intercostal
correspondant; on favorise ainsi le frottement des feuillets
de la plèvre à l'inspiration. Très-souvent le malade lui-
même a conscience des bruits de frottement un peu intenses
et attire l'attention du médecin sur leur siége. Le bruit de
frottement s'affaiblit aussitôt que les aspérités de la plèvre
diminuent par suite de la fonte graisseuse des caillots fibrineux; il peut même arriver à disparaître momentanément
après un certain nombre d'inspirations profondes (c'est une
remarque que l'on est souvent à même de faire en auscultant; il est évident que dans les mouvements respiratoires
énergiques les aspérités s'émoussent et se polissent en glis-
sant les unes sur les autres); après quelque temps de respiration calme le bruit de frottement revient. Ce dernier est
ou limité à une région circonscrite, ou perceptible dans une
grande étendue; quelquefois il s'étend à presque toute une
moitié du thorax; dans certains cas, on le trouve en avant
aussi bien qu'en arrière et sur le côté; si *les deux* plèvres
(pleurésie double) sont rugueuses, le bruit de frottement
existe des deux côtés de la poitrine. D'une manière générale
on peut dire qu'il n'y a point de région du thorax qui ne
puisse présenter ces bruits de frottement; on les observe le
moins souvent aux sommets du poumon, d'abord parce que
les exsudats pleurétiques qui atteignent jusqu'au sommet du
poumon sont déjà très-rares par eux-mêmes, puis parce que
les mouvements des feuillets de la plèvre y sont bien plus

restreints que dans les autres parties de la poitrine ; cependant j'ai observé plusieurs fois des bruits de frottement au sommet du poumon ; d'ordinaire, en pareil cas, ces bruits s'étendent à une grande partie du thorax, mais dans quelques cas rares je les ai vus isolés au sommet même. C'est ainsi qu'un bruit de frottement limité au sommet peut être la conséquence de la résorption d'un exsudat enkysté grâce à des adhérences pleurales ; dans d'autres cas il peut arriver que des processus pneumoniques caséeux, existant au sommet du poumon, atteignent la surface de cet organe et déterminent une irritation inflammatoire de la plèvre ; ses deux feuillets se couvrent alors d'un dépôt fibrineux qui devient le point de départ d'un bruit de frottement rarement perceptible au toucher, mais très-distinct à l'auscultation. — La durée du bruit de frottement est très-variable ; elle peut ne pas dépasser quelques jours ou même un seul, dans certaines régions du thorax, pour reparaître dans d'autres régions au niveau desquelles se fait le travail de la résorption ; d'autres fois elle peut persister bien plus longtemps en des points isolés ; c'est ainsi que l'on peut observer pendant des semaines et même des mois des bruits de frottement, selon la durée du travail de résorption. — Le diagnostic différentiel entre le bruit de frottement et d'autres bruits respiratoires que la palpation du thorax peut révéler, sera donné dans le chapitre suivant.

5° Vibrations thoraciques dues au mouvement des liquides sécrétés dans les bronches. (Frémissement bronchique.)

Si la muqueuse des bronches est tuméfiée dans une grande étendue, ou si ces dernières renferment une abondante sécrétion liquide, la colonne aérienne éprouve une résistance à son entrée et à sa sortie ; elle frotte au passage contre la muqueuse tuméfiée et met en mouvement les fluides contenus dans les bronches.

Ce frottement du courant aérien et le mouvement des liquides bronchiques sont transmis par les bronches à la paroi thoracique et s'y manifestent sous forme d'une *vibration ;* pour se faire une idée aussi exacte que possible du caractère de cette dernière, il suffit d'appliquer le doigt sur des cordes de basse vibrant avec énergie (1).

Comme cette vibration (frémissement bronchique) est d'ordinaire perçue dans une grande étendue, parfois même sur toute la surface du thorax, il faut, pour la saisir rapidement dans toute son étenduc, appliquer les paumes des mains sur la face antérieure et postérieure, puis sur les faces latérales du thorax, en engageant le malade à faire des inspirations profondes. Ce frémissement présente souvent une intensité à peu près la même pendant toute la durée de l'inspiration et de l'expiration ; dans d'autres cas il est plus marqué et de plus longue durée pendant l'expiration. Ce dernier fait s'explique par la durée souvent prolongée de l'expiration, en cas de rétrécissement des bronches par tuméfaction catarrhale de la muqueuse.

Le frémissement bronchique se distingue du frottement pleurétique par sa plus grande extension, par l'absence des saccades qui caractérisent le frottement pleural, par son intensité égale à l'expiration et à l'inspiration, et souvent plus grande pendant la première, enfin par son affaiblissement momentané ou même sa disparition après des efforts de toux violents et notamment après l'expectoration de mucus. Mais dans certains cas le frémissement bronchique, après des efforts de toux *non accompagnés* d'expectora-

(1) Pour désigner cette impression tactile je serais assez tenté de recommander le terme de *frémissement bronchique,* analogue aux expressions de frémissement thoracique et de frémissement pleural.

tion de crachats, tout affaibli qu'il peut être par places isolées, se trouve renforcé en d'autres points ; ce dernier
phénomène tient à ce que sous l'influence d'un accès de
toux les sécrétions bronchiques s'accumulent fréquemment
dans un espace plus restreint que celui qu'elles occupaient
d'abord. Au contraire, jamais le frémissement pleurétique
n'est modifié par la toux. (L'auscultation présente d'autres
caractères différentiels, comme on le verra plus loin.)

Au point de vue du diagnostic le frémissement bronchique
se traduit par le *catarrhe diffus des bronches.* — On perçoit déjà
à une certaine distance du malade le bruit qui résulte du frottement du courant d'air dans les bronches, et des mouvements
imprimés aux sécrétions bronchiques ; à la palpation, ce phénomène constitue le frémissement bronchique et à l'auscultation un
râle. (Voyez le chapitre consacré aux *râles.*)

Le frémissement bronchique est extrêmement fréquent chez
les enfants atteints de catarrhe des bronches, car chez eux l'expectoration est impuissante à expulser les sécrétions, qui, dès
lors, s'accumulent dans les bronches. — La palpation permet
jusqu'à un certain point de déterminer si les liquides occupent
plutôt les grosses ou les petites bronches ; en effet, le frémissement bronchique devient intense et dégénère en un vrai ronflement, si les bronches de fort calibre sont atteintes de préférence ;
l'auscultation seule permet d'arriver à un diagnostic certain.
(Voyez le chapitre : *Râles.*)

6° Vibrations thoraciques dues à l'agitation des liquides contenus dans les cavernes pulmonaires.

Il n'est pas rare de percevoir par la palpation du thorax
les mouvements imprimés par la respiration aux sécrétions
liquides accumulées dans les cavernes pulmonaires ; mais
ce phénomène ne se présente que si les cavernes sont situées
dans le lobe *supérieur* du poumon, très-près de sa surface, et
si le thorax est *amaigri.* Ces bruits présentent un tout autre
caractère que ceux que nous venons d'étudier (n° 5). Ils

sont beaucoup plus faibles et plus fins, produisent la sensation de bulles qui éclatent, ne sont perçus ordinairement qu'à la fin de l'inspiration et ne se présentent enfin que dans la partie supérieure de la face *antérieure* du thorax et dans une faible étendue; en cas de cavernes dans le lobe inférieur du poumon, ils font défaut, grâce à la grande épaisseur de muscles qui à la face postérieure du thorax s'oppose à leur transmission. Les accès de toux accompagnés d'expectoration en déterminent parfois la disparition ou du moins les affaiblissent. (Voyez le chapitre : *Râles*.)

7° Fluctuation thoracique perceptible au toucher.

En cas d'épanchement pleurétique considérable, occupant presque en entier une moitié de la poitrine, on perçoit quelquefois de la fluctuation au niveau du thorax. Il suffit d'appliquer la paume de l'une des mains sur la face latérale ou postérieure du thorax et d'ébranler la face antérieure par un coup porté au moyen du doigt.

On pourrait s'attendre *a priori* à trouver la fluctuation chaque fois qu'il existe un exsudat pleurétique abondant; mais tantôt la grande rigidité des parois thoraciques présente au doigt une résistance telle, qu'il est impuissant à mettre en mouvement la masse liquide, tantôt la paroi thoracique ne cède pas au choc du liquide, tout ébranlé qu'il ait été, et ne transmet pas le mouvement. La présence de pseudo-membranes épaisses sur la plèvre peut s'opposer également à la production de la fluctuation; c'est ce qui explique la rareté relative de ce phénomène.

PERCUSSION DU THORAX

Historique.

La découverte de la percussion thoracique est due à Auenbrugger (né en 1722 à Gratz, mort à Vienne en 1809). Occupé de l'étude de l'empyème et des indications de la thoracentèse, il reconnut en 1753 la différence de résonnance du thorax percuté du côté sain et du côté affecté d'empyème. Après s'être livré pendant sept ans à l'étude de la percussion, il publia en 1761 son « *Inventum novum* ex percussione thoracis humani ut signo abstrusos interni pectoris morbos detegendi. » — Auenbrugger reconnut la portée de sa découverte pour le diagnostic des maladies de la poitrine, mais ne sut en tirer tout le parti que l'on en tire de nos jours; il insista sur sa valeur dans son « Monitorium » adressé aux médecins. Néanmoins, sa découverte fut peu remarquée. Restée à peu près inconnue à la plupart des médecins, confondue par une foule d'entre eux avec la *succussion hippocratique* que l'on observe dans le pyo-pneumothorax, déclarée de peu d'importance par d'autres (van Swieten, de Haen), et employée dans la pratique par quelques-uns seulement, tels que le clinicien Stoll, la grande découverte tomba, à la mort de ce dernier (1789), dans un oubli complet. Ce n'est qu'en 1808, peu avant la mort d'Auenbrugger, que le « Inventum novum, » traduit en français par Corvisart arriva à la connaissance des médecins allemands. Corvisart étendit l'application de la percussion au diagnostic des maladies du cœur et des anévrysmes de l'aorte. Les progrès les plus importants dans l'étude et la technique de la percussion sont dus à Piorry et à Skoda. Le premier de ces auteurs étendit la percussion à l'examen des organes abdominaux et inventa le plessimètre (1826); Skoda ramena les qualités particulières du son de percussion à leurs causes physiques générales; il créa la théorie de la percussion pour les conditions normales et pathologiques et aux qualités connues du son produit par la percussion du thorax ajouta la notion du son tympanique (1839).

Un grand nombre de notions de détail touchant l'interprétation de quelques qualités particulières du son de percussion sont dues à Wintrich (son tympanique), à Traube (hauteur et gravité du son), à Biermer, Geigel, Wintrich, Gerhardt (transformation en hauteur du son tympanique et du son amphorique), etc.

C'est à Wintrich qu'est due l'invention du marteau de percussion (1841).

Méthodes de percussion.

On distingue la percussion *immédiate* et la percussion *médiate*.

1° La percussion immédiate se pratique directement en frappant le thorax de l'extrémité des doigts fléchis dans leurs phalanges. C'est le procédé qu'employait Auenbrugger et qu'on employa même après lui. Les différences grossières d'intensité du son de percussion se reconnaissent aisément par ce moyen. Ainsi en percutant de cette manière l'une des côtes supérieures, la clavicule ou le sternum, on obtient un son bien plus fort qu'en percutant la région hépatique ou cardiaque; si l'on compare le son que donne la poitrine, quand le poumon est hépatisé ou quand un épanchement s'est formé dans la plèvre, avec le son que rend le côté non malade du thorax, on saisira immédiatement la différence. On réussit de même très-facilement par la méthode d'Auenbrugger à déterminer le niveau où arrive un épanchement pleurétique, l'étendue de l'hépatisation pneumonique et d'autres grosses lésions du même genre. Le son obtenu par la percussion immédiate des parties molles (espaces intercostaux) est plus

moins fort que celui rendu par la percussion desos, à caus
de la faible résistance qu'elles offrent au choc du doigt;e
pour la même raison la méthode d'Auenbrugger est impuissante à faire apprécier des différences d'intensité assez notables dans les régions abdominales, sus-claviculaires et sus-
épineuses. On peut en dire autant pour toutes les autres
qualités du son de percussion. Aussi la méthode en question a-t-elle été abandonnée.

2° La percussion *médiate* peut être pratiquée de trois
manières différentes, soit que l'on interpose entre le doigt
et le corps un doigt de l'autre main, soit que l'on interpose un plessimètre, soit enfin que l'on percute le plessimètre au moyen du marteau.

a. La méthode qui consiste à percuter, au moyen du
deuxième ou du troisième doigt de la main droite, l'index
ou mieux le médius de la main gauche appliqué sur le
corps, convient notamment aux parties inégales du thorax
où le plessimètre, un peu trop large en général, ne s'adapte
pas exactement : par exemple en cas de dépression du
sternum, de saillie des côtes, principalement chez les individus amaigris, en cas d'étroitesse considérable des espaces
intercostaux, enfin quand il s'agit de délimiter exactement
des organes perméables ou imperméables à l'air. On pourrait arriver au même résultat, il est vrai, au moyen d'un
petit plessimètre de la largeur d'un doigt.

b. Il peut arriver que le doigt interposé devienne douloureux par une pratique fréquente de la percussion; on lui
substitue alors le plessimètre.

Le plessimètre est ordinairement en ivoire; on le construit
encore en métal, en corne ou en caoutchouc, en bois et même
en verre. Le meilleur plessimètre consiste en une plaque d'ivoire
allongée, un peu ovale, mince et étroite, munie à ses deux extrémités d'auricules verticales à surface externe rugueuse. La gra-

duation de la plaque plessimétrique en millimètres n'est qu'une affaire de fantaisie.

Le plessimètre présente un avantage incontestable sur le doigt dans la percussion de l'abdomen.

Dans l'emploi du plessimètre il faut surtout veiller à son exacte application, notamment quand il s'agit de percuter des surfaces inégales, pour ne pas laisser entre l'instrument et la paroi thoracique une couche d'air, dont l'ébranlement par la percussion pourrait donner lieu à des vibrations accessoires.

Pour la percussion des régions à surface inégale et encore pour l'exacte délimitation entre les organes perméables à l'air et les organes solides et imperméables, se recommande le plessimètre double en caoutchouc, proposé par Seitz, dont la forme est comparable à une spatule linguale recourbée.

Dans la percussion digitale aussi bien que dans la percussion plessimétrique, il faut que le doigt percuteur de la main droite reste fléchi dans sa première phalange et que le mouvement se passe exclusivement dans le poignet. Bien des personnes n'acquièrent qu'à force d'exercice la dextérité que d'autres personnes, habituées à jouer d'un instrument de musique, possèdent à l'avance déjà, grâce à l'habileté acquise par leur poignet.

c. Percussion au moyen du marteau de Wintrich (1). C'est la méthode la plus facile et souvent la plus appropriée, parce que les sons obtenus sont plus intenses que par tout autre procédé. Elle présente l'inconvénient de produire une percussion trop énergique, par suite de laquelle les vibrations sonores s'étendent à un plus grand espace qu'il n'est désirable pour le but que l'on se propose, et encore celui de rendre la résistance de la partie percutée plus difficile à apprécier que par la percussion digitale. On peut du reste éviter les deux inconvénients en question en ne percutant que

(1) Le marteau plessimétrique est presque exclusivement employé sous la forme que Wintrich lui a donnée originairement. — Le marteau construit par Vernon consiste en une tige terminée par une petite sphère métallique recouverte de caoutchouc. Je ne lui trouve pas d'autre avantage sur le marteau de Wintrich que celui de pouvoir être introduit dans le stéthoscope.

faiblement et en plaçant l'index sur la tête du marteau pendant la percussion. Mais quand il s'agit de déterminer exactement la grandeur d'un organe et de délimiter rigoureusement des organes perméables et imperméables à l'air, quand on se propose par exemple de déterminer exactement le bord inférieur ou la limite supérieure du poumon, etc., on n'emploie pas le marteau, pour ne se servir que de la percussion digitale ; le procédé le plus convenable en pareil cas est d'appliquer *deux* doigts accolés l'un à l'autre sur la partie qui doit être percutée, deux doigts empêchant *mieux* que ne le ferait *un seul* les vibrations de gagner les parties avoisinantes contenant de l'air. En même temps on perçoit plus distinctement par ce moyen la faible résistance des tissus perméables à l'air et la résistance plus grande des tissus qui ne le sont pas. Cette méthode a reçu le nom de percussion *palpatoire* (Piorry, Maillot).

Wintrich a proposé, pour les cas où il s'agit d'obtenir le son de percussion d'un espace limité, large de quelques lignes seulement, de ne pas appliquer le plessimètre dans toute son étendue, mais seulement la portion de sa surface la plus voisine du bord même de la plaque, et de percuter le bord au moyen du marteau (*percussion linéaire*). Dans ces conditions, j'ai l'habitude de me servir d'un plessimètre rond muni dans tout son pourtour d'un rebord assez large, par l'intermédiaire duquel on applique le plessimètre et sur lequel on percute ; on arrive au même résultat en percutant l'extrémité des doigts.

Quelle que soit la méthode de percussion médiate que l'on adopte, il est nécessaire de s'y exercer ; on peut acquérir dans chacune une sûreté rigoureuse. Il est rationnel de s'exercer d'abord à la percussion digitale et plessimétrique jusqu'à ce qu'on réussisse à obtenir un son bien marqué ; *quiconque est habile dans la percussion digitale saura également bien percuter à l'aide du marteau ; l'inverse n'est pas vrai.* Il va de soi qu'outre la technique de la percussion, il faut posséder une ouïe exercée à bien saisir les différences des sons produits.

Quant aux règles concernant l'opportunité de percuter faiblement ou fortement, on ne peut les indiquer que d'une manière

générale : on percute fort si le thorax est résistant et recouvert
d'une musculature et d'un panniule adipeux épais, notamment
dans la région mammaire chez la femme, ainsi que dans les régions sus-épineuses. Nous mentionnerons plus loin (p. 119 et
suiv.) quelques règles particulières concernant la percussion faible
et forte.

Dans la plupart des cas une percussion de forcé moyenne, ou
si l'oreille est assez exercée, une percussion même faible est suffisante. Chez les enfants il est nécessaire de toujours percuter
faiblement, ainsi que dans le voisinage de régions enflammées et
douloureuses, sur les anévrysmes pulsatiles (à cause du danger
de la perforation) et enfin au niveau des cavernes pulmonaires.
Souvent la percussion, en cas de processus destructifs des poumons, de cavernes pulmonaires, etc., provoque non-seulement
de la douleur, mais encore un accès de toux immédiat. J'ai vu
un malade présentant une excavation dans le lobe supérieur
gauche du poumon, chez lequel la percussion, à chaque choc appliqué au niveau de la caverne, était suivi d'un accès de toux, et
cela avec une régularité surprenante.

Quant aux malades qui ont souffert d'une hémoptysie récente,
il faut tout naturellement éviter de percuter la poitrine. Il n'est
pas rare que l'on ait vu survenir des hémoptysies chez des phthisiques trop souvent soumis à la percussion, dans des cours pratiques par exemple.

Une règle des plus importantes encore, c'est de toujours percuter le thorax *symétriquement* des deux côtés. Si l'oreille saisit
facilement, et sans qu'il soit nécessaire d'établir des comparaisons, des différences grossières dans les sons obtenus par la
percussion du thorax, il n'en est plus de même pour des différences moins sensibles et il est souvent nécessaire de percuter la
région symétrique du côté sain, à titre de comparaison.

On pratique la percussion sur le thorax nu. — Quand on se
propose de percuter la face postérieure du thorax, on fait croiser
les bras au malade, pour élargir l'espace situé entre les deux
omoplates.

Son de percussion thoracique.

C'est un son complexe. *Il résulte essentiellement des
vibrations de l'air dans les alvéoles pulmonaires et en partie
des vibrations de la paroi thoracique;* de plus la tension vi-

tale du poumon exerce également une influence variable
sur le son de percussion. La preuve que l'*air* renfermé
dans les poumons entre en vibration par la percussion, c'est
que si le parenchyme pulmonaire est devenu imperméable,
par suite d'hépatisation pneumonique ou pour toute autre
cause, le poumon extrait de la cavité thoracique ne donne
plus à la percussion qu'un son complétement sourd, presque
imperceptible. Cependant le son que l'on obtient à la percussion du thorax normal est tout différent de celui qui
résulte de la percussion d'une masse d'air renfermée dans
une cavité close. Si par exemple on percute un plessimètre
placé au-dessus d'un verre, on n'obtient pas un son comme
celui qu'engendre la percussion du thorax, mais un véritable *ton* (son musical) parfaitement pur et susceptible
d'être défini en intensité et en hauteur. Ce qui fait que
la percussion du thorax ne donne pas naissance à un son
musical, mais à un son complexe (bruit), c'est que les espaces aériens sont très-exigus dans leurs dimensions, partout séparés les uns des autres par un tissu organique, et
que l'air contenu dans les poumons n'est pas ébranlé directement, comme l'air dans l'expérience du verre, mais par
l'*intermédiaire de la paroi thoracique*. Il ressort d'expériences variées que cette dernière prend part à la production
du son ; comme elle présente une structure toute différente
du parenchyme pulmonaire, il est évident qu'elle doit engendrer des vibrations différentes ; or un son qui résulte de
vibrations irrégulières et non concordantes ne saurait constituer un ton (son musical); ce n'est qu'un *bruit*. Notons
enfin que la tension vitale (élasticité) du tissu pulmonaire
exerce également une influence sur le son de percussion,
comme nous le montreront plus tard des observations pathologiques.

Un grand nombre d'auteurs révoquent en doute l'importance

de la participation des parois thoraciques au son de percussion, d'autres auteurs l'exagèrent, d'autres enfin vont jusqu'à considérer les vibrations des parois thoraciques comme l'unique cause du son de percussion.

Williams expliquait le son normal de la percussion thoracique par les vibrations de la paroi thoracique *exclusivement*, vibrations qui se propageraient dans un poumon perméable à l'air, mais seraient gênées dans leur transmission ou même complétement annulées par un poumon imperméable ou par la présence dans la plèvre d'un exsudat liquide ou solide. En musique nous voyons quelque chose d'analogue. Une corde de violon vibrant librement donne un son fort; mais l'application sur le chevalet d'une sourdine affaiblit le son de la corde et l'assourdit.

Voici quelques-unes des preuves que Mazonn et plus tard Hoppe ont données en faveur de la participation de la paroi thoracique à la production du son de percussion : 1° Si l'on applique fortement les deux mains sur la face antérieure de l'une des moitiés du thorax, en ménageant un espace libre entre elles, le son se trouvera notablement assourdi dans cette région; on arrive au même résultat sur le cadavre, même après extraction des organes thoraciques. (Traube au contraire, après avoir chargé de poids, disposés circulairement, la région sous-claviculaire, n'a point trouvé de modifications du son de percussion dans la partie de la surface thoracique restée libre. J'ai repris cette expérience et j'ai constaté que, si l'intensité du son de percussion n'est pas modifiée d'une manière perceptible, d'autre part un son qui était grave avant l'application des poids devient plus haut après, toujours dans la même région sous-claviculaire.) 2° Si l'on porte dans la cavité thoracique des organes solides, imperméables à l'air, le foie par exemple, le son de percussion devient d'autant plus sourd que ces organes sont plus rapprochés de la paroi thoracique. 3° Sur le cadavre le thorax ouvert donne un son plus clair que le thorax non ouvert.

Mais d'après les auteurs que nous avons cités le son de percussion thoracique n'atteint son intensité normale que par les vibrations de l'air pulmonaire, car si l'on percute un fragment osseux extrait de la paroi thoracique et fixé dans un étau, on obtient un son bien plus faible que celui rendu par le thorax normal. On ne saurait invoquer comme cause de ce fait qu'un fragment de la cage thoracique donne des vibrations moins amples que le thorax tout entier, car dans la percussion pratiquée sur le vivant ce n'est toujours qu'une *partie* de la cage thoracique, non pas celle-ci tout entière, qui entre en vibration.

Comme conclusion de toutes les recherches qui ont été faites jusqu'à nos jours, nous reproduirons la proposition énoncée page 113, c'est que dans *la production du son de percussion la vibration de l'air alvéolaire joue « le rôle principal »*; nous ajouterons que ce son est un peu renforcé par la vibration de la paroi thoracique. Ce dernier point trouve sa confirmation dans ce fait que le poumon *extrait* du thorax sur un cadavre et insufflé, ne donne pas, à la percussion, un son aussi fort que si on le laisse dans le thorax.

Qualités du son de percussion.

Pour établir une classification des qualités du son de percussion, on prend pour point de départ les qualités du son musical. Mais les qualités du son de percussion ne sauraient être identifiées, comme valeur, à celles du son musical. Au premier rang des qualités de ce dernier nous citerons la hauteur, au deuxième rang le timbre, en dernier lieu enfin l'intensité.

La *hauteur* du son d'une corde ou d'une colonne d'air dépend du nombre de vibrations qu'elles effectuent dans l'unité de temps. — Le *timbre* dépend de la structure de l'instrument de musique; tous les instruments de construction analogue, tous les instruments à corde par exemple, rendent un son analogue; cependant ce son diffère assez, selon la variété de l'instrument, pour que toute oreille musicale distingue aussitôt si un son de même hauteur est rendu par un violon ou par un violoncelle. Enfin *l'intensité* du son dépend de l'amplitude des vibrations.

De ces trois qualités le son de percussion du thorax normal ne présente que la *hauteur* et *l'intensité;* le timbre lui fait défaut; en un mot, il lui manque ce qui en musique caractérise un *ton.* Mais comme dans certaines conditions pathologiques le son de percussion peut acquérir un timbre, la troisième qualité du son de percussion normal constitue *l'absence de timbre*.

De ces trois qualités du son de percussion (intensité, hauteur et absence de timbre), c'est la première qui est la plus essentielle.

I. — Intensité du son de percussion.

Son fort et son sourd, sonorité et matité.

Quant à son intensité, un son est fort ou faible, éclatant ou doux; dans la terminologie de la percussion les Allemands disent d'un son qu'il est *fort* ou *sourd*, et comme transition de l'une de ces qualités à l'autre ils emploient l'expression de son *obscur*.

Quoique cette terminologie soit d'un usage journalier, si l'on veut assimiler seulement dans la mesure du possible, les qualités du son de percussion à celles du son musical, il est évident que les termes opposés l'un à l'autre dans la désignation du degré d'intensité, ne sont pas bien choisis. « Sourd » n'est pas l'opposé de « fort », mais de « clair ». D'autre part les termes clair et sourd ne sont pas les opposés quand il s'agit de l'intensité d'un ton, car un ton clair peut être très-faible (doux) tandis qu'un ton sourd peut être très-intense (fort); on peut employer fort et sourd comme désignant des qualités contraires quand il s'agit du timbre ou de la hauteur du son. Il serait donc plus juste de dire que le son pulmonaire normal est *fort* et *clair* : *l'intensité* et le *timbre* seraient ainsi indiqués *en même temps;* l'opposé serait alors *doux* (faible) et *sourd*. Mais la désignation « doux » n'a jamais réussi à entrer dans la terminologie en question. — Un terme très-convenable pour désigner le passage du son fort (clair) au son sourd, c'est le mot « obscur », car un son obscur est non-seulement moins fort, mais encore moins clair. Un terme très-peu convenable et qui tend de plus en plus à disparaître de la terminologie de la percussion (en Allemagne) c'est le mot *mat* employé dans le sens de sourd (1).

(1) Le mot allemand *matt* (faible, las) présente en effet un sens tout

L'intensité du son dépend : 1° *de la structure et de l'é-paisseur des parois thoraciques ; 2° de la quantité d'air contenu dans les poumons.*

1° Le son de percussion est, malgré la perméabilité normale des poumons, obscurci dans les régions du thorax où le pannicule adipeux est très-abondant ; au niveau des seins bien développés de la femme il est presque mat, notamment si l'on percute faiblement ; il est moins fort dans les régions occupées par des faisceaux musculaires puissants, sur toute la face postérieure du thorax par exemple, notamment dans les régions sus-épineuses ; ce même son s'obscurcit faiblement, quand le thorax augmente en épaisseur par suite d'un gonflement œdémateux. De même le son de percussion est moins fort, parfois même très-notablement obscurci, en cas de forme très-convexe des côtes, à cause de l'épaississement des parois thoraciques qui en résulte, entre autres · à la face postérieure du thorax chez les individus atteints de cyphose.

2° Le son est *obscurci* du moment que la quantité d'air intra-pulmonaire diminue, et il est *mat* quand le parenchyme pulmonaire est devenu complétement imperméable à l'air. Un poumon dans ces conditions ne se distingue plus alors par le son de percussion de tout autre organe solide, tel que le foie, la cuisse, etc. ; aussi le son absolument mat a-t-il été désigné du nom de *son fémoral.*

Mais il faut que la diminution de l'air pulmonaire ait atteint un certain degré d'intensité et d'extension, pour que le son de percussion soit notablement obscurci. Une diminution très-modérée de cet air ne modifie en rien le son de percussion pulmonaire. Si l'on percute un poumon pris sur

différent de celui qu'en France nous attachons au mot *mat ;* nous n'avons donc pas les mêmes raisons que les Allemands pour rejeter ce mot et nous traduirons toujours *dumpf* par « mat ».

(Note du traducteur.)

un cadavre et fortement insufflé, puis qu'on le percute
après avoir laissé s'échapper une faible quantité d'air, le
son rendu est également fort dans l'un et dans l'autre cas.
De même on observe très-souvent, au début des maladies
aiguës et dans le cours des maladies chroniques du poumon,
que le son de percussion n'est pas obscurci, et cela malgré
la diminution de la quantité d'air qu'entraîne à sa suite le
processus morbide, diminution prouvée du reste par les
signes d'auscultation que nous examinerons plus loin.

En second lieu il faut que la portion du poumon qui est
devenue moins perméable à l'air présente au moins une
étendue de 4 centimètres carrés et soit située superficiellement, si le son doit être notablement obscurci. Des
espaces très-petits, fussent-ils absolument imperméables
et situés à la surface même du poumon, ne modifient pas
le son, pas plus que des portions plus étendues de parenchyme pulmonaire induré, situées plus profondément. Le
son de percussion ne subit aucune modification dans le
premier cas, parce qu'il n'est pas possible d'obtenir par le
choc plessimétrique des vibrations limitées à un si faible
espace, dans le second cas, parce que le parenchyme induré
est recouvert partout de parenchyme perméable qui rend
un son clair.

On a posé comme règle de percuter *faiblement* s'il s'agit de
reconnaître l'imperméabilité d'une portion de poumon à la *surface* même de cet organe, et au contraire de percuter *fort*, s'il
s'agit de reconnaître l'imperméabilité du tissu pulmonaire dans
la *profondeur*. Le premier précepte est parfaitement exact, le
second n'est exact qu'en partie. En effet, en cas d'imperméabilité
pulmonaire siégeant à la surface même de l'organe respiratoire,
on obtient une matité d'autant plus accentuée que l'on percute
plus faiblement; une percussion plus énergique ferait *entrer en
vibration non-seulement la portion de poumon imperméable
située immédiatement au-dessous du point frappé, mais encore
tout le tissu perméable avoisinant*, et ainsi la matité de la por-

tion solidifiée serait complétement masquée par la sonorité des parties environnantes. Quant à la proposition théorique en vertu de laquelle une percussion énergique, pratiquée au niveau d'une portion imperméable du poumon située à une certaine profondeur, doit engendrer de la matité, elle ne se vérifie qu'en partie dans la pratique, et cela dans le cas où le parenchyme induré présente une assez grande étendue et n'est pas situé trop profondément; un grand nombre de foyers d'induration, peu étendus, et séparés par du parenchyme perméable, ne donnent jamais naissance à un son mat.

Une forte matité est reconnue par une oreille exercée à entendre le son de percussion normal du poumon, sans qu'il soit nécessaire d'avoir recours à une percussion comparative du côté sain; si la matité est faible, cette comparaison devient nécessaire; si le son est à peu près le même en deux points symétriques, par exemple au-dessus ou au-dessous des deux clavicules, la percussion des régions avoisinantes permettra de reconnaître si le son des points indiqués est normal ou obscurci. Il va sans dire que l'on doit percuter également fort des deux côtés du thorax.

Les maladies de l'appareil respiratoire qui entraînent de la *matité* sont d'une part celles qui déterminent une *infiltration* des alvéoles pulmonaires par un exsudat plastique, d'autre part celles qui provoquent la *compression* de ces mêmes alvéoles par la présence d'un liquide ou d'une tumeur dans la cavité pleurale; dans les deux cas, les alvéoles deviennent imperméables, soit temporairement, soit d'une manière permanente.

1° *Matité due à l'infiltration des poumons.* — Dans la *pneumonie* le son de percussion est obscur lors du stade d'hépàtisation, où les alvéoles pulmonaires infiltrés par un exsudat plastique ne renferment plus d'air. Plus l'hépatisation d'une portion du poumon (ordinairement un lobe entier, le plus souvent le lobe inférieur) se rapproche de la surface de cet organe, plus la matité est grande ; parfois elle devient complète et identique au son fémoral. La matité est moins complète si le lobe pulmonaire hépatisé présente par places des parties encore perméables à l'air ; il n'y a point d'obscurité du son de là percussion, pour les raisons données page 119, si les foyers d'hépatisation sont très-restreints tout en étant très-rapprochés de la surface du poumon, ou s'ils occupent le centre du poumon (pneumonie lobulaire, pneumonie centrale).

Dans le premier stade de la pneumonie, quand les capillaires sont gorgés de sang, les alvéoles ne présentent pas encore d'exsudat dans leur intérieur et le son de percussion reste normal ; ce n'est que tout à la fin du premier stade, quand les alvéoles commencent à être infiltrés, tout en renfermant encore de l'air, que le son clair commence à prendre un timbre légèrement tympanique (voyez p. 142), mélangé d'un peu de matité ; au troisième stade l'exsudat plastique alvéolaire se résorbe, l'air peut rentrer dans les alvéoles, et nous retrouvons les conditions physiques de la fin du premier stade, c'est-à-dire un mélange d'air et de liquide dans les alvéoles ; par suite, la matité disparaît, le son s'éclaircit au fur et à mesure que se fait la résorption et en même temps redevient légèrement tympanique ; si l'exsudat ne se résorbe pas, il subit la dégénérescence caséeuse ou devient induré, la capacité des alvéoles pour l'air est amoindrie d'une façon durable, et il persiste une matité plus ou moins grande. Souvent on rencontre réunis chez le même malade les trois stades de la pneumonie, c'est-à-dire l'on trouve une portion du lobe pulmonaire hépatisé, une autre portion du même lobe arrivée au troisième stade ou stade de résolution, enfin une troisième partie de ce lobe ou d'un autre lobe pulmonaire au début de la période inflammatoire; ainsi s'expliquent les transitions de son mat au son obscur et du son obscur au son fort et clair dans le voisinage des portions hépatisées du poumon.

Le plus souvent la pneumonie atteint le lobe inférieur du poumon, surtout à droite, plus rarement un des lobes supérieurs ou le lobe moyen à droite, ou bien les deux lobes inférieurs en même temps. Si une partie seulement d'un lobe pulmonaire est hépatisée, il va de soi que la forme de la matité ne présente rien de caractéristique; en cas d'hépatisation de tout un lobe, elle reproduit à peu près la forme de celui-ci. Si donc le lobe inférieur tout entier est hépatisé, le son est obscurci ou mat dans le dos jusque vers le milieu de l'omoplate et même au-dessus; si c'est l'un des lobes supérieurs qui est hépatisé, la matité occupe la face antérieure du thorax jusque vers la quatrième ou la cinquième côte, et en partie la face latérale de même que la région sus-épineuse; en cas d'hépatisation du lobe moyen à droite, la matité siége dans la région axillaire. Comme un lobe pulmonaire hépatisé présente un volume plus grand qu'à l'état normal, il s'ensuit que l'étendue de la matité se trouve accrue d'autant.

Dans quelques cas isolés, la pneumonie ne parcourt pas le cycle de ses trois stades dans un seul lobe; elle *voyage* d'un lobe ou d'une portion du poumon à l'autre, la résolution suivant de très-près le début de l'inflammation, sans qu'elle arrive au stade d'hépatisation. De cette manière, la maladie peut se prolonger pendant des semaines et le poumon être atteint successivement dans tous ses lobes; le même lobe est souvent envahi plusieurs fois par le processus pneumonique (Waldenburg, Weigand, Fischl).

Dans la pneumonie des enfants, qui est rarement croupale, mais d'ordinaire catarrhale et se complique généralement de bronchite capillaire, le son de la percussion n'est jamais autant obscurci que dans la pneumonie des adultes, parce que jamais le parenchyme pulmonaire ne devient complétement imperméable à l'air et qu'il reste toujours des îlots de tissu perméable au milieu des masses solidifiées.

De même que l'hépatisation pneumonique qui représente le type de l'imperméabilité la plus complète des alvéoles pulmonaires, *toute autre solidification du parenchyme pulmonaire, quelle qu'en soit la cause, entraîne un obscurcissement du son de percussion ou de la matité*. Dans cet ordre de faits se rangent les différentes sortes de *processus pneumoniques caséeux* et les *pneumonies interstitielles* chroniques, réunies sous le nom collectif de « phthisie ». L'intensité de la matité dépend du degré d'infiltration et d'imperméabilité des cellules pulmonaires, aussi bien que de l'extension du processus morbide; ainsi dans la phthisie *au début*, elle peut manquer d'une manière complète, et elle est faible quand, au milieu du tissu vide d'air, se trouvent des portions qui en contiennent, etc. L'induration caséeuse a pour lieu d'élection les sommets du poumon; souvent ils sont atteints tous les deux, mais non simultanément ni également; ou bien un seul des sommets est envahi, de préférence celui du poumon droit. A ce niveau on constate de la matité tout d'abord dans la région sus-claviculaire et sur la clavicule même; si l'infiltration envahit toute l'épaisseur du sommet pulmonaire, on trouve également de la matité dans la région sus-épineuse; si à ce niveau l'infiltration caséeuse est plus abondante que dans les portions antérieures du sommet pulmonaire, la matité peut manquer d'une manière à peu près absolue en avant. Si l'induration va en augmentant graduellement dans le lobe supérieur, le son s'obscurcit également dans la région sous-claviculaire, quelquefois jusque vers la troisième et la quatrième côte, ainsi que dans la partie supérieure de la région scapulaire; mais ici la matité est bien moins intense que dans les autres régions citées.

La *tuberculose miliaire aiguë* n'obscurcit jamais le son de percussion, parce que jamais elle n'entraîne l'imperméabilité du tissu pulmonaire.

L'exsudation du *sérum sanguin* dans les cellules pulmonaires (*œdème* des poumons) ne produit jamais une matité bien considérable, parce que les alvéoles ne cessent de renfermer de l'air tout en en perdant une partie; on se trouve alors en présence de conditions physiques analogues à celles qui caractérisent la fin du premier stade de la pneumonie. Les épanchements *sanguins* dans les *alvéoles* pulmonaires (infarctus hémorrhagiques) obscurcissent le son de percussion dans le cas seulement où l'infiltration est devenue complète et occupe un espace de plus de 4 centimètres de diamètre et une région voisine de la surface du poumon.

Les infarctus hémorrhagiques, consécutifs en général aux lésions mitrales, occupent principalement les lobes inférieur et moyen à droite. Il est plus rare de trouver les infarctus au centre qu'à la périphérie.

2ᵉ *Matité due à la compression des poumons.* — La compression des poumons est due en général à l'existence d'un liquide dans la cavité pleurale. Quand le liquide s'y trouve en quantité modérée, le son n'est point obscurci; pour que cela arrive, il faut que l'épanchement présente au moins un diamètre de 1 1/2 centimètres; au fur et à mesure que la masse de l'épanchement devient plus grande, la matité s'accentue davantage et finalement elle devient absolue et identique au son fémoral, notamment dans les cas où toute une moitié du thorax est pleine de liquide et où le poumon est refoulé derrière la colonne vertébrale et comprimé totalement. Tant que la compression n'est pas complète, on peut, malgré le son mat rendu par le liquide épanché, reconnaître, au moyen d'une percussion très-énergique, l'existence de l'air dans le poumon ; dans ces conditions le son devient un peu plus clair.

Les exsudats modérés siègent ordinairement dans le cul-de-sac postérieur et inférieur de la plèvre, et c'est à ce niveau qu'est limitée tout d'abord la matité ; quand l'exsudat augmente, il envahit les parties latérale et antérieure de la cavité pleurale, et alors il y a matité depuis la colonne vertébrale en arrière jusqu'en avant.

Dans tous les cas où l'exsudat a envahi les portions antérieures de la plèvre, la limite supérieure de la matité est *plus élevée en arrière qu'en avant* et la matité va en augmentant en bas ; par elle-même cette forme de la matité caractérise déjà suffisamment l'épanchement libre de la pleurésie ; si les deux feuillets de la plèvre ont contracté des adhérences par suite d'une pleurésie antérieure — et c'est rarement le cas, — le liquide ne peut s'épancher librement dans la plèvre ; il n'occupe que l'espace qui s'offre à lui et constitue ainsi ce qu'on appelle les exsudats pleurétiques enkystés ; aussi la forme de la matité ne présente-t-elle plus rien de caractéristique et le diagnostic n'est possible que si l'on a recours à d'autres moyens d'exploration.

Quand commence la résorption de l'épanchement pleurétique, la matité diminue, en même temps que le poumon se dilate davantage ; elle perd en étendue par l'abaissement du niveau liquide dans la plèvre et en intensité par suite de la diminution d'épaisseur de l'exsudat ; la distance entre le poumon et la paroi thoracique diminue et la présence de l'air, dont l'accès dans l'organe respiratoire est devenu possible, se manifeste à l'extérieur par le son plus clair obtenu à la percussion. Dans le cas où, malgré la résorption de l'épanchement pleurétique ou son écoulement au dehors par perforation spontanée ou par ponction opératoire, le poumon ne peut plus se dilater, vu l'état d'atélectasie où il se trouve par suite d'une compression de trop longue durée, le son de percussion reste mat pour toujours.

Ce que nous avons dit plus haut de l'exsudat pleurétique peut s'appliquer avec quelques modifications à la *transsudation* du liquide dans la plèvre, c'est-à-dire à l'*hydrothorax*. Mais tandis que l'épanchement pleurétique est le plus souvent unilatéral — sauf de rares exceptions, — l'hydrothorax est. constamment double; en effet il n'a point pour cause une inflammation de la plèvre, mais dépend en général d'une maladie du cœur ou des reins; les maladies du cœur, les affections mitrales par exemple, amènent la transsudation de liquides dans la plèvre par la réplétion excessive des veines pleurales, les maladies des reins par hydrémie. Si le liquide transsudé n'est pas trop abondant, il est possible d'obtenir des modifications d'intensité du son de percussion par des changements de position du corps, car le liquide tend toujours à occuper les régions déclives. Ainsi chez les malades affectés d'hydrothorax, le liquide présente le même niveau en avant et en arrière, tant qu'ils sont assis ou debout, mais dès qu'ils se couchent sur le dos, le liquide tend à occuper la partie postérieure de la cavité pleurale, et le son de percussion devient plus fort et plus clair à la face antérieure du thorax qu'il ne l'était auparavant. On peut dans une certaine mesure obtenir des modifications analogues du son de percussion dans les *exsudats* pleurétiques, en faisant changer l'attitude du malade; j'ai souvent observé ce fait. — En général le liquide de l'hydrothorax n'occupe que le cul-de-sac postérieur et inférieur de la plèvre et s'étend fort peu en avant, vu sa faible quantité habituelle; aussi la matité qui en résulte n'est-elle ni si étendue, ni si intense que dans l'exsudat pleurétique.

De même que la présence d'un liquide dans la cavité pleurale, tout corps *solide* situé entre le poumon et la paroi thoracique entraîne de la matité. Telles sont les tumeurs du médiastin. Le son de percussion s'obscurcit également quand le poumon est comprimé par quelque tumeur (carcinome, sarcome) se développant dans sa propre épaisseur, ou par les ganglions bronchiques hypertrophiés, ou encore par une hypertrophie considérable du cœur, ou des tumeurs volumineuses du foie ou de la rate, refoulant en haut le diaphragme. Dans tous ces cas et leurs analogues, la matité, même intense et étendue à une grande portion de la surface thoracique, ne présente rien de la forme de matité indiquée plus haut comme caractérisant l'exsudat pleurétique, mais est en général parfaitement irrégulière ; bien entendu, en pareil cas, la matité doit être attribuée surtout au corps solide comprimant, bien plutôt qu'à l'imperméabilité du poumon.

Les maladies des bronches par elles-mêmes, en l'absence de toute altération de structure du parenchyme pulmonaire, *n'obscurcissent jamais le son de percussion ;* quel que soit le degré de rétrécissement auquel elles sont arrivées par le gonflement de leur muqueuse et l'accumulation de la sécrétion catarrhale, quel que soit le degré d'obstruction résultant des masses de caillots fibrineux, en cas de bronchite croupale (pseudo-membraneuse) par exemple, il reste toujours un passage suffisant pour permettre l'accès de l'air dans les alvéoles ; alors seulement que les maladies des bronches envahissent le parenchyme pulmonaire ou entraînent des affections secondaires du poumon (broncho-pneumonie, bronchectasie) qui déterminent la solidification de cet organe, il y a production de matité.

Son de percussion renforcé.

Le son de percussion thoracique devient plus intense par l'amaigrissement (fonte graisseuse et musculaire). Cet amaigrissement peut être unilatéral, comme dans l'atrophie musculaire progressive ; le son de percussion devient alors parfois si éclatant, comme je l'ai vu dans un cas d'atrophie presque totale du muscle grand pectoral à droite, que dans la région symétrique du côté sain il paraît presque mat.

Dans certaines conditions pathologiques, telles que l'ectasie alvéolaire (emphysème pulmonaire), la sonorité peut également augmenter dans des proportions anormales. Ce signe est du reste sans valeur au point de vue du diagnostic.

II. — Hauteur du son de percussion.

Si l'on applique au son de percussion thoracique la loi physique d'après laquelle la hauteur d'un son dépend du nombre de ses vibrations, on doit s'attendre à ce que déjà dans les conditions physiologiques cette hauteur varie suivant le degré de tension de la colonne aérienne dans les alvéoles pulmonaires pendant l'inspiration et l'expiration. Mais le volume d'air alvéolaire n'a aucune influence sur la hauteur du son de percussion, car celle-ci reste invariablement la même pendant l'inspiration et l'expiration. Alors seulement que le parenchyme pulmonaire subit des modifications pathologiques d'élasticité, la hauteur change ; *le son devient plus grave en cas de diminution de la tension pulmonaire*, plus aigu si la tension augmente (Wintrich), en d'autres termes il se comporte comme le ton d'une corde soumise à divers degrés de tension.

Le son de percussion rendu par le thorax normal présente à une oreille musicale exercée diverses hauteurs suivant les régions ; dans la moitié droite du thorax, le son est ordinairement plus élevé qu'à gauche (le contraire peut arriver dans quelques cas, comme je l'ai moi-même observé). Parfois la différence de hauteur est si notable que des commençants prennent pour mat le son grave d'une région du thorax comparé au son plus haut (plus clair) d'une autre région. Ces différences de hauteur du son ne présentent aucune signification diagnostique, attendu qu'elles ne dépendent que de différences *physiologiques* de la tension du parenchyme pulmonaire.

Le son de percussion prend une gravité anormale dans les états *pathologiques* qui entraînent une *diminution de la tension du parenchyme pulmonaire* en certains points ; tels sont les exsudats pleurétiques et les pneumonies de moyenne intensité (Traube).

1° *Dans les exsudats pleurétiques d'intensité moyenne,* n'occupant que peu au delà de la moitié de la cavité pleurale, en arrière, latéralement et en avant, le son devient *plus grave dans la région sous-claviculaire* (1) qu'aux points correspondants du côté sain. La cause de cette gravité anormale du son de percussion ne peut tenir qu'à la rétraction graduelle des portions de poumon perméables situées au-dessus du niveau du liquide, et à un retour insensible à leur volume naturel, c'est-à-dire à une *perte de tension* du parenchyme pulmonaire.

Le tissu pulmonaire en voie de rétraction renferme du reste une moindre quantité d'air qu'à l'état normal ; mais ce ne peut être la cause de la gravité plus grande du son de percussion ; au contraire, le son augmente généralement en hauteur dans ces conditions, comme ou peut l'observer dans presque tous les cas où le son est obscurci.

2° Le son de percussion prend encore une gravité anormale, dans la *pneumonie,* au niveau des portions du poumon restées accessibles à l'air et situées dans le voisinage du tissu hépatisé.

Si par exemple les parties postérieures du poumon sont

(1) Si la partie *antérieure* du lobe supérieur du poumon vient à être complétement vide d'air, et qu'il en ait résulté une rétraction de la partie *postérieure* (par exemple en cas d'exsudats enkystés, de tumeurs ganglionnaires, etc., situés en avant), on observera un son d'une gravité anormale dans la région sus-épineuse.

complétement hépatisées, tandis que les parties antérieures sont restées perméables, on observe un son d'une gravité anormale dans la région sous-claviculaire.

La cause de cette modification du son est la même que dans le cas d'exsudat pleurétique : c'est la diminution de tension des portions du poumon non infiltrées et restées accessibles à l'air (marchant presque de pair avec l'augmentation de volume du parenchyme infiltré).

Cet abaissement de la hauteur du son n'existe pas cependant dans tous les cas indiqués ici, parce que la rétraction des portions perméables du poumon n'atteint pas toujours le degré précisément favorable à la production du phénomène. Ce dernier n'est évidemment que de courte durée dans les pneumonies; il disparaît également très-rapidement en cas d'exsudat pleurétique, dès que celui-ci fait de notables progrès; même dans certains cas d'épanchement pleurétique ne progressant pas, je l'ai vu ne persister que peu de jours et dans l'un d'eux à peine un jour. De plus, au début de la résorption d'épanchements très-considérables, quand le poumon jusque-là comprimé commence à se dilater de nouveau, le son de percussion peut devenir anormalement grave dans la région sous-claviculaire, comme je l'ai observé plusieurs fois.

3° Enfin dans le catarrhe diffus des bronches, dans la pneumonie et dans la pleurésie double, on voit souvent le son de percussion gagner en hauteur dans la région sous-claviculaire pendant l'inspiration et redevenir plus grave pendant l'expiration. Ce fait s'explique par l'*augmentation de la tension* du *parenchyme* pulmonaire pendant l'*inspiration*, et non par l'accroissement et la diminution successifs du *volume* d'air à l'inspiration et à l'expiration; en effet nous avons vu plus haut que le volume d'air n'exerce aucune influence sur le son de percussion dans les conditions normales. Mais si la quantité d'air s'est abaissée dans

des proportions pathologiques, il faudrait, en admettant que
le volume d'air exerce une influence, que le son de
percussion fût plus grave à l'inspiration et plus aigu à l'expiration, attendu que le volume du poumon augmente dans
l'inspiration et diminue dans l'expiration (Traube).

Le son grave anormal signalé plus haut comme se présentant dans certains exsudats pleurétiques et certaines
pneumonies peut exister pour lui tout seul, ou bien être
accompagné d'une résonnance tympanique, et devenir à la
fin complétement tympanique. D'autres fois le son est de
prime abord tympanique, sans présenter à aucun moment
de gravité anormale (voyez page 141).

On n'observe jamais une *augmentation pathologique* de
la hauteur du son, sans affaiblissement concomitant de son
intensité; souvent le son de percussion gagne en hauteur
aussitôt qu'il devient plus obscur.

Au point de vue du diagnostic, l'excès d'élévation du son ne
présente aucune importance, vu que ce n'est jamais un phénomène pathologique *isolé*. Quand on l'observe dans un son obscurci, il s'explique peut-être par une augmentation de tension des
portions de tissu pulmonaire accessibles à l'air situées au milieu
du parenchyme imperméable ou immédiatement contiguës à lui.
Mais dans ces mêmes conditions existe plutôt une *diminution* de
la tension du parenchyme pulmonaire.

III. — Son de percussion tympanique.

Le son (ou plutôt le ton) tympanique est ainsi appelé à
cause de son analogie avec le son rendu par un tambour.
Le son tympanique se rapproche du ton musical en ce que
sa hauteur peut être déterminée à peu près exactement.
La percussion de l'estomac et de l'intestin, la percussion
des joues, la bouche étant close, permettent souvent de

mettre en évidence de la façon la plus éclatante, les différences de haûteur du son tympanique.

On n'observe jamais le son tympanique sur le thorax normal, mais on le rencontre dans des maladies variées de l'appareil respiratoire. Pour expliquer sa production dans ces dernières, il faut se reporter à sa cause physique, qui se laisse le mieux apprécier par la percussion d'un tambour, ou d'une colonne aérienne contenue dans un vase en verre, ou enfin de l'intestin. Le son tympanique rendu par un tambour ne peut résulter que de l'entrée en vibration de l'air sous l'influence de la percussion de la membrane élastique qui le recouvre, et de la réflexion régulière de ces vibrations par les parois polies du tambour. (Le fait de la *réflexion des ondes sonores* est parfaitement évident, car l'ébranlement de l'air dans un espace non fermé, par exemple celui qui résulte de la percussion d'un plessimètre tenu librement dans l'espace, ne produit point de phénomène sonore appréciable, vu que les ondes sonores se dispersent dans tous les sens.) Bien plus simple encore est l'expérience élémentaire déjà indiquée page 114.

Si l'on percute à l'aide du marteau un plessimètre tenu au-dessus de l'orifice d'un vase vide ou incomplétement rempli de liquide (un verre, une amphore, etc.) on perçoit un *ton*, qui devient d'autant plus sonore que l'on rapproche davantage le plessimètre de l'orifice ou que l'on percute plus fort. Ce ton est *essentiellement tympanique ;* il conserve toujours la même hauteur, que l'on percute fortement ou faiblement, que le plessimètre soit large ou étroit, ou bien que l'on percute simplement le doigt au moyen du marteau. Le son musical ainsi obtenu est celui de la colonne aérienne elle-même, non celui du verre ; c'est ce qui résulte de l'essai comparatif fait en percutant la paroi même du verre ; on obtient par ce moyen un ton tout différent de hauteur et de timbre du ton aérien engendré dans le premier cas.

L'abdomen présente exactement les mêmes conditions à la percussion qu'un espace clos contenant de l'air ; l'intestin renferme une colonne aérienne qui est ébranlée par la percussion et dont les vibrations sont réfléchies régulièrement par les parois intestinales ; aussi le son normal de l'abdomen est-il toujours tympanique. On peut produire également une preuve négative de ce fait que le son intestinal tympanique dépend uniquement des vibrations des gaz intestinaux. Si par exemple on insuffle énergiquement l'intestin enlevé de la cavité abdominale, ou du moins une longue portion d'intestin, puis que l'on pose une ligature sur les deux bouts, le son de percussion *ne* sera *plus* tympanique. En voici la raison : c'est que par l'insufflation de l'intestin, la membrane intestinale a été fortement tendue ; grâce à cette tension elle a acquis la propriété d'entrer également en vibration au moment de la percussion ; or une membrane, c'est-à-dire un corps *solide*, donne lieu nécessairement, quand elle est ébranlée, à des vibrations d'une autre nature que l'*air* qu'elle contient ; il se produit donc des vibrations irrégulières qui se troublent réciproquement et il ne peut plus être question d'un ton (son musical), mais bien d'un bruit. Mais dès qu'on laisse s'échapper de l'intestin insufflé une quantité suffisante d'air pour que les parois se relâchent et perdent de nouveau la propriété d'entrer en vibration, le son de percussion redevient tympanique.

La modification du son qui résulte de la tension *artificielle* de l'intestin produite par l'insufflation se retrouvé dans le *gonflement pathologique de l'intestin* par suite de *l'accumulation des gaz;* ainsi dans le météorisme intestinal on voit disparaître le son tympanique normal de l'abdomen pour faire place à un son grave et éclatant (non tympanique).

La cause physique du son tympanique normal de l'intestin nous explique en même temps pourquoi l'on n'observe jamais le son tympanique à la percussion du thorax normal.

Le poumon en effet est toujours à un état de tension grâce
auquel il occupe un volume plus grand que son volume naturel ; en conséquence la percussion fait entrer en vibrations
non-seulement l'air contenu dans les poumons, mais encore
le tissu pulmonaire lui-même ; or les vibrations du parenchyme pulmonaire troublent celles de l'air intra-pulmonaire
au même titre que les vibrations de la membrane intestinale
tendue troublent celles de l'air qu'elle renferme ; il n'en
peut donc résulter un son musical, mais un bruit. L'exactitude rigoureuse de cette explication ressort de cet autre
fait d'expérience, que le poumon retiré du thorax et affaissé,
c'est-à-dire rétracté et revenu à son volume naturel, donne
à la percussion un son plus ou moins distinctement tympanique ; du reste le poumon cadavérique affaissé (*ayant perdu
sa tension*) se trouve précisément dans ces conditions et à
la percussion *ce n'est plus* son *parenchyme*, mais *simplement
l'air qu'il contient* qui entre en vibration. Par l'insufflation
du même poumon, le son tympanique disparaît de nouveau
et on n'a plus que le son grave tel que le donne le poumon
encore renfermé dans le thorax.

Ce phénomène si simple du son tympanique rendu par un
poumon enlevé du thorax et revenu à son volume naturel, tandis
que le même poumon insufflé donne un son non tympanique, a
fait longtemps le sujet de nombreuses controverses. — Le son
tympanique résulte-t-il des vibrations de l'air pulmonaire ou de
celles du tissu pulmonaire, ou des deux sortes de vibrations à la
fois ? Ce sont là les questions qu'ont examinées Wintrich, Mazonn, Körner, Hoppe, Geigel et Schweigger, et dont ils ont
donné des solutions variées.

L'explication donnée ci-dessus du non-tympanisme du poumon
renfermé dans le thorax et du tympanisme du poumon extrait
du thorax, me semble de beaucoup la plus simple.

Wintrich est d'avis que le son tympanique du poumon affaissé
a son origine dans les vibrations du parenchyme pulmonaire, et
non dans celles de l'air contenu dans les alvéoles, ni dans celles
de la colonne aérienne des bronches ; il pense que les alvéoles

sont trop petits — la plus petite colonne d'air qui donne un son tympanique devant présenter, d'après les recherches de cet auteur, une hauteur de 6 lignes; — de plus, toujours d'après Wintrich, le son tympanique du poumon est plus élevé que celui qui correspond à une colonne aérienne de 6 lignes; du reste, la colonne d'air bronchique ne saurait être la cause du son tympanique parce que le rétrécissement ou la dilatation de la bronche principale, ou une ligature pratiquée en l'un de ses points, ne produisent aucune modification de la hauteur du son tympanique; ce dernier phénomène se présenterait toujours au contraire, selon Wintrich, lors de la percussion d'une colonne d'air renfermée dans un espace ouvert, et dans ces conditions la hauteur du son tympanique croîtrait avec la longueur de la colonne aérienne et l'amplitude de l'orifice.

On peut objecter à ce raisonnement qu'il n'est pas possible de considérer chacune des cellules pulmonaires sur le cadavre comme une colonne aérienne (renfermée dans une membrane), et susceptible de donner un son tympanique par elle-même — leur exiguïté s'y refuse; bien au contraire, il faut se représenter les cellules pulmonaires comme formant un *tout continu*, c'est-à-dire une *grande cavité résonnante*, ne présentant que de très-minces cloisons, de structure homogène partout. *Ces cloisons sont capables de réfléchir le son aussi bien que la paroi de l'estomac ou de l'intestin, mais elles ne peuvent offrir des vibrations indépendantes, attendu que la première condition qui y serait nécessaire leur fait défaut, c'est-à-dire un degré de tension suffisante*, en d'autres termes, la possibilité d'entrer en vibrations. Dès que cette condition se trouve réalisée, par l'insufflation du poumon par exemple, le son tympanique disparaît, attendu que lors de la percussion, outre l'air contenu dans le poumon, le parenchyme pulmonaire tendu entre également en vibration; or ce parenchyme, en sa qualité de corps solide, engendre nécessairement des vibrations tout autres que l'*air* des alvéoles, d'où résulte une interférence des vibrations, qui rend impossible la production du son tympanique; il ne se produit dès lors qu'un son non-musical.

Le son de percussion thoracique devient tympanique dans les conditions pathologiques suivantes :

1° Dans les cas de *cavernes occupant l'épaisseur du parenchyme pulmonaire;*

2° Dans les cas *d'accumulation d'air ou de gaz dans la cavité pleurale*;

3° Dans les cas de *diminution de la tension du paren-chyme pulmonaire* (pour des causes variées).

Son tympanique dans les cas de caverne pulmonaire.

Toute caverne pulmonaire, se trouvant toujours en com-munication avec une bronche, renferme de l'air; elle con-stitue dès lors une cavité résonnante, au même titre que la colonne d'air renfermée dans un verre; mais pour que la production du son tympanique soit possible il faut :

1° Que cette cavité aérienne présente une paroi solide, apte à réfléchir les ondes sonores. Cette paroi est d'ordi-naire formée par le parenchyme pulmonaire environnant *solidifié*; si ce parenchyme n'est pas solidifié, ce qui est beaucoup plus rare, on n'obtient point de son tympanique.

2° Que la caverne pulmonaire ne soit pas trop petite, pré-sente au moins le volume d'un œuf de pigeon et soit très-rapprochée de la surface du poumon; des cavernes situées plus profondément dans le tissu pulmonaire, même plus volumineuses, ne donnent jamais naissance à un son tym-panique. Le son rendu par les cavernes volumineuses est d'autant plus nettement tympanique qu'elles sont plus su-perficielles et que les parois thoraciques sont plus minces; aussi les cavernes situées dans le lobe supérieur du pou-mon, au niveau duquel les parois thoraciques sont naturel-lement déjà plus minces et se trouvent amincies davantage encore par l'amaigrissement dû à la maladie, présentent-elles, toutes choses égales d'ailleurs, un son de percussion tympanique bien plus net que les cavernes situées dans le lobe inférieur, attendu que les couches musculaires corres-pondantes de la face postérieure du thorax sont plus épaisses.

Le son tympanique donné par une caverne n'est jamais

aussi intense que celui donné par l'intestin, attendu que dans le premier cas c'est une moindre masse d'air qui est mise en vibration. Il est ou *obscur* ou *clair;* le son tympanique est obscur quand la caverne renferme une grande quantité de liquide et peu d'air, il est clair dans le cas contraire.

Un signe des plus importants, exclusivement propre au son tympanique *cavitaire* (sauf quelques rares exceptions que nous indiquerons p. 139 et 341), *c'est que le son devient plus haut si la bouche est ouverte, plus grave au contraire si la bouche est close,* toujours en admettant que la caverne communique *librement* avec une bronche de fort calibre. Si cette dernière se trouve obstruée de mucus d'une manière passagère, la modification de hauteur du son que nous venons d'indiquer ne se produit plus, pour reparaître après un accès de toux.

Quant à *la cause de ce changement de hauteur* du son tympanique, elle réside dans *l'accroissement de la colonne aérienne et l'élargissement de son orifice de communication* avec *l'air extérieur lors de l'ouverture de la bouche, sa diminution de longueur d'autre part et le rétrécissement de l'orifice lors de la fermeture de la bouche;* le son tympanique devient plus grave encore si en même temps on bouche les narines (Wintrich).

De même le son tympanique des cavernes devient plus haut par une inspiration très-profonde (Friedreich), d'une part parce que la colonne aérienne se trouve élargie par la forte dilatation de la glotte, de l'autre parce que le parenchyme pulmonaire arrive à un plus haut degré de tension (voyez p. 128); pour des raisons inverses le son tympanique s'abaisse pendant l'expiration et peut même arriver à disparaître, comme je l'ai constaté maintes fois, si à un effort d'expiration violent on ajoute la compression de l'abdomen ou si l'on percute pendant un accès de toux. Il est évident ici que l'air de la caverne se trouve comprimé par suite de l'augmentation de la pression intra-thoracique et refoulé en grande partie dans les bronches.

Cette variation dans la hauteur du son tympanique peut être constatée par chacun sur sa propre cavité buccale ou à l'aide de la main complétement fermée sous forme de poing. La cavité buccale présente un espace aérien limité par des parois solides, c'est-à-dire toutes les conditions qui président à la production du son tympanique; si l'on percute les joues, la cavité buccale étant rétrécie, on obtient un son tympanique grave, qui peut devenir beaucoup plus élevé en cas d'élargissement de l'ouverture buccale. D'autre part, si on forme le poing avec la main, tout en laissant une ouverture inférieure, et que l'on percute un plessimètre solidement engagé dans l'ouverture supérieure, le son obtenu, toujours tympanique, est grave si l'ouverture inférieure est rétrécie, élevé si cette ouverture est élargie.

En cas de cavités très-grandes, situées dans le sens de la longueur du corps et renfermant une assez grande quantité de liquide, on observe parfois une modification du son en modifiant la position du corps (Biermer) ; quand le malade se tient debout ou assis, le son est tympanique et obscurci dans la portion inférieure de la cavité ; il est au contraire tympanique clair dans la portion supérieure ; cela tient à ce que le liquide occupe les parties profondes, l'air les parties supérieures ; dans le décubitus dorsal au contraire le son tympanique, grâce à la distribution uniforme du liquide sur toute la face postérieure de la cavité, est partout plus clair.

Son tympanique du pneumothorax.

Si la cavité pleurale renferme de l'air, la percussion fait entrer cet air en vibration, et c'est la paroi thoracique qui

représente la surface réfléchissante des ondes sonores; les
conditions sont donc en tout semblables à celles que présente une colonne d'air renfermée dans un verre, et la percussion dans les deux cas engendre également un son tympanique. Le son tympanique est perceptible dans une étendue
plus ou moins grande de la surface thoracique et d'une
manière plus ou moins nette, selon le degré de compression
du poumon par l'air; mais le phénomène ne persiste que
tant que la plèvre renferme exclusivement de l'air et non
point du liquide en même temps. Il est extrêmement rare
que le son tympanique change de hauteur en cas de pneumothorax, par la fermeture ou l'ouverture de la bouche,
attendu que l'espace occupé par l'air est clos; il ne peut
donc être question ici d'un accroissement ou d'une diminution de la colonne aérienne, la bouche étant ouverte ou
close, comme dans le cas des cavernes pulmonaires communiquant librement avec les bronches. Ce n'est que dans
les cas extrêmement rares où la fistule pulmonaire, qui a livré
passage à l'air du poumon dans la plèvre, reste ouverte et
présente une grandeur suffisante, qu'il est possible de chasser une certaine quantité d'air de la cavité pleurale à travers cette fistule par le choc de percussion, et d'obtenir par
là une variation de la hauteur du son tympanique selon que
la bouche est ouverte ou close.

Le son tympanique du pneumothorax ne persiste qu'aussi
longtemps que la tension de l'air dans la cavité pleurale
n'est pas devenue trop grande. Si la fistule bronchique
ou l'orifice de rupture de la caverne (cause ordinaire du
pneumothorax) n'est pas rapidement oblitérée par le produit
d'une inflammation adhésive, il pénètre de l'air dans la
plèvre à chaque inspiration, jusqu'à ce que le poumon soit
complétement comprimé (1); mais alors l'air de la plèvre

(1) En général l'air qui pénètre dans la cavité pleurale lors de l'inspiration est incapable de s'échapper lors de l'expiration, ou du moins

arrive à un degré de tension si considérable que le son tympanique disparaît; il se trouve remplacé par le son amphorique que nous étudierons plus loin.

Le contact irritant de l'air avec la surface interne de la plèvre provoque d'ordinaire une inflammation de cette membrane, qui entraîne la production d'un épanchement liquide, limité dans la pluralité des cas au cul-de-sac inférieur de la plèvre, ou le dépassant fort peu (pyopneumothorax); parfois l'épanchement envahit toute la cavité pleurale (pyothorax) et amène par cela même la guérison du pneumothorax. Dans le dernier cas le son devient absolument mat du côté malade, dans le premier il reste tympanique au-dessus de l'exsudat. En outre dans le pyopneumothorax le changement d'attitude entraîne une modification du son, attendu que dans chaque nouvelle position le liquide occupe les parties déclives et l'air l'espace situé au-dessus. Ainsi le son mat obtenu à la partie antérieure et inférieure de la surface thoracique dans la position assise ou debout se transforme instantanément en son tympanique, quand le malade prend le décubitus dorsal; le son mat dans le décubitus latéral devient tympanique si le malade se couche sur l'autre côté; si le son est mat dans la partie inférieure de la face postérieure du thorax, il devient tympanique aussitôt que le malade se couche sur l'abdomen. Si, avant la production du pyopneumothorax, les feuillets de la plèvre sont adhérents en un point donné, l'air ne peut envahir toute la cavité pleurale et il en résulte un pyopneumothorax enkysté; en pareil cas le son ne subit plus de modification par les changements d'attitude.

il n'en sort qu'une faible fraction, car la fistule pulmonaire, par suite de l'augmentation de la pression de l'air, à l'expiration, dans la cavité même de la plèvre, se ferme exactement comme par une valvule.

Son tympanique résultant d'une diminution de tension du parenchyme pulmonaire.

Les conditions qui favorisent la rétraction, c'est-à-dire la réduction à son volume naturel d'une portion plus ou moins grande du poumon, déterminent souvent la production du son tympanique (exactement au même titre que le poumon affaissé et revenu à son volume naturel sur le cadavre).

Dans ces conditions on range : 1° la pleurésie, 2° la pneumonie, 3° l'œdème pulmonaire, 4° les processus pneumoniques caséeux des lobes supérieurs.

1° Dans la *pleurésie exsudative* le poumon subit une rétraction en rapport avec la masse de l'exsudat, et par conséquent perd une partie proportionnelle de sa force de tension. Quand cette rétraction a atteint un certain degré (pas toujours le même dans tous les cas), on obtient un son de percussion tympanique. Ce son est souvent appréciable d'une manière plus ou moins nette à la partie inférieure de la face postérieure du thorax, dès le début de l'épanchement, c'est-à-dire à une période où ce dernier ne présente pas encore une épaisseur suffisante pour la production de la matité; en pareil cas le son est tympanique, mais obscurci. Il se modifie promptememt avec l'augmentation de l'exsudat et devient alors complétement mat.

Le son tympanique s'observe encore dans la pleurésie avec épanchement de moyenne importance *au-dessus* du niveau du liquide dans la partie antérieure et même latérale du thorax. Selon le degré d'amoindrissement du volume des parties correspondantes du poumon, le son tympanique se présente avec une énergie plus ou moins grande et occupe une région plus ou moins étendue ; au fur et à mesure que s'accroît l'épanchement, le tympanisme disparaît des régions où il se présentait pour reparaître au début de la résorption, quand le poumon commence à se dilater de nouveau ; j'ai observé un grand nombre de faits de ce genre.

Mais le son ne devient pas tympanique dans tous les cas. d'épanchement pleurétique, au-dessus du niveau du liquide ; souvent il est simplement *plus grave* qu'à l'état normal (voyez p. 129) ; parfois même il est impossible de remarquer la moindre anomalie. Ces différences du son de percussion qui se présentent dans des conditions physiques en apparence les mêmes s'expliquent peut-être par l'inégalité de tension du parenchyme pulmonaire chez les différents individus. Dans quelques-uns des cas où le son de percussion réndu par le thorax au-dessus du niveau du liquide épanché reste inaltéré, il est possible de constater l'existence d'une diminution d'élasticité du poumon, qui ne permet plus à cet organe de subir une rétraction notable ; c'est ce qui arrive entre autres dans le catarrhe chronique des bronches, notamment s'il vient compliquer l'emphysème vésiculaire des poumons ; ou encore sous l'influence de causes locales telles que la résistance plus grande de la paroi thoracique ou autres sources de troubles de la conductibilité du son.

Le son tympanique, tel qu'il se présente dans les exsudats pleurétiques, a été surtout étudié par Skoda qui en a fait connaître les causes physiques ; il semble cependant n'avoir pas été inconnu à Auenbrugger. En France, on l'appelle quelquefois encore « bruit skodique ».

2° On observe également le son tympanique dans la *pneumonie,* soit au stade de début, soit au stade de résolution, et de plus en cas d'hépatisation complète au niveau des portions de parenchyme pulmonaire avoisinantes restées accessibles à l'air ; il se rencontre bien plus fréquemment dans les pneumonies des lobes supérieurs que dans celles des lobes inférieurs. Il est ou obscurci ou éclatant, et dans quelques cas isolés, où la pneumonie siége dans le lobe supérieur, on a noté une modification de la hauteur du son à l'ouverture et à la fermeture de la cavité buccale, modification non encore expliquée d'une manière satisfaisante (Bäumler) (1). Le son tympanique est ici encore dû à la perte de tension du parenchyme pulmonaire ; ce dernier se rétracte dans le voisinage des parties hépatisées, augmentées de volume grâce à l'infiltration de leurs alvéoles. Au premier et au troisième stade de la pneumonie, le relâchement du tissu pulmonaire est dû à l'infiltration des alvéoles, déterminée soit par la fluxion des capillaires (premier stade), soit par la présence de liquide et de gaz dans leur intérieur (troisième stade).

Le son tympanique, au premier stade de la pneumonie, passe graduellement ou avec rapidité au son mat, selon la marche plus ou moins rapide de l'hépatisation dans la portion correspondante du poumon ; au troisième stade de la maladie il passe graduellement au son de percussion normal, dès que l'exsudat se résorbe.

La même explication s'applique au :

3° *Son tympanique de l'œdème pulmonaire*, où les cellules pulmonaires renferment et du liquide transsudé et de l'air ; ici encore le parenchyme du poumon perd sa force de tension par suite de la présence d'une quantité moindre d'air dans les alvéoles.

On peut reproduire cette variété de tympanisme sur le poumon d'un cadavre ; il suffit d'injecter de l'eau dans les

---

(1) Si pareil phénomène se passe au niveau du lobe supérieur *gauche* du poumon, il peut avoir sa raison d'être dans l'ébranlement de l'air renfermé dans la bronche principale de ce lobe. Le son produit dans ce cas serait dès lors identique au son dit *ton trachéal de Williams* (voyez page 144), et la modification de hauteur qu'il éprouve à l'ouverture et à la fermeture de la bronche s'expliquerait par la libre communication de la colonne aérienne de cette bronche avec la trachée. Mais le phénomène se produit aussi à droite, où cette cause ne peut être invoquée.

alvéoles, par la trachée, puis d'insuffler le poumon. (Cette dernière précaution est absolument nécessaire, vu qu'un poumon cadavérique non insufflé donne toujours et par lui-même un son tympanique, comme nous l'avons vu avec détail, page 134.)

4° Le *son tympanique* se présente encore très-fréquemment dans les *infiltrations* (pneumonie caséeuse) *des sommets du poumon*, au niveau des régions sus et sous-claviculaires; il y est toujours obscurci et ne subit aucune modification de hauteur à l'ouverture et à la fermeture de la bouche; c'est par ce caractère qu'il se distingue du son tympanique *caverneux* des sommets. Il ne se produit qu'à la condition que le tissu pulmonaire ne soit pas absolument vide d'air, ou que dans l'épaisseur des tissus solidifiés restent quelques îlots de tissu perméable. Ici encore la cause du son tympanique réside dans la diminution de la quantité d'air et la perte de tension du parenchyme pulmonaire. L'infiltration des sommets est surtout favorable à la production du son tympanique, attendu que la paroi thoracique à leur niveau est plus mince que partout ailleurs et que l'amaigrissement de la même paroi en diminue encore l'épaisseur.

Il est une cause particulière du son tympanique qui se manifeste dans certains cas de solidification du parenchyme pulmonaire et dont le centre d'action se trouve situé au niveau du premier ou du deuxième espace intercostal, mais en général du côté *gauche* seulement; Williams le premier a attiré l'attention sur ce phénomène qu'on désigne sous le nom de ton trachéal de Williams.

Ton trachéal de Williams.

En percutant la trachée on obtient un son tympanique qui, comme tout son cavitaire tympanique, est plus élevé quand la bouche est ouverte, plus grave quand elle est close, plus grave encore quand les narines sont fermées en même temps. On ne l'observe plus dans la région du thorax qui correspond à la bifurcation de la trachée, et cela évidemment parce qu'il est complétement masqué par le son fort que rend le parenchyme pulmonaire perméable à l'air recouvrant de toutes parts la bronche principale qui y pénètre. Mais si le tissu pulmonaire est hépatisé dans toute l'étendue du lobe supérieur, le son pulmonaire ne masquera plus le son rendu par la colonne aérienne renfermée dans la grosse bronche, et à la percussion on percevra le son tympanique qui lui est dû à côté de la matité qui est due au tissu solidifié ; ce son tympanique gagne en hauteur, si la bouche est ouverte, de même qu'au niveau de tout espace aérien en communication avec la trachée ; il devient au contraire plus grave si la bouche est fermée.

On observe donc le ton trachéal de Williams en cas d'infiltration pneumonique complète de tout le lobe supérieur gauche, ainsi que dans quelques cas de solidification de ce lobe résultant d'une autre cause, ou en cas de rétraction consécutive à un exsudat pleurétique résorbé ; on le rencontre encore dans les cas rares d'exsudat pleurétique *enkysté* siégeant à la partie antérieure et supérieure du thorax à gauche. Les portions antérieures des côtes cédant plus facilement à l'ébranlement occasionné par la percussion, grâce à leur flexibilité, favorisent la production de ce phénomène, tandis que dans les parties correspondantes de la face postérieure du thorax, il n'a plus lieu, vu l'épaisseur de la couche musculaire et le peu de flexibilité des côtes à ce niveau. Il est rare d'observer le ton trachéal de Williams en cas d'épanchement *libre*, très-intense et comprimant tout le poumon ; il est en effet bien évident qu'à travers la forte épaisseur du liquide le choc de la percussion ne peut que rarement se transmettre jusqu'à la colonne aérienne de la bronche et la faire entrer en vibration. Quant à ce fait, que le ton trachéal se présente presque exclusivement à gauche, je pense qu'il trouve son explication dans la plus grande longueur de la bronche principale à gauche.

Skoda identifie le ton trachéal de Williams avec le son tympanique que donne le parenchyme pulmonaire rétracté (en cas de pleurésie); mais ce qui contredit de prime abord cette manière de voir, c'est qu'on l'obtient uniquement en cas d'hépatisation totale du lobe pulmonaire gauche, en l'absence de toute rétraction du parenchyme, et que sa hauteur varie avec l'ouverture et la fermeture de la cavité buccale, ce qui n'a pas lieu quand le son tympanique a pour cause la rétraction du parenchyme pulmonaire. — D'après Gerhardt, le ton trachéal de Williams ne se produit pas seulement dans la bronche principale, mais encore dans ses ramifications. Il n'est possible ni de démontrer ni d'infirmer directement cette proposition; cependant elle n'est guère en rapport avec cet autre fait que le ton trachéal manque dans la région sous-claviculaire *droite* ou du moins ne s'y observe que très-rarement.

Aux trois qualités du son que nous avons étudiées jusqu'à présent, Skoda a ajouté une quatrième, suivant que le son est *plein* ou *vide*. Ces termes sont d'un usage encore assez fréquent et employés dans le même sens que sonore et mat, quoique Skoda leur attribue une signification toute différente. Ce caractère du son se rapporte aux dimensions du corps sonore, et comme exemple Skoda donne le son rendu par des cloches de différentes grandeurs : « Le bourdonnement le plus faible, dit-il, d'une grosse cloche nous donne immédiatement l'idée de son volume, le tintement le plus fort d'une clochette ne nous trompe pas sur ses petites dimensions; le son de la grosse cloche est plein, celui de la petite est vide. »

Cette qualité physique du son, toujours encore admise par Skoda, est presque universellement rejetée. Les objections soulevées par différents auteurs (Mazonn, Schweigger, Wintrich, etc.) sont les suivantes :

Ce qu'en musique on appelle *plein* se confond en partie avec *l'intensité*, en partie avec la *gravité* du son; le son d'une grosse cloche est toujours plus grave que celui d'une clochette, et, à percussion égale, toujours plus intense.

Ce n'est pas la grandeur de la cavité de résonnance, c'est la matière dont est fait l'instrument sonore qui occasionne cette différence ; un petit violon peut rendre un son bien plus plein qu'un grand violon. De même, la différence de sonorité de la voix humaine ne dépend pas d'une différence dans les dimensions des cordes vocales.

De plus, les exemples mêmes que donne Skoda pour justifier l'application de cette terminologie aux sons de percussion thoracique et abdominale, démontrent que *plein* se confond avec fort et grave, *vide* avec obscur et haut.

Si, par exemple, tout un lobe du poumon est hépatisé, à l'exception d'une petite région située non loin de la surface du poumon et restée perméable à l'air, cette dernière, d'après Skoda, donne un son clair, il est vrai, mais en même temps vide, attendu que seulement un faible volume d'air entre en vibration et que tout le reste du parenchyme n'est point susceptible de vibrer ; d'après notre classification des sons de percussion, le son ici n'est plus aussi fort ni aussi grave qu'à l'état normal, mais un peu obscurci et élevé. Si, d'autre part, tout le poumon est accessible à l'air, à l'exception d'un petit foyer de solidification situé superficiellement, le son à ce niveau est obscurci pour Skoda, mais encore assez plein, attendu qu'une faible portion seulement du poumon est devenue incapable de vibrer. D'après notre classification, un son pareil est moins fort (obscurci), mais encore assez grave.

De même le son stomacal plein est identique au son fort et grave, le son intestinal moins plein au son moins fort et plus haut. L'opposé du son plein, le son tout à fait vide, n'est autre chose que le son absolument mat. — Comme on explique le caractère que présente un son d'être plein ou vide par la durée plus ou moins longue des vibrations sonores, on a encore désigné le son vide par le mot *bref ;* mais ce terme est impropre parce que le terme de « son long » n'a jamais et à juste raison été employé dans la terminologie de la percussion. On fera mieux de dire d'un son qu'il est *obscurci* que de dire qu'il est bref.

A côté de ces différentes qualités du son, nous avons à étudier encore le *bruit de pot fêlé* et le *tintement métallique.*

Bruit de pot fêlé (1).

C'est un bruit de cliquetis que l'on peut reproduire de deux manières différentes. Si l'on percute un plessimètre non exactement appliqué sur la paroi thoracique, de telle sorte qu'il reste une couche d'air entre les deux, on obtient un son creux particulier qui ressemble complétement au bruit de pot fêlé. On reproduit ce bruit d'une manière bien plus nette encore en plaçant, croisées l'une sur l'autre, les faces palmaires des mains de telle manière qu'entre elles reste une couche d'air, et en frappant le genou avec le dos de l'une d'elles. Dans le dernier cas le bruit obtenu fait l'impression d'un cliquetis de monnaie (Münzenklirren); comme le son présente parfois ce même caractère au niveau du thorax, dans certaines maladies, on désigne sous ce nom de *Münzenklirren* les degrés les plus nets du bruit de pot fêlé. Dans les deux expériences que nous venons d'indiquer *le bruit de cliquetis est dû à la brusque issue de la couche d'air comprimée.* Quand il se manifeste au thorax, ce bruit a la même origine; on peut l'obtenir dans les conditions normales; mais comme phénomène pathologique il est extrêmement fréquent. On peut toujours le produire sur le thorax normal si l'on percute des enfants qui crient ou bien des adultes qui chantent en soutenant longtemps une note; la colonne aérienne comprimée par la percussion s'échappe, passe avec frottement par la fente glottique relativement étroite et engendre le bruit en question. On l'obtient aussi en percutant un thorax couvert de nombreux poils, principalement au niveau du sternum, comme je l'ai souvent observé. Ici encore c'est l'existence, entre la paroi thora-

____

(1) Laënnec est le premier qui ait employé cette expression.

cique et les poils (frisés) qui en partent, de petites couches d'air qui, chassées par la percussion, produisent ce bruit particulier. Le phénomène disparaît dès que l'on humecte la surface poilue, ce qui a pour effet de coller les poils contre la peau.

Le bruit de pot fêlé se présente dans les conditions *pathologiques* suivantes :

1° En cas de *cavernes pulmonaires* communiquant librement avec une bronche pas trop grosse, situées superficiellement et correspondant à une partie du thorax où les parois sont naturellement minces ou bien le sont devenues par l'amaigrissement. Le phénomène du bruit de pot fêlé se présente presque exclusivement à la face *antérieure* du thorax et y est limité à la région qui s'étend depuis la fosse sus-claviculaire jusqu'à la quatrième côte; mais en général il ne se présente que dans la région sous-claviculaire. *Il se manifeste surtout avec netteté quand*, pendant la percussion, *le malade garde la bouche ouverte*, ce qui favorise la sortie de l'air de la caverne. Après une percussion répétée, ou bien par suite d'une obstruction accidentelle de la bronche qui aboutit à la caverne, le bruit de pot fêlé disparaît périodiquement, pour reparaître aussitôt que l'air a pu revenir dans la caverne et que le bouchon de mucus a été rejeté par l'expectoration. Pour la production du phénomène une percussion assez énergique est nécessaire; on fera donc bien de se servir du marteau.

On rencontre encore le bruit de pot fêlé :

2° Dans quelques cas de *pleurésie*, au niveau des portions du poumon restées perméables à l'air et situées au-dessus de la surface du liquide épanché. Les alvéoles rétractés par suite de la diminution de l'accès de l'air et rapprochés les uns des autres semblent favoriser ici la sortie de l'air lors de la percussion. Le bruit de pot fêlé que l'on observe quelquefois dans le voisinage d'un exsudat *péricardique* (Leichtenstern) s'explique par la rétraction du tissu pulmonaire comprimé-par l'épanchement.

3° Dans quelques cas de *pneumonie*, au niveau des portions de poumon relâchées avoisinant le tissu hépatisé. Le phénomène reconnaît ici la même cause que dans la pleurésie. Parfois on observe le bruit de pot fêlé au niveau des parties hépatisées; il ne peut s'expliquer alors que par la brusque sortie de l'air d'une bronche de fort calibre, aboutissant au tissu hépatisé, sortie déterminée par la percussion exactement comme s'il s'agissait d'une caverne. Quelquefois encore les *deux* causes, le relâchement du tissu pulmonaire et l'ébranlement de la colonne aérienne des bronches, peuvent concourir, dans la pneumonie, à la production du bruit de pot fêlé (Löb). — Dans les cas se rapportant aux paragraphes 2° et 3° l'ouverture de la bouche ne renforce pas le bruit.

4° Dans quelques cas de *pneumothorax*. Si ce dernier est dû à une plaie de perforation ou à une plaie par arme à feu, une partie de l'air contenu dans la cavité pleurale s'échappe par l'ouverture extérieure et engendre le bruit de pot fêlé; ce dernier ne se produit plus du moment que la plaie extérieure est fermée (Nothnagel). On peut le rencontrer aussi en cas de pneumothorax de cause interne, dès que l'air de la cavité pleurale communique avec une fistule bronchique considérable, ce qui est très-rare (Öppolzer, Rollet).

Le bruit de pot fêlé, comme nous le montrent les faits que nous venons d'énumérer, reconnaît toujours la même cause agissant dans des conditions pathologiques très-différentes entre elles anatomiquement; mais ce phénomène est de beaucoup plus fréquent dans les cavernes siégeant dans le lobe supérieur du poumon; c'est à tel point que les *quelques* cas de pleurésie, de pneumonie et de pneumothorax où on l'observe ne constituent qu'une minime fraction du nombre

total de cas où il se présente. Aussi le bruit de pot fêlé, si
on le rencontre dans un processus phthisique bien constaté
du poumon, constitue-t-il un signe certain de la *formation de cavernes.*

Son amphorique.

(*Son métallique, écho métallique.*)

On peut le produire soit en percutant un tonneau vide ou
presque vide, une cruche de grandes dimensions ou les
joues fortement gonflées, les lèvres étant serrées l'une contre l'autre hermétiquement, soit en parlant à haute voix
dans des espaces voûtés (églises, caves, grottes, etc.).

C'est surtout du son tympanique que se rapproche le son
amphorique, mais il s'en distingue par une tonalité plus
élevée et par une plus longue durée de ses vibrations; le
son tympanique disparaît presque en même temps que cesse
la percussion, le son métallique persiste un peu plus longtemps qu'elle. On peut étudier sur la cavité buccale même
le passage du son tympanique au son amphorique. La percussion des joues à l'état de relâchement, les lèvres étant
entr'ouvertes, donne un son tympanique, qui passe au son
métallique le mieux caractérisé si l'on tend fortement les
joues en fermant les lèvres.

Dans tous les exemples que nous venons de citer *le son
amphorique se produit dans des cavités limitées par des parois
bien unies,* qui réfléchissent très-également les rayons
sonores.

Par la même raison on obtient au thorax un *son de percussion métallique, en cas de cavernes volumineuses dans les
poumons ou d'accumulation de gaz dans la plèvre.*

Le plus faible diamètre que puisse présenter un espace
fermé pour donner un son amphorique appréciable à

l'oreille, a été déterminé par des expériences faites sur des
tubes cylindriques à parois élastiques fortement tendues ; il
est de 3 à 4 centimètres (Merbach, Lichtenstern). Mais les
cavernes pulmonaires, pour produire un son amphorique,
doivent présenter une longueur d'au moins 6 centimètres
(Wintrich) dans le sens même où est pratiquée la percussion, et encore faut-il que certaines conditions soient réalisées : la caverne doit être située très-superficiellement,
offrir des parois de structure homogène, ne point être divisée en cavités secondaires par des restes de tissu pulmonaire (trabécules de tissu conjonctif, etc.), enfin elle ne
doit pas renfermer trop de liquide. Une faible quantité de
liquide n'empêche pas le son métallique de se produire. Il
est une autre condition encore, qui consiste dans la faible
résistance du thorax ; elle est toujours remplie, vu que le
processus pathologique qui entraîne la formation de cavernes pulmonaires considérables, est constamment lié à un
amaigrissement notable. Ce n'est qu'en cas de cavités bronchectasiques que l'on n'observe point de son de percussion
métallique, parce que d'une part il n'y a point d'amaigrissement, et que d'autre part elles atteignent rarement un
volume suffisant ; du reste, par leur plus grande fréquence
dans le lobe *inférieur* du poumon, elles se trouvent dans
des conditions fâcheuses pour la production du phénomène,
vu la résistance considérable de la paroi postérieure du
thorax.

Le *son amphorique* apparaît d'une manière extrêmement
nette dans le *pneumothorax*, du moment que l'air enfermé
dans la cavité pleurale a atteint un certain degré de tension,
pas exagéré cependant (1). Quelquefois le son est métallique

(1) Si la tension du gaz contenu dans le thorax est trop forte, le son
de percussion métallique fait défaut, tandis qu'il peut être produit toujours sur le cadavre, vu la perte de tension que subit le gaz, après la
mort, par le refroidissement. De même on peut sur le cadavre faire dis-

dès le début, d'autres fois c'est un son tympanique accompagné d'un écho métallique. Cependant le son métallique n'est pas toujours assez prononcé pour être perceptible à l'oreille, à distance. En pareil cas on combine l'auscultation à la percussion; pendant que l'on frappe le côté malade avec le plessimètre ou que l'on percute ce dernier au moyen du marteau, on ausculte du même côté au moyen de l'oreille appliquée sur la poitrine, ou à l'aide du stéthoscope; si l'on ne réussit pas à produire ainsi le son métallique, on fera bien de percuter le plessimètre avec un corps dur *non élastique*, par exemple avec le *manche* du marteau; par ce moyen on obtient le son amphorique très-net et parfaitement pur, sans qu'il soit précédé d'un son tympanique (Heubner).

Comme le pneumothorax est toujours suivi à un moment donné d'un épanchement liquide dans la plèvre, l'étendue où l'on perçoit le son métallique va en diminuant; souvent il disparaît complétement, malgré la présence d'une quantité suffisante d'air au-dessus de l'épanchement, et il est remplacé par le son tympanique.

Dans le pyopneumothorax, les changements d'attitude déterminent des modifications de sonorité analogues à celles qui ont été décrites page 140, et en même temps l'on observe souvent un changement dans la *tonalité* du son amphorique (Biermer); elle s'élève par le raccourcissement et s'abaisse par l'allongement de la cavité résonnante constituée par le pneumothorax, suivant la masse de liquide et la force de résistance du diaphragme.

paraître le son amphorique en refoulant graduellement en haut le diaphragme, après l'ouverture de la cavité abdominale; par ce moyen la pression du gaz renfermé dans la plèvre est augmentée (Traube); bien entendu il ne faut pas que le gaz puisse s'échapper, pendant la compression, dans la trachée, par quelque ouverture fistuleuse.

9.

D'après Biermer, le son amphorique devient plus haut quand le malade est couché, parce que le liquide s'accumule dans les parties déclives et que le diaphragme, délivré de la pression qui pesait sur lui, peut librement s'élever, et diminue d'autant l'espace aérien ; si, au contraire, le malade se tient debout, tout le poids du liquide épanché pèse sur le diaphragme ; ce dernier s'abaisse et agrandit d'autant l'espace aérien, d'où résulte un abaissement de la tonalité du son. — Quant à moi, dans des cas de pyopneumothorax où la cavité pleurale contenait une grande quantité de liquide, j'ai vu le changement de position produire précisément des effets contraires ; à savoir : un raccourcissement de la colonne aérienne dans la station debout et un allongement de la même dans le décubitus, en d'autres termes un son amphorique plus haut dans le premier cas, plus grave dans le second cas. Björnström a fait la même observation dans trois cas ; dans la station debout, la limite supérieure du son mat dû au liquide était plus élevée que dans le décubitus ; en conséquence, l'espace occupé par l'air était amoindri dans la station debout, et par suite le son amphorique plus élevé d'une tierce ou d'une quinte que dans la position couchée. Outre la masse du liquide, la force de résistance du diaphragme à la pression du liquide exerce également une influence sur la hauteur du son ; en effet, c'est du degré de résistance de ce muscle que dépend la différence plus ou moins grande d'élévation qu'il atteint dans les attitudes debout et couchée. De plus, l'espace occupé par l'air dans la plèvre est augmenté pendant l'*inspiration* par l'abaissement du diaphragme et par suite *la tonalité du son amphorique abaissée ;* c'est l'inverse pendant l'expiration (Björnström) ; Biermer, au contraire, a observé une élévation plus grande du son amphorique lors de l'inspiration.

En outre, d'après Stern et Skoda, le *son métallique* s'observerait dans des cas isolés de pneumonie, caractérisés par une extension rapide de l'infiltration. Il serait alors la conséquence d'un relâchement extraordinairement intense et rapide du parenchyme pulmonaire envahi dans une grande étendue. L'explication donnée par ces auteurs est loin d'être satisfaisante, car c'est précisément dans les conditions indiquées ici que s'observe le son tympanique en cas de pneumonie.

Je suis assez disposé à considérer comme un son amphorique interrompu (tintement métallique) le *cliquetis métallique* que l'on observe si souvent au niveau des cavernes pulmonaires volumineuses en même temps que le bruit de pot fêlé. Ce cliquetis résulte évidemment du trouble apporté à la réflexion égale des ondes sonores dans la cavité par la sortie brusque d'une portion de l'air qu'elle renfermait; le son métallique cesse donc aussitôt que le bruit de pot fêlé se fait entendre.

Percussion topographique.

Pour être à même de porter un jugement sur les altérations pathologiques du son de percussion, il est nécessaire de connaître le son pulmonaire normal, tant au point de vue des limites où il peut être produit qu'au point de vue des différences physiologiques d'intensité et de hauteur qu'il présente dans les diverses régions du thorax. Dans la pratique il faut donc que la connaissance des propriétés physiologiques du son de percussion précède l'examen de ses propriétés pathologiques; mais dans l'exposition didactique les résultats que donne la percussion topographique ne peuvent être compris qu'à la condition d'étudier tout d'abord les qualités du son de percussion et leurs altérations pathologiques dans leur cause et dans leur signification diagnostique.

1° Limites normales des poumons.

. Les poumons présentent :

1° *Une limite supérieure.* — Des deux côtés le poumon dépasse de 3 à 5 centimètres la clavicule et occupe là un espace triangulaire limité en dehors par le muscle trapèze, en dedans par la portion claviculaire du sterno-cléidomastoïdien, en bas par la clavicule. — En arrière le sommet du poumon aboutit à un espace limité en dehors également par le bord externe du muscle trapèze, en bas par l'épine le l'omoplate, en haut par l'apophyse épineuse de la septième vertèbre cervicale.

2.° *Une limite inférieure.* — Elle est constituée par le bord inférieur du poumon. La situation de ce dernier dépend *en avant et à droite* exactement de la situation du diaphragme. Quand ce dernier occupe sa position moyenne, pendant l'expiration, la limite inférieure du son pulmonaire normal à droite se trouve sur la ligne parasternale au bord inférieur de la cinquième côte, sur la ligne mamillaire (1) au bord supérieur de la sixième, sur la ligne axillaire enfin au bord supérieur de la septième côte. (*En avant et à gauche* les rapports ne sont pas les mêmes à cause de la présence du cœur; voyez *matité précordiale.*)

3° Les bords *antéro-internes* des poumons se rencontrent à la hauteur de la deuxième paire de côtes et restent assez rapprochés l'un de l'autre, séparés qu'ils sont seulement par le médiastin antérieur, jusqu'au niveau de la quatrième côte où ils divergent, en s'écartant considérablement à droite et à gauche pour se continuer par le bord inférieur.

4° En bas et *en arrière* le poumon atteint des deux côtés la dixième côte.

Toutes ces limites se déplacent lors de l'inspiration grâce à la dilatation que présente le poumon dans tous les sens; les limites supérieures s'écartent moins que les limites inférieures et antérieures. Pour délimiter exactement le poumon il faut donc toujours percuter après une forte expiration.

Il est surtout important de bien déterminer par la percussion le bord antérieur et inférieur du poumon, attendu que

(1) On désigne sous le nom de ligne mamillaire la ligne tirée verticalement par le mamelon, sous le nom de ligne sternale une ligne parallèle à la précédente qui suit le bord du sternum; la ligne parallèle aux deux précédentes et située entre elles à égale distance des deux a reçu le nom de ligne parasternale.

sa situation normale exclut immédiatement l'existence d'une des maladies les plus fréquentes de l'appareil respiratoire, l'emphysème vésiculaire du poumon. Cette détermination est facile à faire au moyen de la percussion, comme le font voir les expériences faites sur le cadavre. Des épingles enfoncées aux points où le son pulmonaire clair passe au son obscur pénètrent assez exactement dans les bords du poumon ou passent tout contre. — Sur le vivant la détermination du bord droit inférieur du poumon constitue un excellent exercice pour étudier le passage insensible du son fort (clair) au son mat. Tout d'abord on fixe, après une expiration complète, les limites de la matité hépatique complète et on les indique au moyen du crayon lithographique noir proposé par Piorry. Cette région de matité absolue s'étend en général au bord inférieur de la sixième côte. Puis on fixe de même la limite inférieure de parfaite sonorité pulmonaire qui d'ordinaire répond à la cinquième côte. L'espace situé entre ces deux régions et large d'environ un pouce constitue la zone de transition entre le son fort et le son mat; le son y est déjà un peu affaibli. Si l'on percute cet espace par l'intermédiaire d'un plessimètre étroit, ou bien si l'on percute l'un des doigts de la main gauche au moyen de deux doigts de la main droite (percussion palpatoire), on trouve d'ordinaire que la ligne de démarcation entre le son hépatique et le son pulmonaire correspond au bord supérieur de la sixième côte. On procède d'une manière analogue pour fixer le bord inférieur du poumon sur la ligne parasternale.

Après quoi on cherche à s'assurer de la *mobilité du bord inférieur du poumon*. Comme ce dernier peut s'abaisser, à l'inspiration, de 4 centimètres au-dessous du niveau qu'il atteint à l'expiration, il s'ensuit nécessairement que dans la région correspondante le son de percussion, mat pendant l'expiration, redevient fort et clair lors de l'inspiration. Cette constatation une fois faite, il est démontré que le poumon est susceptible de se déplacer. Si au contraire des adhérences considérables se sont formées entre la plèvre costale et la plèvre pulmonaire, il est évident que le mouvement du poumon se trouve empêché à ce niveau et que le son de percussion qui correspond au bord inférieur de cet organe reste invariable pendant les deux temps de la respiration. — Dans quelques cas d'emphysème pulmonaire intense, où la limite inférieure du poumon atteint la huitième côte par exemple, on ne constate en général qu'un très-faible déplacement du bord inférieur de cet organe, parfois même aucun déplacement, lors de l'inspiration. Ici la percussion montre d'une manière évidente que les alvéoles de la portion inférieure du poumon ont perdu leur expansibilité.

Pour déterminer la limite *supérieure* du poumon, on fixe la limite supérieure de la sonorité pulmonaire pendant l'expiration; si le sommet du poumon est expansible, la sonorité s'élève d'environ un centimètre au-dessus de cette limite par l'inspiration; si elle est le siége d'une induration caséeuse, comme il arrive si fréquemment, on note déjà lors de l'expiration un abaissement de la limite supérieure de la sonorité (Seitz), et pendant l'inspiration elle s'élève à peine ou pas du tout. Si en cas de solidification intense le son est en même temps obscurci, en d'autres termes si le parenchyme est privé d'air, le son ne devient pas plus clair lors de l'inspiration.

On reconnaît la mobilité des bords *antéro-internes* du poumon par le renforcement du son dans les régions sternale et cardiaque pendant l'inspiration. Lors d'une inspiration profonde, la plus grande partie du cœur se trouve recouverte par les bords internes du poumon convergeant l'un vers l'autre, de telle sorte que la matité précordiale peut presque totalement disparaître.

Si le bord *antérieur gauche* du poumon prend une extension pathologique (emphysème pulmonaire), la matité précordiale se trouve diminuée ou abolie et le son devient fort. et clair dans toute la région du cœur; si ce même bord a contracté des adhérences avec la plèvre costale, il lui sera impossible de se dilater et de se déplacer en avant lors de l'inspiration, et la matité précordiale conserve une étendue invariable pendant les deux temps de la respiration. Si le bord antérieur gauche du poumon se ratatine et se rétracte, la base du cœur se trouvera directement en rapport avec la paroi thoracique dans une plus grande étendue et la pulsation du cœur deviendra visible et tangible jusque dans le troisième et le quatrième espace intercostal. — La mobilité du bord *antérieur droit* du poumon est mise en évidence par le plus de clarté du son de percussion sternal pendant l'inspiration.

La mobilité des bords *postéro-supérieurs* et *postéro-inférieurs* du poumon n'est pas moins facile à reconnaître, vu l'extension de la sonorité thoracique lors de l'inspiration.

Pathologiquement il peut se produire un *retrait* de la limite *postéro-supérieure* du poumon dû aux mêmes causes que le retrait observé en avant (rétraction du sommet du poumon); d'autre part les bords *postéro-inférieurs* arrivent à s'étendre jusqu'à la onzième ou la douzième côte en cas d'emphysème pulmonaire.

Les rapports des différents lobes du poumon avec la paroi thoracique sont les suivants :

Poumon droit (3 lobes). — Le lobe supérieur atteint, à la face antérieure du thorax, la quatrième ou la cinquième côte, latéralement la quatrième côte, en arrière l'épine de l'omoplate; le lobe *inférieur* s'étend depuis l'épine de l'omoplate jusqu'à la dixième côte en arrière; latéralement de la sixième à la huitième côte. Le lobe *moyen*, situé entre le lobe supérieur et inférieur, s'étend latéralement de la quatrième à la sixième côte et forme en avant le bord inférieur du poumon droit.

Poumon gauche (2 lobes). — Le lobe supérieur s'étend, à la face antérieure du thorax jusqu'à la sixième côte, sur la ligne mamillaire (en dedans de laquelle est situé le cœur); à la face latérale du thorax il atteint la quatrième côte ; au-dessous de cette dernière et au-dessous de l'épine de l'omoplate en arrière est situé le lobe *inférieur*.

<h2 style="text-align:center">2° Son de percussion des différentes régions
du thorax.</h2>

Le son de percussion est clair, grave et non tympanique à la face *antérieure* du thorax *à droite* jusque dans le cinquième espace intercostal ; la sonorité est la plus grande depuis la clavicule jusqu'à la quatrième côte ; la clavicule elle-même donne un son presque aussi clair que la région sus-claviculaire ; le son est un peu moins clair au sommet même du poumon, vu le petit volume de celui-ci, et dans le cinquième espace intercostal, à cause du voisinage du foie.

Dans le voisinage de l'insertion des deux premières côtes au sternum (à droite aussi bien qu'à gauche, mais plus souvent à droite), le son est d'ordinaire plus obscur que dans la région sous-claviculaire par exemple. Ce fait ne peut pas être dû à une autre cause qu'à l'amincissement du poumon dans le voisinage de son bord ; il en résulte qu'une moindre quantité d'air entre en vibration.

Au niveau du sternum le son est clair, grave et non tympanique. La percussion du manche du sternum engendre un son un peu moins clair que la percussion du corps de cet os, mais au moins aussi clair que celui que l'on obtient par exemple au niveau du sommet pulmonaire. Le fait que le manche du sternum donne un son clair à la percussion,

quoiqu'il ne recouvre que la trachée, l'œsophage, des vaisseaux, etc., et point de tissu pulmonaire, ne peut s'expliquer que par sa faculté d'entrer en vibration avec une énergie suffisante pour communiquer son ébranlement aux
portions de parenchyme pulmonaire situées dans son voisinage. Le même raisonnement s'applique à la partie inférieure du sternum, mais à ce niveau de même qu'au niveau de l'appendice xyphoïde, le son de percussion est un
peu moins intense et moins clair, vu la proximité du ventricule droit du cœur et du lobe gauche du foie.

On peut du reste diminuer dans une certaine mesure la faculté
vibratoire du sternum, en faisant appuyer fortement par un aide
les deux mains de part et d'autre de cet os, et de sa proximité
pendant que l'on pratique la percussion (Mazonn); dans ces conditions, le son se trouve notablement obscurci dans les parties
du sternum derrière lesquelles n'existe point de lame de tissu
pulmonaire.

Du côté *gauche* le son de percussion est fort et clair depuis le sommet du poumon jusqu'au bord supérieur de la
quatrième côte, et obscurci à partir de ce point jusqu'au
cinquième espace intercostal, dans toute l'étendue de la région précordiale jusqu'au point où l'on perçoit le choc de
la pointe. Au niveau de la sixième côte commence le son
tympanique élevé qui caractérise d'ordinaire la région stomacale et qui plus bas passe sans transition au son tympanique intestinal. La région où l'on observe ce son tympanique élevé est limitée en bas par le bord même du thorax
et en haut par une courbe arciforme, dont la concavité re-
garde en bas; elle présente à peu près la *forme d'une demi-
lune*. Cette région a été particulièrement étudiée par
Traube : d'après les résultats qu'il a obtenus elle commence
au-dessous du cinquième et du sixième cartilage costal,
s'étend jusqu'au rebord des fausses côtes et le long de celui-

ci en arrière jusqu'à l'extrémité antérieure de la neuvième ou de la dixième côte; sa plus grande largeur mesure 8 à 9 centimètres. A chaque inspiration cet espace est rétréci (physiologiquement) par le déplacement en bas du poumon; sa partie supérieure rend alors le son pulmonal; en cas de rétraction du poumon gauche et par suite du bord interne antérieur de ce poumon, le diaphragme occupe une position plus élevée et attire également en haut l'estomac, d'où résulte un agrandissement de l'espace semi-lunaire. Si, au contraire, le diaphragme est abaissé, par exemple en cas d'emphysème vésiculaire du poumon ou d'hypertrophie très-considérable du ventricule gauche, l'espace semi-lunaire subit un rétrécissement; ce rétrécissement acquiert une importance diagnostique réelle quand il s'agit de distinguer l'un de l'autre un épanchement pleural et une pneumonie à gauche. Dans le premier cas l'espace semi-lunaire est fortement rétréci, attendu que le diaphragme, et avec lui l'estomac et les intestins se trouvent violemment refoulés en bas; si l'épanchement est très-considérable, cet espace disparaît totalement, tandis qu'il persiste en cas d'infiltration pneumonique du côté gauche, à moins que le poumon hépatisé ne subisse une augmentation de volume suffisante pour refouler le diaphragme; mais ce fait, observé une fois seulement par Traube, est extrêmement rare. De faibles épanchements limités au cul-de-sac postérieur gauche de la plèvre ne peuvent naturellement modifier en rien les dimensions de l'espace semi-lunaire.

Souvent la résorption de l'exsudat pleurétique est signalée par l'apparition, à la place du son mat qui existait dans l'espace semi-lunaire, d'un son *tympanique* obscur.

A la partie *inférieure* du thorax *à droite et en avant*, le son est mat depuis la sixième côte jusqu'au rebord des fausses côtes; mais il est possible que déjà dans le voisinage de ce rebord il présente un timbre plus ou moins nettement tympanique, notamment chez les enfants, vu la proximité des intestins. A gauche, dans la région symétrique, le son, comme nous l'avons déjà dit, est tympanique, grâce à la présence de l'estomac.

A la face *postérieure* du thorax le son pulmonal s'étend des deux côtés jusqu'à la dixième côte; mais il est moins fort qu'en avant, à cause de l'épaisse couche musculaire du dos et de la résistance plus grande des côtes. Il est le moins accentué dans les régions sus et sous-épineuse et dans la partie inférieure du thorax. L'attitude inégale du corps, l'asymétrie des épaules, souvent encore le développement plus considérable de la musculature dorsale à droite sont autant de conditions physiologiques qui peuvent créer *a priori* des différences dans le son de percussion; en général on peut les éliminer en faisant prendre au malade une position bien égale pendant qu'on pratique la percussion, notamment en lui faisant croiser les bras et légèrement pencher le corps en avant; dans ces conditions les deux moitiés du thorax se trouvent également larges en arrière et les muscles du dos sont également tendus des deux côtés.

Dans la *région latérale droite* du thorax le son est fort et clair jusqu'à la septième côte; à partir de la septième côte on trouve la matité hépatique. Dans la *région latérale gauche* la sonorité pulmonaire s'étend jusqu'à la neuvième côte; de là à la onzième côte le son est obscurci par la présence à ce niveau de la rate; à partir de la onzième côte on retrouve le son tympanique de l'estomac qui alors passe sans transition au son tympanique de l'intestin.

Sensations tactiles qui accompagnent la percussion.
Sensation de résistance.

Plus l'état d'agrégation d'un corps est solide, plus est grande la résistance que l'on éprouve quand on exerce une pression sur lui ou qu'on le percute ; c'est ainsi que l'on éprouve une sensation de résistance plus considérable à la plante du pied, en montant un escalier de pierre qu'en montant un escalier de bois ; la percussion d'un corps complétement mou, tel que la ouate, le duvet, etc., n'offre presque pas de résistance, tandis qu'on en rencontre une très-notable en percutant un corps dur, du bois, de la pierre. Les mèmes différences s'observent à la percussion d'un poumon aéré ou d'un poumon imperméable induré, extraits du thorax, ou de tout autre organe solide (foie, rate, cœur, etc.) enlevé du corps. Mais la sensation de résistance dépend non-séulement de l'état d'agrégation, mais encore de l'épaisseur du corps solide ; la percussion de la rate extraite du corps procure une sensation de résistance moindre que le foie, vu son peu d'épaisseur ; le lobe gauche du foie qui est mince offre une résistance plus faible que le lobe droit qui est plùs épais. On retrouve les mèmes phénomènes sur le corps mème, en percutant le poumon, le foie, la rate, le cœur, etc., dans les conditions normales. Mais les différences que l'on trouve en pareil cas sont moins marquées que celles obtenues par la percussion immédiate des organes enlevés du corps, attendu que la cage thoracique par elle-mème présente déjà une certaine résistance.

La sensation de résistance que procure la percussion du poumon peut être ou *augmentée* ou *diminuée ;* le premier de ces phénomènes est très-fréquent, le second est rare au contraire.

La résistance se trouve exagérée en divers points du thorax, malgré l'intégrité du parenchyme pulmonaire, par certains obstacles qu'offrent à la percussion la structure du thorax et le développement des parties. Citons ici la solidité extrème du squelette, l'étroitesse des espaces intercostaux, la convexité considérable des côtes, l'épaisseur du pannicule adipeux (notamment au niveau de la mamelle chez les femmes).

Les conditions pathologiques qui tendent à augmenter la résistance sont constituées par l'*imperméabilité à l'air* du parenchyme pulmonaire, qu'elle soit due à une infiltration, à un ratatinement, à la compression par du liquide ou par une tumeur dans la cavité pleurale, ou à toute autre cause; en d'autres termes, ce sont les mêmes conditions qui assourdissent le son de percussion. En conséquence l'accroissement de la sensation de résistance et la matité s'accompagnent forcément et offrent la même signification diagnostique : *diminution de la faculté vibratoire du milieu sous-jacent.*

Toutes choses égales d'ailleurs, l'intensité de la résistance s'accroît au fur et à mesure que diminue la quantité d'air intrapulmonaire, quoiqu'il n'y ait point de proportionnalité; le poumon totalement imperméable et hépatisé offre donc une résistance plus grande que s'il a subi une solidification moins considérable sous l'influence d'une autre cause; un exsudat pleurétique très-intense présente de même une résistance à la percussion plus notable qu'un poumon hépatisé, et cette résistance est bien plus intense encore s'il s'agit de tumeurs solides de la plèvre.

Pour bien apprécier la sensation de plus grande résistance, il vaut mieux se servir de la percussion digitale et du plessimètre digital que du marteau de percussion; les raisons en sautent aux yeux, quoique l'on ait prétendu précisément le contraire. On peut s'en assurer déjà dans les conditions normales par la percussion comparative du poumon et du foie; les différences fines que peut donner la sensation de résistance ne sont jamais appréciables par la percussion au moyen du marteau.

On observe rarement une *diminution* de la résistance au doigt. Cependant on l'a rencontrée dans quelques exemples d'augmentation de volume du poumon par suite d'emphysème et dans quelques cas de pneumothorax. Dans le premier cas il est possible qu'elle soit due à l'élargissement des espaces intercostaux qui est une conséquence d'un emphysème pulmonaire intense. Mais le signe en question, abstraction faite de son peu d'importance en diagnostic, perd encore de sa valeur de détail en présence d'une maladie qui d'ordinaire affecte les deux côtés de la poitrine à la fois et enlève ainsi tout moyen de comparaison; dans le second cas (pneumothorax) l'amoindrissement de la résistance au doigt est dû à ce que l'air contenu dans la cavité pleurale entre seul en vibration; or cette couche d'air offre nécessairement une moindre résistance à la percussion que le tissu pulmonaire.

Souvent en percutant la poitrine, dans le pneumothorax, on a une sensation d'*ondulation* difficile à définir; on ne rencontre ce phénomène que dans les parties supérieures du thorax du côté malade, au niveau de la région où le gaz se trouve épanché; il n'existe point dans les parties inférieures, au niveau de l'épanchement liquide qui survient dans la pluralité des cas, l'existence du pyopneumothorax étant pour ainsi dire la règle. Dans ces derniers points au contraire la sensation de résistance est augmentée.

Piorry, le premier, a attiré l'attention sur l'accroissement de la résistance qui accompagne tout son plus ou moins obscur. Les différents degrés de résistance appréciables à la percussion d'organes différents de consistance et de dimensions, tels que le foie, la rate et le cœur, ont servi de prétexte à une assimilation de ces phénomènes tactiles aux propriétés acoustiques du son de percussion; c'est ainsi que l'on est arrivé à parler d'un son hépatique, splénique, cardiaque; mais ces désignations, qui ne reposent sur aucune base physique, ont été rejetées depuis longtemps.

Phonométrie.

On désigne par ce terme une nouvelle méthode d'exploration
des organes thoraciques et abdominaux, découverte par Baas ;
elle consiste à placer à la surface du thorax ou de l'abdomen un
diapason en vibration, qui permet de reconnaître, d'après le
degré d'intensité du son rendu, si au-dessous de la région que
l'on examine se trouve situé un organe *susceptible de renforcer
les vibrations* du diapason ou non, c'est-à-dire perméable ou non
à l'air. Le but de la phonométrie est donc semblable à celui de
la percussion. Quant à la technique de cette méthode, elle consiste à faire vibrer avec une intensité moyenne un diapason donnant le *la* normal ou un ton un peu moins élevé, et à en appliquer la tige perpendiculairement sur le thorax, soit directement
soit en interposant un plessimètre ; on le maintient dans cette
position pendant quelques secondes. Pour faire un examen comparatif des diverses régions du thorax, on communique au diapason des vibrations toujours de même intensité, avant de l'appliquer de nouveau ; autrement les résultats n'offriraient aucune
valeur. Ici, comme dans la percussion, on n'arrive pas sans
exercice à faire vibrer le diapason toujours avec une égale force
et à saisir les différences d'intensité du son obtenu. Si l'on explore par ce procédé le thorax normal, on trouve partout *en
dedans des limites du poumon*, un son *fort*, et *au niveau des organes solides* un son *faible ;* l'oreille saisit presque aussi facilement les différences de résonnance du diapason que les différences du son donné par la percussion. En revanche, des recherches personnelles multiples m'ont démontré qu'il n'est pas
possible de placer la phonométrie sur le même rang que la
percussion, sous le rapport de l'exactitude et de la sûreté des
résultats, quand il s'agit de la délimitation des organes aérés et
non aérés, soit dans les conditions normales, soit dans les conditions pathologiques les plus variées ; j'ai invariablement trouvé
la figure obtenue par la résonnance du diapason plus petite que
la figure donnée par la matité : pour le foie, le cœur et la rate ;
même conclusion pour la comparaison des résultats donnés par
la phonométrie et la percussion dans l'examen de l'induration
pulmonaire à tous ses degrés (en cas de phthisie, par exemple),
des cavernes pulmonaires, de la pneumonie, des épanchements

pleurétiques, de l'emphysème pulmonaire, des dilatations du cœur droit, des tumeurs du foie, de l'ascite, etc. — De plus, d'après la nature même de la phonométrie, elle ne peut indiquer que la présence ou l'absence de l'air (ou encore la diminution de la quantité d'air) dans les organes par l'intensité ou la faiblesse de la résonnance, c'est-à-dire les états qui, à la percussion, engendrent le son fort et le son mat (ou encore le son obscur) ; mais elle ne donne aucune indication au sujet de la distribution de l'air, la tension du parenchyme pulmonaire, la présence de cavernes dans les poumons, en un mot sur toutes les conditions physiques si variées que peut présenter l'appareil respiratoire, et dont on acquiert la connaissance par l'élévation ou la gravité du son de percussion, par le son tympanique et le changement de hauteur de ce son à l'ouverture et à la fermeture de la bouche, par le bruit de pot fêlé et le son amphorique. — La sensation de plus grande résistance par laquelle les organes privés d'air se reconnaissent immédiatement à la percussion, n'est que faiblement marquée si on emploie la méthode phonométrique. — Je considère la phonométrie comme peu avantageuse dans l'exploration de l'abdomen, hormis quand il s'agit de déterminer les limites du foie et de la rate. Par la phonométrie, le thorax et l'abdomen ne donnent presque pas de différence appréciable à l'ouïe, tandis que les différences du son de percussion sont si caractéristiques ! Même quand il s'agit de reconnaître les conditions pathologiques très-grossières de l'abdomen, par exemple une ascite volumineuse, la phonométrie est loin de donner des résultats aussi exacts que la percussion. C'est pour ces diverses raisons que la phonométrie ne pourra jamais prétendre à entrer dans la pratique.

AUSCULTATION DES POUMONS

Historique.

La connaissance de quelques-uns des phénomènes de l'auscultation date d'Hippocrate; tel est le phénomène bien connu du bruit de succussion (*succussion hippocratique*) (1) que l'on observe dans le pyopneumothorax. Mais Hippocrate a en outre connu le bruit de frottement (2) de la pleurésie et une foule de bruits catarrhaux; c'est ce qui ressort d'une manière évidente non-seulement de la description des caractères mêmes des bruits, mais encore de celle des maladies où ces bruits ont été observés.

Mais plus tard ces notions tombèrent dans un oubli presque complet, et ce n'est qu'à de grands intervalles que l'on trouve dans de rares écrivains des traces obscures de l'auscultation, mais sans indication de quelque signe précis.

(1) . . . . . . ἕτερος μὲν τὰς χεῖρας ἐχέτω. Σὺ δὲ τὸν ὦμον σείων ἀκοάζεσθαι,ἕ ως ὁκότερον ἂν τῶν πλευρέων τό πάθος ψοφεή (un aide lui tient les bras et vous, le secouant par les épaules, vous écoutez de quel côté le bruit se fait entendre).

(2) . . . . . τρίζει τὸ πνεῦμα οἷον μάσθλης. . . . . (un bruit comme de cuir se fait entendre à la respiration.)

Citons encore cet autre passage relatif à la présence de liquide dans la poitrine : τούτω ἂν γνοίης, ὅτι οὐ πῦον, ἀλλὰ ὕδωρ ἐστὶ. καὶ ἤν πολλὸν χρόνον προσέχων τὸ οὖς ἀκουάζη πρὸς τὰ πλευρὰ, ἐστὶν ἔσωθεν οἷον ψόφος (par cela vous reconnaîtrez que c'est non du pus, mais de l'eau; et si, appliquant l'oreille contre la poitrine, vous écoutez pendant longtemps, c'est comme un bruit à l'intérieur).

Dans plusieurs passages d'Hippocrate il est fait mention des bruits *catarrhaux* (Küchenmeister a publié à Dresde un recueil très-complet de tous les passages d'Hippocrate qui se rapportent à l'auscultation et au diagnostic physique).

10

C'est à Laënnec (né en 1781, mort en 1826) que revient la gloire d'avoir réellement découvert l'auscultation et presque tous les signes qui peuvent servir dans le diagnostic des maladies du poumon et du cœur. Cette découverte fut faite en 1816; le premier stéthoscope dont se servit Laënnec à propos d'une maladie du cœur, où il se proposait d'entendre plus distinctement le choc de cet organe, consistait en un papier roulé. Des observations continuées pendant trois ans à l'hôpital Necker lui firent connaître presque tous les phénomènes d'auscultation qu'il a publiés dans son ouvrage intitulé : « Traité de l'auscultation médiate et des maladies des poumons et du cœur », et qui date de l'année 1819. — Skoda a soumis à une critique sévère les théories données par Laënnec sur l'auscultation; il a cherché à ramener chacun des phénomènes qui en dépendent à sa cause physique et a ici, comme dans la percussion, introduit des réformes utiles. Maint phénomène d'auscultation qui faisait partie de la théorie de Laënnec a été éliminé par lui, et d'autre part il a établi une classification de ces phénomènes fondée sur des principes physiques et universellement adoptée de nos jours.

Entre autres signes dont l'auscultation s'est enrichie *après* Laënnec, nous mentionnerons le bruit de frottement de la plèvre (Reynaud) et le bruit de frottement du péricarde (Collin); il faudrait y ajouter l'explication exacte des bruits vasculaires et une foule d'autres phénomènes qui se rapportent à l'auscultation du cœur et de l'abdomen (voyez les chapitres qui s'y rapportent).

Méthodes d'Auscultation.

On distingue l'auscultation *immédiate*, qui se pratique par l'application directe de l'oreille sur la poitrine, et l'auscultation *médiate* qui se pratique par l'intermédiaire du stéthoscope.

1° L'auscultation immédiate, par l'oreille appliquée immédiatement sur la poitrine, a l'avantage sur l'emploi du stéthoscope de faire entendre avec plus de force les bruits qui se produisent pendant la respiration et sur une plus large surface à la fois; quand il s'agit de pratiquer un examen rapide, notamment à la face postérieure du thorax chez des malades gravement atteints et qui ne peuvent se tenir longtemps assis dans leur lit, l'auscultation immédiate est de beaucoup préférable.

Cependant elle présente un grand nombre d'inconvénients; telle est l'incommodité qui peut résulter pour le malade et le médecin de la conformation même du thorax, sans compter les sources d'erreur qui sont nombreuses. — Ainsi il est parfois très-difficile, pour ne pas dire impossible, d'appliquer l'oreille dans certaines régions dont l'exploration est précisément d'une très-haute importance, entre autres dans les régions sus-claviculaires, surtout quand elles se présentent sous forme d'une excavation profonde, et cela arrive souvent. De même l'auscultation immédiate est loin d'être aisée dans les régions sus-épineuses dont l'examen est non moins important.

Quand les malades sont alités depuis très-longtemps, la méthode en question peut être pénible et pour l'explorateur et pour le malade; elle est peu engageante pour le médecin, si le malade ne soigne pas bien sa peau, s'il transpire abondamment, etc.

De plus l'auscultation n'est pas exempte de sources d'erreur; souvent l'oreille perçoit des bruits étrangers résultant du frottement des cheveux dans le voisinage de l'oreille, contre le thorax du malade, notamment pendant le mouvement inspiratoire et à un moindre degré à l'expiration; comme ces bruits peuvent ressembler d'une manière absolue aux râles crépitants qui se passent dans le poumon, l'erreur est possible ici. Quand la région qui est le siége de bruits anormaux est très-restreinte, ou quand des bruits variés se produisent dans un petit espace, il est évident que l'auscultation immédiate devient insuffisante.

L'auscultation doit se faire sur le thorax nu, ou sur le thorax recouvert de la chemise, si l'on y est forcé par une pudeur féminine exagérée; dans ce cas il faut que la chemise soit appliquée bien également sur la peau; même avec toutes ces précautions des bruits de frottement étrangers peuvent encore se produire et troubler les phénomènes d'auscultation; mais par l'exercice on arrive à reconnaître ces bruits accessoires et à les distinguer nettement des bruits respiratoires propres. Des personnes exercées entendent même à travers les habits les bruits normaux et anormaux de la respiration; cependant on ne doit jamais se contenter d'une auscultation aussi superficielle, surtout quand il s'agit, dans un premier examen, de reconnaître exactement la nature de la maladie.

2° Auscultation médiate par le stéthoscope. Le stéthoscope est un instrument si répandu qu'il est facile d'en connaître les diverses variétés qui sont en usage. Un bon stéthoscope doit présenter à son extrémité thoracique un diamètre pas trop petit, son extrémité auriculaire doit présenter une légère concavité pour bien s'adapter à l'oreille. Les stéthoscopes dont la plaque auriculaire est plate sont incommodes et ceux dont l'extrémité est convexe se déplacent si facilement que, par leur frottement contre l'oreille, ils donnent naissance à des bruits accessoires qui en rendent l'usage impossible.

En appliquant l'oreille contre le stéthoscope il faut éviter d'exercer une pression sur le thorax; cette pression est très-incommode déjà pour des personnes bien portantes; à plus forte raison les malades, notamment s'ils sont amaigris, doivent-ils en ressentir de la douleur et même de la gêne respiratoire. Pour éviter cette pression, il est bon de tenir entre les doigts l'extrémité appliquée sur le thorax; l'explorateur se trouve ainsi à même d'apprécier *par lui-même* si le poids de sa tête ne pèse pas trop lourdement sur le thorax du malade et l'on évite encore un autre écueil, qui consiste à ne pas appliquer exactement sur le thorax toute la circonférence de l'extrémité inférieure du stéthoscope, faute que l'on voit souvent commettre dans les cours d'auscultation par la précipitation des élèves. Quand les doigts ont fixé le stéthoscope de la manière que nous avons dit et restent invariables dans cette situation, il n'y a pas à craindre

que des bruits étrangers prennent naissance pendant les mouvements respiratoires du thorax.

P. Niemeyer a recommandé un stéthoscope qui ne contient
pas de canal central et qui est constitué par un cylindre plein
en bois, présentant des extrémités arrondies de manière à s'appliquer facilement dans l'oreille et sur le thorax. La construction
de cet *akouoxylon* est fondée sur ce principe qu'un corps solide
(ici c'est un cylindre plein en bois de sapin) conduit mieux les
ondes sonores que l'air, c'est-à-dire que la colonne aérienne qui
doit entrer en vibration dans le stéthoscope ordinaire. Sans
entrer dans des raisonnements théoriques et ne me fondant que
sur des recherches personnelles très-nombreuses entreprises au
moyen de ce stéthoscope et sur la comparaison des résultats
donnés par lui avec ceux que fournit le stéthoscope ordinaire,
il m'est impossible de reconnaître la supériorité de l'akouoxylon
de Niemeyer sur ce dernier. Un grand nombre de phénomènes
d'auscultation, entre autres le tintement métallique et les tons
du cœur, me semblent transmis par l'akouoxylon avec presque
autant de netteté que par le stéthoscope ordinaire, mais jamais
avec plus de force; au contraire, la plupart des bruits respiratoires et cardiaques sont affaiblis par ce moyen.

La modification apportée par Quincke à la forme extérieure
du stéthoscope de P. Niemeyer (concavité de l'embout auriculaire et convexité de l'extrémité inférieure) en fait un appareil
plus maniable, sans le rendre aussi utile dans la pratique que
le stéthoscope ordinaire.

En Amérique on fait grand usage du stéthoscope *à deux
branches auriculaires;* sa forme la plus simple est celle d'un
entonnoir d'où partent deux tubes eu caoutchouc munis à leur
extrémité d'un embout pour l'oreille. Ce stéthoscope, comme je
m'en suis assuré maintes fois, renforce les sons. Ce même instrument ou un autre plus simple encore, qui consiste en un petit
entonnoir auquel est adapté un tube en caoutchouc muni d'un
embout pour une seule oreille, peut servir à pratiquer l'auscultation sur soi-même. On emploie aussi à ce dernier usage le
stéthoscope de König, qui est constitué par une capsule de
laiton recouverte d'une membrane en caoutchouc et munie d'un
tube en caoutchouc; ma propre expérience m'a appris qu'à
l'aide de cet appareil les tons du cœur surtout arrivent à l'oreille
avec une grande netteté, plus grande que les bruits respiratoires.

10.

Enfin un grand nombre de phénomènes acoustiques, soit l'auscultation, soit à la percussion du thorax peuvent être renforcés par l'emploi des *résonateurs* de *Helmholtz* ; ce sont des tuyaux cylindriques ou des sphères en verre, en fer-blanc ou en carton, dont chacun vibre à l'unisson d'un ton donné ; par l'une de leurs ouvertures on les place sur le thorax, à l'autre ouverture, on applique l'oreille, quand il s'agit d'ausculter les bruits ou tons pulmonaires et cardiaques ; ou encore on tient l'une des ouvertures devant la bouche du malade quand on se propose de mieux entendre les bruits de percussion, par exemple le son tympanique et le son amphorique. P. Niemeyer a spécialement recommandé l'emploi de ces résonateurs pour déterminer la tonalité des sons à timbre métallique. Gerhardt et après lui Eichhorst et H. Jacobson ont analysé les phénomènes de percussion et d'auscultation au moyen de résonateurs mis à l'unisson de 19 tons ; ils ont montré par ce moyen que tous les sons de percussion et d'auscultation peuvent être décomposés en sons simples et qu'un résonateur donné peut à tel point renforcer l'*un* des sons simples (tons), qui concourent à la formation des sons complexes des râles à timbre métallique par exemple, que lui seul devient perceptible à l'oreille ; en un mot des sons ou des tons dont l'oreille ou le stéthoscope n'étaient plus capables de révéler des traces peuvent ainsi devenir perceptibles dans certaines conditions.

L'auscultation du poumon a pour but :

I. De déterminer les *phénomènes sonores* qui se produisent aux deux temps de la respiration. Ces phénomènes se divisent en trois groupes :

a. *Bruits respiratoires purs ;*

b. *Râles* déterminés pendant la respiration par la présence de liquides dans les bronches ou dans le parenchyme pulmonaire ;

c. *Bruits de frottement* dus au frottement des deux feuillets de la plèvre transformés en surfaces rugueuses.

II. L'étude des phénomènes sonores fournis par la *toux* et par la *voix*.

Bruits respiratoires purs.

Ce titre, pris dans son sens le plus restreint, ne comprend que les phénomènes sonores que nous fait découvrir l'examen du *thorax ;* pris dans un sens plus large, il offre de plus à notre étude les bruits engendrés par la respiration dans le nez et dans la bouche, ainsi que dans le larynx. Les bruits qui prennent naissance dans le nez et dans la bouche, cette dernière étant ouverte, lors du passage du courant aérien, troublent considérablement l'exploration des bruits respiratoires, surtout quand la respiration est gênée. C'est pourquoi l'on fait respirer le malade par le nez, la bouche fermée; en outre il faut s'exercer à bien reconnaître les bruits qui se produisent dans le nez et dans l'arrière-gorge pour être à même de bien les distinguer des bruits pulmonaires, dans l'auscultation du thorax, au cas où ils viendraient à s'y mêler. Les bruits laryngiens ne troublent point l'auscultation du thorax, car si la muqueuse du larynx est intacte et que l'entrée de l'air par cet organe n'est point gênée, ces bruits ne se font entendre qu'en des points déterminés du thorax que nous désignerons plus loin (p. 184).

Les bruits respiratoires qui se produisent dans les poumons, soit à l'état physiologique, soit à l'état pathologique, peuvent être divisés, d'après Skoda, en trois groupes :

1° Respiration *vésiculaire.*

2° Respiration *bronchique.*

3° Bruits respiratoires *indéterminés (unbestimmt).*

Respiration vésiculaire.

Pour bien se représenter le caractère de la respiration vésiculaire, il suffit de humer l'air entre les lèvres, l'orifice buccal étant rétréci; on obtient ainsi un murmure presque absolument analogue au murmure vésiculaire. — Ce dernier est ainsi nommé parce qu'il se produit dans les vésicules du poumon; en effet *il prend naissance au moment où le courant aérien pénètre dans les alvéoles.*

Le mode de production du murmure vésiculaire n'est pas encore parfaitement déterminé. Il paraît bien certain cependant que l'*expansion* des alvéoles *n'est pas* la cause de ce murmure, comme la plupart des auteurs l'admettent encore de nos jours; en d'autres termes il ne se produit pas dans les alvéoles mêmes; du reste le gonflement de balles en caoutchouc par l'air se fait sans bruit. Baas a fait des expériences variées à l'aide d'un fragment de canne de Provence, laquelle est, comme on le sait, constituée par une foule de petits canaux extrèmement fins et de même calibre, pouvant représenter les plus fines ramifications de l'arbre bronchique; à l'extrémité du roseau était adaptée hermétiquement une vessie mince en caoutchouc représentant les alvéoles; l'insufflation de cette vessie par l'intermédiaire du roseau n'engendrait aucune espèce de bruit, même quand on appliquait sur la vessie un fil déterminant un rétrécissement lors du gonflement. Cependant il est difficile de s'expliquer la production du murmure vésiculaire autrement que par l'existence d'un obstacle au courant aérien, au moment de son passage des plus fines divisions bronchiques dans les alvéoles. Pour P. Niemeyer cet obstacle est constitué par un rétrécissement, siégeant au point où les bronchioles les plus fines se terminent en débouchant dans les infundibulums et dans les alvéoles, qui se dilatent en forme d'entonnoir; de là résulterait une *oscillation* de la veine fluide et par conséquent un bruit. D'après cette théorie la paroi des voies aériennes ne prend aucune part à la production du bruit vésiculaire; en d'autres termes il n'existe *point de frottement* du courant d'air contre elles. (Cela peut être vrai pour les parois unies des plus fines ramifications bronchiques, à l'état normal, mais nullement pour la muqueuse bronchique tuméfiée.)

On reconnaît dans cette théorie une tentative pour expliquer la formation des bruits respiratoires par le même mécanisme que celle des bruits circulatoires que nous étudierons plus loin; c'est toujours une oscillation du courant aérien dans l'un des cas, du courant sanguin dans l'autre, résultant d'un rétrécissement du conduit aérien d'une part, sanguin d'autre part. Mais il n'est pas possible de fournir même approximativement une démonstration directe de l'existence de ce mécanisme pour la production du murmure vésiculaire, quoiqu'il explique très-bien d'ailleurs le bruit respiratoire laryngé (voyez p. 185) ainsi que tous les bruits produits dans les voies aériennes par les sténoses pathologiques.

Le murmure vésiculaire s'entend *à l'inspiration seulement*, en général pendant toute sa durée, mais quand l'inspiration est superficielle, uniquement à sa fin. L'intensité (et la netteté) du murmure vésiculaire dépendent, dans la plupart des cas, de l'énergie de la respiration; mais cette intensité n'en est pas moins très-variable selon les individus, malgré un poumon également bien développé et une énergie respiratoire égale; ces différences n'ont aucune signification diagnostique.

Quand le poumon est sain, on entend le murmure vésiculaire dans toute l'étendue du thorax, mais mieux dans les régions de faible épaisseur, c'est-à-dire à sa face antérieure, notamment dans la région sous-claviculaire, et dans les parties latérales, un peu moins bien dans le dos et aux bords du poumon, où cet organe s'amincit. Si l'inspiration est assez forte, on entend le murmure vésiculaire partout avec une telle netteté, que non-seulement il est perceptible dans les régions derrière lesquelles est situé le poumon, mais encore au delà par transmission, par exemple dans la région du foie.

Quant aux caractères de la respiration vésiculaire, on distingue la respiration vésiculaire *douce* et la respiration vésiculaire *rude;* tant que la muqueuse des voies respiratoires est intacte, le murmure vésiculaire est doux; en cas de *catharre de la muqueuse bronchique* et de gonflement de cette dernière, la respiration devient *hypervésiculaire* et *rude,* parce que des bruits résultant du frottement du courant d'air contre la muqueuse tuméfiée viennent s'y mêler. On

peut entendre la respiration vésiculaire rude dans une étendue plus ou moins grande et même dans toute l'étendue
du thorax, selon le degré d'extension du catarrhe. La découverte d'un murmure vésiculaire rude, localisé à une
faible portion du poumon, est souvent d'une grande importance diagnostique, quand il s'agit de rechercher la cause
d'un catarrhe bronchique. L'expérience a montré que les
catarrhes du sommet du poumon par exemple sont rarement primitifs, mais généralement d'origine secondaire,
consécutifs à l'induration caséeuse commençante du sommet.
Une respiration hypervésiculaire limitée à un ou aux deux
sommets du poumon permet donc de soupçonner l'existence
d'un catarrhe phthisique secondaire, dans le cas où il persiste à plusieurs examens consécutifs ; au contraire si elle est
étendue à tout un poumon ou aux deux poumons à la fois,
elle peut être le résultat ou d'un catarrhe bronchique simple
primitif ou bien d'un catarrhe secondaire dû à toute espèce
de maladie du parenchyme pulmonaire et des voies aériennes.

La respiration hypervésiculaire peut exister isolément ou
combinée à d'autres bruits respiratoires, aux râles que nous
étudierons plus loin.

La respiration hypervésiculaire peut également se présenter dans les conditions normales ; elle est constante chez les
enfants au-dessous de 12 ans et pour ce motif a encore reçu
le nom de respiration *puérile*. Sa cause réside probablement
dans la plus facile transmission du son à travers un thorax
moins épais et dans l'élasticité plus grande du poumon chez
les enfants, laquelle offre une résistance plus considérable à
la dilatation inspiratoire (1) et entraîne par conséquent une
respiration plus énergique. Après la douzième année de la

---

(1) P. Niemeyer explique la respiration puérile par le rétrécissement
de l'*infundibulum* dont le diamètre chez les enfants n'est que le tiers
de ce qu'il est chez les adultes (Rossignol) ; dès lors l'oscillation du
courant aérien, en passant de l'infundibulum dans les alvéoles, est plus
forte.

vie, la respiration puérile passe insensiblement à la respiration vésiculaire plus douce des adultes.

Une modification particulière de la respiration vésiculaire, c'est l'inspiration *saccadée*.

L'inspiration se fait ici en plusieurs temps; on peut l'imiter en humant plusieurs fois de suite et à de courts intervalles de l'air entre les lèvres. Cette respiration saccadée s'entend parfois dans une grande étendue du thorax chez des personnes qui inspirent très-lentement ou inégalement, de telle sorte que l'air pénètre dans telle portion du poumon avant de pénétrer dans telle autre. Cette respiration entrecoupée de cause toute physiologique disparaît dès que le poumon est uniformément dilaté par une inspiration rapide et profonde.

Il faut bien distinguer de cette variété d'inspiration saccadée la respiration vésiculaire entrecoupée qui apparaît pathologiquement à l'un des sommets du poumon, et parfois aux deux sommets, et qui d'ordinaire y est limitée Si par exemple les alvéoles du sommet pulmonaire sont en partie infiltrés et que de plus les plus fines ramifications bronchiques s'y trouvent quelque peu rétrécies par le gonflement de leur muqueuse, l'accès de l'air dans cette portion du poumon devient plus difficile et la dilatation s'y fait quelques instants plus tard que dans les portions du parenchyme pulmonaire interposées, restées perméables à l'air; l'inspiration est donc saccadée à ce niveau; cette altération de rhythme disparaît en général pour quelque temps après plusieurs inspirations profondes ou par un accès de toux, mais pour reparaître ensuite. Au point de vue physique, l'inspiration saccadée signifie simplement qu'il y a un obstacle à l'entrée de l'air dans le parenchyme pulmonaire; cet obstacle peut n'être que temporaire, dans d'autres cas il est permanent; dans ces derniers on retrouvera la respiration saccadée à chaque examen et on sera en droit d'admettre l'existence d'un catarrhe des sommets du poumon. D'ordinaire en pareil cas cette altération du rhythme respiratoire est accompagnée d'autres phénomènes d'auscultation qui confirment le diagnostic (expiration prolongée, peut-être déjà des râles).

Une autre modification de la respiration normale, c'est le murmure vésiculaire dit *systolique*, souvent appréciable aux bords du poumon dans le voisinage du cœur. En effet l'espace vide qui résulte de la diminution de volume du cœur lors de la systole est aussitôt envahi par le tissu pulmonaire qui se dilate par l'arrivée de l'air dans les alvéoles; c'est à ce phénomène qu'est dû le bruit humé dont nous venons de parler. (Ce bruit, d'ordinaire de courte durée, mais parfois assez intense, devient une cause d'erreur dans l'examen du cœur, si on ne le connaît pas; il peut même simuler certains bruits du cœur.)

La seule conclusion diagnostique qu'on ait à tirer de la présence de la respiration vésiculaire, c'est que partout où on l'entend, le parenchyme pulmonaire est accessible à l'air; mais il ne s'ensuit pas que la portion de poumon qui donne lieu à ce phénomène soit précisément dans des conditions lui permettant de recevoir la *quantité d'air normale*. Souvent la perméabilité d'une portion de poumon se trouve diminuée par des causes variées, sans que l'on cesse d'entendre un murmure vésiculaire assez intense; il suffit que dans l'épaisseur du parenchyme infiltré persistent des parties accessibles à l'air; du reste, au point où l'on ausculte on peut très-bien percevoir la respiration vésiculaire de portions voisines du poumon perméables à l'air. Mais dans tous les cas de ce genre, où il s'agit d'une *diminution* de l'aération du parenchyme pulmonaire, le diagnostic est facilité par l'existence soit de phénomènes de percussion (matité), soit par celle d'autres phénomènes d'auscultation, notamment des râles à petites bulles.

Si les alvéoles pulmonaires deviennent *totalement imper-méables* à l'air dans une étendue plus ou moins grande, la respiration disparaît dans toute la région correspondante ; et alors on n'entend plus aucun bruit à l'inspiration, ou bien le bruit respiratiore normal est remplacé par un bruit in-distinct (indéterminé), ou par la respiration bronchique que nous étudierons plus loin.

La respiration vésiculaire *disparaît* dans une grande étendue du thorax ou même dans toute une moitié de celui-ci, et en même temps *tout bruit disparaît* à l'inspiration, quand le poumon est totalement comprimé *par du liquide ou de l'air contenu dans la cavité pleurale*, ou bien est devenu atélectasique pour toute autre cause ; le murmure vésiculaire disparaît également, mais dans de moindres proportions, en cas de compression du poumon par des tumeurs médias-tines, par un exsudat considérable dans le péricarde, par une hypertrophie notable du cœur, etc, etc. ; la respiration vési-culaire disparaît des deux côtés en cas d'emphysème vési-culaire très-intense ; enfin elle disparaît, mais pour être remplacée par d'autres bruits, en cas d'*infiltration* com-plète des alvéoles pulmonaires.

Les mêmes causes, agissant avec une intensité moindre, provoquent un simple *affaiblissement* du murmure vésicu-laire, dans une étendue variable du thorax ; on peut en dire autant des rétrécissements notables du larynx et de la tra-chée et de l'obstruction de bronches volumineuses ; dans ce dernier cas l'effet n'est que passager.

L'obstacle au passage de l'air, outre les rétrécissements dus à des membranes croupales, à des tumeurs, à des adhérences ci-catricielles (syphilitiques), etc., peut dans quelques cas isolés provenir d'un rétrécissement inspiratoire de la glotte ; ce dernier est dû soit à un spasme des muscles constricteurs de la glotte — j'en ai vu deux exemples, — soit à une paralysie double des dilatateurs de la glotte. — En cas d'obstruction des bronches par du mucus le murmure vésiculaire ne s'affaiblit que dans des régions très-limitées, et ce n'est que dans quelques rares cas que la respiration vésiculaire disparaît dans toute une moitié du thorax.

L'affaiblissement de la respiration vésiculaire dans tous ses degrés jusqu'à l'abolition complète, reconnaît donc des causes très-variées et ne permet que la conclusion générale suivante, c'est qu'il y a gêne ou même obstacle complet à l'accès de l'air dans les alvéoles, en d'autres termes que le parenchyme pulmonaire est imperméable à l'air.

Dans ceux des états pathologiques énumérés où le murmure vésiculaire a disparu d'une manière complète, par exemple sous l'influence de la compression du poumon par un épanchement pleurétique ou un pneumothorax, ou encore dans l'emphysème pulmonaire intense, on n'entend ou absolument rien à l'inspiration, ou un souffle doux extrêmement faible et vague qui se produit dans les bronches.

Dans une autre série de cas caractérisés par une *infiltration complète* des alvéoles pulmonaires la respiration pulmonaire disparaît et se trouve remplacée par la respiration bronchique et en général par des râles, si toutefois les bronches qui arrivent au parenchyme infiltré ne sont pas obstruées par des sécrétions.

Plus le murmure vésiculaire est faible, moins il est net, et par gradations il passe au bruit respiratoire indéterminé.

Bruit expiratoire.

. Pendant l'expiration on n'entend à l'auscultation du thorax normal qu'un bruit faible et moelleux, *indéterminé* et *comparable à un souffle très-doux*, qui ne présente plus aucun des caractères du bruit de respiration vésiculaire, humé. Il se produit à la sortie de l'air des bronches et en général est de durée un peu plus courte que le bruit d'inspiration.

Dans certaines conditions pathologiques, le bruit d'expiration subit des altérations de durée ou de caractère, il devient *prolongé* ou *rude*. Très-souvent, on pourrait même dire presque toujours, les deux modifications se produisent simultanément et sous l'action de la même cause.

L'*expiration prolongée* est tantôt étroitement localisée, tantôt étendue à une grande partie du thorax; elle peut exister sans altération de timbre du murmure respiratoire, ou elle est accompagnée de bruits accessoires. Elle indique invariablement qu'il y a un obstacle à la sortie de l'air. Ainsi on la rencontre dans les catarrhes bronchiques intenses accompagnés de rétrécissement des bronches par tuméfaction de leur muqueuse; elle peut se présenter dans la plus grande partie du thorax, notamment en cas d'emphysème vésiculaire du poumon compliqué de catarrhe chronique diffus. L'expiration prolongée, quand elle est circonscrite, est due très-souvent au catarrhe bronchique qui accompagne les indurations du parenchyme pulmonaire. Limitée à un ou aux deux sommets du poumon, l'expiration prolongée peut être l'un des premiers signes d'un catarrhe au début, et en pareil cas présente souvent la valeur séméiotique d'une affection caséeuse commençante; alors elle se présente combinée à d'autres phénomènes d'auscultation, justifiant la conclusion précédente, tels que des râles secs ou humides.

La *rudesse* du bruit d'expiration naît, comme la prolongation de ce bruit, de la gêne qu'éprouve le courant d'air à sa sortie, c'est-à-dire du frottement de la veine aérienne contre la muqueuse tuméfiée, et par conséquent constitue comme elle un signe de catarrhe bronchique. L'expiration rude change insensiblement de caractère, et s'accompagne alors de bruits accessoires, notamment de râles secs ou de ronflements, de sifflements et de sibilances; ces bruits peuvent être assez intenses pour couvrir absolument le bruit expiratoire propre.

Respiration bronchique
(laryngée, trachéale).

A l'auscultation du larynx on entend, tant à l'inspiration qu'à l'expiration un bruit fort; rude, soufflant, auquel répond le mieux la consonne *h* ou le *ch* allemand. On imite le mieux ce bruit en prononçant la consonne *h* pendant l'expiration, sans accompagnement de voyelle, ou en expirant doucement à travers un tube, un stéthoscope par exemple. Le bruit laryngien se transmet à la trachée et aux deux bronches principales, mais avec une intensité décroissante; dans la trachée il est aussi intense que dans le larynx et presque également fort pendant l'inspiration et l'expiration. Au niveau de la bifurcation de la trachée, entre les deux omoplates, dans la région de la quatrième vertèbre dorsale, le bruit laryngien est déjà notablement affaibli et seulement appréciable à l'expiration; il est en général plus marqué à droite de la colonne vertébrale qu'à gauche, parce que la bronche droite présente un plus grand diamètre que la bronche gauche et se trouve plus rapprochée de la paroi thoracique que cette dernière, au niveau de la colonne vertébrale. De la bifurcation de la trachée, le son trachéal se transmet plus loin du côté des bronches, de sorte qu'on l'entend parfois dans toute la région inter-scapulaire et même dans les régions sus-épineuses.

Lippe a recherché les limites de la respiration bronchique sur 203 individus bien portants. Il a constamment trouvé la limite supérieure au niveau de la septième vertèbre cervicale; de là la respiration bronchique s'étendait vers les régions inférieures, occupant généralement les deux côtés de la poitrine; quatre fois seulement elle se bornait au côté droit. La limite inférieure arrivait presque aussi invariablement soit au niveau de la deuxième

ou de la quatrième vertèbre dorsale, soit plus bas au niveau de
la quatrième ou de la sixième vertèbre dorsale, rarement plus
bas encore.

En dehors des régions que nous venons d'indiquer on
n'entend jamais, dans toute l'étendue du thorax normal, de
la respiration bronchique, bien que le bruit laryngien se
transmette jusqu'aux bronches de moyen calibre, fait qu'ont
révélé certaines observations pathologiques : il est évident
qu'à ce niveau il ne peut plus se transmettre au thorax,
grâce à la mauvaise conductibilité du parenchyme pulmonaire.

La respiration bronchique — désignation collective des
bruits que l'on entend physiologiquement au niveau du larynx et de la trachée et dans certaines conditions pathologiques au niveau de toutes les bronches d'assez fort calibre
— *prend naissance dans le larynx où elle est déterminée par
l'oscillation imprimée au courant aérien lors de son passage à travers le rétrécissement glottique, à l'inspiration et
à l'expiration.* A ce niveau le courant aérien rencontrant
une sténose à son entrée et à sa sortie, est ébranlé et produit un son.

Pathologiquement, la respiration bronchique peut être
entendue dans toutes les parties du thorax, tant pendant
l'inspiration, que pendant l'expiration ; mais en général
elle est plus forte pendant l'expiration, rarement pendant
l'inspiration.

Le caractère de la respiration bronchique pathologique
est semblable au bruit laryngien dans les cas où elle est bien
prononcée, c'est-à-dire elle présente à peu près la même
hauteur et le même timbre que lui, en tant qu'il est possible de parler de ces qualités du son, quand il s'agit d'un
bruit. Mais souvent la respiration bronchique n'arrive pas
à ce caractère de netteté que nous venons d'indiquer, tout

en étant très-forte; on peut trouver tous les degrés qui forment le passage de la respiration bronchique à des bruits respiratoires indéterminés, qu'on a appelés bruits de respiration bronchique indéterminés ou bruits se rapprochant de la respiration bronchique. Souvent l'on confond ces bruits à caractère bronchique indéterminé avec la respiration vésiculaire rude ou avec l'expiration rude et prolongée; pour faire la distinction il n'y a pas d'autre signe caractéristique que celui que nous avons indiqué au début de ce chapitre, en disant que la consonne *h* ou *ch* répond le mieux à la respiration bronchique; mais l'exercice seul permettra de porter un diagnostic sûr dans les cas où le bruit présente un certain degré d'indétermination.

La respiration bronchique présente encore deux caractères pathologiques; elle est *rude* ou *moëlleuse, aiguë* ou *grave.* Elle prend de la rudesse du moment que la muqueuse trachéale ou bronchique est tuméfiée, et par suite la lumière des bronches rétrécie. Ainsi l'on peut déjà entendre à distance un souffle trachéal très-rude quand la trachée est comprimée par des tumeurs strumeuses d'un volume considérable ou rétrécie par quelque autre cause, telle que le croup des enfants, la diphthérie du larynx et de la trachée, etc. — On éprouve plus de difficultés à expliquer le caractère d'acuïté ou de gravité de la respiration bronchique : au point de vue du diagnostic la différence de hauteur est dénuée de toute importance, d'autant plus que chez le même malade on voit varier la hauteur de la respiration bronchique sans modification appréciable des autres signes physiques que présente le processus morbide local. — Enfin l'*intensité* de la respiration bronchique est très-variable : tantôt la respiration bronchique est presque aussi forte qu'au niveau du larynx même, tantôt elle est très-faible et on dirait qu'elle arrive de loin à l'oreille de l'observateur; abstraction faite de l'énergie de la respiration, ces différences dépendent avant tout de la nature du processus morbide qui détermine la production de la respiration bronchique et de quelques autres facteurs dont nous allons nous occuper maintenant.

Conditions pathologiques nécessaires à la production de la respiration bronchique.

La respiration bronchique s'observe dans les cas de *cavernes pulmonaires* et d'*imperméabilité* du parenchyme pulmonaire, dans les conditions suivantes :

1° Dans les *cavernes pulmonaires* : quand elles sont situées superficiellement, formées par des parois rigides et assez volumineuses pour communiquer avec une bronche de fort calibre, dont l'air est en contact à la fois avec celui contenu dans la caverne et celui de la trachée. L'absence de l'une quelconque de ces conditions empêche la production de la respiration bronchique ou bien lui enlève toute sa netteté; si la caverne est située profondément et recouverte de tissu pulmonaire normal, la respiration bronchique caverneuse se trouve totalement couverte par la respiration vésiculaire du tissu aéré; si la caverne est superficielle, mais entourée de tissu accessible à l'air, les vibrations sonores de la respiration bronchique se trouvent pour la plus grande partie dispersées par le parenchyme aéré, mauvais conducteur du son. Si la cavité est trop petite pour communiquer avec une bronche de fort calibre, les ébranlements du bruit de respiration bronchique transmis à l'oreille par son intermédiaire sont trop faibles pour être entendus; si enfin la bronche qui conduit dans la caverne est obstruée par des caillots muqueux, la production de la respiration bronchique est empêchée par l'obstacle que présente la bronche

obstruée au passage du courant aérien; mais elle apparaît
immédiatement après qu'un accès. de toux suivi d'expectoration a rétabli la libre communication. L'intensité de la
respiration bronchique en cas d'excavations pulmonaires
dépend, toutes choses égales d'ailleurs, des dimensions de
la caverne, du diamètre de la bronche qui s'y abouche et
de l'énergie de la respiration.

2° La respiration bronchique s'observe dans des portions
du poumon partiellement ou totalement *imperméables à
l'air*, quelle que soit la cause de cette imperméabilité :
infiltration ou compression des cellules pulmonaires.

L'infiltration complète est le résultat de l'hépatisation
pneumonique; aussi en pareil cas la respiration bronchique
est-elle beaucoup plus forte que dans les solidifications du
poumon dues à une autre cause. Mais pour que la produc-
duction de la respiration bronchique dans un fragment de
poumon hépatisé soit possible, il faut que ce dernier se
trouve dans les mêmes conditions physiques que celles que
nous avons indiquées pour les cavernes pulmonaires. Plus
la portion de poumon hépatisée sera volumineuse, plus
elle contiendra de tuyaux bronchiques, et plus la respiration
bronchique sera intense. Comme la pneumonie atteint de
préférence le lobe inférieur du poumon, on perçoit le
plus souvent la respiration bronchique en arrière et en
bas; si tout le lobe en question se trouve hépatisé, on l'entend jusqu'au-dessus de la partie moyenne de l'omoplate
elle offre alors son maximum d'intensité au niveau de la
bifurcation de la trachée (région où on la perçoit déjà dans
les conditions normales). La respiration bronchique disparaît de nouveau dans la pneumonie, au début du stade
de résolution, c'est-à-dire quand les alvéoles redeviennent
accessibles à l'air. Bien entendu, comme l'hépatisation
n'existe jamais au même degré dans toutes les parties du
poumon affecté et que la résolution ne débute pas partout

en même temps, il se peut qu'à tel endroit on entende la respiration bronchique avec une très-grande netteté, tandis qu'à tel autre endroit la respiration est faible et indistinctement bronchique ou vésiculaire. L'intensité de la respiration bronchique d'une part, sa disparition d'autre part constituent, à côté des phénomènes de percussion et d'auscultation concomitants, des signes qui permettent de juger de la période où est arrivé le processus anatomique morbide dans les poumons.

Dans les indurations du tissu pulmonaire dues à une autre cause, par exemple à un processus caséeux, à de la pneumonie chronique interstitielle suivie de dilatations des bronches, etc., il peut arriver que dans l'épaisseur du parenchyme solidifié soient restés des îlots de tissu aéré ; il en résulte une respiration bronchique souvent aussi intense qu'en cas d'hépatisation pneumonique. Souvent la respiration bronchique n'est pas nette, couverte qu'elle est par des râles. Après des accès de toux répétés, notamment s'ils sont accompagnés d'expectoration, la respiration bronchique peut faire son apparition. Mais s'il reste dans l'épaisseur du tissu induré une portion considérable de parenchyme aéré, la respiration peut même être vésiculaire. Quelle que soit la cause de l'induration pulmonaire, les conditions requises pour la production de la respiration bronchique sont toujours les mêmes que dans l'hépatisation pneumonique, que nous avons simplement prise comme modèle de solidification complète.

En outre la respiration bronchique peut encore se présenter dans toutes les circonstances qui entraînent l'*imperméabilité du poumon par compression*. Cette condition est le plus souvent et le plus complétement réalisée par l'épanchement pleurétique, plus rarement par le pneumothorax, et à un moindre degré par les exsudats considérables du péricarde, les anévrysmes volumineux de l'aorte, les hypertrophies no-

11.

tables du cœur, les tumeurs de la cavité pleurale, les tumeurs abdominales qui refoulent le diaphragme. — Mais en cas d'épanchement pleurétique, la respiration bronchique ne se présente que dans la minorité des cas, et cela quand l'exsudat est de moyenne intensité, c'est-à-dire suffisant pour comprimer les cellules pulmonaires et les petites bronches, mais non suffisant pour comprimer les grosses bronches; les exsudats faibles *ne peuvent* produire de respiration bronchique, parce qu'en général ils ne déterminent pas la compression (imperméabilité) du poumon, mais une simple rétraction (diminution de la quantité d'air) de cet organe; les épanchements très-volumineux d'autre part amènent la compression des grosses bronches, de telle manière qu'une faible partie seulement des vibrations laryngées se trouvent transmises au poumon. De plus on ne perçoit jamais la respiration bronchique à la face antérieure du thorax, en cas d'épanchement pleurétique, parce que le poumon se trouve violemment écarté de la paroi antérieure de la poitrine par le liquide interposé et que les ondes sonores, en traversant la couche liquide, s'affaiblissent au point de disparaître. Mais à la paroi postérieure du thorax, contre laquelle le poumon comprimé est appliqué avec force, notamment dans la région inter-scapulaire, on entend assez souvent une respiration bronchique, qui a pour point de départ la trachée. — Plus rarement que les épanchements liquides, les épanchements gazeux de la plèvre compriment assez le poumon pour déterminer la production de la respiration bronchique; en général, dans ces sortes de cas, on ne perçoit aucun bruit respiratoire ou simplement un bruit d'expiration doux et indéterminé, accompagné quelquefois d'un écho métallique. (Voyez *Son amphorique*, p. 201.)

Les autres causes de compression du poumon énumérées ci-dessus n'amènent que rarement une imperméabilité complète d'une portion du tissu pulmonaire et par suite sont rarement assez efficaces pour produire une respiration bronchique bien nette.

Cause physique de la respiration bronchique pathologique.

Laënnec expliquait la production de la respiration bronchique de la manière suivante : dans le poumon sain les bruits respiratoires qui prennent naissance dans les bronches se mêlent d'une manière si intime au bruit vésiculaire, qui a pour lieu d'origine les alvéoles pulmonaires, qu'il ne peut plus être entendu isolément. Mais si le tissu pulmonaire devient imperméable à l'air, soit par compression, soit par infiltration, ou sous l'influence de quelque autre cause, et qu'ainsi le murmure vésiculaire disparaisse, la respiration bronchique persiste seule et avec un caractère de netteté d'autant plus marqué que le *tissu pulmonaire induré est un meilleur conducteur du son.*

Cette explication est suffisante pour la plupart des cas où l'on observe la respiration bronchique ; elle ne pêche qu'en un point. La respiration bronchique ne se produit pas dans toutes les bronches, mais seulement dans celles qui présentent un calibre considérable ; en d'autres termes elle naît dans le larynx et est transmise à ces dernières. Si cette transmission se faisait jusque dans les bronches de moindre diamètre, la respiration bronchique devrait s'entendre malgré l'existence du murmure vésiculaire, ou du moins dans les cas où ce dernier serait affaibli ou aboli, comme par exemple dans l'emphysème vésiculaire intense du poumon. Mais ici, malgré la disparition des dernières traces du murmure vésiculaire, on n'observe jamais la respiration bronchique. Au contraire, la deuxième partie de la proposition de Laënnec, celle d'après laquelle le tissu pulmonaire

induré devient meilleur conducteur du son et permet à la
respiration bronchique de se faire entendre, doit être maintenue contre les objections de Skoda (voyez p. 193), car
elle se fonde sur des observations cliniques indiscutables.

Il est en effet d'observation journalière que les tons du
cœur et des vaisseaux deviennent plus perceptibles à l'auscultation des parois thoraciques à travers un tissu pulmonaire induré; en cas d'augmentation considérable de la
densité du sommet pulmonaire gauche, les tons de l'artère
pulmonaire arrivent à l'oreille renforcés; si c'est le sommet
droit qui est induré, on entend mieux les tons de l'artère
sous-clavière; de même les tons de l'aorte abdominale s'entendent mieux en cas de tuméfaction du foie ou de tumeurs
situées dans son voisinage que dans les conditions ordinaires. La raison de la meilleure conductibilité pour le son
du tissu pulmonaire vide d'air se trouve dans sa consistance
homogène, tandis que le tissu perméable à l'air présente
une structure inégale, où les couches d'air alvéolaire alternent avec la trame solide du parenchyme pulmonaire; or
un son qui est obligé de traverser des milieux de consistance
variable s'affaiblit forcément et finalement s'éteint.

En modifiant la théorie de Laënnec d'après ce qui précède on
pourrait dire que si le poumon est sain on n'entend la respiration bronchique qu'au niveau du larynx, de la trachée et de la
bifurcation des bronches, qui est très-rapprochée de la paroi
thoracique. Mais, à partir du point où les bronches pénètrent
dans les poumons, la respiration bronchique disparait; car tout
en reconnaissant comme un fait indiscutable que les vibrations se
transmettent de la trachée jusque dans les bronches d'un calibre
assez considérable, peut-être même dans les bronches plus fines,
il est impossible d'admettre que ces vibrations parviennent jusqu'aux parois thoraciques, vu que le tissu pulmonaire perméable
à l'air est un mauvais conducteur du son, à cause de sa consistance peu homogène. Si au contraire le poumon est induré et
transformé en un milieu homogène, il devient bon conducteur et
transmet la respiration bronchique jusqu'aux parois thoraciques,

à condition que la portion de tissu induré soit assez volumineuse pour renfermer une bronche de diamètre considérable, où puissent se propager les vibrations trachéales.

Skoda a cherché à réfuter la théorie de Laënnec relative à la meilleure conductibilité pour le son du tissu pulmonaire induré, comme étant la cause de la respiration bronchique, pour lui substituer la théorie de la *consonnance* dont nous nous occuperons plus loin.

Les objections de Skoda sont fondées sur de nombreuses expériences, d'après lesquelles le parenchyme pulmonaire aéré conduirait mieux le son que le parenchyme imperméable ou induré. Nous ne mentionnerons ici que l'expérience la plus simple ; elle consiste à appliquer un stéthoscope d'une part sur un poumon de structure normale, extrait du thorax, d'autre part sur un poumon hépatisé, puis à parler à travers le stéthoscope, tandis qu'une autre personne ausculte au moyen d'un stéthoscope la voix transmise, pour en reconnaître le degré de force. Ces essais comparatifs ont démontré à Skoda que le son se transmet un peu plus loin à travers le poumon aéré qu'à travers le poumon hépatisé.

Choinowsky est arrivé à des résultats diamétralement *opposés*. Dans ses expériences il élimina tout d'abord la source d'erreur provenant de l'intensité variable de la voix humaine et lui substitua le bruit régulier d'une montre ordinaire, écartée le plus possible de l'oreille de l'observateur et entourée de mauvais conducteurs du son, pour exclure la possibilité d'une transmission du bruit de tictac de la montre par l'air. Le bruit de la montre se trouve transmis avec un peu plus de force par le poumon hépatisé que par le poumon normal.

Skoda prétend en outre que pour provoquer un bruit respiratoire aussi intense que celui que l'on observe en cas d'induration du tissu pulmonaire, il est nécessaire qu'il se produise un courant d'air énergique ; mais un courant pareil ne peut exister, attendu qu'un tissu hépatisé ne peut se dilater lors de l'inspiration, ni se contracter lors de l'expiration, le volume du poumon hépatisé ne changeant plus. Mais Choinowsky a opposé avec raison à cette argumentation qu'un courant d'air existe *nécessairement* dans les bronches, même quand le tissu pulmonaire est totalement hépatisé, attendu que la densité de l'air dans les bronches varie pendant la respiration, est moindre dans l'inspiration, plus grande dans l'expiration, en admettant toutefois que la colonne aérienne des bronches communique librement avec l'air de la trachée. Or, dès que des molécules aériennes sont soumises à une pression inégale dans deux réservoirs qui communiquent ensemble, elles s'écoulent constamment du réservoir où la tension est la plus forte vers celui où elle· est moindre; c'est ainsi qu'à chaque inspiration se produit un courant d'air de retour. Ce qui à mon sens plaide en faveur de l'existence d'un pareil courant d'air, c'est ce fait d'expérience que dans un tissu totalement hépatisé on perçoit des râles même très-fins, qui évidemment ne peuvent avoir d'autre lieu d'origine que les bronches les plus fines.

De plus Skoda objecte à la théorie de Laënnec que dans le tissu hépatisé la respiration bronchique disparaît aussitôt que la bronche qui traverse ce tissu se trouve obstruée par un bouchon de mucus, et reparaît également vite, dès que la libre communication est rétablie par l'éloignement du bouchon muqueux. Si le tissu hépatisé, dit Skoda, était un meilleur conducteur du son que le tissu aéré, il serait indifférent que les bronches de la portion de poumon hépatisée fussent obstruées ou non. — Mais la conductibilité du son n'a rien à voir à ce dernier fait, car la disparition du bruit respiratoire, lors de l'obstruction d'une bronche, dépend simplement de ce que le bruit respiratoire n'est plus transmis dans la bronche, grâce à l'obstacle que lui oppose le bouchon obturateur.

De même il est facile de réfuter l'objection suivante de Skoda : que si des corps denses conduisent réellement mieux le son, on devrait mieux entendre le bruit respiratoire et la voix en cas d'exsudat pleurétique, tandis que c'est l'inverse qui arrive. — Il est de fait que, dans la région inter-scapulaire, près de la colonne vertébrale, contre laquelle est appliqué le poumon comprimé et vide d'air, on entend très-souvent la respiration bronchique; mais à la paroi antérieure du thorax on ne perçoit aucun bruit respiratoire parce que le poumon en est violemment écarté par le liquide; les vibrations respiratoires sont donc tellement affaiblies par leur passage dans des milieux différents, parenchyme pulmonaire et liquide, qu'elles n'arrivent plus distinctes à l'oreille de l'observateur.

Skoda a cherché à faire de la respiration bronchique un *phénomène de consonnance.*

La théorie de la consonnance, que nous décrirons en détail plus loin (voy. p. 243 et suiv.), a pour base le fait suivant : c'est que la respiration bronchique devient perceptible ou est renforcée par la présence de cavernes ou de bronches dans le tissu pulmonaire induré, parce que l'air contenu dans ces cavernes ou ces bronches entre en consonnance avec les vibrations venant de la trachée; cette consonnance n'est possible qu'à la condition que l'air soit renfermé dans des espaces clos, limités par des parois *solides* (c'est-à-dire par le parenchyme induré du poumon) qui réfléchissent les vibrations qui y arrivent.

Cette théorie n'a qu'une valeur restreinte; elle ne s'applique qu'aux cas où la respiration bronchique est accompagnée d'un écho métallique (son amphorique des grandes excavations pulmonaires) ou bien de râles à timbre métallique; *ce n'est pas la respiration bronchique, mais le tintement métallique qui l'accompagne* ou caractérise les râles, *qui constitue le phénomène de consonnance.* Skoda a établi sa théoric de la consonnance uniquement pour ainsi dire parce que, selon lui, elle est seule susceptible d'expliquer ce fait que parfois la respiration bronchique s'étend avec *plus de force* au niveau du thorax qu'au niveau de la trachée. D'autres observateurs, et je suis du nombre, n'ont pas confirmé ce fait, qui en tout cas constitue une haute rareté (voyez p. 245).

Une modification particulière de la respiration bronchique, c'est le

Bruit respiratoire à métamorphose.

(Metamorphosirendes Athmungsgeräusch) (1).

D'après Seitz, qui l'a décrit le premier, il offre les caractères suivants : il ne se présente qu'à l'*inspiration*; il débute par un bruit rude d'ordinaire, bien distinct du murmure vésiculaire rude, et que l'on peut imiter en rapprochant la lan-

---

(1) Ce terme, dont nous n'avons pas d'équivalent exact en français, désigne un phénomène respiratoire qui, d'après la description donnée ci-dessous, offre une grande analogie avec le *souffle voilé* de Laënnec et semble même, dans un grand nombre de cas, se confondre avec le *bruit de soupape.*   (*Note du traducteur.*)

gue du palais comme pour prononcer la consonne allemande *G* et aspirant ensuite avec force (la respiration offre souvent ce caractère dans les *sténoses* des ramifications bronchiques, par exemple dans le catarrhe bronchique diffus qui survient chez les personnes emphysémateuses âgées). Ce bruit respiratoire rude ne persiste que pendant environ le tiers de la durée de l'inspiration, puis disparaît subitement pour être remplacé, pendant le reste de l'inspiration, soit par une respiration bronchique accompagnée quelquefois d'un écho métallique, soit par des râles simples.

Seitz n'a observé la respiration à métamorphose que dans le cas de cavernes occupant surtout le lobe supérieur du poumon ; par suite il la considère comme un phénomène cavitaire. La cause physique du bruit d'inspiration rude qui marque le début de ce bruit respiratoire particulier réside probablement dans le passage du courant d'air d'une bronche dans la caverne par un orifice *étroit* relativement aux dimensions de cette dernière, et souvent encore rétréci davantage par du mucus ; cette rudesse exagérée disparaît au moment où l'orifice de communication de la bronche avec la caverne se dilate par un effort d'inspiration énergique, et à sa place on observe la respiration bronchique ou les râles engendrés par le liquide contenu dans la caverne.

Dans quelques cas rares le « bruit de rétrécissement » rude n'apparaît qu'à la fin de l'inspiration, tandis qu'au début on perçoit de la respiration bronchique ; cela tient à ce que, pendant la première partie de l'acte inspiratoire, l'air n'atteint pas encore l'ouverture de communication de la bronche avec l'excavation, mais seulement à la fin de l'inspiration, quand l'expansion du poumon est plus complète.

Le bruit respiratoire à métamorphose ne se présente pas d'ordinaire quand la respiration est tranquille, mais quand celle-ci est renforcée ; elle n'offre pas toujours non plus avec précision le caractère tranché que nous avons décrit, mais, comme out autre bruit respiratoire, se fait entendre avec plus ou moins de netteté. Du reste c'est un phénomène en somme peu fréquent dans les cas d'excavation pulmonaire et il ne se présente pas à l'observation à chaque examen que l'on fait du malade; il est variable comme la respiration bronchique, les râles, etc.: mais quand on l'a observé une fois chez un malade, on peut le retrouver à des examens ultérieurs, pourvu que ceux-ci soient suffisamment prolongés et répétés.

A m'en tenir rigoureusement à la définition que Seitz a donnée de ce bruit respiratoire, je puis dire que je l'ai observé rarement; bien plus souvent on entend au niveau des cavernes qui siégent dans le lobe supérieur du poumon un bruit respiratoire analogue au bruit à métamorphose, mais ne lui ressemblant qu'en tant qu'il débute par un bruit rude, bref et sibilant, suivi de râles et de bruits indéterminés; du moment que l'on donne à ce phénomène le nom de bruit respiratoire à métamorphose pour cette simple raison que l'acte inspiratoire est composé de deux bruits successifs, il est évident que le cercle de production de ce bruit particulier s'en trouve singulièrement étendu.

De même que le bruit respiratoire à métamorphoses, les variétés de bruits respiratoires établies par Laënnec sous les noms de : 1° *respiration soufflante*, 2° *souffle voilé*, 3° *respiration caverneuse*, ne sont que des modifications de la respiration bronchique; les variétés désignées 1 et 3 ne sont autre chose que de la respiratoin bronchique très-forte, la variété 2 indique un bruit respiratoire indéterminé au début de l'inspiration, prenant ensuite subitement le caractère bronchique; cette modification du bruit respiratoire est due probablement à ce que la bronche, qui communique avec la caverne, se trouve obstruée au début de l'inspiration, puis se trouve dégagée subitement et offre un libre passage à l'air. « Le souffle voilé » de Laënnec est donc dû à la même cause que le bruit respiratoire à métamorphoses et du reste fait une impression analogue sur l'organe auditif.

Dans la catégorie des bruits respiratoires bronchiques rentre encore la *respiration amphorique :*

Respiration amphorique

(Bruit respiratoire à écho métallique).

Sous le nom de respiration amphorique on désigne une variété de respiration bronchique — ou plus rarement un bruit respiratoire indéterminé — à timbre métallique ou suivi d'un écho métallique (bruit respiratoire *métallique*). La respiration amphorique a été ainsi appelée parce qu'elle est complétement analogue au bruit que l'on produit en soufflant dans une cruche (amphore) ou dans une bouteille. Elle est perceptible tantôt à l'inspiration, tantôt à l'expiration, ou bien pendant les deux temps de la respiration, mais en général elle est plus forte pendant l'expiration. Le caractère fondamental de la respiration amphorique est, comme nous l'avons dit, celui de la respiration bronchique, attendu que les conditions physiques qui communiquent au son le caractère amphorique favorisent de même, et cela au suprême degré, les phénomènes de respiration bronchique. Ce n'est que dans des circonstances spéciales sur lesquelles nous reviendrons, p. 201, qu'un bruit respiratoire *indéterminé* est capable de s'accompagner d'un écho amphorique.

L'analogie que présente la respiration amphorique avec le son obtenu en soufflant dans une cruche fait comprendre aisément que cette variété de bruit respiratoire ne prend naissance que dans les *grandes cavernes pulmonaires* et dans les accumulations *d'air dans la cavité pleurale,* et cela sous les conditions suivantes :

1° Les *cavernes* pulmonaires doivent présenter au moins le volume du poing et être limitées par des parois solides et homogènes ; elles doivent communiquer librement avec

une grosse bronche et enfin être situées superficiellement.

La première condition est nécessaire, attendu que les
grandes cavernes seules, quand elles sont formées de parois
homogènes, sont capables de réfléchir les ondes sonores;
produites par le courant d'air respiratoire, assez uniformément pour leur communiquer un timbre musical. Comme
cependant la respiration amphorique fait souvent défaut,
malgré l'existence de ces conditions, et qu'on n'entend alors
que la respiration bronchique, il faut, pour expliquer l'écho
amphorique, faire intervenir un autre facteur, la *consonnance*.
En effet, la caverne pleine d'air constitue une caisse de
résonnance qui renforce le bruit respiratoire et lui communique un timbre en réfléchissant également les ondes sonores,
de même que la cruche dans laquelle on souffle (ou dans
laquelle on parle).

La deuxième condition, qui se rapporte à la libre communication de l'air de la caverne avec l'air de la bronche
qui y aboutit, se comprend d'elle-même; car quand la
bronche est obstruée, tout bruit respiratoire disparaît ou
devient indistinct, pour se rétablir avec la même netteté
après quelques accès de toux, surtout s'ils sont suivis
d'expectoration. — La troisième condition, c'est-à-dire la
situation superficielle de la caverne, est remplie en général
quand il s'agit de cavernes volumineuses.

La présence de liquide avec l'air dans l'excavation
n'exerce aucune influence sur la netteté de la respiration
amphorique. C'est ce dont il est facile de se convaincre en
soufflant soit dans une cruche vide, soit dans une cruche
renfermant une certaine quantité d'eau. Seulement il ne
faut pas que le liquide soit assez abondant pour occuper un
volume notablement plus grand que l'air; car en pareil cas
il arrive souvent que tout bruit respiratoire est masqué par
les nombreux râles qui se produisent; la *consonnance* né-

cessaire à .a production de l'écho amphorique ne peut exister dès lors.

Comme les cavernes siégent de préférence dans le lobe supérieur du poumon, il s'ensuit que la respiration amphorique a pour lieu d'élection la partie supérieure du thorax ; de plus, c'est *en avant* qu'elle s'entend le mieux, car les conditions de conductibilité y sont le plus favorables, (cependant je l'ai observée à la face *postérieure* du thorax en cas de cavernes bronchectasiques volumineuses).

L'écho métallique est toujours très-clair et très-aigu et sa hauteur comme ton peut souvent être déterminée exactement. Souvent il est composé de plusieurs sons musicaux, constitués par exemple par les sons harmoniques aigus du son principal ; on éprouve alors exactement l'impression que fait le passage du vent sur les cordes d'une harpe éolienne. — Il se peut que l'écho amphorique qui accompagne le bruit respiratoire se présente pur de tout mélange de bruits étrangers, quand accidentellement une caverne ne renferme pas de liquide ou n'en renferme que peu, ou quand le malade respire assez faiblement pour que le liquide contenu dans la caverne ne soit point ébranlé par le courant aérien ; dans d'autres cas, et c'est le grand nombre, la respiration amphorique est accompagnée de râles clairs ou même à timbre métallique (voyez p. 222 et suiv.).

Dans les régions du thorax où l'on perçoit la respiration amphorique, le son de percussion présente souvent aussi le caractère métallique ou du moins il est tympanique avec accompagnement de bruit de pot fêlé.

2° La respiration amphorique s'observe encore dans le *pneumothorax*, mais à la condition que le poumon ne soit pas totalement comprimé par le gaz, c'est-à-dire que l'air puisse encore pénétrer dans son parenchyme.

Mais cette dernière condition n'est réalisée que si la fistule pulmonaire, qui a donné passage à l'air du poumon dans la cavité pleurale, se ferme relativement vite ; cette occlusion a lieu dans la majorité des cas ; il est plus rare que la fistule reste perméable dans tout son trajet jusqu'à la bronche et établisse ainsi une libre communication entre l'air pleural et la colonne aérienne des bronches et de la trachée. Si la fistule bronchique est close et si l'air peut rentrer dans le poumon non encore complétement comprimé, on observe dans les parties correspondantes du thorax, généralement en arrière, au niveau des points où est appliqué le poumon, un bruit respiratoire, *indéterminé* d'ordinaire (plus rarement bronchique) et accompagné d'une résonnance ou d'un écho métallique.

Le son amphorique ne peut s'expliquer ici que par la propagation à la plèvre des ébranlements qu'éprouve l'air à son entrée dans les poumons, c'est-à-dire par la transmission du bruit respiratoire à travers le parenchyme pulmonaire jusque dans la cavité pleurale, par l'intermédiaire d'une bronche superficielle; les vibrations du bruit respiratoire donnent naissance à des vibrations consonnantes de l'air contenu dans la plèvre, et de là résulte le son métallique; ce dernier est ordinairement affaibli et comme éloigné, et n'apparaît que par places isolées, tandis qu'en d'autres points c'est à peine si on le perçoit encore vaguement.

Dans des cas rares on voit survenir la respiration amphorique en l'absence d'excavations et avec tous les symptômes de la dyspnée. Dans ce cas le son métallique prend naissance dans le *pharynx*, pendant les inspirations profondes, la bouche étant ouverte, et arrive à être perceptible par propagation dans une partie plus ou moins grande de la région thoracique supérieure, notamment entre les omoplates. Parfois il disparaît aussitôt que la bouche est close. — Dans des cas rares la respiration amphorique se présente, d'après Friedreich, même sans dyspnée, dans la région interscapulaire, chez des vieillards; je n'ai point eu l'occasion d'observer aucun fait de ce genre.

Bruit respiratoire indéterminé (*unbestimmt*).

Dans une foule de cas le bruit respiratoire ne présente le caractère ni du murmure vésiculaire, ni de la respiration bronchique ; Skoda lui a donné le nom de bruit respiratoire *indéterminé* (*unbestimmt*). Dans le sens rigoureux du mot, il faudrait ranger dans cette catégorie tous les bruits intermédiaires entre le murmure vésiculaire et la respiration bronchique ; c'est pourquoi tout bruit respiratoire dont le caractère se rapproche soit du murmure vésiculaire, soit de la respiration bronchique, est désigné sous le nom de respiration vésiculaire indéterminée, bronchique indéterminée, etc. ; le nom de bruit respiratoire réellement indéterminé ne s'applique qu'à ceux qui n'offrent plus de trace d'un caractère précis. A mesure que l'oreille de l'observateur acquiert plus de finesse par la pratique, il distinguera mieux les bruits de transition du murmure vésiculaire à la respiration bronchique, et pour lui le champ des bruits respiratoires indéterminés sera réduit d'autant. Seuls les bruits transitoires constituent un écueil pour les commençants ; mais les bruits *réellement indéterminés* sont aussi caractéristiques pour une oreille exercée que le murmure vésiculaire pur ou la respiration bronchique pure.

Comme les bruits respiratoires indéterminés ne peuvent être comparés à aucun bruit matériel connu, il est impossible de les décrire ; par l'exercice seul on arrivera à s'en faire une idée. Qu'on consulte par exemple la poitrine d'un homme robuste, en l'engageant à respirer *superficiellement*. Dans les régions recouvertes d'une épaisse couche musculaire, telles que les régions sus-épineuses et sous-épineuses, on ne percevra point de murmure vésiculaire, mais un bruit respiratoire *indéterminé;* la raison en est qu'à une inspiration superficielle le courant aérien ne pénètre qu'avec une faible intensité dans les alvéoles et que le murmure vésiculaire ne se produit que faiblement ou pas du tout, et que dans son passage à travers la couche musculaire épaisse de la région dorsale il perd son caractère propre. Nous avons choisi les régions sus et sous-épineuses simplement à titre d'exemple; mais le bruit respiratoire indéterminé, dû à une propagation difficile, s'observe encore en d'autres points du thorax où la musculature est très-forte, à la condition toutefois que les sujets en observation respirent très-superficiellement; c'est ce que l'on voit très-souvent précisément chez les personnes qui ont les poumons très-développés. Si l'on engage ces personnes à faire une inspiration *profonde,* le bruit respiratoire, d'indéterminé qu'il était, devient aussitôt vésiculaire. Si l'on fait varier par degrés la force ou la faiblesse de la respiration, il est facile d'observer toutes les transitions du murmure vésiculaire au bruit respiratoire indéterminé. On peut s'exercer encore dans l'étude de ces bruits de transition en auscultant le bruit respiratoire en un point éloigné de son lieu d'origine, en éloignant par exemple le stéthoscope de plus en plus des bords du poumon vers la région hépatique; plus on se rapproche du rebord des fausses côtes à droite, plus le bruit respiratoire devient indistinct ou indéterminé.

Le bruit respiratoire indéterminé se présente dans une foule d'états pathologiques, soit d'une manière persistante, soit d'une façon passagère, et sur une étendue plus ou moins grande du thorax.

Ces causes peuvent être rangées sous trois chefs :

1° *Expansion insuffisante des alvéoles pulmonaires;* elle peut être due à la perte d'élasticité des alvéoles pulmonaires, ce qui explique la fréquence du bruit respiratoire indéterminé dans l'emphysème vésiculaire des poumons; ou bien elle résulte de l'infiltration des alvéoles (par un exsudat liquide ou plastique), ou bien de la compression ou de la rétraction du poumon.

Dans tous ces cas la quantité d'air qui pénètre dans les alvéoles est trop faible pour donner naissance au murmure vésiculaire, du moins si l'inspiration reste superficielle. La respiration vésiculaire s'affaiblit davantage encore quand elle se propage à travers une couche liquide (épanchement pleurétique). C'est là la cause la plus fréquente de difficile transmission du murmure vésiculaire. La compression du poumon par un pneumo-thorax ou par des tumeurs agit de la même façon.

2° *Obstruction par du mucus d'une grosse bronche ou de plusieurs petites bronches qui aboutissent à une portion de poumon infiltrée.* En pareil cas une très-petite quantité d'air seulement trouve accès dans la partie infiltrée, et par conséquent le bruit respiratoire devient indéterminé. Ces sortes de cas sont d'une fréquence extrême à la suite de l'infiltration du parenchyme pulmonaire qui accompagne constamment les catarrhes bronchiques. Si les bronches se trouvent débarrassées des bouchons de mucus par l'expectoration, lors d'un accès de toux, ou si ces bouchons sont simplement déplacés par l'effort de la toux, les bruits respiratoires indéterminés disparaissent et à leur place on observe le murmure vésiculaire ou la respiration bronchique, selon que le parenchyme pulmonaire renferme encore de l'air ou n'en renferme plus.

3° *Enfin tout bruit respiratoire devient indéterminé du moment qu'il est couvert par des bruits accessoires de quelque force;* de là la grande fréquence du bruit respiratoire indéterminé dans tous les cas où une certaine quantité de liquide s'est amassée dans les bronches, les alvéoles et les

cavernes, et qui mise en mouvement par le passage des
courants d'air inspiratoire et expiratoire engendre une
foule de *râles*. Selon la plus ou moins grande étendue où
se produisent ces râles, le bruit respiratoire indéterminé
peut être entendu dans des régions limitées ou, dans une
grande partie du thorax. Ici encore l'expectoration et les
accès de toux, en diminuant l'intensité des râles, peuvent
déterminer la réapparition du bruit respiratoire proprement dit; ce dernier est vésiculaire ou bronchique, selon
le degré de perméabilité à l'air du parenchyme pulmonaire; dans d'autres cas il reste indéterminé malgré la
moindre intensité et le nombre réduit des râles. Dans un
grand nombre de cas le bruit respiratoire indéterminé,
quelle qu'en soit la cause dans le cas particulier, devient
vésiculaire ou bronchique aussitôt que le malade fait une
inspiration profonde (vésiculaire par exemple dans l'emphysème pulmonaire, bronchique dans l'infiltration du
parenchyme). Ce n'est qu'en cas d'épanchement pleurétique très-volumineux que le bruit respiratoire indéterminé ne redevient pas vésiculaire par une inspiration profonde.

Il est souvent possible d'établir, avec un degré de certitude suffisant, lesquelles des causes que nous venons d'exa
miner en général, agissent dans le cas particulier pour donner naissance au bruit respiratoire indéterminé. Souvent
toutes ces causes agissent à la fois; ainsi dans un tissu pulmonaire infiltré avec catarrhe intense des bronches qui y aboutissent, le bruit respiratoire indéterminé est dû tant à la
faible expansibilité du parenchyme induré qu'à la diminution de l'air qui y arrive (par suite de la tuméfaction catarrhale de la muqueuse bronchique), et enfin qu'à l'abondance
des râles qui couvrent le bruit respiratoire. Dans d'autres
cas, par exemple dans l'emphysème pulmonaire intense
non compliqué de catarrhe des bronches, ou bien dans l'a-

télectasie complète du parenchyme due à la compression par un exsudat pleurétique, *une seule* cause peut agir pour la production du bruit respiratoire indéterminé, c'est l'expansibilité insuffisante des alvéoles. Ces quelques exemples font bien voir déjà que le bruit respiratoire indéterminé n'a point de signification diagnostique générale. Tandis que le murmure vésiculaire et la respiration bronchique permettent de conclure directement, dans le premier cas à la perméabilité, dans le second cas à l'imperméabilité du poumon, le bruit respiratoire indéterminé par lui-même ne donne aucun renseignement sur l'état du parenchyme pulmonaire; car il peut exister, que ce dernier renferme ou ne renferme pas d'air; pour acquérir des notions sur sa cause physique dans chaque cas particulier, il est nécessaire d'avoir recours aux autres phénomènes d'auscultation. *Par lui-même* le bruit respiratoire indéterminé ne fournit de conclusion diagnostique que s'il est parfaitement localisé. Ainsi s'il se montre avec persistance à l'*un* des sommets du poumon, tandis qu'à l'autre sommet on n'entend que le murmure vésiculaire, il est l'indice d'une induration commençante, c'est-à-dire d'une diminution de la perméabilité à l'air du sommet correspondant. Il est rare néanmoins d'observer le bruit respiratoire bronchique indéterminé localisé au sommet sans qu'on le trouve accompagné de bruits étrangers (râles fins).

Râles.

Lorsque les organes respiratoires sont parfaitement intacts, on ne perçoit dans toute l'étendue du thorax que le murmure vésiculaire *pur* à l'inspiration et un murmure indéterminé à l'expiration; ce murmure n'est accompagné d'aucun bruit accessoire, parce que la muqueuse des voies aériennes est partout unie et ne sécrète pas plus de liquide qu'il n'en faut pour l'humecter. Mais dès que la muqueuse aérienne devient rugueuse, dès qu'en l'un de ses points la sécrétion des liquides devient exagérée, il se produit des bruits accessoires que l'on désigne sous le nom de *râles*.

Leur mode de production dans les grandes et les petites bronches, dans les bronchioles et les alvéoles pulmonaires, diffère nécessairement. Dans les bronches de fort calibre de même que dans les excavations pulmonaires, les liquides amassés se couvrent de bulles par le passage du courant d'air (tant à l'inspiration qu'à l'expiration); ces bulles éclatent avec bruit, exactement comme les bulles qui prennent naissance dans un liquide savonneux ou mousseux, ou dans un liquide en fermentation, ou enfin dans un liquide que l'on secoue vivement, etc. La simple propulsion des sécrétions liquides par le courant aérien (dans d'étroites limites bien entendu) engendre également des râles *sans* qu'il y ait production de bulles; enfin des râles peuvent prendre naissance sans qu'il y ait de liquides dans les bronches, quand par exemple la muqueuse tuméfiée fait des plis qui subissent un mouvement de va-et-vient sous l'influence du passage de l'air, qui flottent en un mot. Dans les bronchioles fines, de même que dans les alvéoles pulmonaires, le courant aérien ne présente plus qu'une intensité insuffisante pour soulever les produits liquides sous forme de bulles, et du reste l'espace y est trop rétréci pour permettre à ce phénomène de prendre naissance; les râles sont probablement dus ici à ce que, lors de la dilatation inspiratoire des bronchioles et des cellules pulmonaires, leurs parois s'écartent du contenu liquide pour livrer passage à l'air. Au contraire, lors de l'affaissement expiratoire des cellules pulmonaires, la condition précédente de production des râles cesse d'exister, et en effet à ce moment on ne perçoit souvent plus de râles à l'auscultation. Partout où ces râles sont perceptibles, il faut qu'un courant d'air *comprimé* traverse les produits liquides contenus dans les alvéoles pulmonaires et les bronches les plus fines.

L'analogie avec certains phénomènes physiques, puis des observations physiologiques et pathologiques que nous mentionnerons plus loin, mettent hors de doute que les râles qui prennent naissance dans les bronchioles et les cellules pulmonaires, contenant des sécrétions liquides, ne sont pas dus à la formation et à la rupture de bulles, mais à la séparation violente qu'amène le courant d'air entre les parois visqueuses et leur contenu; en effet on obtient des bruits analogues en détachant l'une de l'autre les faces palmaires visqueuses de deux doigts, ou en détachant la langue appliquée au palais ou enfin en insufflant les alvéoles pulmonaires affaissées, dont les parois sont venues au contact, sur le cadavre (Wintrich). Le bruit engendré dans ce dernier cas est tout à fait analogue à un râle que l'on observe sur le vivant, le râle crépitant que nous étudierons plus loin; il en découle une conclusion importante au point de vue du diagnostic : *c'est que les râles qui prennent naissance dans les alvéoles pulmonaires et dans les ramifications bronchiques les plus fines ne dépendent pas nécessairement de la présence de liquides dans ces conduits, mais peuvent se produire parfois sans qu'il s'y trouve une trace de liquide, par le simple écartement des parois alvéolaires appliquées les unes contre les autres.*

D'après leur caractère, c'est-à-dire d'après l'impression qu'ils font sur l'organe auditif, on a divisé les râles en *humides* et *secs*. Les râles humides prennent naissance si le produit de la sécrétion des bronches est *fluide*, les râles secs s'il est *visqueux*.

Les *râles humides* sont comparables à l'explosion des bulles formées dans un liquide au début de l'ébullition; d'autres fois ils sont parfaitement semblables au bruit que l'on obtient en froissant des cheveux entre les doigts ou à la décrépitation du sel projeté sur la plaque incandescente d'un poêle. Mais les caractères acoustiques de ces râles peuvent présenter des nuances si peu tranchées, un même râle peut offrir des variations telles qu'il n'est pas possible de trouver pour chaque variété un bruit correspondant et suffisamment déterminé dans la vie ordinaire.

Il est rare que le caractère d'un râle permette de juger de la nature même du liquide dans l'intimité duquel il se produit, c'est-à-dire de reconnaître avec quelque précision si ce liquide est plutôt séreux, muqueux, purulent ou hémorrhagique; de pareils renseignements ne sont donnés ordinairement que par la notion exacte de la nature même du processus morbide local. En revanche il est souvent possible de reconnaître avec un grand degré de certitude si les râles ont pour lieu d'origine les grosses bronches, les moyennes ou les plus fines, ou bien des cavernes pulmonaires; mais ce diagnostic ne devient possible que par la connaissance de quelques qualités particulières des râles que nous allons passer en revue maintenant.

1º MOMENT D'APPARITION ET DURÉE DES RALES.

Tous les râles s'entendent soit pendant l'inspiration seule, soit plus rarement pendant l'expiration seule, soit enfin pendant l'inspiration et l'expiration. En général ils apparaissent vers la fin de l'inspiration et au début de l'expiration, quand le liquide qui les engendre siége dans les bronches fines; mais si la masse de liquide est considérable et s'accumule jusque dans les grosses bronches, si de plus la respiration est suffisamment énergique, on perçoit les râles dès le début de l'inspiration et jusqu'à sa fin. D'ordinaire alors on les entend également à l'expiration, mais moins abondants et moins forts qu'à l'inspiration.

Si les râles se font entendre pendant toute la durée de

l'inspiration et de l'expiration sans interruption ou avec des interruptions très-courtes, on leur donne le nom de *râles continus*. Pareil fait ne peut exister que si les bronches renferment une très-grande quantité de liquide ou si la sortie du courant d'air expiratoire éprouve des difficultés considérables; c'est ainsi qu'on l'observe fréquemment dans la bronchite diffuse. Pour que ces râles continus puissent se produire, il est indispensable que la respiration s'accomplisse avec une grande énergie; ils ne sont pas continus à chaque examen, mais d'une manière temporaire seulement; après des accès de toux suivis d'expectoration de mucus, les râles cessent d'être continus pendant un certain temps.

Parfois encore on perçoit des râles pendant la *pause respiratoire*. Ils ont été décrits tout récemment par Baas sous le nom de râles *post-expiratoires*, comme se produisant *dans les cavernes;* ils ont pour caractère spécial de prolonger les râles de l'expiration pendant la période de repos complet de la cage thoracique. J'ai assez souvent observé ces râles post-expiratoires en cas de cavernes volumineuses, renfermant une grande quantité de liquide; je crois qu'il est possible d'expliquer leur production en admettant que le liquide mis en mouvement par le passage du courant aérien n'arrive pas immédiatement au repos, mais qu'une certaine agitation persiste encore après coup au moins dans quelques parties de la masse fluide. Pareil fait se passe dans l'eau de savon, couverte d'écume et de bulles; il est facile de vérifier que les bulles continuent à éclater quoique l'agitation de l'eau ne soit pas permanente. En dehors des grosses excavations pulmonaires, je n'ai pas encore observé de râles post-expiratoires.

2° ABONDANCE DES RALES.

Les râles sont ou *nombreux* ou *rares*. L'abondance des râles dépend de la quantité de liquide renfermé dans les bronches ou les alvéoles pulmonaires, ou dans les excavations des poumons; elle dépend en outre de la situation plus ou moins superficielle de la portion de poumon atteinte, c'est-à-dire de la facilité plus ou moins grande qui en résulte pour le bruit occasionné par les bulles en éclatant, d'arriver à l'oreille de l'observateur; elle dépend enfin de l'énergie plus ou moins grande de l'agitation que le courant d'air communique au liquide. On conçoit qu'une des premières conditions pour la production de nombreux râles, c'est que la portion de poumon malade soit constamment en libre communication avec les bronches qui y aboutissent; si cette communication est momentanément interrompue par la présence d'un bouchon de mucus dans les bronches, il ne sera plus possible de percevoir des râles (ou du moins des râles quelque peu nombreux), malgré la présence d'un liquide très-abondant. Quand les rhonchus sont très-abondants et persistants, on les appelle *gargouillements,* à cause de l'impression particulière qu'ils font sur l'organe auditif. Ces sortes de râles se présentent surtout au niveau des cavernes pulmonaires volumineuses, renfermant beaucoup de liquide, ou encore en l'absence de cavernes, quand les petites bronches contiennent une grande quantité de liquide.

Moins il y a de liquides dans les voies respiratoires, moins les râles sont abondants, et plus l'effort d'inspiration devra être considérable pour en déterminer la production. Ils sont parfois si rares que l'on entend à peine se former et éclater quelques bulles isolées durant l'inspiration; parfois on ne perçoit aucun râle pendant plusieurs mouvements respiratoires consécutifs, ou bien il est nécessaire de faire tousser le malade pour en entendre quelques-uns. Quand les râles sont peu abondants, ils disparaissent parfois d'une manière complète après quelques inspirations profondes (on observe ce fait pendant les exercices pratiques par exemple). Si les râles sont extrêmement rares, c'est-à-dire résultent de l'explosion d'une ou de deux bulles seulement, ou bien qu'ils

n'apparaissent qu'isolément dans les inspirations profondes,
il n'est pas dit qu'ils résultent nécessairement de la présence
de liquides dans les bronches ou les alvéoles ; ils peuvent
être le résultat du déplissement rapide et violent de la
muqueuse des petites bronches ou des parois alvéolaires
(voyez p. 210). Ainsi l'on peut entendre chez des individus parfaitement sains quelques râles isolés se produisant
pendant une inspiration profonde soit au sommet, soit au
bord inférieur, soit même dans d'autres régions du poumon ; c'est comme une ou deux bulles que l'on entend éclater, et dans les inspirations suivantes on n'entend plus rien.
Ces râles ne se distinguent en rien des râles peu abondants
que l'on observe dans le catarrhe des sommets au début ;
mais la connaissance de leur mode de production présente
une importance considérable, précisément parce que l'on
éprouve toujours de la tendance à rapporter à un catarrhe
des sommets les moindres traces de râles perceptibles à
leur niveau.

3° FORCE (netteté, intensité) DES RALES.

La *force* ou l'intensité des râles est très-variable et subit
même des modifications chez le même individu. Elle est
d'autant plus considérable qu'il y a plus de liquide dans les
bronches, que la respiration est plus énergique, que le diamètre des bronches est plus grand et enfin que la portion
de poumon qui contient ces dernières est plus rapprochée
des parois thoraciques. Plus le liquide est abondant, plus
sont nombreuses les bulles qu'engendre le passage du courant d'air ; les bruits isolés engendrés par les bulles s'ajoutent et leur résultante, c'est-à-dire le râle, est d'autant plus
éclatante. Les râles sont en outre renforcés par l'énergie
respiratoire, parce que les bulles produites par le courant
d'air dans le liquide des bronches sont plus nombreuses et

souvent plus volumineuses. C'est là aussi la raison principale pourquoi les râles qui prennent naissance dans les grosses bronches sont plus intenses que ceux qui naissent dans les petites bronches. Ainsi les râles qui se produisent dans le larynx, dans la trachée ou dans les grosses, bronches sont en général déjà perceptibles à distance (quand « cela bout dans la poitrine », comme disent les profanes), sans que les voies respiratoires renferment précisément une très-grande quantité de liquide, tandis que des râles qui prennent naissance dans les bronches fines ne sont entendus que rarement et très-faiblement alors à quelque distance de la paroi thoracique. Quant aux râles qui se produisent dans les cavernes pulmonaires, lors même qu'on les entend avec force au moyen du stéthoscope, ils ne sont jamais aussi faciles à percevoir à distance que ceux qui se passent dans les grosses bronches.

Les râles enfin s'entendent sur le thorax avec d'autant plus de netteté que leur lieu d'origine est plus rapproché de l'endroit que l'on ausculte. Ils sont toujours transmis à une certaine distance, mais les râles forts se propagent plus loin que les râles faibles; donc de ce qu'à un point donné on entend des râles, il ne faut pas en conclure que c'est précisément à ce niveau qu'ils prennent naissance. Du reste avec un peu d'exercice l'oreille saisit d'ordinaire très-facilement si les râles ont pour siége la région située immédiatement au-dessous de la région que l'on explore, ou si ce sont des râles transmis ayant leur source soit dans les régions voisines, soit dans les parties profondes du poumon; les râles transmis sont toujours *rares*, parce que les bruits engendrés par certaines bulles ne se propagent pas également loin; celles qui éclatent avec plus de force donnent lieu à un bruit perceptible à une plus grande distance du lieu d'origine, mais les bruits transmis sont toujours *plus faibles* et *plus sourds* conformément aux lois qui régissent tous les phénomènes sonores. Si l'on entend des râles d'intensité à peu près la même dans une certaine étendue, c'est qu'il s'en produit dans toute la région sous-jacente; si l'on perçoit des râles dans des régions opposées du thorax, à droite et à gauche par exemple, c'est que *les deux* poumons en sont la source, car il n'y a point de propagation des bruits de râles d'un poumon à l'autre, sauf dans le cas où les rhonchus sont excessivement abondants et intenses à leur foyer de production.

4° Les râles font sur l'oreille une impression très-différente selon *la grosseur des bulles qui éclatent.*

Le volume des bulles dépend de la masse de liquide, de l'énergie du courant respiratoire et tout particulièrement du diamètre des bronches.

D'après le volume des bulles qui leur donnent naissance, on divise les râles en *râles à bulles fines* et *râles à grosses bulles;* le passage des uns aux autres ou leur mélange est désigné sous le nom de *râles à bulles moyennes.*

Les râles à bulles fines prennent naissance principalement dans les *petites bronches* ou les *bronchioles, les râles à grosses bulles dans les grosses bronches seulement.* Bien entendu les grosses bronches peuvent donner également naissance à des râles à bulles fines. Si des râles à petites et à grosses bulles sont mélangés — et l'oreille en fait facilement la distinction, — on les appelle *râles à bulles inégales;* si au contraires toutes les bulles paraissent égales à l'oreille, ce qui n'arrive que pour les plus fines, on les appelle *râles à bulles égales.*

Parmi les *râles à bulles fines* on distingue une variété particulière, dont le lieu d'origine se trouve dans les *vésicules pulmonaires* et les *extrémités des bronches.* Comme les alvéoles du poumon présentent de très-faibles dimensions et offrent de plus tous un égal diamètre, il s'ensuit que les bulles qui y prennent naissance sont et très-fines et égales; on se trouve donc ici en présence de *râles à bulles fines et égales*, que l'on a aussi appelés *râles crépitants* (Laënnec), parce qu'ils font sur l'oreille la même impression que des cheveux froissés entre les doigts, ou encore *râles vésiculaires* (Skoda). D'ordinaire on ne les entend qu'à la fin de l'inspiration, rarement au début de l'expiration.

Dans tous les cas où l'on perçoit des râles crépitants, les vésicules pulmonaires sont encore accessibles à l'air, et la seule conclusion qui puisse en résulter au sujet de l'état physique du parenchyme pulmonaire, c'est que les alvéoles renferment à la fois de l'air et du liquide. Ce fait apparaît de la manière la plus caractéristique au premier et au troisième stade de la pneumonie, de telle sorte que le râle crépitant *à bulles égales* est presque pathognomonique pour cette maladie dans les stades indiqués.

Il est nécessaire de faire la distinction entre le râle crépitant à bulles égales et le râle crépitant à bulles inégales. Le râle crépitant à bulles inégales diffère du premier, parce qu'à côté des nombreuses bulles fines égales on entend d'autres plus grosses. Au point de vue du diagnostic cette distinction est très-importante, attendu que le véritable râle crépitant de Laënnec, à bulles égales, prend naissance dans un parenchyme encore perméable à l'air, et que le râle à bulles inégales est souvent engendré dans un parenchyme vide d'air, c'est-à-dire non plus dans les alvéoles pulmonaires, mais dans les plus fines bronches, dans les bronchioles terminales.

Le râle crépitant de la pneumonie, s'il n'est pas affaibli ou aboli momentanément par l'obstruction d'une des grosses bronches qui aboutissent au tissu induré, persiste jusqu'à ce que les vésicules pulmonaires soient pleines de liquide et que l'air n'y ait plus accès, et il reparaît aussitôt que commence la résorption de l'exsudat plastique contenu dans les alvéoles, c'est-à-dire dès que l'air peut y arriver de nouveau. D'ordinaire le râle crépitant *n'est pas modifié par les accès de toux*, car ces derniers sont impuissants à expulser le contenu des alvéoles.

Dans l'œdème pulmonaire il se fait également un exsudat dans les alvéoles pulmonaires, mais il n'est pas fibrineux comme dans la pneumonie; il est de nature séreuse; ici encore l'air vient se mélanger à du liquide dans les vésicules, et les conditions du râle crépitant se trouvent également réalisées; seulement d'ordinaire il n'est pas aussi net que dans les stades de la pneumonie indiqués ci-dessus, attendu que dans l'œdème pulmonaire les *bronches* renferment également du liquide et que les râles *à bulles inégales* qui en résultent se mêlent au râle crépitant engendré dans les vésicules; dès lors l'impression collective que font sur l'oreille ces divers râles ne peut plus être celle que donne le râle crépitant à bulles égales de la pneumonie. On peut encore observer un râle crépitant fin *à bulles inégales*, perceptible çà et là dans la poitrine, dans tous les états catarrhaux des plus fins ramuscules bronchiques, qui accompagnent les diverses maladies du poumon ; ce râle d'ordinaire passager persiste parfois un temps plus ou moins long.

Le râle crépitant se présente quelquefois dans des poumons qui ont été atélectasiques, qui par exemple ont été comprimés longtemps par un exsudat pleurétique ; il s'observe encore dans les portions du parenchyme pulmonaire situées au-dessus de l'exsudat et en voie de rétraction ; en pareil cas il peut être dû au moins en partie au catarrhe des bronchioles terminales qui souvent accompagne les épanchements pleurétiques ; cependant on rencontre des cas où le râle crépitant apparaît, sans qu'il y ait de traces de liquide dans les bronchioles, sous l'influence pure et simple du déplissement des alvéoles pulmonaires dont les parois étaient accolées (voyez p. 208).

Il faut ici se tenir particulièrement en garde contre les *râles crépitants artificiels* qui peuvent quelquefois devenir une source d'erreur. Ainsi chez les individus dont la face antérieure de la poitrine est fortement velue, chaque inspiration engendre, par les mouvements communiqués aux poils et leur frottement contre le stéthoscope, un bruit parfaitement analogue au râle crépitant; ce bruit peut être assez fort pour empêcher d'apprécier à leur juste valeur les bruits respiratoires. On peut en amener la disparition complète, en humectant les poils de la poitrine avec de l'eau, car alors ils s'appliquent exactement sur la paroi thoracique.

Les *râles à bulles moyennes*, qui servent à désigner, comme nous l'avons vu déjà, le passage des râles à bulles fines aux râles à grosses bulles, ou bien le mélange de ces deux sortes de râles, est engendré dans des bronches de divers calibres, à l'exclusion des bronches les plus fines et les plus grosses; dans les petites bronches le nombre de bulles fines l'emporte sur celui des grosses bulles, dans les grosses bronches c'est l'inverse.

De même dans les cavernes pulmonaires qui renferment beaucoup de liquide les râles sont ordinairement produits par des bulles moyennes. D'une manière générale on peut dire que les râles à bulles moyennes se présentent avec le plus de fréquence. On pourrait les diviser encore en deux sous-variétés selon le volume plus ou moins grand que les bulles moyennes semblent avoir à l'oreille de l'observateur, mais cette division, qui dépend trop déjà de l'appréciation toute subjective de chacun, est sans utilité pratique.

Les *râles à grosses bulles* naissent principalement dans les grosses bronches et la trachée; dans leur nombre il faut compter le râle des mourants, perceptible à distance. Avec un peu d'exercice il devient facile de distinguer les râles à grosses bulles des râles à bulles moyennes; cette distinction est du reste de peu d'importance au point de vue du diagnostic; en revanche l'oreille saisit immédiatement la différence entre les râles à bulles fines et les râles à grosses bulles.

Les râles à moyennes et à grosses bulles, qui sont toujours

plus intenses que les râles fins, s'entendent également
bien dans le catarrhe primitif simple des bronches et dans
le catarrhe secondaire qui survient dans la plupart des
affections du parenchyme pulmonaire, et enfin en cas de
cavernes pulmonaires.

Ils sont simplement un indice de la présence de liquides
dans les voies respiratoires d'un calibre assez notable; mais
ils ne suffisent pas par eux-mêmes à faire connaître si le
parenchyme pulmonaire est perméable ou imperméable à
l'air, à moins que l'on ne tienne compte du caractère des
bruits respiratoires et d'une propriété spéciale des râles, la
sonorité ou la non-sonorité.

C'est pour cette raison que Skoda a donné à tous les râles que
nous venons d'étudier le nom collectif de *râles indéterminés*,
par analogie avec le bruit respiratoire indéterminé, qui est également incapable de donner un renseignement direct sur l'état de
l'aération du parenchyme pulmonaire. Cependant les personnes
exercées distinguent, grâce à certaines qualités particulières des
râles à bulles inégales, si elles ont à faire à un catarrhe primitif
ou à un catarrhe secondaire accompagnant quelque induration
du poumon. Il est impossible de poser des régles générales sur
un sujet dont la connaissance est plutôt une affaire d'expérience;
on peut tout au plus indiquer quelques grosses différences entre
les râles du catarrhe primitif et ceux du catarrhe secondaire.
Dans le catarrhe bronchique simple les râles se font entendre
dans une grande partie d'un ou même des deux poumons, avec
une rudesse variable selon les régions; ils sont à bulles inégales
et d'ordinaire sont accompagnés des râles secs que nous étudierons plus loin (p. 225 et suiv.); de plus, à ces râles s'ajoutent en
général une inspiration vésiculaire rude et le frémissement bronchique si caractéristique en pareil cas. Ce que nous venons de
dire s'applique également au catarrhe bronchique qui accompagne l'emphysème vésiculaire. Les râles, au contraire, qui sont
dus à un catarrhe compliquant une induration pulmonaire, sont
limités à des régions moins étendues, et souvent très-circonscrites; ils sont en général à bulles beaucoup plus fines, attendu
que le catarrhe siége d'ordinaire en pareil cas dans les fines
bronches; ils sont moins souvent accompagnés de râles secs et

très-rarement perceptibles à la surface du thorax, sous forme de frémissement bronchique, et alors ce dernier est très-faible.

5. RALES SONORES ET NON SONORES (privés de timbre).

On appelle râles sonores des rhonchus qui se rapprochent du son musical, tandis que les râles non-sonores ne font sur notre oreille que l'impression d'un bruit. De plus les râles sonores paraissent *clairs* et *aigus* à l'oreille de l'observateur et sont doués d'une netteté plus ou moins grande, tandis que les râles non sonores paraissent *sourds* et *graves*; dans les cas où ces deux sortes de râles s'offrent à nous avec un caractère bien tranché, il est extrêmement facile de les distinguer; ce n'est que dans les nuances transitoires, que l'on désigne du nom de râles presque sonores d'une part, à peine sonores d'autre part, qu'il reste de la marge à l'appréciation personnelle de chaque observateur. Tous les râles à bulles fines, moyennes ou grosses peuvent devenir sonores dans certaines conditions que nous étudierons ci-dessous; il n'en est pas ainsi du râle à bulles fines *égales*, c'est-à-dire du râle crépitant. — *Les râles sonores ne prennent naissance que dans le tissu pulmonaire imperméable ou dans les cavernes* du poumon, et par conséquent présentent la même signification diagnostique que la respition bronchique; les râles au contraire qui se produisent dans un parenchyme aéré sont toujours *privés de sonorité*, — La cause de la sonorité des râles réside dans la facile propagation des sons que produisent les diverses bulles en crevant, à travers le tissu pulmonaire induré, et nullement dans le phénomène de *consonnance* invoqué par Skoda (1). Les râles sonores perdent du reste en général leur timbre,

(1) Skoda conformément à sa théorie, désigne les râles sonores (appellation due à Traube) sous le nom de râles *consonnants*.

dès qu'ils sont obligés de traverser un tissu aéré ; à une certaine distance de leur lieu d'origine ils ne présentent plus alors aucune sonorité. Si pendant l'auscultation on cherche à force d'attention à isoler l'impression auditive produite par *chaque* bulle qui éclate, on constatera que toutes ne sont pas sonores et qu'au contraire un grand nombre sont privées de timbre ; plus il se produit de bulles sonores dans une portion de poumon, plus la sonorité se trouve accentuée à l'auscultation ; cette sonorité se trouve encore accrue en raison du degré d'imperméabilité du tissu pulmonaire, de la situation superficielle du tissu induré et du volume dés bulles qui crèvent. Cependant il ne faudrait pas croire que l'on perçoive des râles sonores dans tous les cas d'induration pulmonaire ; il arrive souvent en pareil cas que la sonorité fasse totalement défaut. C'est ce que l'on observe ordinairement quand la région solidifiée est peu volumineuse ou si dans son épaisseur est resté du tissu aéré.

Mais souvent l'induration est marquée par les phénomènes physiques les plus accentués, la matité, la respiration bronchique, et cependant les râles peuvent ne pas être sonores, tandis qu'à une époque ultérieure ils le deviennent ; ces modifications ne sont pas toujours faciles à expliquer. Les râles sonores présentent le timbre le plus clair quand ils prennent naissance dans une caverne superficielle entourée de toutes parts de tissu induré. Si au contraire le tissu environnant est aéré, il arrive souvent que les râles caverneux soient dénués de sonorité.

Il ressort de ce que nous venons de dire que si d'une part les râles *sonores* indiquent toujours, et sans aucune exception, la présence dans le parenchyme pulmonaire *d'indurations* ou de *cavernes*, les râles *non sonores* ne prouvent *absolument rien contre* l'existence de ces lésions. Le diagnostic de l'induration pulmonaire, en l'absence de sonorité des râles, se fonde donc

en partie sur les résultats de la percussion (matité) et en partie
sur ceux de l'auscultation (respiration bronchique). Partout où
l'on entend des râles sonores la respiration peut être ou bronchique, ou amphorique, ou encoré indéterminée, mais *jamais,*
bien entendu, elle ne saurait être *vésiculaire.*

Les râles *non-sonores* rentrent dans la catégorie des
râles indéterminés, comme nous l'avons dit déjà, attendu
qu'ils ne donnent aucune indication directe sur l'état du
parenchyme pulmonaire. Cependant ils peuvent offrir un
caractère qui ne rappelle plus en rien le bruit de bulles qui
crèvent; tels sont les bruits de *craquement* et de *pétillement.*
Ces sortes de râles qui forment la transition aux râles secs
prennent naissance en cas de tuméfaction considérable de
la muqueuse bronchique, cette dernière n'étant recouverte
que de produits de sécrétions rares ou visqueux. Ces râles
s'observent très-souvent dans les catarrhes bronchiques qui
accompagnent les indurations chroniques des poumons, et
de plus dans les catarrhes primitifs.

Comme les sommets du poumon constituent le siége
d'élection de ces indurations, c'est à leur niveau que l'on
entend le plus souvent les bruits de craquement et de pétillement; le craquement est le plus fréquent des deux.
Seulement le craquement ou le pétillement ne se produisent que si les rhonchus sont rares; en même temps
l'oreille les perçoit comme des bruits engendrés dans son
voisinage immédiat ou du moins dans des portions de poumon très-superficielles. Chez le même malade on les
entend toujours pendant un certain temps, mais ils disparaissent quand la sécrétion de mucus dans les bronches
augmente. En général leurs caractères sont variables
comme ceux de tous les autres râles humides.

Râles à timbre métallique.

Les râles qui présentent le caractère de sonorité le plus pur sont les râles *à timbre métallique*.

Ils sont caractérisés par un son vraiment musical, très-clair et dont la tonalité peut très-bien être déterminée. Souvent toutes les bulles soulevées dans les liquides que traverse le courant d'air engendrent en éclatant un son métallique, d'autres fois quelques-unes seulement présentent franchement le timbre métallique, tandis que les autres sont moins nettement sonores; dans une autre série de cas les râles, surtout s'ils sont très-peu nombreux, font exactement l'impression de gouttes d'eau qui tombent, accompagnées dans leur chute d'une résonnance amphorique des plus belles.

On peut comparer les râles à timbre métallique, notamment s'ils sont peu abondants, au son que produisent des gouttes d'eau en tombant à la surface d'un liquide renfermé dans un vase métallique, par exemple dans le récipient d'une cafetière.

Laënnec désignait sous le nom de *tintement métallique*, le phénomène sonore qui résulte de l'explosion de bulles isolées (dans les grandes cavernes pulmonaires et dans la cavité pneumothoracique renfermant un peu de liquide) et que l'on a comparé au son produit par la chute de gouttes d'eau à la surface d'un liquide renfermé dans une cavité close. Cependant il est hors de doute que la véritable cause de ce phénomène ne consiste pas dans la chute de gouttes d'eau, d'autant plus qu'une goutte isolée ne tombe pas, mais glisse le long des parois (Baas); ce tintement métallique est le résultat de l'explosion d'une bulle liquide unique, dont le son se trouve renforcé par la résonnance de la cavité aérienne (voyez p. 223).

Les râles à timbre métallique prennent naissance exclusivement dans les grandes excavations, du volume d'un poing au moins, limitées par des parois de consistance uniforme et situées très-superficiellement. En d'autres termes ce sont précisément les conditions que nous avons signalées déjà pour la production de la respiration amphorique; néanmoins il n'est pas nécessaire ici, comme pour la respiration amphorique, que la caverne communique librement avec la bronche qui y aboutit et que celle-ci établisse à son tour une libre communication entre l'air de la cavité et celui de la trachée. En effet, même dans les cas rares du reste où la bronche en question se trouve complétement obstruée par des caillots fibrineux — ce qu'indique l'absence de bruit respiratoire, — on peut observer des râles à timbre métallique pendant un accès de toux; et cela parce que sous l'influence de la toux le liquide cavitaire se trouve ébranlé en même temps que l'air. — C'est avec raison que l'on considère les râles *métalliques* comme un véritable *phénomène de consonnance*, par opposition avec les râles sonores simples qui ne doivent leur timbre caractéristique qu'à la meilleure conductibilité du tissu induré pour le son. Parmi les nombreuses bulles sonores que l'on observe dans les rhonchus, il en est fort peu qui offrent le timbre *métallique* : ce sont précisément celles dont la tonalité répond au ton propre de la cavité aérienne, qui par conséquent sont susceptibles d'être renforcés par elle comme par une caisse de résonnance (voyez *Bronchophonie*, p. 246). On peut encore notablement renforcer le son métallique d'un râle par l'emploi d'un résonnateur correspondant à ce son (voyez p. 174). Souvent il est possible de reconnaître dans ce même son métallique plusieurs sons en rapport harmonique (son fondamental et sons harmoniques élevés).

Partout où l'on entend des râles métalliques, on entend aussi une respiration *amphorique*, c'est-à-dire accompagnée d'un écho métallique, à moins que le bruit respiratoire se trouve aboli ou rendu indéterminé par une obstruction passagère de la bronche principale; en pareil cas les râles à timbre métallique ne s'entendent pas pendant la respiration, mais seulement pendant la toux. Du reste on désigne la respiration amphorique de même que les râles à timbre métallique sous le nom collectif de phénomènes métalliques, et comme ils présentent comme lieu d'origine presque exclusif les cavernes du poumon, on les appelle encore *phénomènes cavitaires*.

Bruit de fluctuation thoracique dans le pyopneumothorax.

Le *bruit de flot* que l'on entend *dans la cavité pleurale contenant à la fois du liquide et de l'air*, quand on secoue la poitrine du malade, constitue une variété particulière de râles à timbre métallique; c'est le *bruit de succussion hippocratique* déjà mentionné (p. 169). Si l'on secoue une cruche partiellement remplie d'eau, on peut se faire une idée très-exacte de ce bruit à résonnance métallique. Dans un grand nombre de cas ce bruit est faible et perceptible seulement à l'auscultation immédiate ou au moyen du stéthoscope; quelquefois on l'entend à distance.

Ainsi, j'ai observé un individu, atteint de pyopneumothorax à gauche, qui pouvait faire entendre d'un bout à l'autre d'une grande salle le bruit de succussion, en se soulevant vivement sur la pointe des pieds et se laissant ensuite retomber avec rapidité.

Si un pneumothorax tend à guérir par la formation d'un exsudat pleurétique, qui en s'accroissant refoule graduellement l'air, le bruit de succussion ne se produit plus. Il fait également défaut dans le pyopneumothorax enkysté, surtout s'il offre un faible volume. De même il ne se présente pas dans tous les cas de pyopneumothorax libre; il semble n'être possible qu'à la condition que l'exsudat soit de consistance très-fluide (séreuse), c'est-à-dire entre facilement en mouvement par la succussion.

On *peut* encore observer le bruit de succussion dans les *cavernes pulmonaires*, à la condition qu'elles présentent *au moins le volume du poing* et renferment un liquide abondant et *très-mobile*. Comme cette dernière circonstance se trouve rarement réalisée dans les cavernes phthisiques et bronchectasiques, on conçoit que le bruit de succussion constitue ici l'exception. Les cavernes gangréneuses renferment, il est vrai, un liquide très-séreux, mais acquièrent rarement un volume suffisant pour constituer une bonne caisse de résonnance et donner naissance au bruit de fluctuation thoracique

Râles secs (1).

On désigne par ce nom les râles qui ne font plus sur l'oreille l'impression de bulles qui éclatent ou de liquides déplacés, et on les compare au bruit que fait une roue en tournant, à la crépitation qu'engendre la marche sur de la neige gelée, au pétillement du bois qui brûle, etc. Mais outre que ces comparaisons n'expriment qu'une analogie, mais ne donnent point de désignation exacte des râles en question, il y aurait encore bien d'autres comparaisons à trouver sans épuiser toute la variété de ces bruits; avec l'exercice on arrivera facilement à différencier les râles secs des râles humides. Les râles humides passent

(1) Prise dans son sens le plus rigoureux, la dénomination de *râles secs* renferme une contradiction, attendu que des râles ne peuvent se produire qu'à la condition que les bronches renferment du liquide, tout rare et visqueux que soit ce dernier. J'ai néanmoins conservé cette expression, parce qu'elle se trouve profondément enracinée dans la terminologie des râles; mais j'en ai séparé un groupe de bruits qui ne font plus aucunement l'impression de râles et que je désigne sous le nom de *bruits secs*.

13.

graduellement aux râles secs; les bruits de craquement et de pétillement décrits (p. 221) représentent précisément de pareilles transitions, et l'on pourrait presque caractériser par eux les râles secs.

La conclusion générale qui découle de la présence des râles secs pour le diagnostic de l'état de la muqueuse bronchique et de sa sécrétion, est la suivante : C'est qu'il y a *gonflement de la muqueuse bronchique*, et que *sa sécrétion est rare et très-visqueuse*.

De ces râles secs il faut soigneusement distinguer les *bruits secs*, qui n'offrent plus en rien le caractère de râles ; ce sont les *bruits de ronflement, de sifflement* et *de sibilance*, qui font exactement sur l'oreille l'impression désignée par ces termes (par exemple ronflement d'une corde de basse, etc.), et. dès lors sont faciles à reconnaître. Tous ces bruits prennent naissance par le frottement du courant d'air contre la muqueuse tuméfiée, couverte ou non d'un produit de sécrétion liquide, en d'autres termes lors du passage de ce courant aérien dans des bronches rétrécies ; les *bruits de ronflement* (râles ronflants) prennent naissance *dans les grosses et les moyennes bronches*, les *bruits de sibilance et de sifflement* (râles sibilants) *dans les petites bronches et les bronchioles*. Ces divers bruits sont surtout bien accentués dans le catarrhe diffus aigu ou chronique des bronches, que cet état soit primitif ou qu'il vienne compliquer quelque maladie du parenchyme pulmonaire (surtout l'emphysème pulmonaire) ; ils s'étendent d'ordinaire à une portion assez grande de la surface thoracique, soit d'un côté, soit des deux côtés à la fois ; quelquefois on les entend dans toute l'étendue du thorax ; leur intensité est très-variable, selon le degré de gonflement de la muqueuse bronchique et le calibre des bronches atteintes de catarrhe. Les bruits de ronflement engendrés dans les grosses bronches sont ceux qui présentent le plus grand degré d'intensité. Selon que les grosses ou les petites bronches sont plus fortement atteintes, les bruits dominants sont ou le ronflement ou bien le sifflement et la sibilance; souvent on entend ·tous ces bruits simultanément, soit dans la même région, soit dáns les régions diverses du thorax. Ils sont toujours plus forts .que les râles humides, et on les perçoit déjà à une certaine distance du malade, à l'inspiration et à l'expiration; ce sont comme des soupirs, des plaintes ou des sifflements. Comme par suite de la diminution de l'élasticité pulmonaire qui a lieu en pareil cas, l'expiration offre souvent une plus grande durée que l'inspiration, les ronflements, sifflements et sibilances expiratoires présentent également une durée plus longue que les mêmes bruits à l'inspiration. Si les bronches renferment encore des liquides d'une certaine fluidité, on perçoit en même temps des râles humides; comme pareil fait se présente surtout dans les bronches d'un assez fort calibre, on entend en même temps que le ronflement des râles à grosses bulles ou à bullés moyennes; le sifflement et la sibilance ne sont pas au contraire accompagnés de râles humides dans la majorité des cas. A côté du ronflement, du sifflement et de la sibilance on peut encore percevoir le bruit respiratoire, et ce dernier est alors, si le parenchyme pulmonaire est aéré, ou bien vésiculaire, ou bien nul, comme il arrive dans l'emphysème pulmonaire par exemple; d'autres fois il est masqué par l'intensité des bruits de ronflement, de sifflement et de sibilance, ou bien il ne se manifeste plus que comme bruit respiratoire indéterminé. — Tous ces bruits de ronflement, de sifflement et de sibilance, que l'on désigne en un mot sous le nom de bruits *catarrhaux*, peuvent graduellement prendre le caractère sonore dans des régions isolées, du moment qu'à leur niveau le parenchyme pulmonaire se trouve complétement induré, mais il n'en reste pas moins difficile de conclure à l'induration du tissu pulmonaire de l'existence *seule* du timbre sonore que peuvent présenter ces bruits secs, attendu que ces rhonchus, plus que tous les autres râles, offrent, même quand le parenchyme du poumon est accessible à l'air, un caractère qui tend à les rapprocher des sons musicaux ; c'est ce qu'indiquent suffisamment les termes de sifflement, de cri plaintif, etc. Pour se convaincre de la réalité de ce caractère presque musical des bruits catarrhaux secs, il suffit d'ausculter la poitrine dans quelques cas d'emphysème bien accentué accompagné de catarrhe sec. Tous ces bruits, notamment le ronflement, sont perceptibles à la palpation de la paroi thoracique sous forme d'un frémissement (voyez p. 105); mais ils peuvent disparaître passagèrement ou même pour un temps assez long et ne plus être perceptibles alors ni à la palpation, ni à l'auscultation, ou du moins s'affaiblir, aussitôt que le malade a expectoré une partie du mucus toujours rare et visqueux dans ces sortes de cas.

Dans quelques cas isolés, le ronflement et la sibilance sont bornés à l'un des sommets du poumon. Au point de vue du diagnostic leur signification est ici évidemment la même que celle des râles humides.

De toutes les affections aiguës du poumon, la tuberculose miliaire aiguë est celle où le catarrhe bronchique concomitant se trouve le plus souvent et de préférence accompagné de bruits secs.

Un grand nombre des râles humides et secs dont nous avons décrit les caractères particuliers peuvent coexister chez le même individu. La pneumonie en offre un exemple très-simple; dans une première portion de poumon encore perméable on entend des râles crépitants (à bulles fines égales), dans une autre portion totalement hépatisée les râles sont à bulles inégales et sonores, dans une troisième région enfin non infiltrée, et qui est simplement le siége d'un catarrhe bronchique, les râles sont dépourvus de sonorité ou bien ce sont des râles ronflants ou sibilants. Pareil fait s'observe dans presque toutes les maladies du

poumon et des bronches. Les diverses espèces de râles se trans
forment les unes dans les autres en passant par les intermédiaires
les plus variés, non-seulement à diverses périodes de la maladie
locale, mais dans l'intervalle de quelques minutes, après un accès
de toux, par exemple. De même, les différents râles peuvent être
observés à côté des bruits respiratoires les plus variés : la respiration vésiculaire peut être accompagnée, là où elle s'entend,
de toutes les sortes de râles, à l'exception des râles sonores et de
ceux à timbre métallique ; à côté du bruit respiratoire indéterminé,
tous les râles, sans exception, peuvent être perçus ; la respiration
bronchique n'en exclut qu'un, c'est le vrai râle crépitant.

Bruit de frottement de la plèvre.

Il présente à l'auscultation les mêmes caractères que
nous avons déjà décrits au sujet de la palpation (p. 102) ;
tantôt c'est comme un frôlement doux, tantôt c'est un grattement, un raclement, un *craquement*, etc. ; quand il présente ces derniers caractères, et c'est le cas le plus fréquent,
il est saccadé, c'est-à-dire composé de plusieurs craquements successifs d'intensité variable ; tantôt il ne s'entend
qu'à la fin de l'inspiration et au début de l'expiration, tantôt,
notamment si la respiration est énergique, il est perceptible pendant la plus grande partie des deux temps de la
respiration. De plus il est possible d'ordinaire, mais pas
toujours, de juger de l'intensité que doit présenter le bruit
de frottement à l'auscultation par celle qu'il présente à la
palpation. Dans d'autres cas on ne perçoit au toucher que
les phases les plus énergiques du bruit de frottement, tandis
qu'à l'auscultation on perçoit encore les phases où ce bruit
est plus faible ; aussi est-il souvent plus prolongé à l'auscultation qu'au toucher. — Dans certains cas le bruit de frottement est si faible dans toutes ses phases qu'on ne le perçoit
plus au toucher, mais à l'auscultation seulement, notamment quand il est très-doux et non saccadé.

Quand le bruit de frottement est nettement accentué, ses caractères sont déjà *au toucher* si saillants, qu'il est impossible de le confondre avec aucun des autres bruits que l'on peut percevoir au niveau du thorax, tels que les *râles* qui, dans le catarrhe bronchique diffus, s'étendent souvent à une grande partie du thorax (voyez p. 105). En général on ne pourrait guère confondre le bruit de frottement pleurétique qu'avec les *râles* perceptibles au toucher, vu leur rareté en présence des râles non perceptibles bien plus nombreux, rareté qui a permis d'ériger en signe à peu près pathognomonique la propriété qu'offre presque constamment le bruit de frottement de se traduire au toucher par une vibration de la paroi thoracique. On ne peut songer à la possibilité d'une confusion que dans les cas où le bruit de frottement n'est pas appréciable à la main à cause de sa faiblesse et où par conséquent l'auscultation seule peut trancher la question, ou bien dans les cas très-rares où les râles se trouvent exactement *circonscrits* comme le bruit de frottement (ici la palpation suffit déjà à établir la distinction; voyez p. 106); enfin pareille confusion paraît possible encore quand les râles et le bruit de frottement existent simultanément. Mais dans tous les cas de ce genre l'auscultation permet immédiatement de faire la distinction. *A l'auscultation les râles se distinguent du bruit de frottement* par l'impression qu'ils font sur l'oreille; c'est ou bien l'impression de *bulles qui éclatent,* ou bien celle d'un bruit *sec* de ronflement, de sifflement ou de sibilance, et la *toux* les *modifie* de diverses manières dans la force, le nombre et le volume des bulles; le bruit de frottement au contraire ne présente en rien aucune des propriétés acoustiques des « râles humides et secs » et n'est en aucune façon modifié par la toux. De plus les bruits de frottement se trouvent quelquefois renforcés par la pression du stéthoscope, attendu que par ce moyen les deux faces rugueuses de la plèvre se trouvent rapprochées et que le frottement se trouve augmenté à l'inspiration; dans les mêmes conditions les râles ne subissent aucun renforcement.

Les bruits de frottement peuvent être *combinés aux râles* secs ou humides les plus variés, dès qu'il existe un catarrhe bronchique diffus; on peut les entendre à côté du bruit respiratoire, ou bien ce dernier se trouve complétement masqué par eux au niveau des points où s'accomplit le frottement pleural. D'autre part il se peut que, grâce au catarrhe bronchique qui si souvent accompagne la pleurésie, le murmure vésiculaire prenne un tel caractère de rudesse et de force que le bruit de frottement ne s'entende que très-difficilement; c'est ce qui arrive surtout quand le bruit de frottement est doux et qu'au lieu de faire l'impression d'un craquement il fait celle d'un frôlement. Mais dans tous ces cas, quelle qu'en soit la variété, on arrive à distinguer le bruit de frottement pleurétique des râles qui existent en même temps, en auscultant à diverses reprises, notamment si l'on fait tousser le malade ou si on lui fait faire alternativement des inspirations superficielles et profondes.

Si le bruit de frottement pleurétique s'entend dans la région du cœur, on peut le confondre avec le bruit de frottement péricardique. La suspension de la respiration permet de faire immédiatement la distinction : le bruit de frottement péricardique persiste, tandis que le bruit de frottement pleurétique disparaît.

Il est rare d'observer le bruit de frottement pleurétique au début de la pleurésie, attendu que d'une part les exsudats inflammatoires de la plèvre présentent rarement à cette période un degré de rugosité suffisant pour engendrer un frottement lors du mouvement de va-et-vient des deux feuillets de la plèvre, et que d'autre part le malade respire très-superficiellement pour éviter les douleurs qui d'ordinaire accompagnent les pleurésies. Le bruit de frottement ne s'entend pas davantage quand l'épanchement est formé et écarte les deux feuillets de la plèvre. Il n'apparaît que plus tard, au début de la période de résorption, et, selon la rapidité de sa marche, s'entend successivement dans des points variables du thorax et dans une étendue plus ou moins considérable. Mais on ne l'observe pas dans toutes les pleurésies, parce que l'exsudat pleurétique n'est pas toujours fibrineux; dans certains cas au contraire il est séreux. Pour la même raison on ne perçoit jamais de bruit de frottement dans les *transsudations* de la plèvre. D'un autre côté, on observe le bruit de frottement même dans les cas de pleurésie où il ne se forme point d'épanchement, dans les pleurésies sèches, mais seulement par places circonscrites, généralement au niveau des points douloureux; d'ordinaire il présente alors le caractère de frôlement, de frottement doux.

Si en pareil cas les bruits de frottement font défaut, le diagnostic de la pleurésie circonscrite se fonde sur la douleur locale spontanée, qui se révèle à chaque inspiration ou sous l'influence d'une pression exercée dans la région correspondante, phénomène qui se trouve encore corroboré par les données anamnestiques. [Dans des cas isolés la douleur pleurétique ne siége pas du côté malade, mais du côté sain; ce fait trouve peut-être son explication dans l'existence de certaines anastomoses qui se présentent parfois entre les nerfs intercostaux des deux côtés (Gerhardt, Huss).]
Enfin il peut encore arriver çà et là que des bruits de frottement prennent naissance sous l'influence d'une tout autre cause, soit par suite d'excroissances cartilagineuses sur la plèvre viscérale ou la plèvre pariétale, soit par l'existence d'aspérités d'une autre nature. Ainsi Jürgensen a observé dans un cas de tuberculose miliaire aiguë un bruit de frôlement très-doux étendu à une grande partie du thorax et qui résultait du frottement du feuillet pariétal de la plèvre sur le feuillet viscéral soulevé par un nombre considérable de tubercules parsemés à la surface du poumon, comme l'a montré l'autopsie. Déjà pendant la vie le bruit de frottement en question faisait sur l'oreille l'impression du glissement contre une surface lisse d'une foule de saillies fines.

Auscultation de la toux.

On utilise la toux des malades tantôt comme un moyen auxiliaire de l'auscultation, tantôt comme une source de renseignements pour l'auscultation directe. Elle constitue un *auxiliaire* de l'auscultation pour plusieurs raisons :

1° Après plusieurs accès de toux, les inspirations deviennent plus profondes et les bruits respiratoires qui en résultent plus intenses.

2° Si les bronches sont obstruées par des mucosités, un

accès de toux, surtout quand il est suivi d'expectoration, suffit souvent à les en débarrasser et à rétablir la communication entre les bronches et le parenchyme pulmonaire; à ce moment le bruit respiratoire qui avait disparu momentanément ou qui était indéterminé redevient plus net. Ainsi dans un parenchyme pulmonaire induré ou dans des cavernes on ne voit apparaître la respiration bronchique qu'après des efforts de toux; il en est de même du murmure vésiculaire dans le tissu pulmonaire aéré.

3° Ce n'est souvent que sous l'influence de la toux que les râles deviennent manifestes, ou du moins ils sont renforcés, parce que l'effort qu'elle nécessite ébranle le liquide qui se trouve dans les excavations pulmonaires ou dans les bronches, et par conséquent détermine dans leur masse une agitation plus énergique que la simple respiration, ou bien les rassemble dans des espaces plus circonscrits; il en résulte une production de râles plus abondants. Ces râles s'entendent déjà très-nettement pendant l'accès de toux ainsi que dans l'inspiration profonde qui le suit. Parfois les râles s'affaiblissent en certains points et se renforcent en d'autres par la toux, lors même que celle-ci ne provoque point d'expectoration; cela tient évidemment à un déplacement des produits liquides. Ce fait de l'affaiblissement des râles dans une région, du renforcement dans une autre, s'observe surtout dans le catarrhe diffus des bronches.

4° Les râles métalliques acquièrent régulièrement leur timbre particulier par la toux, s'ils ne le présentent pas à la simple respiration.

Enfin on ausculte la toux directement, parce que dans le parenchyme pulmonaire induré et dans les cavernes elle donne lieu à des phénomènes sonores particuliers; elle est transmise avec force par le parenchyme imperméable, du moins avec plus de force que par le parenchyme aéré, et au niveau de cavernes pulmonaires volumineuses superficielles, elle est de plus accompagnée d'un *écho ampho-rique*. Il suffit donc d'ausculter la toux pour savoir si au niveau de la région auscultée existe un tissu aéré ou imperméable, ou bien des cavernes.

La raison du renforcement de la toux en cas d'induration ou d'excavation du tissu pulmonaire réside dans la meilleure conductibilité pour le son du parenchyme imperméable.

Il nous reste à parler de la *toux en tant que symptôme* des maladies de l'appareil respiratoire et d'en montrer l'*importance au point de vue du diagnostic*.

La toux est due à l'ouverture subite et violente de la glotte par le courant expiratoire. On peut la produire volontairement par le même mécanisme; sa production est indépendante de la volonté et a lieu *par voie réflexe* chaque fois que les terminaisons des nerfs sensitifs de la muqueuse se trouvent soumises à une irritation anormale en un point quelconque des voies aériennes, depuis l'entrée du larynx jusqu'aux alvéoles. C'est la muqueuse laryngée et trachéale, jusqu'à la bifurcation de la trachée, qui est le plus sensible aux causes d'irritation; on peut provoquer artificiellement la toux chez les animaux en excitant un point quelconque de cette muqueuse au moyen d'un stimulant (Nothnagel); la muqueuse bronchique au contraire est beaucoup moins impressionnable. Cette manière de voir est du reste conforme à un grand nombre d'observations pathologiques; telle est par exemple la toux violente qui prend naissance quand un corps étranger a pénétré dans le larynx : si, malgré les efforts de toux les plus énergiques, le corps étranger n'est pas rejeté, mais au contraire pénètre dans une bronche, les accès de toux diminuent et parfois cessent complétement. En général tout accès de toux est précédé d'une sensation de *chatouille-ment* dans le larynx, même quand l'action irritante n'a pas son siége dans cet organe, mais dans les bronches. Cette sensation de chatouillement provoque la toux, à moins qu'on ne parvienne a en triompher à force de volonté.

Abstraction faite de la pénétration de corps étrangers dans le larynx, les causes d'irritation nécessaires à la production de la toux, en cas de maladies de l'appareil respiratoire, résident dans la tuméfaction catarrhale de la muqueuse respiratoire ou à la présence dans les voies aériennes de liquides tels que du

mucus, des exsudats inflammatoires du sang extravasé, du pus,
du sérum sanguin ; il semble, dans certains cas, que la simple
hyperémie pulmonaire, sans altération d'aucune sorte de la muqueuse bronchique, puisse provoquer la toux. Comme la plupart
des affections des voies respiratoires sont accompagnées, au
moins temporairement, d'un catarrhe de la muqueuse bronchique,
ou localisé où diffus, on conçoit aisément que ces maladies soient
accompagnées de toux, soit pendant toute la durée, soit à certaines périodes du processus morbide. La toux constitue dès lors
un symptôme d'une grande valeur dans une foule de maladies,
notamment dans les phthisies au début, car, à défaut d'autres
signes, elle suffit souvent à appeler l'attention du médecin sur
les poumons.

Il est très-rare que la toux manque dans une affection pulmonaire, soit pendant un certain temps, soit pendant la majeure
partie de son évolution. Ce fait s'explique par la faible irritabilité des rameaux nerveux sensitifs de la muqueuse bronchique.
Déjà dans les conditions physiologiques cette irritabilité est plus
faible à l'état de sommeil qu'à l'état de veille ; de plus, elle se
trouve amoindrie dans certains états pathologiques, grâce à la
perturbation et à l'affaiblissement de l'activité sensorielle ou
bien sous l'influence du collapsus ou de l'affaiblissement général
du malade. Même en l'absence de ces conditions particulières
une maladie des organes respiratoires peut suivre sa marche
sans être accompagnée de toux ; ce sont précisément ces sortes
de faits que nous avons qualifiés de *très-rares* quelques lignes
plus haut. Du reste il n'est point question ici d'un manque absolu de la toux ; seulement elle est très-insignifiante et n'apparaît
qu'à de longs intervalles, de sorte qu'elle n'a pas attiré l'attention du malade (1).

Quant à la *fréquence* de la toux, cette dernière ne se produit qu'à des intervalles irréguliers, tantôt de peu de durée,
tantôt plus longs ; souvent les accès de toux sont bien plus
rapprochés, soit le soir (notamment dans les catarrhes
simples des bronches), soit le matin peu après le réveil (dans

(1) J'avoue que je n'ai pas encore observé une absence totale de la
toux dans les affections pulmonaires. A un examen plus approfondi du
malade on finit toujours par obtenir de sa part une réponse affirma-
tive, même si l'existence de la toux a été d'abord niée d'une façon
absolue. Un grand nombre de malades qui n'offrent que de très-légers
accès de toux ne s'imaginent pas qu'ils toussent.

le processus phthisique par exemple). En général la fréquence de la toux est proportionnelle à l'intensité et à l'extension du catarrhe des bronches; elle croît lors des exacerbations de celui-ci, décroît lors de la rémission. Ainsi, dans l'emphysème et dans quelques autres maladies pulmonaires, les malades toussent peu en été, car le catarrhe bronchique secondaire dont ils souffrent perd de son intensité à cette saison, tandis qu'en hiver il offre une recrudescence qui entraîne également une recrudescence de la toux. La diminution et l'accroissement de la toux permettent en conséquence de juger au moins d'une manière approximative de l'amélioration ou de l'aggravation du processus pathologique du poumon, mais à la condition que l'on observe fréquemment le malade.

La toux offre plusieurs *variétés* selon les caractères particuliers qu'elle présente, tels que le *nombre* des accès, leur *intensité*, le *ton*, la *sécheresse* et l'*humidité*.

1º La toux est constituée par un seul effort expiratoire ou par quelques secousses légères et de peu de durée.

2º Elle se compose d'un plus grand nombre de secousses offrant une certaine intensité; ou enfin :

3º C'est une succession rapide d'un grand nombre d'efforts expiratoires violents et entrecoupés, séparés par quelques rares et profondes inspirations, sonores d'ordinaire.

La première variété, que l'on désigne encore sous le nom de « petite toux » (*Hüsteln*), s'observe dans l'immense majorité des cas chez les phthisiques; même les profanes en connaissent la signification; cependant on peut encore la rencontrer dans quelques processus non phthisiques de l'appareil respiratoire. Du reste ce n'est pas la seule variété de toux que l'on observe dans la phthisie, car souvent elle alterne avec la seconde variété; le matin notamment, peu après le réveil, la toux des phthisiques est toujours plus intense et plus persistante, attendu qu'à ce moment les sécrétions liquides accumulées dans les bronches pendant la nuit irritent la muqueuse jusqu'au moment de leur complète expulsion. Souvent une toux violente et de longue durée provoque le vomissement, grâce à l'ébranlement de l'estomac dont les nerfs sensitifs finissent par être soumis à une excitation anormale.

La deuxième variété de toux est la plus commune et se présente dans toutes les maladies des organes respiratoires.

La dernière variété enfin présente son caractère typique dans la maladie des enfants qui doit à ce caractère même le nom de toux convulsive (coqueluche). Les accès présentent parfois une durée de quelques minutes et ne sont interrompus que par des inspirations isolées, sonores ; ils sont pénibles, spasmodiques ; la face devient violemment cyanotique, et à la fin de l'accès on observe souvent des vomissements. Dans les intervalles, les secousses de toux sont plus légères et moins prolongées. On observe parfois encore dans d'autres maladies de l'appareil respiratoire des accès de toux spasmodiques, mais ils sont de plus courte durée et ne présentent rien de typique. Les trois catégories de toux se rapportent non-seulement au nombre des secousses qui composent les accès, mais encore à leur *intensité ;* mais cette dernière est la moins marquée dans la première variété de toux (petite toux) et la plus considérable dans la toux spasmodique ; la toux est souvent encore très-intense, notamment dans les catarrhes bronchiques secs, quand le mucus est très-visqueux et ne peut en conséquence être rejeté qu'avec de grandes difficultés.

La toux est *humide* ou *sèche* selon que le mucus bronchique se trouve expectoré ou non. Au début d'une affection des organes respiratoires, lorsque la muqueuse se trouve simplement hypérémiée et tuméfiée, sans qu'il y ait encore de mucus sécrété, la toux est toujours sèche ; elle devient humide plus tard. Un seul effort de toux ne suffit pas toujours à amener le mucus dans la cavité buccale, en général plusieurs secousses de toux sont nécessaires, et l'expectoration est d'autant plus pénible que le mucus se trouve amassé plus profondément dans les bronches.

Le *ton* de la toux est très-variable et dépend de son intensité plus ou moins grande et de son caractère d'humidité ou de sécheresse. Plus la toux est intense, plus elle claire ; elle est d'autant plus sourde qu'elle est plus faible. — Le catarrhe laryngé et trachéal est assez souvent caractérisé par une toux claire et forte (désignée par les laïques sous le nom de toux *aboyante*), du moment qu'elle est très-sèche. — Quand la toux est sèche et très-pénible, elle est accompagnée d'une sibilance particulière, que le malade lui-même perçoit et qui se produit au niveau de la glotte, sous l'influence du passage violent du courant d'air expiratoire. Quand la toux est humide, son ton se trouve modifié par les bruits accessoires engendrés par les liquides expectorés, comme l'apprend l'expérience journalière.

Ces brèves considérations montrent bien que, abstraction faite de l'accès de toux caractéristique de la coqueluche, les caractères de la toux ne permettent jamais de porter un jugement bien certain sur les maladies de l'appareil respiratoire ; tout au plus est-il possible d'arriver à un diagnostic de quelques-unes d'entre elles, si l'on tient compte des renseignements anamnestiques touchant la durée de la toux. Ce diagnostic est le plus facile dans les toux chroniques, quand il se borne simplement à savoir s'il y a phthisie ou non ; même ici on ne s'en tient pas à constater la variété de toux, mais on recherche, abstraction faite de l'examen minutieux de la poitrine, si le malade présente ou ne présente pas des signes de phthisie tels que l'amaigrissement, etc.

La toux s'observe non-seulement dans les maladies des poumons, mais encore dans les affections de la plèvre, la pleurésie entre autres, mais à un faible degré d'intensité en général. Elle s'explique ici en partie par l'irritation des nerfs sensitifs de la plèvre, en partie par le catarrhe bronchique modéré qui souvent complique la pleurésie. — Les maladies du cœur ne provoquent la toux qu'en cas où elles donnent lieu à des catarrhes secondaires par stase veineuse.

Auscultation de la voix.

Il a déjà été question, dans le chapitre relatif à la palpation du thorax, du frémissement vibratoire que communique la voix aux parois de la poitrine (frémissement pectoral) (voy. p. 97).

L'*auscultation de la voix* est utilisée très-souvent dans le diagnostic des maladies de l'appareil pulmonaire pour compléter ou corroborer les résultats donnés par l'auscultation des bruits respiratoires.

Quand l'appareil de la respiration se trouve dans son état normal, on ne saisit aucune des paroles prononcées par la personne auscultée, soit que l'on applique l'oreille directement sur le thorax, soit que l'on se serve du stéthoscope ; on ne perçoit qu'un murmure indistinct ; ce dernier est plus marqué dans cette région que dans telle autre, exactement comme les vibrations vocales perceptibles au toucher; nous n'avons donc plus à revenir ici sur les conditions du renforcement de ces vibrations auditives, conditions déjà énumérées plus haut au sujet du frémissement pectoral.

Quant aux anomalies pathologiques que peut présenter la transmission de la voix aux parois thoraciques, elles sont de deux sortes : ou bien les vibrations vocales se trouvent affaiblies et parfois même disparaissent complétement, ou bien elles se trouvent renforcées à tel point que l'on perçoit nettement une grande partie des paroles et que l'observateur éprouve exactement la même impression que si le malade parlait directement à son oreille. Le renforcement de la voix a reçu le nom de bronchophonie; d'autres modifications constituent la voix amphorique (amphorophonie) et la voix de polichinelle (égophonie).

AFFAIBLISSEMENT DE LA VOIX.

La voix, auscultée au thorax, se trouve affaiblie ou disparaît exactement sous les mêmes conditions qui diminuent ou abolissent le frémissement vocal thoracique, c'est-à-dire lors de la formation d'épanchements pleurétiques volumineux, du pneumothorax, et à un moindre degré par l'accumulation de grandes masses liquides dans les voies aériennes (voyez p. 98 et suiv.).

RENFORCEMENT DE LA VOIX. BRONCHOPHONIE.

La bronchophonie s'observe *physiologiquement*, de même que la respiration bronchique, au niveau du larynx et de plus à la bifurcation de la trachée, mais seulement à droite de la colonne vertébrale; encore y est-elle assez faible.

Pathologiquement la bronchophonie peut se présenter

dans toutes les parties de la surface thoracique ; mais, toutes choses égales d'ailleurs, elle se présente plus fréquemment dans les parties supérieures de la poitrine, soit en avant, soit en arrière (dans l'espace inter-scapulaire). Quand la bronchophonie est intense on la reconnaît sans peine et sans qu'il soit nécessaire d'établir des comparaisons ; quand elle est faible, il est bon d'ausculter par comparaison les parties symétriques du côté sain du thorax, ou bien toute autre région où le parenchyme pulmonaire présente sa constitution normale.

La bronchophonie est toujours un signe d'*imperméabilité* assez étendue du tissu pulmonaire au niveau du point ausculté, ou bien de l'existence d'une *caverne volumineuse, limitée par des parois indurées*.

L'état physique d'*imperméabilité du tissu pulmonaire* résume des conditions pathologiques bien connues ; parmi elles l'hépatisation pneumonique et l'induration caséeuse (phthisique) constituent les causes les plus fréquentes de la bronchophonie. — La bronchophonie est due plus souvent aux excavations phthisiques qu'aux cavernes bronchectasiques (les cavernes gangréneuses sont trop rares pour que nous en parlions à ce propos).

Il résulte de ce qui précède que la bronchophonie a la même signification diagnostique que la respiration bronchique, et dans tous les cas où on l'observe elle est soumise, quant à sa production, sa netteté, sa disparition temporaire et son retour, aux mêmes conditions que la respiration bronchique ; en d'autres termes elle dépend, comme celle-ci, de l'étendue du tissu hépatisé et du volume de la caverne ; il est nécessaire que ce tissu ou cette caverne renferment une bronche de fort calibre, laquelle communique librement avec la trachée (voy. p. 101).

Comme la respiration bronchique et la bronchophonie se pro-

duisent sous l'influence des mêmes causes, on les trouve toujours
réunies, mais pas toujours également intenses. La présence dans
le tissu pulmonaire induré de masses liquides assez considérables,
l'infiltration inégale des alvéoles, ou l'existence d'îlots de parenchyme aéré au milieu du tissu imperméable, sont autant de circonstances qui troublent la netteté de la bronchophonie ou en
empêchent même la production. De même que là respiration
bronchique, la bronchophonie est toujours liée au renforcement
du frémissement pectoral ; cela se comprend aisément ; cependant les nuances fines et les degrés transitoires des modifications
vocales sont bien plus faciles à reconnaître à l'auscultation qu'à
la palpation. Quand la bronchophonie se trouve limitée à une
surface étroite, la palpation ne donnerait que des renseignements
tout à fait incertains sur la nature du frémissement vocal. C'est
donc par l'application de l'oreille plutôt que par l'application de
la main qu'il faut chercher à découvrir les anomalies de la transmission des vibrations de la voix, sauf en cas d'épanchement
pleurétique volumineux ou dans les maladies des poumons qui
déterminent l'imperméabilité d'une grande étendue de cet organe.

Laënnec faisait une distinction bien tranchée entre deux variétés du renforcement vocal : la *pectoriloquie* et la bronchophonie. Sous le nom de pectoriloquie il désignait le retentissement
vocal intense que l'on perçoit souvent à l'auscultation des cavernes très-volumineuses et superficielles. — Cependant la pectoriloquie ne constitue aucunement un phénomène distinct de la
bronchophonie, mais n'est qu'un degré plus intense de cette
dernière. On peut, si l'on veut, distinguer avec Skoda une bronchophonie faible et une bronchophonie forte (correspondant à la
pectoriloquie de Laënnec) sans leur attribuer une signification
diagnostique distincte, pas plus qu'aux deux variétés de la respiration bronchique faible et forte ; distinction qui ne répondrait
point à des états physiques bien tranchés de l'appareil pulmonaire. En effet la bronchophonie forte, bien qu'elle se présente
de préférence au niveau des cavernes, ne s'observe pas exclusivement dans ces conditions ; il peut même arriver qu'elle soit
plus faible ici qu'au niveau d'un parenchyme pulmonaire simplement infiltré.

On rencontre encore la bronchophonie quand le poumon
se trouve comprimé par un épanchement pleurétique, *mais*

uniquement dans les régions où le poumon comprimé se trouve immédiatement appliqué contre les parois du thorax, donc à la face postérieure du thorax, entre la colonne vertébrale et l'omoplate, en cas d'épanchement libre. Dans toutes les autres parties de la poitrine, où le poumon se trouve écarté des parois thoraciques par l'exsudat liquide, on n'entend plus rien de la voix.

Une condition de la production de la bronchophonie en cas d'épanchement pleurétique, c'est que les grosses bronches ne participent pas à la compression du tissu pulmonaire, et que les vibrations vocales puissent y pénétrer librement; si ces bronches se trouvent comprimées par quelque épanchement considérable, la bronchophonie fait défaut.

Il est rare que la compression du poumon par une cause autre qu'un épanchement liquide soit assez étendue et assez complète pour réaliser les conditions nécessaires à la production de la bronchophonie; de même le pneumothorax ne donne pas toujours lieu à la bronchophonie; quand cette dernière existe, elle est le résultat des mêmes causes que celles ci-dessus indiquées et n'est perceptible qu'en arrière sur les côtés de la colonne vertébrale, où se trouve refoulé le poumon comprimé par l'épanchement gazeux; en avant et dans les parties latérales, au contraire, le retentissement de la voix se trouve affaibli ou aboli, comme dans les épanchements liquides.

BRONCHOPHONIE AVEC RÉSONNANCE AMPHORIQUE.
VOIX AMPHORIQUE (1).

Au niveau des cavernes très-volumineuses, superficielles, limitées par des parois également denses et communiquant librement avec une grosse bronche, parfois encore dans le pneumothorax, la bronchophonie est accompagnée d'un

(1) Le terme d'amphorophonie serait peut être préférable pour sa concision.

écho métallique, de même que le bruit respiratoire et la toux (voyez p. 151 et 233). Cependant l'écho amphorique n'est jamais ni si fort ni si clair pour le retentissement vocal que pour la toux, parce que cette dernière détermine un ébranlement plus énergique de l'air contenu dans la caverne que la voix, qui chez les mêmes malades, épuisés par la consomption, se trouve également très-affaiblie.

La *cause* de la bronchophonie réside dans la meilleure conductibilité des vibrations vocales par le tissu pulmonaire *imperméable ;* à l'état normal on ne l'observe jamais au niveau du thorax, attendu que le parenchyme aéré est constitué de milieux de densité et d'épaisseur inégales, c'est-à-dire d'air et de parties solides formant les parois des bronches; grâce à ce défaut d'homogénéité, les ondes sonores se trouvent soumises à des réfractions multiples et par suite s'affaiblissent considérablement. Du moment que ces conditions défavorables disparaissent et que le tissu pulmonaire, sous l'influence d'un processus pathologique, se transforme en un milieu homogène, la bronchophonie prend naissance forcément. Cette théorie, donnée pour la première fois par Laënnec, et déjà exposée en détail à propos de la respiration bronchique, suffit à expliquer tous les phénomènes de la bronchophonie d'une manière satisfaisante.

Skoda a cherché à contester, pour la bronchophonie aussi bien que pour la respiration bronchique (voyez p. 193), la théorie de la meilleure conductibilité des vibrations vocales par un parenchyme induré; nous avons montré plus haut tout ce que cette critique avait de faux. C'est ici le lieu d'exposer en détail la théorie de la *consonnance,* que Skoda a édifiée pour expliquer la bronchophonie dans tous les cas où elle s'observe. Cet auteur l'expose de la manière suivante :
Lorsque la voix s'entend avec autant de force en un point quelconque du thorax qu'en son lieu d'origine (larynx), cela ne peut tenir qu'à la concentration persistante qu'éprouvent les vibrations vocales pendant leur propagation — c'est à ce phé-

nomène de concentration que sont dues les propriétés du porte-voix — ou bien à la consonnance qui s'établit dans le thorax et qui régénère ou renforce les vibrations sonores. Si la voix s'entend sur le thorax avec plus de force qu'au niveau du larynx, cette augmentation est due *nécessairement* à la consonnance.

La voix, telle qu'elle sort de la bouche, est constituée par les sons primitifs formés dans le larynx et renforcée par les sons consonnants dus à l'ébranlement de l'air dans les cavités de la bouche et du nez; en effet, en fermant la bouche et le nez, le timbre de la voix se trouve aussitôt altéré. Or de même que l'air renfermé dans le pharynx, la bouche et les cavités nasales, entre en consonnance avec le son laryngé, il est hors de doute que l'air renfermé dans la trachée et les bronches doit également entrer en consonnance avec les vibrations vocales; c'est ce que démontre l'ébranlement de la trachée lors de l'émission de la voix. Mais cet ébranlement de la paroi laryngée ne se transmet pas aux parois bronchiques, dont la structure non homogène n'est pas favorable à une propagation de ce genre, autrement on entendrait de la bronchophonie dans toute l'étendue du thorax; dès lors l'*air* seul contenu dans les bronches peut entrer en consonnance avec la voix, à la condition que cet air se trouve dans un espace clos (caisse de résonnance des instruments à corde). Dans les conditions normales, les bronches ne constituent que des espaces imparfaitement clos, vu la structure peu homogène de leurs parois; tandis que la trachée et ses deux branches de bifurcation offrent des parois cartilagineuses de structure uniforme et par suite constituent des cavités closes favorables à la consonnance, les tuyaux bronchiques, à mesure qu'ils s'enfoncent dans le parenchyme pulmonaire, perdent peu à peu les cerceaux cartilagineux complets; ce ne sont bientôt plus que des plaques qui s'amincissent de plus en plus dans les bifurcations bronchiques ultérieures et enfin disparaissent complétement dans les bronches fines. Aussi la consonnance de la voix va-t-elle en s'affaiblissant, et les vibrations se dispersant dans leur passage à travers le parenchyme pulmonaire et la paroi thoracique, n'arrivent presque plus à l'oreille de l'observateur. Mais si les parois des bronches deviennent plus solides, si leur structure devient uniforme par suite de l'induration et de l'imperméabilité du parenchyme pulmonaire, les tuyaux bronchiques constituent des espaces clos, limités par des parois denses et rigides, toutes conditions favorables à la consonnance de la voix;

en d'autres termes, l'air renfermé dans ces tuyaux est ébranlé par la voix, les vibrations engendrées se trouvent réfléchies par les parois rigides et renforcent ainsi les ondes sonores faibles à l'origine. Ce renforcement de la voix serait déjà par lui-même *une* condition suffisante pour permettre d'entendre la voix au niveau du thorax, en dépit des obstacles qui pourráient l'affaiblir dans sa transmission ; mais il est de plus probable que le tissu pulmonaire imperméable et induré avoisinant les bronches, entre à son tour en vibration, de la même manière que les parois laryngées, de sorte que la voix arrive à la paroi thoracique sans avoir subi d'affaiblissement. —

Tout d'abord le fait, d'après lequel la voix s'entendrait avec plus de force sur le *thorax* qu'au niveau du larynx, sous l'influence de certaines conditions pathologiques, ce fait, qui sert de base à la théorie de la consonnance, se présente dans des cas extrêmement rares ; même il me paraît très-contestable, ainsi qu'à d'autres observateurs ; mais lors même qu'il se présenterait, il ne prouverait nullement que la voix, à son origine dans le larynx, serait plus *faible* qu'au niveau d'une caverne ou du tissu pulmonaire induré ; en effet les ondes sonores dans le larynx suivent une direction descendante et par conséquent n'arrivent qu'en partie dans le stéthoscope placé perpendiculairement sur le larynx, c'est-à-dire dans une direction opposée ; pour apprécier exactement la force de la voix laryngée, il est nécessaire de l'ausculter dans la bouche même ; on lui trouvera ainsi une intensité que jamais elle n'offre sur le thorax (Wintrich).

Quand Skoda affirme que la paroi thoracique offre les mêmes obstacles au passage de la voix que les parois du larynx, cela ne peut s'appliquer aux cavernes volumineuses très-superficielles ; or ces dernières sont seules en cause, du moment qu'il s'agit de bronchophonie très-intense, et ici les ondes sonores arrivent à l'oreille sans affaiblissement, attendu qu'elles se propagent vers la périphérie du poumon, c'est-à-dire ne présentent pas une direction opposée à celle du stéthoscope (Wintrich). — De plus, il n'est pas exact de dire que la vibration laryngée vocale ne se transmet qu'à la colonne d'air bronchique ; les parois des bronches sont également ébranlées. Mais abstraction faite de tous ces faits, la théorie de la consonnance, en défaut physiquement dans la plupart des cas où s'entend de la bronchophonie, a été complétement rejetée (Wintrich, Schweigger, etc.). En effet l'air contenu dans un espace clos ne peut entrer en

14.

consonnance qu'avec des sons présentant la même longueur d'onde et par suite la même hauteur, donc en général avec *un seul* son, le son fondamental, et si ce dernier présente une énergie suffisante, avec les sons qui se trouvent dans l'un des rapports suivants avec le son fondamental (1 : 2 : 3 : 4, etc., c'est-à-dire l'octave, la duodécime, la double octave, etc.) — en d'autres termes avec les *sons harmoniques supérieurs.*

De plus Skoda est d'avis que les cavités aériennes du poumon ne sont pas comparables à celles de tuyaux fermés, qui ne peuvent entrer en consonnance qu'avec des sons bien déterminés; il dit en effet que les bronches (et par suite les cavernes pulmonaires) constituent des « espaces aériens de forme et de structure variées, à embouchure très-diverse, de telle sorte que le nombre de sons consonnants se trouve nécessairement multiplié, que du reste l'échelle diatonique de la voix n'est pas assez étendue pour que les sons qui la composent ne puissent, en pénétrant dans ces espaces clos de conformation si variée, être renforcés individuellement par des sons consonnants ». — C'est là une manière de voir forcée; si toutefois il existait des cavités pulmonaires capables de renforcer des tons quelconques, il arriverait nécessairement que sur le thorax, par exemple au niveau d'une caverne pulmonaire, la voix offrît déjà à la parole, et plus nettement encore par la production de sons variés, une différence d'intensité considérable, selon que le son produit serait à l'unisson du son propre de la cavité aérienne ou ne le serait pas. Ce n'est pas là ce que l'on observe le plus souvent; c'est seulement en cas d'excavations pulmonaires très-volumineuses (mais jamais dans les simples indurations du poumon) que l'on constate des phénomènes de consonnance pulmonaires; il s'agit alors de la voix amphorique dont il a été question page 242, analogue en cela à l'écho amphorique qui accompagne la toux, et qui se manifeste pour des mots isolés prononcés sur un ton donné. La théorie de la consonnance de Skoda se réduit donc aux phénomènes amphoriques ou métalliques, qui peuvent accompagner soit la voix, soit les bruits respiratoires et les râles, et qui ont été décrits plus haut (p. 151 et 222).

ÉGOPHONIE.

On désigne du nom d'égophonie un son de voix particulier, tremblotant et saccadé, dont le timbre est analogue

à la voix d'une chèvre ou bien à la voix nasonnée de
l'homme (les narines étant closes); on peut encore la comparer au son obtenu en parlant devant un peigne sur lequel
est appliqué un papier et qui est tenu vis-à-vis des dents;
souvent l'égophonie fait l'impression d'un son de voix loin-
tain. On l'observe très-souvent dans les épanchements
pleurétiques moyens (c'est-à-dire ni trop, ni trop peu volumineux), et de préférence vers la limite supérieure de l'exsudat liquide; d'ordinaire on l'entend dans l'espace compris entre la ligne axillaire, l'angle inférieur de l'omoplate
et la colonne vertébrale. Tous les mots prononcés par le
malade ne présentent pas ce timbre chevrotant, et ce dernier n'offre pas toujours le même caractère. Chaque fois
qu'une pareille différence s'observe entre paroles chevrotantes et paroles non chevrotantes dans la pleurésie, les
premières présentent une tonalité plus élevée et comme
une résonnance lointaine, tandis que les dernières sont plus
basses de ton et semblent se produire plus près de l'oreille.

Dans quelques cas, l'égophonie présente une assez grande
durée, d'autres fois elle disparaît assez rapidement, sans
que l'on puisse découvrir de modification notable de l'état
pathologique qui lui donne naissance; j'ai observé des cas
où une égophonie bien caractérisée n'a persisté que pendant vingt-quatre heures. Bien qu'il ne soit pas toujours
possible de constater immédiatement à la percussion une
modification de quantité de l'épanchement, dans les cas où
l'égophonie disparaît rapidement ou devient indistincte, il
n'en est pas moins certain qu'un changement de cette nature, soit augmentation modérée, soit faible diminution de
l'épanchement, a eu lieu.

On rencontre l'égophonie dans la plupart des cas d'épanchement pleurétique, comme mon observation personnelle me l'a
appris, à une certaine période du processus morbide, c'est-à-
dire dans la phase où la quantité de liquide épanché est préci-

sément favorable à la production de ce phénomène; c'est pour cette raison que l'égophonie est de courte durée en général.

L'égophonie *prend naissance* très-vraisemblablement dans les bronches *aplaties*, mais non encore complétement comprimées, dont les parois acquièrent un mouvement tremblotant sous l'influence des ondes sonores et transmettent leur ébranlement à la couche liquide peu épaisse de la plèvre. Dès lors la voix est tremblotante à l'auscultation, et comme elle est obligée de traverser des milieux de structure variable pour arriver à la paroi thoracique, elle perd de sa clarté et de sa netteté et prend un timbre nasonné.

Au point de vue du diagnostic, l'égophonie perceptible dans les épanchements de la plèvre a la même valeur que la bronchophonie dont elle n'est qu'une modification; elle est l'indice d'un état physique analogue du parenchyme pulmonaire. Il n'est pas rare de trouver de l'égophonie et de la bronchophonie ordinaire chez le même malade, et cela dans des régions assez rapprochées l'une de l'autre.

D'après Skoda, on observerait l'égophonie non-seulement en cas d'épanchement liquide de la plèvre, mais encore en l'absence de liquide dans quelques cas de pneumonie, d'infiltration pneumonique caséeuse du parenchyme pulmonaire (avec ou sans cavernes), quelquefois même à l'état normal chez les enfants entre les omoplates; aucune explication satisfaisante de ces sortes de cas n'a encore été donnée.

EXAMEN DES CRACHATS

Presque toutes les maladies de l'appareil respiratoire son accompagnées d'un catarrhe bronchique plus ou moins intense. Les sécrétions de la muqueuse bronchique atteinte de catarrhe, de même que les produits liquides contenus dans les alvéoles pulmonaires et les cavernes du poumon, sont rejetés par la toux.

C'est par là que les sécrétions provenant de l'appareil respiratoire se distinguent de celles qui viennent du pharynx ou des narines et qui sont expulsées par l'éternument. Les crachats peuvent faire défaut pendant toute la durée d'une maladie pulmonaire ou être supprimés temporairement; leur absence ne permet donc pas de conclure *contre* l'existence de l'affection pulmonaire, pas plus que leur présence ne permet de conclure *en sa faveur* avec une certitude complète, attendu que les sécrétions pharyngée et nasale peuvent arriver jusque dans le larynx et ensuite être expulsées par la toux.

Les crachats que l'on observe dans les diverses maladies de l'appareil respiratoire sont constitués par des éléments variables, figurés ou amorphes, qui leur communiquent certains caractères permettant déjà à l'œil nu de juger de leur constitution essentielle, mais que l'examen microscopique seul peut déterminer rigoureusement.

Éléments figurés des crachats.

1° ÉPITHÉLIUMS. — En général on rencontre dans les crachats des cellules d'épithélium pavimenteux, rarement des cellules d'épithélium cylindrique, et plus rarement encore des fragments d'épithélium à cils vibratiles.

L'*épithélium pavimenteux* peut provenir des parties supérieures des voies aériennes, mais en général il se détache de la bouche et se mêle aux crachats mécaniquement lors de leur passage à travers la cavité buccale.

Les cellules pavimenteuses se reconnaissent immédiatement à leur forme polygonale caractéristique, à leurs grandes dimensions et aux noyaux bien nets qu'elles renferment.

Ces cellules se rencontrent le plus fréquemment dans les crachats en cas de catarrhe pharyngé ou buccal. — Les cellules épithéliales des couches profondes de la muqueuse buccale sont plus aplaties, renferment un noyau indistinct ou n'en renferment pas, ressemblent davantage aux cellules épidermiques et ne peuvent plus être distinguées des cellules pavimenteuses qui tapissent les parois des parties supérieures des voies respiratoires.

On ne trouve que rarement des *cellules cylindriques* dans les crachats, bien que la muqueuse des voies respiratoires en soit revêtue depuis le larynx jusque dans les bronches les plus fines. Même en cas de tuméfaction catarrhale intense de la muqueuse bronchique, ou bien dans les processus destructifs et les exsudats croupaux des conduits aériens, l'épithélium cylindrique ne se détache pas de la muqueuse; dans certaines préparations anatomiques, il est possible de l'enlever par couches continues.

Il est plus rare encore de trouver dans les matières expectorées en cas de maladie des voies respiratoires de l'épithélium cylindrique à cils vibratiles; on le rencontre plutôt dans les catarrhes de la muqueuse nasale et de la voûte palatine.

2° CORPUSCULES PURULENTS (GLOBULES BLANCS DU SANG).
Les corpuscules purulents ne sont autre chose que les globules blancs du sang qui, dans les processus inflammatoires, traversent les parois des capillaires (Cohnheim). Ce seul fait réduit à néant les différences histologiques que l'on avait établies entre les globules de pus et les leucocytes. On les rencontre en nombre variable dans les crachats, d'après le degré de catarrhe ou d'inflammation ; ils constituent parfois les seuls éléments figurés présents dans les matières expectorées.

Leur présence communique aux crachats certains caractères macroscopiques tels qu'une opacité plus ou moins grande et une coloration jaunâtre ou jaune-verdâtre plus ou moins intense, selon leur quantité.

Outre les corpuscules purulents, on trouve dans tous les crachats des *globules muqueux*, des cellules, des noyaux de cellules ou des agglomérations granuleuses en voie de dégénérescence graisseuse ou de racornissement.

3° GLOBULES ROUGES DU SANG. — Les crachats peuvent renfermer du sang en quantité variable, depuis de simples traces jusqu'à des quantités très-notables ; parfois même le sang est expectoré pur et sans mélange de matières étrangères. Dans la plupart des cas, la présence du sang dans les crachats, même s'il ne s'y trouve qu'en très-faible quantité, est reconnaissable à la couleur qu'il leur communique. S'il n'y a que des traces douteuses de coloration rouge, l'analyse microscopique décidera.

Les globules rouges que l'on rencontre dans les crachats présentent leur forme histologique et leur couleur normales, attendu que dans le liquide d'expectoration ils se trouvent dans les mêmes conditions que dans le liquide sanguin, c'est-à-dire dans un véhicule salé et de réaction alcaline. On n'observe ni gonflement, ni décoloration par pénétration d'eau dans leur intérieur. Dans les cas seulement où leur nombre est très-restreint et leur véhicule très-aqueux, des phénomènes de diffusion pourront avoir lieu.

4° DÉBRIS DU PARENCHYME PULMONAIRE.

Fibres élastiques. On ne les rencontre dans les produits de l'expectoration que dans les processus destructifs du tissu pulmonaire et des bronches (pneumonie caséeuse, bronchectasie avec ulcération des bronches, abcès pulmonaires). On reconnaît déjà à l'œil nu la portion du crachat où sont rassemblées les fibres élastiques, grâce à leur aspect gris et opaque, tranchant sur la masse plus claire du crachat. Quand les crachats sont recueillis dans un vase, les fibres élastiques vont au fond et s'amassent dans la partie plus dense, non spumeuse du liquide. Ces fibres se présentent ou isolées ou par faisceaux ; elles sont rectilignes ou contournées ; quelquefois des fibres transversales leur donnent l'apparence d'une charpente ou même d'un véritable réseau, rappelant alors complétement l'aspect du stroma fibreux alvéolaire. Ces fibres bien éclairées se présentent avec une netteté remarquable, notamment après l'addition d'acide acétique qui a pour effet de rendre le reste du tissu plus transparent, sans attaquer les fibres élastiques.

En général la présence des fibres élastiques dans les crachats est l'indice d'un processus phthisique destructeur, vu la grande fréquence de la phthisie (parfois elles font leur apparition à une période peu avancée de la phthisie, tandis que d'autres signes physiques de la même maladie manquent encore ou sont trop peu accentués). Cependant on rencontre également des fibres élastiques dans les crachats en cas d'abcès pulmonaire, puis dans les ulcères bronchiques et la bronchectasie, mais *non* dans la gangrène pulmonaire ; dans cette dernière maladie, le tissu élastique se trouve détruit par une substance non encore connue (voyez p. 282).

La découverte de fibres élastiques dans les crachats des phthisiques ne donne aucune indication sur le siége du processus destructif; elles peuvent provenir aussi bien de la paroi alvéolaire que des bronches fines. La distinction établie jadis, d'après laquelle les fibres allongées, droites ou peu contournées, proviendraient des bronches, tandis que les fibres enchevêtrées en forme de réseau résulteraient de la destruction des alvéoles (Remak), est complètement erronée.

Schröder van der Kolk et Remak ont les premiers et à la même époque attiré l'attention sur la présence des *fibres élastiques* dans les produits expectorés.

Il est rare de trouver dans les crachats des phthisiques des *fragments de poumon* d'un certain volume, sauf dans quelques cas de cavernes volumineuses. En revanche on y rencontre souvent des fragments plus petits se décomposant en petits amas au fond du crachoir. Ils contiennent des détritus amorphes, diphthéritiques provenant des parois des excavations.

Çà et là on a encore découvert dans les crachats des *fibres musculaires lisses*, des *fragments de cartilage* provenant des bronches exulcérées et du *tissu conjonctif*. D'après Biermer, ce dernier forme dans le crachat des points ou de petits lambeaux membraneux visibles à l'œil nu et d'apparence gris-foncé et opaque, faciles à séparer des autres matières expectorées par l'addition d'une certaine quantité d'eau. Si on les examine au microscope, après l'addition d'acide acétique, on trouve ces petits lambeaux formés d'un tissu amorphe, farci de granulations pigmentaires noires.

5° CAILLOTS FIBRINEUX.

Ce sont des caillots plus ou moins volumineux, enveloppés de mucus, jaunes-blanchâtres avec un reflet rougeâtre, qui parfois restent adhérents au crachoir quand on le retourne; c'est là un signe distinctif de ces caillots, mais souvent on ne les reconnaît qu'après des lavages à l'eau, sous l'influence desquels ils s'enroulent et deviennent presque blancs.

Ils sont constitués par les moules arrondis des fines bronches et présentent fréquemment des divisions dichotomiques; ils sont composés de fibrine coagulée. Rarement ils forment des ramifications étendues; ce sont en général des. fragments filiformes, rudimentaires, très-délicats et visibles seulement à la loupe dans leurs plus fines ramifi-cations. Dans quelques cas rares ils envahissent toutes les bronches d'un lobe pulmonaire et atteignent la bronche principale. Ce fait a été observé par Lebert dans une série de cas de grippe épidémique. Ils sont toujours le résultat d'une bronchite croupale et se rencontrent très-fréquem-ment dans la pneumonie croupale des adultes, qui d'ordi-naire est liée à l'inflammation croupale des plus fines bronches. Ils apparaissent à partir du commencement du stade d'hépatisation jusqu'à son plus haut degré, c'est-à-dire du troisième jusque vers le septième jour de la ma-ladie, mais ils font défaut dans le premier stade de la pneu-monie, où l'exsudation n'a pas encore lieu, ainsi que dans le troisième stade où l'exsudat plastique se liquéfie et se résorbe en majeure partie; cependant à cette période on peut encore rencontrer des restes d'exsudat fibrineux dans les crachats, mais ce ne sont plus que des flocons sans apparence de structure dichotomique. Dans un assez grand nombre de cas, dans environ 10 à 20 pour 100 de tous les cas de pneumonie, les caillots fibrineux font absolument défaut dans les crachats; cela tient au peu d'abondance et au manque d'énergie de l'expectoration, par exemple chez des individus faibles et débilités; dans les mêmes condi-tions la sécrétion fibrineuse est beaucoup plus faible que chez les individus robustes.

Dans les pneumonies catarrhales des enfants et des vieil-lards ainsi que dans la pneumonie interstitielle chronique on n'observe jamais d'exsudation croupale dans les bron-ches et par suite point de caillots fibrineux dans les crachats.

Ces caillots présentent leurs formes les plus belles dans le croup primitif, aigu ou chronique, des bronches.

Ces caillots fibrineux, généralement d'une coloration blanchâtre, diffèrent selon l'intensité du processus et le calibre des bronches atteintes; dans certains cas remarquables, ils offrent un tronc principal volumineux à divisions dichotomiques qui se poursuivent jusque dans des ramifications d'une finesse toute capillaire. Ils sont tantôt rubanés, tantôt arrondis; ils sont solides ou creusés d'une légère cavité, du moins les troncs les plus volumineux; ils offrent parfois une longueur de 5 à 8 centimètres; les rameaux de fort calibre sont plus constants que les rameaux fins; d'après la durée de la maladie, l'expectoration de ces sortes de caillots peut persister des semaines et même des mois — dans un cas que j'ai traité et qui se rapporte à un enfant, la maladie guérit rapidement par l'emploi de l'iodure de potassium, après avoir persisté d'abord pendant six mois; dans un autre cas, traité par un praticien de Berlin, l'affection guérit spontanément après un certain temps. — Cependant la maladie peut exister pendant des années avec des rémissions. Dans quelques cas, l'asphyxie a été la conséquence du développement trop puissant de ces caillots et de leur extension à une trop grande surface.

Les médecins du XVIIe siècle avaient déjà connaissance des caillots fibrineux et les appelaient des polypes; Remak (1845) découvrit à son tour l'existence des concrétions fibrineuses dans la pneumonie et en détermina la vraie nature.

6° CRISTAUX.

Cristaux formés par les acides gras (cristaux de margarine). Au microscope ils se présentent sous la forme d'aiguilles incolores, droites, quelquefois infléchies, assez longues, pointues en fer de lance, très-minces, rarement variqueuses. On les rencontre soit isolés, soit réunis en faisceaux ou en gerbes. Ils adhèrent constamment à des fragments ou à des bouchons d'un gris-sale nageant dans le crachat. Ces lambeaux, qui offrent une odeur nauséabonde des plus prononcées, ne se trouvent dans les crachats qu'en cas de cavernes gangréneuses ou bronchectasiques, ou dans la bronchite putride; ces aiguilles d'acides gras sont donc toujours l'indice d'un processus putride.

Par l'addition d'éther, ces aiguilles se dissolvent, ce qui met hors de doute leur composition graisseuse (acide margarique) (1).

On a découvert encore une autre forme de *cristaux* microscopiques dans les matières expectorées en cas d'asthme bronchique (Leyden). Ils offrent l'apparence d'octaèdres allongés, très-aigus, incolores; les plus grands d'entre eux se reconnaissent à un grossissement de 300, les plus petits à un grossissement de 600 diamètres; ils se trouvent engagés, dans une substance fondamentale composée de fragments cellulaires granuleux et évidemment de nature organique.

Ces cristaux, solubles dans les acides, les alcalis et l'eau (Salkowski) ont été trouvés jusqu'à présent par Leyden dans six cas d'asthme bronchique, et cela seulement dans les crachats expectorés pendant et après les accès, non dans les intervalles. Leyden considère comme vraisemblable qu'ils occasionnent le spasme expiratoire de l'asthme bronchique, en irritant les terminaisons périphériques du nerf vague dans la muqueuse bronchique et provoquant ainsi un spasme des petites bronches par voie réflexe. On s'expliquerait ainsi la rémission qui succède à l'expectoration de ces cristaux; l'attaque suivante serait la conséquence d'une nouvelle formation cristalline (?).

On a trouvé encore çà et là d'autres cristaux dans les crachats : des *cristaux d'hématoïdine* dans les crachats sanguinolents, des *cristaux de cholestérine* dans les crachats des phthisiques (Biermer), enfin des *cristaux de tyrosine* dans les matières expectorées en cas de bronchite putride (Leyden).

(1) Virchow le premier a observé ces aiguilles. On ne pourrait guère les confondre avec les fibres élastiques qu'au cas où elles seraient contournées. Mais la réaction chimique ci-dessus indiquée permet de faire immédiatement la distinction, attendu que les fibres élastiques ne sont point altérées par l'addition de l'éther.

7° CRYPTOGAMES.

Les cryptogames que l'on rencontre dans les crachats
sont le *leptothrix buccalis*, le cryptogame du *muguet* (oïdium
albicans), puis des filaments simples ou articulés provenant
de *mycéliums*.

Tout crachat peut de temps à autre renfermer l'un de ces
cryptogames; leur présence n'acquiert de l'importance que
s'ils trouvent un terrain favorable à leur multiplication.
C'est ce qui a lieu quand ces cryptogames arrivent à des-
cendre de la bouche et du pharynx dans la trachée, et parviennent ainsi jusque dans des bronches dilatées ou dans
des cavernes pulmonaires. Il n'est pas invraisemblable que
sous leur influence, surtout sous l'influence des vibrions
dont il sera question un peu plus loin, la sécrétion des
bronches et des cavernes n'entre en décomposition et constitue ainsi une bronchite putride ou une gangrène pulmonaire; il paraît même que l'immigration des cryptogames
dans un appareil respiratoire parfaitement sain peut provoquer une décomposition qui amène la bronchite putride
(Rosenstein).

De plus on a observé une foule de cryptogames (filaments
de mycélium et spores) dans les crachats de la coqueluche
(Letzerich).

En traitant de pareils crachats par l'iode et l'acide sulfurique
concentré, les filaments de mycélium prennent une belle coloration bleue et les spores une coloration brune.

Letzerich considère ces cryptogames comme étant la cause
de la coqueluche (?); la fréquence des accès de toux dépendrait
de leur développement plus ou moins rapide et de l'irritabilité
de la muqueuse envahie; la maladie guérirait du moment qu'il
se forme une abondante sécrétion de mucus qui entraînerait les
cryptogames lors de l'expectoration. Les mêmes cryptogames,
·pris dans les crachats d'un individu atteint de coqueluche et in-

troduits dans la trachée d'un lapin par une fistule trachéale, provoquèrent chez cet animal des phénomènes de catarrhe et des accès de toux convulsive. Les crachats rejetés par lui pendant ces accès de toux renfermaient des cryptogames tout à fait semblables à ceux expulsés dans la coqueluche.

D'autres organismes inférieurs, qui se présentent fréquemment dans les crachats de la bronchectasie et des cavernes gangréneuses, et parfois aussi avec abondance dans les crachats d'une autre nature, ce sont les *vibrions*, bien connus par leur aspect et leur mobilité. Si on les trouve en grande quantité dans un crachat récent, c'est qu'ils viennent des voies respiratoires; mais on les rencontre également dans tout crachat qui est exposé pendant un certain temps à l'air. Parfois encore ils peuvent venir se mélanger mécaniquement au crachat dans son passage à travers la bronche, attendu qu'ils adhèrent au tartre des dents chez les personnes qui ne tiennent pas leur bouche très-propre.

Il est plus rare de rencontrer dans les crachats des *vésicules d'échinocoques* ou des restes de ces vésicules. Elles peuvent provenir du foie, si par exemple un kyste hydatique a envahi le poumon, après avoir traversé le diaphragme, et puis a perforé une bronche; ou bien elles viennent du poumon lui-même, au cas où les échinocoques se sont développés primitivement dans cet organe. — Les cas d'expectoration de vésicules hydatiques sont devenus assez fréquents; j'ai observé moi-même un cas d'échinocoques de la rate et du foie où des vésicules ont été rejetées par la toux et d'autres évacuées par l'intestin.

Les fragments de matières alimentaires, les fibres musculaires, grains d'amidon, fibres végétales, etc., qui viennent *accidentellement* se mêler aux crachats, sont si faciles à reconnaître au microscope, qu'il serait superflu d'en donner ici une description détaillée.

Éléments amorphes des crachats.

Ils constituent la matière fondamentale du crachat et consistent en mucus, albumine et produits aqueux provenant de la bouche.

Le *mucus* est sécrété par la muqueuse bronchique et se retrouve par conséquent dans tous les crachats. Tantôt le mucus (mucine) est assez liquide, tantôt il est visqueux; au microscope il paraît transparent; quant à sa consistance, il se laisse tirer en fils. Sa réaction chimique la plus connue consiste dans le trouble qu'y fait naître l'addition d'acide acétique.

Au point de vue du diagnostic, le mucus ne présente aucune signification; les personnes bien portantes expectorent du mucus pur tous les jours, et depuis le catarrhe le plus léger jusqu'à la maladie du poumon la plus intense, le mucus accompagne toujours les autres éléments que renferme le crachat.

De même chaque crachat renferme de l'*eau*. Plus celle-ci est abondante, plus le crachat est fluide. Ordinairement l'eau vient de la bouche, et dans ce cas elle contient de plus des cellules d'épithélium pavimenteux; dans d'autres cas, elle provient des bronches, quand leur muqueuse sécrète un liquide séreux en abondance, ou encore des alvéoles pulmonaires, en cas d'œdème du poumon. Dans tout catarrhe bronchique simple, les premiers crachats sont plus riches en eau (plus fluides) que les autres qui sont moins aqueux (plus compactes).

L'*albumine* se rencontre dans les crachats en quantité d'autant plus grande que l'inflammation des voies aériennes ou du parenchyme pulmonaire est plus intense. Elle est surtout abondante en cas de formation d'un exsudat plastique dans le parenchyme pulmonaire et les bronches fines, par suite dans la pneumonie. — Pour déceler la présence de l'albumine, on filtre le liquide expectoré, on neutralise la liqueur alcaline obtenue au moyen de l'acide acétique, puis on fait bouillir; l'albumine se coagule.

Classification générale des crachats.

La classification suivante est fondée (Biermer) sur la nature de la substance fondamentale et les éléments microscopiques prédominants du crachat, deux caractères qu'il est possible d'ordinaire de reconnaître déjà à l'œil nu.

1° Crachats *muqueux*. — Ils renferment presque exclusivement du mucus et sont rejetés souvent par des personnes parfaitement saines ou dans le premier stade d'un catarrhe bronchique.

2° Crachats *muco-purulents*. — Ils renferment du mucus et des globules purulents. Ces derniers forment, après un séjour d'une certaine durée, le sédiment qui se rassemble au fond du verre, tandis que le mucus et les bulles d'air qu'il contient ordinairement surnagent au-dessus du liquide aqueux. Ces crachats ou bien se fondent les uns dans les autres, ou bien forment des masses arrondies isolées, selon le degré de consistance qu'ils présentent; ils existent dans le catarrhe bronchique simple, de même que dans toute autre affection des bronches et du parenchyme pulmonaire.

3° Crachats *exclusivement purulents*. — Ils sont d'apparence homogène, d'une coloration analogue à celle qu'offre le pus engendré dans le tissu cellulaire, visqueux, ne se laissent pas tirer en fils et tombent au fond du verre. Au microscope ils sont constitués presque exclusivement de cellules pyoïdes. — Ces crachats proviennent de cavernes abcédées du poumon ou bien de la cavité pleurale pleine de pus, dont le contenu s'est écoulé dans une bronche par perforation (empyème).

Tous les crachats rentrent plus ou moins dans l'une de ces trois catégories, attendu que tous contiennent du mucus ou du pus. Mais si les crachats renferment d'autres substances plus abondantes ou plus importantes, on les désigne par le nom de ces dernières; par exemple : crachats *sanguinolents*.

La division des crachats en muqueux, muco-purulents, purulents et sanguinolents a l'avantage pratique de mettre aussitôt en évidence l'élément qui y prédomine. Bien entendu l'origine du crachat considéré et le genre de maladie où on l'observe ne se trouvent indiqués par là que d'une manière très-approximative dans les rares cas où pareil diagnostic est possible. Pour se trouver à même de porter un jugement plus exact, il faut tenir compte encore d'autres signes dont nous allons nous occuper maintenant, tels que la forme, la consistance, la densité, la couleur, l'odeur des crachats, ainsi que des éléments histologiques qu'ils peuvent renfermer et dont nous avons déjà parlé (éléments du tissu pulmonaire et produits pathologiques).

Caractères physiques des crachats.

Consistance. — Elle est très-variable; on observe toutes les transitions, depuis la fluidité aqueuse jusqu'à la viscosité. Plus un crachat est visqueux, plus il est consistant; ainsi les crachats muqueux et muco-purulents, qui se présentent dans le catarrhe bronchique aigu et dans diverses affections du parenchyme pulmonaire, sont très-consistants; notons comme exemple les crachats provenant de cavernes du poumon. — Si les crachats sont dépourvus de mucus, c'est-à-dire du moyen d'union de leurs divers éléments histologiques, leur consistance est moindre; c'est pour

15.

cette raison que les crachats purulents sont bien moins consistants que les crachats muco-purulents. — L'expectoration persistante de crachats très-consistants (visqueux) est le signe d'une irritation intense de la muqueuse bronchique, telle qu'on l'observe seulement dans les affections prolongées des bronches ou du parenchyme pulmonaire.

Forme des crachats. — Elle dépend de la consistance du crachat. Les crachats séreux de l'œdème pulmonaire, les crachats purulents purs de l'abcès des poumons ou de l'empyème ouvert par perforation dans une grosse bronche, et en général tous les crachats peu consistants sont confluents et forment dans le vase où on les recueille une couche uniforme; au contraire les crachats très-visqueux prennent une forme irrégulièrement globuleuse, les crachats moins visqueux une forme aplatie, nummulaire. Les crachats purulents et muco-purulents sont tantôt confluents et tantôt affectent des formes variées selon le degré de viscosité du mucus. — La forme globuleuse ou nummulaire se rencontre surtout dans les crachats provenant des cavernes de la phthisie; elle est d'autant mieux prononcée que les crachats se trouvent mélangés d'une moindre proportion de sécrétions liquides des bronches. Si ces dernières sont très-abondantes, les crachats nummulaires, distincts au début de la sécrétion catarrhale, finissent par se confondre avec la couche muqueuse homogène.

Pesanteur des crachats. — Plus un crachat est consistant et moins il est aéré, plus il est pesant. Les crachats très-consistants, privés d'air, vont au fond du crachoir, les crachats moins consistants surnagent. Les crachats qui vont au fond de la masse aqueuse conservent leur forme (crachats caverneux). Les crachats moins consistants, après un séjour plus ou moins long dans le récipient, se divisent en couches distinctes; les parties les plus légères telles que le mucus et les bulles d'air surnagent, les parties pesantes (cellules purulentes) forment une couche plus profonde, uniforme.

La pesanteur des crachats permet donc simplement de juger de leur consistance et en général de leur composition élémentaire, mais nullement de l'origine de ces crachats. Ils peuvent offrir la même pesanteur dans le catarrhe simple des bronches en voie de résolution que s'ils proviennent d'une caverne pulmonaire.

Masse des crachats. — Elle varie d'une manière extraordinaire tant dans les affections aiguës que dans les affections chroniques de l'appareil respiratoire. Les crachats manquent quelquefois d'une manière absolue dans les affections aiguës et peuvent faire défaut au moins pendant un certain temps dans les affections chroniques. La masse des crachats peut être très-minime dans des maladies très-graves et au contraire très-considérable dans les maladies les plus légères. Il est donc impossible de donner des règles absolues relativement à la valeur pronostique de l'accroissement ou de la diminution de l'expectoration dans les diverses affections des voies respiratoires; voici la seule proposition ·à peu près générale qu'il soit possible d'énoncer : l'expectoration devient plus abondante, en même temps qu'elle devient moins pénible et que les crachats prennent·de la forme et de la consistance, dans le catarrhe aigu des bronches,.la coqueluche et la pneumonie, et souvent alors elle constitue un signe critique de la terminaison de la maladie; d'autre part l'expectoration, d'abord abondante, devient plus rare quand la maladie présente une exacerbation nouvelle, et en même temps les crachats deviennent plus visqueux et plus difficiles à expulser. Si dans les maladies aiguës, telles que la bronchite et la pneumonie, l'expectoration est rare ou fait défaut d'une manière absolue, malgré l'existence d'un processus morbide d'une intensité et d'une extension considérables et la présence facile à·

reconnaître à l'auscultation d'un grand amas de liquides dans les bronches, on peut en conclure ou bien que l'irritabilité des terminaisons sensibles du nerf vague se trouve émoussée, ou bien que le malade est arrivé à un grand degré de faiblesse; c'est donc le signe d'un pronostic fàcheux. L'exemple le plus connu nous est fourni par la respiration stertoreuse des mourants, accompagnée de ces râles que l'on entend à distance et qui sont dus à l'œdème pulmonaire.

De toutes les maladies de l'appareil respiratoire, c'est la *bronchectasie* qui donne lieu à l'expectoration de la plus grande masse de crachats en une fois ; en cas d'absence d'autres signes permettant d'arriver au diagnostic différentiel, ce caractère de l'expectoration constitue le critérium le plus important ; il n'est pas rare d'observer dans cette affection l'expulsion de plusieurs grandes cuillerées ou plus encore de crachats muco-purulents et fétides. De même en cas d'*ouverture d'un abcès pulmonaire ou d'un exsudat purulent de la plèvre* dans une grosse bronche, le malade rejette *en une fois* une grande masse de crachats purulents purs et homogènes.

Odeur des crachats. — Elle est nulle dans un grand nombre d'affections, ou bien elle est simplement fade. L'odeur des crachats de l'abcès pulmonaire, de la bronchectasie et de la bronchite putride est très-désagréable; elle est d'une fétidité extrême dans la gangrène pulmonaire. Dans cette dernière affection, l'haleine déjà est fétide avant l'apparition des premiers crachats. La fétidité résulte de la destruction gangréneuse du parenchyme pulmonaire.

Les crachats peuvent encore prendre une odeur désagréable dans leur passage à travers la bouche, quand celle-ci renferme des particules alimentaires en putréfaction; nous en dirons autant de la *carie dentaire* et des affections buccales; aussi dans la dernière période de la phthisie, où si souvent se développent des affections de la cavité buccale avec formations parasitaires, les crachats sont-ils généralement doués d'une mauvaise odeur. Cette odeur se dissipe après un séjour plus ou moins long dans le crachoir.

Coloration des crachats.

La présence d'un grand nombre de globules purulents communique aux crachats une faible coloration blanc-jaunâtre et même jaune-verdâtre. Les colorations plus intenses des crachats sont dues d'ordinaire à la présence de matières colorantes. Ces dernières sont, d'après leur ordre de fréquence : la matière colorante rouge du sang et ses divers dérivés, le pigment biliaire et un pigment noir.

C'est ainsi que l'on distingue des crachats rouges, jaunes, verts et noirs.

Crachats rouges, hémoptoïques.

Certains crachats sont formés de sang pur, d'autres sont simplement mélangés de sang.

1° L'expectoration de *sang pur* reconnaît pour cause des déchirures vasculaires dans les poumons ; quand la quantité de sang rejetée ne dépasse pas une ou plusieurs cuillerées à bouche (hémoptysie), il provient de capillaires lacérés ; si au contraire l'évacuation sanguine atteint ou dépasse une demi-livre (pneumorrhagie), c'est qu'il y a eu rupture artérielle, phénomène qui se présente le plus souvent dans les cavernes ulcérées.

L'hémoptysie est fréquente au début de la phthisie pulmonaire, à une période où les signes physiques de cette maladie ne sont pas encore appréciables ; ou bien elle se présente dans le cours de la maladie, soit une fois, soit plusieurs fois. L'hémoptysie peut encore être due à des

lésions valvulaires du cœur, du moment que ces dernières
ont pour conséquence une hyperémie pulmonaire (*infarctus
hémorrhagiques* du poumon dans les lésions *mitrales*).

Le sang épanché dans le parenchyme pulmonaire est
généralement expulsé, pour la plus grande partie par la
toux, peu après l'hémorrhagie (1).

C'est ce qui distingue l'hémorrhagie pulmonaire de l'hémorrhagie stomacale (ulcère rond, carcinome, etc.), où le sang n'est
rejeté que par le *vomissement;* le sang provenant des poumons
se distingue de plus par sa coloration *rouge-clair*, son aspect
liquide et *spumeux;* le sang venant de l'estomac au contraire
est ordinairement rouge-brun foncé et même de couleur chocolat
ou *marc de café*, et parfois, s'il a séjourné quelque temps dans
l'estomac, il forme des masses *coagulées* mêlées de particules
alimentaires. Mais il est des cas où la distinction entre le sang
pulmonaire et le sang stomacal n'est pas facile par le seul aspect.
D'une part le sang épanché dans les poumons peut y séjourner
pendant un certain temps, notamment dans les cavernes bronchectasiques ou pulmonaires, et par suite sa coloration, lors de
l'expectoration, est plus foncée ; il peut même être mélangé de
quelques caillots et présenter ainsi une certaine ressemblance

(1) La question de savoir si le sang resté dans les alvéoles et les
bronchioles et non entièrement résorbé agit comme une cause d'inflammation et devient le point de départ de la pneumonie caséeuse
(F. Niemeyer), cette question n'est point encore tranchée. On a la
preuve clinique que l'hémorrhagie pulmonaire ne laisse point de trace
appréciable après un certain temps (Traube) Les résultats obtenus par
l'expérimentation sur les animaux diffèrent selon que le sang injecté
n'a pénétré que dans les bronches les plus fines ou est arrivé jusqu'aux
alvéoles. Si le sang injecté ne dépasse pas les bronches, la résorption
est complète après douze heures et aucune inflammation ne se produit
(Perl et Lipmann). Mais s'il pénètre dans les alvéoles, il détermine une
inflammation catarrhale, qui, chez les animaux bien portants, se termine par la guérison (Sommerbrodt); mais chez l'homme placé dans
des conditions défavorables (constitution faible, etc.) pareil épanchement peut se terminer par la caséification et la phthisie pulmonaire.
Le fait que les infarctus hémorrhagiques, qui compliquent les maladies
du cœur, ne déterminent jamais de pneumonie catarrhale trouve peut-
être son explication dans une certaine immunité pour la phthisie pulmonaire des malades atteints d'affections cardiaques.

avec le sang provenant de l'estomac; d'autre part il peut arriver que le sang épanché dans l'estomac soit rejeté peu après son écoulement et ne présente pas alors les caractères décrits plus haut, mais se rapproche par son aspect plutôt du sang pulmonaire. Enfin du sang provenant du nez, de la bouche ou du pharynx peut accidentellement arriver dans le larynx et les bronches, pendant le sommeil, et y prendre une coloration rouge-clair et se mélanger à des bulles d'air; ce sang étant également expulsé par la toux offre dès lors tous les caractères de l'hémorrhagie pulmonaire. Seuls, la connaissance des anamnestiques et les résultats de l'exploration physique permettront de déterminer la source de l'hémorrhagie.

2° Le sang peut se trouver simplement mélangé aux crachats, et cela en proportions très-variables; tantôt ce ne sont que des points ou des stries hémorrhagiques, tantôt c'est un mélange intime.

L'intensité de la coloration des crachats dépend de la quantité de sang qu'ils renferment, mais quelle qu'en soit la proportion, les crachats sont toujours colorés en rouge.

Cette coloration rouge peut être diversement nuancée par la présence des autres éléments des crachats sanguinolents et suivant leurs caractères physiques, en d'autres termes suivant que ces crachats sont liquides ou visqueux, muqueux ou purulents, en voie de putréfaction, etc.

Le mélange du sang avec les autres éléments du crachat est d'autant plus *intime* que le sang a été plus longtemps en contact avec le produit de la sécrétion bronchique; plus ce dernier est visqueux, plus il faudra de temps au sang pour se mélanger intimement avec lui et pour le transformer en un crachat très-liquide, séreux par exemple. Ce mélange est le plus intime possible quand il y a en même temps production d'un exsudat plastique et déchirure de capillaires, comme dans la pneumonie croupale. Ce n'est que dans des espaces très-restreints tels que les alvéoles et les bronches les plus fines qu'il peut se produire un mélange uniforme et intime de la sécrétion pathologique avec le sang.

Quand le sang forme des *stries* dans les crachats, il ne provient pas d'ordinaire du parenchyme pulmonaire, mais des parties supérieures des voies aériennes; bien entendu rien ne peut en être conclu au sujet de la nature du processus morbide. — Le sang se présente très-souvent sous forme de *points rouges* dans les crachats, en cas de processus pneumoniques caséeux au début, et même à une période plus avancée de ceux-ci.

De plus les crachats peuvent être teintés de rouge même quand à l'examen microscopique on ne trouve plus de globules sanguins; c'est que ces derniers sont rétractés, très-diversement modifiés et impossibles à distinguer des autres éléments figurés; ou encore ils sont complétement détruits, et la matière colorante du sang a été mise en liberté.

Modifications de la matière colorante du sang dans le crachat hémorrhagique.

Plus le crachat sanguinolent séjourne dans les bronches, plus sa coloration rouge claire à l'origine se modifie sous l'influence de l'oxygène; elle passe graduellement au rouge-brun, puis au jaune-rouge; finalement le rouge disparaît d'une manière complète dans les colorations successives que prend le crachat; celui-ci devient jaune, jaune-safran, même jaune-verdâtre et enfin vert-pré. Toutes ces nuances sont le *résultat des transformations que subit la matière colorante du sang* (1), sous l'influence d'une oxydation croissante et représentent les différentes phases de cette métamorphose. La série de ces couleurs est close par le vert qui représente

(1) On a journellement occasion d'observer ces modifications du pigment sanguin dans les ecchymoses sous-cutanées.

le plus haut degré d'oxydation de la matière colorante du sang. Tant que cette modification du pigment n'a pas commencé et que les crachats présentent une véritable coloration hémorrhagique, les globules sanguins conservent exactement leur aspect normal, tandis que dans les crachats diversement colorés dont il a été question ci-dessus, les globules sont plus ou moins modifiés ou rétractés ou même ont subi une altération si profonde qu'ils ne sont plus reconnaissables. La première des colorations ci-dessus indiquées, la teinte rouge-brun ou rouille, caractérise les crachats du stade d'hépatisation de la pneumonie ; la teinte jaune rougeâtre et même les nuances citron et safran caractérisent les crachats de la période de résolution de la pneumonie. — On observe parfois des crachats *verdâtres* et même *vert-pré* (ainsi colorés par le pigment modifié du sang et *non* par le pigment biliaire) dans la pneumonie croupale, quand elle ne se termine pas brusquement, mais graduellement (par lysis) et quand la résolution est complète ; le même phénomène se présente encore quand la pneumonie se termine par l'abcès pulmonaire, enfin au début de la pneumonie caséeuse à marche subaiguë (Traube). Dans toutes ces maladies la sécrétion séjourne dans les poumons pendant un temps plus ou moins long, par suite la matière colorante du sang peut subir toutes ses métamorphoses jusqu'à la coloration verte ; au contraire, quand la pneumonie suit sa marche normale, les crachats sanguinolents sont expulsés avant que le pigment rouge ait atteint son plus haut degré d'oxydation ; en d'autres termes, les crachats sont colorés en *jaune* et non en vert.

L'examen microscopique des crachats verdâtres y fait reconnaître l'existence d'un pigment jaune, de molécules colorées en jaune et de cellules éparses présentant une pigmentation semblable.

Pendant les mois les plus chauds de l'été on observe quelquefois une variété toute différente de crachat *jauné*, le crachat *jaune d'œuf* (Traube, Löwer), dans lequel la coloration jaune n'est pas le résultat d'une modification du pigment sanguin, mais est engendrée probablement par des végétations cryptogamiques ; elle ne prend naissance que dans le crachoir et même seulement dans la couche d'écume du liquide expectoré ; elle peut se présenter dans tout crachat visqueux et écumeux et disparaît aussitôt que le temps fraîchit ou que le crachat s'altère.

Au microscope on trouve dans ces sortes de crachats de nombreux amas de spores qui ressemblent considérablement au leptothrix buccalis et par-ci par-là quelques filaments de leptothrix. La coloration jaune siége au niveau des amas les plus volumineux ; il est probable que ces champignons se mêlent aux crachats lors de leur passage dans la cavité buccale, puis se multiplient dans le crachoir sous l'influence de la chaleur ; comme de sa nature le leptothrix buccalis est déjà de coloration jaunâtre, cette dernière est rendue plus intense encore par la multiplication des filaments du cryptogame. Le microscope a montré que chez les individus, qui rejettent de pareils crachats, la bouche et l'intervalle des dents présentent un grand nombre de ces filaments. Cette coloration jaune d'œuf est tout à fait insignifiante tant au point de vue du diagnostic qu'au point de vue du pronostic.

Présence du pigment biliaire dans les crachats.

Les crachats renfermant du pigment biliaire offrent diverses nuances variant du jaune au vert, parfois même au vert-pré. Ils ne se distinguent pas en conséquence des crachats colorés en jaune ou en vert par le pigment sanguin qui a subi un degré élevé d'oxydation. C'est uniquement quand la peau et les muqueuses présentent une coloration ictérique que la coloration jaune ou verte des crachats peut être attribuée incontestablement à la présence de matière colorante de la bile ; ce phénomène s'observe d'ordinaire quand l'ictère est dû à un catarrhe duodénal. Il n'est pas exact de dire que le pigment biliaire est décelé dans les crachats par la modification de couleur obtenue par l'addition d'acide nitreux, attendu que le même réactif colore en vert le crachat muqueux ordinaire qui est à peu près incolore.

Les crachats bilieux que l'on observe dans l'ictère duodénal qui vient compliquer une maladie de l'appareil respiratoire se rencontrent surtout fréquemment dans la forme bilieuse de la pneumonie, sans que pour cela toute pneumonie bilieuse soit nécessairement accompagnée de l'expectoration de crachats jaunes ou verts. D'autre part il peut arriver accidentellement que toute autre maladie de l'appareil respiratoire, par exemple un simple catarrhe bronchique, offre une expectoration de cette nature, du moment qu'un catarrhe duodénal avec ictère vient s'y ajouter; j'en ai moi-même observé un exemple.

Crachats pigmentés en noir.

Les crachats peuvent être ou bien *totalement* noirs — fait très-rare du reste — ou bien noirs dans quelques-unes de leurs parties. Cette coloration est due le plus souvent à des *particules de charbon* qui ont pénétré dans les voies aériennes et s'y sont mélangées avec leurs sécrétions liquides; plus ces poussières charbonneuses sont abondantes, plus le mélange est intime et par suite plus la coloration noire des crachats est intense.

On trouve quelquefois des particules de charbon dans les crachats chez les personnes qui ont respiré dans une atmosphère chargée de suie, où brûlait par exemple une mauvaise lampe; les crachats rejetés le matin sont alors souvent noirs. Il peut encore arriver que des particules de tabac arrivent des narines dans les voies aériennes et viennent s'y mélanger à la sécrétion catarrhale sous forme de particules noires. C'est probablement chez les ouvriers qui travaillent dans les houillères que les crachats sont le plus noirs. Dans tous ces cas l'examen microscopique démontre l'existence dans les crachats de particules charbonneuses libres. Mais ces particules peuvent pénétrer dans le parenchyme pulmonaire lui-même et viennent s'incorporer à l'épithélium des alvéoles pulmonaires et au tissu interstitiel.

Des recherches microscopiques faites avec soin (Traube, Cohnheim) ont démontré d'une manière irrécusable que les parcelles de charbon pénètrent dans l'épithélium alvéolaire et dans le stroma insterstitiel (et même dans les ganglions bronchiques, fait qui a été observé une fois), car les particules en question ne se distinguent en rien de celles qu'on trouve nageant *librement* dans les sécrétions. Dans l'un des deux cas observés par Traube les particules contenues dans les crachats étaient exactement semblables à celles que le malade assurait avoir respirées dans un chantier où il travaillait, et l'on reconnut leur identité de structure avec les cellules du *pinus sylvestris*. — Böttcher rapporte un cas en tout analogue.

La preuve que des particules fines, introduites dans la trachée, peuvent arriver dans les alvéoles et de là pénétrer dans le tissu pulmonaire lui-même, cette preuve a encore été établie par voie expérimentale sur des animaux dans la trachée desquels on injectait du cinabre (Slavjansky). On retrouvait une portion des particules de cinabre disséminées çà et là, et une autre portion rangée d'une manière très-régulière et par séries dans l'épithélium des alvéoles, dans les cloisons interalvéolaires, dans les ganglions bronchiques ; on les retrouvait jusque dans le sang, où elles arrivaient probablement par l'intermédiaire des vaisseaux et des ganglions lymphatiques.

On trouve encore dans les crachats du *pigment pulmonaire noir (mélanine)* sous forme de *cellules uniformément pigmentées en noir*. Mais il est presque hors de doute que *la mélanine n'est pas autre chose que de la poussière de charbon inhalée*, qui s'est depuis longtemps déposée dans toutes les parties des voies aériennes et a uniformément pénétré l'épithélium alvéolaire. Dès lors la *phthisie mélanique* n'est pas autre chose qu'une pneumonie chronique déterminée par l'inhalation de particules charbonneuses.

Outre les particules de charbon, on rencontre dans les crachats d'autres particules colorées, telles que de la poussière de cinabre, des parcelles de fer, etc. qui leur communiquent une coloration particulière et déterminent des affections plus ou moins graves des voies respiratoires (catarrhes ou processus pneumoniques chroniques). On les a nommées *maladies par inhalation de poussières* (Zenker). Aux observations de sidérose pulmonaire faites jadis par Zenker, Merkel a ajouté un cas où le poumon était coloré en jaune-brique par un dépôt d'oxyde de fer ; le malade avait travaillé dans une tuilerie ; un autre malade qui avait travaillé dans une fabrique de bleu d'outremer et qui avait été reçu à l'hôpital, à sa sortie de la fabrique, pour un catarrhe chronique des bronches, rejetait des *crachats d'un beau bleu.*

Crachats expectorés dans les affections des voies respiratoires.

Dans les catarrhes et les inflammations des voies respiratoires, quel qu'en soit le siége — larynx, grosses ou moyennes bronches — les crachats présentent toujours les mêmes caractères, vu que la structure de la muqueuse est partout la même.

Au début des affections catarrhales le crachat est purement muqueux et consiste essentiellement en un mucus visqueux, transparent et comme vitreux, et en éléments morphologiques très-peu abondants, les globules muqueux ; à cette période les crachats sont confluents, de coloration claire, et renferment des bulles d'air ; ils sont donc écumeux ; c'est le *crachat cru* des anciens. A une période plus avancée de la maladie le crachat est plus riche en cellules, renferme outre le mucus et les corpuscules muqueux un assez grand nombre de cellules de pus ; il est consistant. Vers la terminaison du processus inflammatoire, les éléments cellulaires prédominent de plus en plus, les crachats se réunissent en masses globuleuses (*crachats cuits* des anciens) et présentent une coloration verdâtre sale. Ces deux phases, qui sont

caractérisées par le crachat muqueux et le crachat muco-
purulent, se présentent dans toute affection bronchique purement catarrhale ou inflammatoire; ce n'est que si l'inflammation des voies aériennes présente le caractère croupal que
l'on n'observe pas de crachats dans le sens ordinaire du mot,
mais une expectoration de caillots fibrineux bronchiques
(voy. p. 254); de plus dans la forme putride de la bronchite
et de la bronchectasie les malades rejettent également des
crachats parfaitement caractéristiques dont nous nous occuperons plus loin (p. 281).

Crachats dans les affections du parenchyme pulmonaire.

Crachats de la pneumonie croupale.

Aux trois stades de cette maladie correspondent d'ordinaire aussi trois variétés de crachats.

1° *Au stade d'hyperémie* pulmonaire les crachats, s'il y
en a, sont très-rares, visqueux, muqueux et très-aérés, et
par conséquent transparents; ils renferment relativement
une grande quantité d'éléments figurés, assez rarement une
petite quantité de sang sous forme de points rouges ou de
stries; déjà au moment de l'expectoration ils sont privés de
forme; ils sont confluents et, grâce aux nombreuses bulles
d'air qu'ils renferment, surnagent dans le crachoir et forment une couche écumeuse à la surface du liquide. Les
traces de sang que renferme le crachat ne sont d'ordinaire
visibles qu'à sa surface, le mélange n'étant pas intime. —
L'expectoration de ces crachats striés de sang est un signe
des plus importants, attendu qu'elle permet de reconnaitre
l'existence d'une pneumonie avant que celle-ci se manifeste par ses signes physiques à la percussion et à l'auscultation; les pneumonies lobaires centrales ne peuvent

souvent être reconnues et distinguées d'autres affections aiguës des voies respiratoires qu'au moyen de ce crachat caractéristique.

2° *Au stade d'hépatisation*, au fur et à mesure que s'accroît l'exsudation plastique dans les alvéoles et les extrémités terminales des bronchioles les crachats deviennent plus abondants, plus visqueux, moins aérés, mais plus riches en sang; le sang y est plus intimement mélangé avec le crachat et lui communique l'aspect pathologique particulier qui lui a fait donner le nom de *crachat rouillé*. L'intensité et la nuance de la *coloration* varient suivant le temps que le crachat a séjourné dans les alvéoles ou dans les fines bronches Les crachats rouge-brun ou rouillés sont donc un peu plus anciens que les crachats rouge-clair. Dans les premiers l'examen microscopique fait voir un grand nombre de globules sanguins gonflés ou racornis et détruits; la matière colorante du sang mise en liberté se trouve à l'une des phases de ses métamorphoses successives; dès lors le nombre de globules sanguins visibles au microscope ne saurait rendre compte de l'intensité de la coloration qu'offre le crachat à l'œil nu; dans les crachats rouge-clair au contraire la structure histologique et la couleur des globules sanguins se trouvent intactes. — La *viscosité* du crachat sanguinolent de la pneumonie est telle que le malade a souvent de la peine à l'expulser de sa bouche; il adhère aux parois du vase qui le renferme et on peut retourner celui-ci sans qu'il s'en écoule. Cette viscosité est due au mucus que contient le crachat; sa transparence reconnaît la même cause; au fur et à mesure que le nombre d'éléments morphologiques (globules de sang et de pus) augmente, le crachat perd de sa transparence. L'aération des crachats à cette période varie selon que l'air se trouve plus ou moins intimement en contact avec les sécrétions de la muqueuse dans les bronches. Peu à peu, à mesure que l'hépatisation pneumonique augmente et que les cellules purulentes viennent se mêler en plus grande masse au crachat, ce dernier devient moins visqueux et gluant ; aussi le malade l'expectore-t-il plus aisément et le crachat est-il moins confluent ; il a plutôt une tendance à prendre la forme nummulaire ou une forme globuleuse irrégulière.

De plus le crachat pneumonique renferme un autre élément important, les *caillots fibrineux*, dont la présence démontre que la même exsudation plastique qui a lieu dans les alvéoles se fait également dans les plus fines ramifications bronchiques (voy. p. 254). On les distingue déjà dans le crachoir en examinant avec attention les produits de sécrétion qui adhèrent à ses parois quand on le retourne. Si on isole et lave à grande eau ces portions adhérentes, on peut même reconnaître à l'aide d'une forte loupe de fines ramifications dendritiques. — Au fur et à mesure que le processus pneumonique se rapproche du terme du stade d'hépatisation, la viscosité du crachat diminue ; il gagne en opacité, les caillots fibrineux se multiplient, le sang qu'il renferme devient rare en même temps que sa coloration devient d'un rouge-brun plus foncé, et, à moins que de nouvelles exsudations n'aient lieu dans une autre portion de poumon, on ne retrouve plus dans les crachats de sang fraîchement épanché ou rouge-clair.

Les caractères que nous venons d'énumérer ne se présentent pas toujours dans une succession aussi régulière, car souvent après l'hépatisation complète d'une portion du poumon, une nouvelle inflammation, accompagnée d'une exsudation plastique nouvelle, envahit d'autres portions du parenchyme et suit régulièrement toutes les phases de son évolution. Aussi peut-on trouver à côté des crachats qui caractérisent la fin du stade d'hépatisation, d'autres crachats encore fortement teintés de sang, très-visqueux et qui proviennent des parties récemment envahies.

3° Au *stade de résolution* de la pneumonie les crachats perdent leur coloration rouillée, deviennent jaunâtres, même jaune-citron (grâce aux métamorphoses de l'hémoglobine); ils sont facilement expectorés, moins visqueux, n'adhèrent plus que faiblement aux parois du crachoir. Ils deviennent graduellement plus opaques par suite de la présence d'une grande masse de cellules purulentes; les caillots fibrineux font défaut ou sont en voie de dégénérescence graisseuse. Les crachats de cette période ressemblent donc presque complétement à ceux du catarrhe bronchique; leur quantité est tout d'abord plus abondante qu'au stade d'hépatisation; peu à peu ils deviennent plus rares, plus muqueux et plus aqueux; ils gagnent en transparence, se décolorent de plus en plus et enfin, quand la résolution de la pneumonie est complète, ils disparaissent totalement, ou bien le convalescent rejette encore pendant quelques jours un peu de mucus bronchique.

Les caractères assignés jusqu'à présent aux crachats des divers stades de la pneumonie ne s'appliquent qu'à la pneumonie croupale à marche parfaitement normale. Mais si cette dernière ne se termine pas par la résolution, si au contraire elle marche vers une terminaison fatale, avec affaiblissement croissant des forces et complication d'œdème pulmonaire, les crachats visqueux sanguinolents disparaissent et sont remplacés par les crachats « jus de pruneaux ». Ils sont constitués par l'exsudat très-aqueux des alvéoles et des plus fines bronches et par le sang qui s'y trouve mélangé; ils sont très-fluides, d'une coloration rouge-brun sale foncée, très-aérés et spumeux; on peut les observer à tous les stades de la pneumonie, attendu qu'à toutes ses périodes cette maladie peut se compliquer d'œdème pulmonaire.

Quand la pneumonie se termine par l'*abcès pulmonaire*, on voit survenir subitement, après une phase assez longue caractérisée d'ordinaire par la suppression de l'expectoration, une grande abondance de crachats jaunes-verdâtres, purulents, homogènes, d'odeur nauséabonde, en tout semblables au pus engendré dans le tissu cellulaire.

Si la pneumonie entraîne à sa suite la *gangrène du poumon* (ce qui est extrêmement rare), le malade rejette des crachats fétides, de coloration sale, renfermant des fragments de tissu nécrosé et des aiguilles cristallines d'acides gras (voyez p. 281).

Du crachat de la pneumonie croupale il faut distinguer les crachats des pneumonies catarrhales qui débutent dans les bronches, puis envahissent les alvéoles pulmonaires (broncho pneumonies des enfants et des vieillards, et assez souvent de l'âge adulte). Comme dans ces sortes de pneumonies il n'y a point de sang extravasé, le crachat n'offre que les caractères du catarrhe : il est muco-purulent et contient tout au plus temporairement des traces de sang (quand la congestion est très-forte).

Crachats dans la tuberculose et la phthisie pulmonaire.

La tuberculose miliaire *aiguë* des poumons ne fournit pas d'autre crachat que le catarrhe bronchique simple. Le crachat de la pneumonie caséeuse *chronique*, tant qu'il n'y a pas de cavernes, est purement et simplement constitué par la sécrétion catarrhale de la muqueuse des bronches et par suite ne se distingue pas à l'œil nu du crachat catarrhal simple. L'examen microscopique permet quelquefois d'y reconnaître quelques fibres élastiques, ce qui, en l'absence des autres signes physiques, permet de diagnostiquer sûrement un processus destructif des poumons.

L'abondance des crachats dépend en général de l'intensité et de l'extension du catarrhe bronchique qui accompagne la phthisie; au début de la maladie, quand le catarrhe est limité aux bronches fines et au sommet du poumon, l'expectoration est très-peu abondante, plus tard elle augmente.

Mais il est possible que les crachats fassent absolument défaut, du moins pour un temps, notamment en cas de rémission ou d'arrêt de la maladie. — Parfois les crachats renferment des points ou des stries hémorrhagiques, rarement du sang intimement mélangé; si cette hémoptysie persiste longtemps ou se répète fréquemment, on peut presque à coup sûr admettre l'existence d'une pneumonie caséeuse chronique, quand même les signes physiques en font encore défaut.

L'expectoration devient plus caractéristique quand les cavernes se sont formées. A cette période les crachats sont plus consistants, prennent dans le crachoir une forme arrondie ou nummulaire, sont déchiquetés sur les bords, opaques, jaunes-verdâtres ou gris-sales, renferment peu ou point de bulles d'air et vont au fond; ce sont les *sputa rotunda, fundum petentia* des anciens médecins.

Çà et là les crachats caverneux contiennent du sang en couche superficielle ou en mélange intime, de date récente ou ancienne, et offrent ainsi une coloration plus ou moins intense variant du rouge au rouge-brun. Ce sang provient de petits vaisseaux, entamés par le processus destructif de la phthisie. Ces crachats renferment de plus en général une quantité plus ou moins grande de produits liquides provenant de la sécrétion catarrhale des bronches ou de la sécrétion buccale et offrent une consistance muco-aqueuse; ces produits, grâce à leur fluidité et aux bulles d'air qu'ils renferment, nagent à la surface du liquide dans le crachoir. Plus la sécrétion catarrhale est abondante et plus elle renferme de bulles d'air, plus il est difficile d'en distinguer les vrais crachats caverneux, surtout si l'expectoration est en même temps très-pénible. Dans ces sortes de cas le crachat ne va pas toujours au fond du vase, mais reste suspendu dans la masse liquide expectorée en conservant des adhérences avec la couche d'écume superficielle de nature muqueuse.

A l'examen microscopique on reconnaît dans les crachats caverneux une foule de cellules purulentes, qui en déterminent l'opacité; ces cellules tantôt ressemblent exactement à celles du pus provenant des abcès du tissu cellulaire, tantôt sont en voie de dégénérescence graisseuse; on y trouve des noyaux libres, des détritus variés et parfois des .fibres élastiques.

Les crachats caverneux, très-variables en quantité selon la période de la maladie et selon ses moments d'exacerbation et de rémission, conservent longtemps les caractères microscopiques que nous venons de décrire; mais si les cavernes contiennent beaucoup de liquide, longtemps stagnant, les crachats prennent un aspect sale, une odeur désagréable; leur consistance diminue, ils n'ont plus de forme et deviennent confluents.

Les états d'induration pulmonaire qui n'ont pas pour conséquence la phthisie, par exemple la rétraction pulmonaire consécutive à un épanchement de longue durée ou la compression du poumon par une cause ou par une autre ne donnent pas lieu à une expectoration caractéristique; on n'observe que les crachats dus au catarrhe qui accompagne ces sortes d'affections.

Crachats dans la bronchite putride et la gangrène du poumon.

Les deux maladies en question ont pour conséquence la destruction du parenchyme pulmonaire; cette destruction a pour cause la décomposition putride amenée probablement par l'introduction de vibrions ou de champignons dans les voies aériennes; il en résulte que les crachats présentent des caractères communs. Voici ces caractères d'après Traube :

Les crachats sont abondants, de consistance à peu près fluide, de coloration jaune-verdâtre sale et forment trois couches superposées dans le crachoir ; la couche supérieure est jaune-verdâtre, opaque, écumeuse, la couche moyenne est transparente, albumineuse, de consistance presque séreuse, la couche inférieure enfin est jaune, opaque et constituée presque exclusivement de globules muqueux gonflés et d'un détritus renfermant des *bouchons* (1) blancs-jaunâtres sales, mous et diffluents, du volume d'un grain de mil, d'avoine ou même d'un haricot, et doués d'une odeur *fétide ;* c'est de ce détritus que font partie les *aiguilles cristallines d'acides gras* signalées page 255.

Ces aiguilles cristallines ne se forment qu'à la condition que le crachat ait séjourné pendant un certain temps dans les bronches ou les cavernes pulmonaires ulcérées par le processus gangréneux; c'est le cas notamment des cavernes sinueuses qui ne sont pas en communication avec de trop grosses bronches. En cas de cavernes volumineuses communiquant librement avec une bronche de fort calibre, les aiguilles en question ne se rencontrent pas dans les crachats, parce que ces derniers sont toujours rapidement

(1) Traube distingue quatre périodes de développement de ces bouchons. Au début de l'affection, à leur première apparition, ils renferment en majeure partie des globules de pus et de détritus; à une période plus avancée, ils deviennent gris-sales et conservent cette coloration ; le détritus englobé dans la masse purulente renferme des gouttelettes graisseuses. A la troisième période ils sont formés pour la plus grande partie de détritus qui contiennent éparses, outre les gouttelettes graisseuses, les aiguilles cristallines formées par les acides gras. A la quatrième période, ces dernières sont très-nombreuses et réunies en faisceaux.

expectorés. On s'explique bien ainsi pourquoi les cavernes bronchectasiques sont si souvent envahies par un processus putride, tandis que cela n'arrive presque jamais dans les cavernes des phthisiques : les excavations bronchectasiques siégent dans le. lobe *inférieur* du poumon, et la sécrétion muqueuse est expulsée difficilement et séjourne par suite plus longtemps que dans les cavités phthisiques du lobe *supérieur*.

Le crachat de la gangrène pulmonaire ou du processus putride survenant dans la bronchectasie se distingue encore du crachat expulsé dans d'autres processus destructifs du parenchyme pulmonaire (pneumonie caséeuse, abcès du poumon) par l'*absence de fibres élastiques*. Ces fibres sont probablement détruites d'une manière absolue par l'action de l'élément putride, dont les propriétés chimiques ne sont pas encore connues.

L'examen chimique des crachats de la gangrène pulmonaire et de la bronchite putride y a fait découvrir de l'ammoniaque, de l'acide sulfhydrique, de la leucine et de la tyrosine, des acides gras volatils (acide butyrique) (Jaffé).

Si l'on porte dans la trachée d'animaux les bouchons (décrits plus haut) contenus dans les crachats gangréneux, ils déterminent une infection, du moment qu'ils ne sont pas rejetés par la toux. Peu après surviennent chez ces animaux (lapins) des pneumonies localisées et même de la gangrène pulmonaire (Leyden et Jaffé). L'inflammation paraît due essentiellement aux filaments de leptothrix. Ces mêmes organismes se développent dans le simple crachat catarrhal au contact de l'air; dans les mêmes conditions on voit parfois se produire des aiguilles d'acides gras, comme dans la gangrène pulmonaire.

Crachats dans la bronchectasie.

Le crachat de la dilatation des bronches est muco-purulent, généralement jaune-verdâtre sale, homogène et confluent. Ni la couleur, ni la consistance, pas plus que ses caractères microscopiques ne permettent donc de le distinguer du crachat rejeté dans le catarrhe chronique des bronches; dans les deux cas il est le résultat d'une hypersécrétion de la muqueuse bronchique. Mais comme dans la bronchectasie (soit cylindrique, soit sacciforme, d'ordinaire coexistantes) la sécrétion bronchique reste stagnante, le crachat acquiert par cela même une *odeur nauséabonde* (qui a souvent quelque analogie, je trouve, avec l'odeur des savonneries); l'odeur est le plus pénétrante au moment de l'expectoration ; elle perd de son intensité dans le crachoir. De plus les crachats bronchectasiques ne se montrent que par assez longs intervalles, mais alors avec une grande abondance. Comme du reste les parois d'une caverne bronchectasique sont fort peu sensibles, les produits de la sécrétion s'y accumulent jusqu'à ce qu'ils atteignent la bronche qui s'y abouche et dont la muqueuse est plus irritable. A ce moment surviennent des accès de toux violents, après quoi le malade retrouve du repos pour plusieurs heures, pendant lesquelles il n'expectore que de loin en loin un crachat catarrhal, jusqu'à ce qu'enfin un nouvel accès de toux soit nécessaire pour vider la caverne de nouveau pleine de liquide.

La quantité de crachats expectorés dans l'espace de vingt-quatre heures par un bronchectasique peut atteindre plusieurs centaines de grammes; d'ordinaire l'expectoration est plus abondante le matin, attendu que les sécrétions se sont accumulées dans la caverne pendant la nuit. Le crachat bronchectasique se distingue du crachat provenant des cavernes chez les phthisiques par sa mauvaise odeur et les évacuations périodiques abondantes qui le caractérisent.

Dans le crachoir il forme ordinairement deux et même trois couches, dont la supérieure est transparente et très-fluide, l'inférieure opaque, presque exclusivement purulente et occupant le fond du vase, la moyenne enfin reliée aux deux autres par quelques flocons de mucus.

Au fur et à mesure que diminue le catarrhe bronchique qui accompagne toujours la bronchectasie, la sécrétion liquide diminue, et en même temps que l'expectoration devient plus facile, le crachat perd de sa fétidité; à ce moment il n'est plus guère possible de distinguer ce crachat du crachat muco-purulent du catarrhe bronchique ordinaire. Si au contraire les bronches dilatées arrivent à s'ulcérer, si de plus, sous l'influence d'organismes inférieurs de nature végétale ou animale, qui ont pénétré dans les voies aériennes et s'y développent (notamment en été), les produits liquides amassés subissent une décomposition putride, on voit survenir dans les crachats les aiguilles grasses signalées page 281 au sujet de la gangrène pulmonaire et de la bronchite putride.

EXPLORATION DE L'APPAREIL CIRCULATOIRE

INSPECTION DE LA RÉGION PRÉCORDIALE.

Choc du cœur.

Le cœur, quand il occupe sa position normale et présente son rhythme physiologique, ne manifeste en général ses contractions que par une légère saillie qui, à chaque systole, soulève les téguments thoraciques dans le cinquième espace intercostal gauche, entre la ligne mamillaire et la ligne parasternale, sur une largeur de 1 $\frac{1}{2}$ à 2, ou au plus 2 $\frac{1}{2}$ centim. et sans jamais dépasser le niveau des côtes; jamais le choc normal du cœur, appelé communément *choc de la pointe* (1), ne dépasse cet espace soit à droite, soit à gauche (2). Il peut arriver d'un autre côté que la

(1) Par l'expression de *choc de la pointe* on n'entend pas uniquement le choc de la pointe même du cœur, mais celui de tout le segment inférieur de cet organe; *la pointe même est recouverte* par une languette de tissu pulmonaire partant du bord inférieur gauche du poumon (Luschka, Engel).

(2) Ce n'est que dans le décubitus sur le côté gauche que le choc de la pointe arrive à dépasser quelque peu la ligne mamillaire (Bamberger, Gerhardt), tandis que le déplacement du choc de la pointe à droite dans le décubitus latéral droit est extrêmement faible (von Dusch) et même nié par Bamberger. — Chez les enfants on trouve assez souvent le choc de la pointe un peu à gauche de la ligne mamillaire.

région où s'effectue le choc de la pointe, au lieu d'occuper le cinquième espace intercostal, soit située plus haut, dans le quatrième, notamment chez les enfants; ce déplacement a ordinairement pour cause la situation élevée du diaphragme attiré avec plus d'énergie par le poumon; inversement on peut trouver, très-rarement il est vrai, le choc de la pointe au niveau du sixième espace intercostal, mais seulement chez les vieillards, et cela par suite de la diminution de la force attractive du poumon, ainsi que de la perte partielle de l'élasticité et, conséquemment, de la dilatabilité anormale des gros vaisseaux issus du cœur.

La hauteur du choc de la pointe subit l'influence de la situation variable du diaphragme lors des mouvements respiratoires. Dans les inspirations très-profondes, le choc de la pointe se fait un peu plus bas, dans les expirations très-complètes un peu plus haut; la différence maximum entre les deux points extrêmes peut comporter la largeur d'un espace intercostal; quand la respiration est très-calme, il est impossible d'observer un déplacement du choc précordial.

Le choc de la pointe n'est pas visible, mais généralement perceptible au doigt enfoncé profondément dans l'espace intercostal; il n'est pas perceptible si la paroi thoracique est très-résistante et couverte d'un pannicule adipeux abondant et d'une couche musculaire épaisse, si les espaces intercostaux sont étroits, si dans les inspirations profondes le poumon recouvre le cœur dans une grande étendue. (Voyez, page 294 les causes pathologiques qui amènent la disparition du choc de la pointe.)

Souvent le choc de la pointe fait défaut chez des individus parfaitement sains, notamment quand le cœur est recouvert par une forte lame de tissu pulmonaire; en pareil cas il n'est pas rare d'observer un ébranlement de la région précordiale s'étendant depuis le troisième jusqu'au sixième cartilage costal et se com-

muniquant même à la partie inférieure du sternum. Cet ébranlement est dû à la tension systolique des valvules mitrale et tricuspide et a été désigné du nom de *choc valvulaire* (Traube).

Outre le choc de la pointe on peut observer un choc précordial *diffus*, le cœur fonctionnant d'une manière toute normale;
souvent ce choc diffus existe seul et le choc de la pointe n'est pas
perceptible. Mais du moment que l'activité du cœur s'exagère,
le choc de la pointe s'accompagne toujours d'un choc précordial
diffus.

Les vivisections nous apprennent que le doigt posé sur n'importe quelle partie du cœur perçoit un choc lors de la contraction
de cet organe; si dans les conditions normales on ne perçoit en
général que le choc de la pointe du cœur, ce fait doit être attribué essentiellement aux rapports du cœur avec le poumon. Toute
la base du cœur est recouverte de tissu pulmonaire, ce qui empêche le choc de la base de se transmettre plus loin; la difficulté
de cette transmission est encore accrue par le recul qu'éprouve
la base du cœur lors de la systole et par la résistance des côtes,
ainsi que par l'épaisseur de la paroi thoracique à ce niveau
(muscle grand pectoral et pannicule adipeux). La portion du
cœur voisine de sa pointe est au contraire appliquée immédiatement contre la paroi thoracique, est formée en majeure partie par
les fibres musculaires puissantes du ventricule gauche et enfin se
trouve située derrière les parties molles très-souples de l'espace
intercostal; mais le facteur principal du choc de la pointe, c'est
la locomotion en avant que subit cette dernière à chaque systole
et qui détermine le soulèvement périodique de la région thoracique correspondante

Si les conditions qui s'opposent à la production du choc visible
de la base du cœur cessent d'exister, on perçoit outre le choc
de la pointe celui de la base; c'est ce qui arrive par exemple chez
les enfants, dont le thorax est mince et très-flexible, et de plus
dans tous les cas où le cœur, par suite de la rétraction pathologique des bords du poumon, arrive au contact immédiat de la
paroi thoracique par une plus grande partie de sa surface; le
même fait s'observe encore dans l'hypertrophie du cœur, surtout
dans celle du ventricule gauche.

Dans certains cas, extrèmement rares du reste, on a observé à
chaque systole un *choc précordial double* (Skoda, Bamberger,
Leyden). Ce phénomène est dû à la contraction non-simultanée
des deux ventricules (le cas de Leyden surtout mettait ce fait

bien en évidence : au *premier* choc de la pointe, qui était dû à la contraction du ventricule gauche, répondait le pouls de l'artère radiale; il faisait défaut au *second* choc; donc ce dernier était bien le résultat de la contraction du ventricule droit).

CAUSE DU CHOC DU CŒUR.

Lors de la systole cardiaque, la pointe du cœur subit une locomotion en bas et en avant, par suite d'un *recul* dû à la diminution de pression subite qu'éprouvent les parois du cœur dans le voisinage des orifices artériels; en effet, pendant la diastole le cœur est uniformément distendu par le liquide sanguin, mais au moment de la systole, le sang est projeté avec force dans les artères, et au niveau des orifices artériels la pression devient inférieure à celle qui s'exerce sur la pointe. C'est en vertu de cette différence de pression qu'un cylindre plein d'eau, suspendu librement dans l'espace, présente, au moment où s'ouvre l'orifice de sortie du liquide, un mouvement en sens inverse de l'écoulement; on explique de même le mouvement de la roue hydraulique de Segner et le recul des armes à feu et des canons lors de la décharge (Gutbrod, Skoda). — Mais ce recul du cœur ne se manifesterait pas avec l'énergie qui lui est habituelle s'il ne venait s'y ajouter *un durcissement du cœur et un accroissement de son petit diamètre au début de la systole* (Arnold, Kiwisch, Ludwig).

Je crois que de cette manière la théorie de Gutbrod et de Skoda et celle d'Arnold sur la cause du choc précordial se laissent très-bien concilier; chacune d'elles prise *isolément* est incapable d'expliquer certains phénomènes pathologiques qui dépendent de l'activité du muscle cardiaque; *les deux* théories réunies les expliquent *tous*.

Les objections principales faites à la théorie de Gutbrod et de

Skoda sont les suivantes : 1° Le principe physique du recul n'est pas applicable au cœur, parce que les parois qui doivent subir l'effort en sens contraire de l'écoulement par les orifices artériels, sont précisément celles qui par leur contraction engendrent la force de propulsion du sang ; ainsi en admettant qu'il y eût recul de la pointe, l'effet en serait annulé par la contraction que subit le cœur de la pointe vers la base (Bamberger, Kürschner, Scheiber, etc.).

Mais d'abord l'effort engendré par cette contraction est en partie détruit par la locomotion en bas du cœur au moment de la systole ; un fait plus important encore, c'est que, comme l'a montré Skoda, le cœur ne se contracte pas simplement de la pointe vers la base, c'est-à-dire en sens inverse du recul ; mais toutes les parois de l'organe se contractent *concentriquement* et ainsi l'augmentation de pression est partout *égale ;* sous ce rapport les parois du cœur se comportent exactement comme celles d'un cylindre plein d'eau, soumises à une pression uniforme.

2° La deuxième objection repose sur ce fait, que la pointe du cœur n'est pas précisément le point diamétralement opposé à l'orifice d'écoulement du sang : ce n'est donc pas elle qui subirait l'effort direct du recul, mais un point de la paroi du ventricule droit (Scheiber) ; en effet d'après cette manière de voir le recul résultant de l'écoulement du sang par l'orifice pulmonaire se fait sentir au point de la paroi ventriculaire droite directement opposé à cet orifice, tandis que le recul dû à l'écoulement du liquide sanguin par l'orifice aortique exerce constamment son action dans le voisinage immédiat de la pointe du cœur ; dès lors la résultante de ces deux actions doit être située plus vers la droite. Bien entendu ces rapports subissent des modifications en cas d'hypertrophies inégales des divers segments du cœur.

D'après Skoda cette objection perd d'abord de son importance parce que les orifices aortique et pulmonaire ne se trouvent pas situés dans un même plan ; de plus, toujours d'après Skoda, on peut, vu l'enchevêtrement des fibres musculaires du cœur, considérer cet organe comme formé d'un conduit à cavité unique, où le sang, en s'écoulant par les orifices artériels exerce une pression sur la partie inférieure du cœur, c'est-à-dire sur une surface égale à la somme des surfaces de section des orifices aortique et pulmonaire ; cette pression portant sur tout le segment inférieur du cœur, segment qui affecte la forme conique pendant la systole, il ne semble pas qu'il soit nécessaire d'admettre que l'action du recul atteint rigoureusement le sommet même du cœur.

Hiffelsheim a démontré expérimentalement l'existence du recul au moyen d'ampoules en caoutchouc représentant le cœur et pouvant se décharger dans une aorte également artificielle. La force du recul a été trouvée proportionnelle à la masse du liquide, à l'épaisseur des parois de l'ampoule et au diamètre de l'orifice aortique artificiel.

Nous mentionnerons page 294 quelques faits cliniques qu'aucune théorie, sauf celle de Gutbrod et Skoda, n'est capable d'expliquer d'une manière satisfaisante.

Déviations pathologiques du choc précordial.

Elles se rapportent au siége, à la force, à la largeur et à l'étendue du choc précordial.

Le *siége* du choc de la pointe peut se trouver modifié par un déplacement en totalité du cœur. Ce *déplacement* peut être le résultat :

1° De la présence anormale d'un liquide ou d'un gaz dans la cavité de la plèvre. Si le poumon gauche est comprimé par un liquide et que ce dernier continue à s'accroître, le médiastin antérieur et avec lui le cœur sont refoulés vers la droite : on a vu, dans des cas extrêmes, cet organe atteindre la ligne mamillaire droite. Le pyopneumothorax du côté gauche agit dans le même sens, sans toutefois produire des effets aussi marqués. Pendant toute la durée de la résorption de l'épanchement et au fur et à mesure que le poumon retrouve son expansibilité, le cœur se rapproche de sa situation normale, à moins qu'il n'ait contracté des adhérences dans la région où il avait été refoulé.

Les exsudats pleurétiques très-volumineux ou le pyopneumothorax, *situés à droite*, refoulent légèrement le cœur au delà de ses limites normales *à gauche*. — La direction de l'axe du cœur ne change pas en général quand le déplacement de l'organe a eu lieu de gauche à droite, de telle sorte que la pointe du cœur reste toujours dirigée vers la gauche (je n'ai observé qu'une seule exception à cette règle, le cœur était placé verticalement suivant la ligne mamillaire droite). Dans ces sortes de cas le choc précordial est d'ordinaire plus énergique, vu l'obstacle qu'oppose l'épanchement pleurétique à l'écoulement du sang du ventricule droit; souvent une portion assez grande de la surface du cœur prend part au soulèvement précordial.

2° Le déplacement du cœur peut être le résultat d'une modification de la forme du diaphragme. Quand le diaphragme est refoulé en bas (par un emphysème pulmonaire) le cœur est attiré dans le même sens; si au contraire ce muscle occupe une position élevée pour une des causes suivantes : rétraction du poumon gauche sous l'influence d'un processus chronique interstitiel, atélectasie du poumon consécutive à un épanchement pleural dont la résorption a été tardive, refoulement en haut du diaphragme par hypertrophie des organes abdominaux, par tumeur du foie, de la rate, de l'utérus, de l'ovaire, par ascite ou météorisme considérables; si grâce à l'une ou à l'autre de ces causes le diaphragme a été soulevé, le cœur est refoulé en haut à son tour et dans les cas extrêmes le choc de la pointe peut se faire dans le troisième espace intercostal.

En cas de rétraction du poumon gauche, le choc de la pointe non-seulement se fait plus haut, mais souvent à gauche de la ligne mamillaire, attendu que le médiastin, de même que le diaphragme, est attiré avec plus de force vers la cavité thoracique diminuée de volume. Si le poumon droit se rétracte, le cœur est attiré avec le médiastin antérieur vers la droite, et dans les cas extrêmes peut dépasser le bord droit du sternum.

Le cœur présente une *situation anormale congénitale* en cas d'*inversion des viscères*. La disposition la plus commune en pareil cas, telle que je l'ai du reste observée moi-même une fois, est la suivante : le cœur et la rate sont situés à droite, le foie à gauche. Le cœur, dans sa situation inverse, présente à droite les mêmes rapports que le cœur dans sa position normale à gauche.

Le point où se produit le choc de la pointe ou le choc du cœur peut être modifié encore par l'accroissement de volume du cœur, l'hypertrophie avec dilatation. Si l'hypertrophie porte sur le ventricule gauche, ce dernier se trouve à la fois élargi et allongé, et le choc de la pointe se déplace suivant le diamètre transversal du thorax vers la gauche, où il dépasse la ligne mamillaire et parfois même atteint la ligne axillaire; en même temps il se fait un déplacement suivant le diamètre longitudinal et le choc se perçoit dans le sixième et le septième, même le huitième espace intercostal.

Dans l'hypertrophie du *ventricule droit* avec dilatation, le cœur s'élargit et le choc de la pointe subit un déplacement vers la droite; il peut se manifester au delà du bord droit du sternum et quelquefois est visible sur la ligne mamillaire droite. Quand la dilatation du ventricule droit est modérée, le choc du cœur n'est jamais perceptible à la vue avec la même netteté qu'en cas de lésion semblable du ventricule gauche, et cela parce que dans le voisinage des bords du sternum les côtes sont plus rapprochées et offrent par suite plus de résistance.

Dans la dilatation du ventricule droit, le choc du cœur dépasse également sa situation normale à gauche et en bas; il se manifeste au delà de la ligne mamillaire et atteint parfois le sixième espace intercostal. Ce double déplacement s'explique par une déviation de l'axe du cœur relativement à l'axe du corps; quand la dilatation du ventricule droit est considérable, le cœur a une forte tendance à occuper une situation *horizontale*. — Dans les hypertrophies considérables avec dilatation du ventricule gauche, le choc du cœur, tout en prédominant à gauche, est en outre visible au delà de ses limites normales à droite.

L'énergie du choc précordial, très-variable chez les divers individus dans les conditions normales, dépend, toutes choses égales d'ailleurs, de l'activité du cœur. Le choc du cœur peut subir un *affaiblissement pathologique* tel qu'il disparaisse d'une manière complète pour la vue et le toucher; d'autre part il peut être *renforcé* au point d'ébranler et de soulever une assez grande partie de la paroi thoracique.

Le *choc du cœur s'affaiblit* ou devient complétement insensible, abstraction faite des causes physiologiques mentionnées p. 287, dans les conditions qui suivent :

1° Affaiblissement de l'activité du cœur, déterminé par les causes suivantes : dégénérescence graisseuse du muscle cardiaque, infiltration dite parenchymateuse de ses fibres dans la myocardite et dans le cours des maladies graves aiguës; atrophie du cœur; abaissement anormal de son innervation, soit temporaire comme dans la syncope, soit plutôt persistante ou récidivante comme dans diverses maladies nerveuses, soit enfin comme l'un des symptômes de la paralysie du système nerveux avant la mort.

2° Éloignement du cœur des parois thoraciques : pareil écartement se produit quand un milieu anormal vient s'interposer au cœur et au péricarde (épanchement liquide dans le péricarde, rarement gazeux), ou recouvrir le cœur (lame pulmonaire emphysémateuse), ou enfin se placer entre le cœur et la paroi thoracique (épanchements pleurétiques, pneumothorax); cependant le choc du cœur peut devenir visible en un autre point du thorax, si l'endroit où il a été refoulé, sous l'influence de l'une des causes que nous venons de signaler, est favorable à la manifestation du battement cardiaque.

3° Adhérence du cœur avec le péricarde. — En pareil cas le choc du cœur manque complétement, vu l'obstacle qui s'oppose à la locomotion systolique du cœur en avant et en bas; au lieu d'observer une voussure au niveau du point où se fait le choc de la pointe, on observe au contraire une dépression systolique (voy. p. 304).

Enfin quand le rétrécissement de l'orifice aortique ou de l'orifice auriculo-ventriculaire gauche atteint un degré d'intensité très-considérable, le *choc de la pointe* peut encore *faire défaut*; au contraire le *choc de la base* du cœur se manifeste, comme il est facile de le comprendre, avec plus d'énergie et dans une plus grande étendue qu'à l'état normal, grâce à l'hypertrophie secondaire de l'organe.

L'absence du choc de la pointe en cas de rétrécissement considérable de l'orifice aortique ne peut s'expliquer que par la théorie Gutbrod-Skoda. L'énergie du recul dépend en effet non-seulement de la force avec laquelle le ventricule expulse son contenu dans le système artériel, mais encore de la vitesse et de la masse du sang mis en mouvement (Gutbrod, Hiffelsheim), et par suite du diamètre de l'orifice d'écoulement. Du moment que ce diamètre se trouve amoindri par une sténose de l'orifice artériel, la quantité de sang ventriculaire qui s'écoule dans l'unité de temps devient moindre, la diminution de pression qui se produit au niveau de l'orifice d'écoulement n'est pas aussi grande que si l'orifice était normal, par suite la *différence* de pression systolique entre l'orifice aortique et la pointe du cœur qui lui est opposée est moindre qu'à l'état normal; il en résulte que le recul de la pointe du cœur, c'est-à-dire sa locomotion systolique en bas et en avant, est plus faible qu'à l'état physiologique, quelquefois même si faible que le choc de la pointe n'est plus perceptible.

De la même manière s'explique l'absence du choc de la pointe en cas de rétrécissement considérable de l'orifice auriculo-ventriculaire gauche; en effet par suite de la réplétion moindre du ventricule gauche la différence de pression systolique entre l'orifice aortique et la pointe du cœur *s'abaisse au-dessous de la normale*.

Le *choc du cœur* se trouve *renforcé* par tout accroissement d'énergie de la contraction cardiaque, et par suite déjà à l'état normal sous l'influence des excitations psychiques et des mouvements corporels un peu énergiques; à l'état pathologique, le même phénomène s'observe dans toutes les affections fébriles, dans les maladies inflammatoires du cœur, endocardite, péricardite (dans cette dernière affection aussi longtemps que l'exsudat n'est pas suffisant pour entraver la perception du choc précordial); il se présente encore dans les affections multiples dites névroses du cœur, qui existent soit indépendamment, soit comme complication des maladies les plus variées, et enfin dans toutes les conditions qui favorisent la transmission du choc cardiaque aux parois thoraciques, par suite dans les cas d'induration du lobe supérieur du poumon, de rétraction du bord antérieur gauche de cet organe, mais avant tout dans les cas d'augmentation de volume du muscle cardiaque (*hypertrophie*).

Le choc du cœur est d'autant plus intense que l'hypertrophie de sa substance musculaire l'emporte davantage sur la dilatation de sa cavité; si l'hypertrophie devient stationnaire, ou même rétrograde dans un stade ultérieur (par dégénérescence graisseuse des fibres musculaires), si par suite la dilatation cavitaire arrive à l'emporter, le choc précordial s'affaiblit; ce phénomène se présente dans toutes les lésions cardiaques arrivées à une période avancée.

Le choc précordial est plus fort dans l'hypertrophie du ventricule gauche que dans celle du ventricule droit. Dans toute forte hypertrophie du ventricule *gauche* le choc *soulève* la paroi thoracique; dans les cas extrêmes on observe le soulèvement de la plus grande partie de la surface thoracique gauche antérieure avec ébranlement bien visible; lors de la diastole la paroi soulevée revient brusquement et avec force sur elle-même; jamais pareil fait ne s'observe dans l'hypertrophie du ventricule droit, attendu que jamais l'accroissement en épaisseur du muscle cardiaque, toutes choses égales d'ailleurs, n'est aussi considérable à droite qu'à gauche, et que souvent la *dilatation* du ventricule droit l'emporte sur l'hypertrophie. Du reste, dans un grand nombre de cas le renforcement du choc précordial est moins net dans l'hypertrophie du ventricule droit, parce que les rapports anatomiques de ce dernier ne sont pas favorables à sa transmission (voyez p. 292); cependant on le *perçoit* toujours avec netteté en appliquant la main sur le sternum. Le choc du cœur présente, toutes choses égales d'ailleurs, son intensité maximum dans les cas d'hypertrophie totale du cœur. Si l'hypertrophie, droite ou gauche, est très-considérable, elle peut entraîner, surtout chez les jeunes sujets, une *voussure* de la région précordiale.

L'hypertrophie avec dilatation a encore reçu le nom d'*hypertrophie excentrique*. L'hypertrophie *concentrique* (épaississement de la paroi du cœur avec *rétrécissement de la cavité*) est un phénomène purement cadavérique.

L'hypertrophie du cœur est généralement la conséquence d'obstacles au cours du sang (1); des contractions plus énergiques de la part du muscle cardiaque sont nécessaires pour vaincre ces obstacles, et de là résulte fatalement un accroissement de la masse de ce muscle soumis à un surcroît de travail.

Les hypertrophies du ventricule *gauche* sont dues à des *obstacles qui gênent la circulation dans le système aortique*, celles du ventricule *droit* à des *obstacles résidant dans le système pulmonaire*. — L'hypertrophie acquiert, toutes choses égales d'ailleurs, une intensité d'autant plus grande que l'obstacle est situé plus près du ventricule.

(1) Cependant on peut observer des hypertrophies du cœur avec dilatation ventriculaire *sans* qu'il y ait d'obstacle mécanique à la circulation, et dues simplement à une suractivité (*surmènement*) du cœur. Ces sortes de cas jadis révoqués en doute, du moins en partie, sont bien établis maintenant par de nouvelles observations (Baur, Thurn, Fräntzel, Curschmann et notamment J. Seitz). Ces *hypertrophies par suractivité cardiaque*, en l'absence de toute lésion valvulaire, se développent surtout après des efforts corporels exagérés et de longue durée, entre autres chez les soldats consécutivement à des marches forcées, etc.; on les observe de plus dans la classe ouvrière, où leur développement est souvent encore favorisé par l'abus des liqueurs alcooliques et du tabac (Traube).

Les hypertrophies du ventricule *gauche* peuvent être le résultat de *l'oblitération d'un département capillaire plus ou moins grand*, par exemple dans *l'atrophie du rein* (Traube), ou bien celui d'une *sclérose* du système aortique, du processus *athéromateux*, des *rétrécissements* et des *anévrysmes* de l'aorte, de l'*insuffisance* des valvules aortiques et de la *sténose* de l'orifice aortique.

Les hypertrophies du ventricule *droit* sont dues :

1º *A l'hyperémie du système pulmonaire.* — C'est par ce mécanisme qu'agissent les lésions valvulaires de la mitrale (insuffisance ou rétrécissement); le ventricule droit ne peut déverser son contenu dans le système pulmonaire en état de réplétion qu'en s'hypertrophiant, c'est-à-dire en subissant un accroissement de ses faisceaux musculaires.

2º *A l'oblitération d'une partie plus ou moins grande des capillaires du poumon.*

Cette oblitération, qui entraîne à sa suite l'hypertrophie du ventricule droit, a pour cause : l'emphysème vésiculaire des poumons; leur atrophie, consécutive à des processus chroniques interstitiels; les compressions de longue durée par des épanchements dans la plèvre; les déformations scoliotiques ou cyphotiques de la colonne vertébrale. Dans ces sortes de cas la masse musculaire du ventricule droit s'accroît nécessairement, car ce dernier, pour se vider, est obligé de dilater avec d'autant plus de force les vaisseaux pulmonaires déjà congestionnés que leur champ circulatoire se trouve rétréci davantage (en d'autres termes que la section du système de la circulation pulmonaire est plus réduite).

3º *Aux lésions valvulaires de l'orifice pulmonaire* (rétrécissement du cône artériel ou des ramifications de l'artère pulmonaire, insuffisance des *valvules sigmoïdes de la même artère* — toutes affections très-rares) et à l'*insuffisance de la valvule tricuspide.* Cependant dans cette dernière affection l'hypertrophie du ventricule droit est due principalement aux lésions *concomitantes de la valvule mitrale;* il est difficile de savoir positivement si l'hypertrophie du ventricule droit peut être la conséquence de l'insuffisance simple, ou non compliquée, de la valvule tricuspide, attendu que les cas de ce genre constituent une haute rareté. (Dans un cas d'insuffisance tricuspide simple, que j'ai eu occasion d'observer, il a été impossible de reconnaître cliniquement l'hypertrophie du ventricule droit).

17.

S'il existe des obstacles circulatoires à la fois dans le système aortique et dans le système pulmonaire (par exemple en cas de lésions des valvules aortiques et mitrale), on observe simultanément l'hypertrophie du ventricule gauche et celle du ventricule droit.

On rencontre également des *hypertrophies des oreillettes* quand ces dernières, par suite du rétrécissement de l'orifice auriculo-ventriculaire, ne peuvent qu'imparfaitement se décharger de leur contenu, ou bien quand par suite de l'insuffisance des valvules auriculo-ventriculaires il y a régurgitation du sang du ventricule vers l'oreillette et par suite réplétion excessive de cette dernière, en d'autres termes obstacle à son entière déplétion; telle est l'hypertrophie avec dilatation de l'oreillette gauche qui résulte de la sténose ou de l'insuffisance de l'orifice mitral.

Ampleur du choc précordial. Quand le choc du cœur présente, dans le cinquième espace intercostal, une largeur supérieure à 2 ½ centimètres, quand il dépasse ou bien la ligne mamillaire à gauche, ou bien la ligne parasternale à droite, en l'absence de tout déplacement du cœur, on peut en conclure invariablement que cet organe est hypertrophié.

De plus le choc du cœur, dans les hypertrophies, peut être visible et perceptible dans deux et même dans trois espaces intercostaux; en cas d'hypertrophie considérable du cœur gauche il peut se manifester avec une énergie plus ou moins grande jusqu'au niveau de la ligne axillaire, dans ces mêmes espaces intercostaux; dans les hypertrophies du cœur droit, le choc précordial peut s'étendre de la ligne mamillaire gauche jusqu'à la ligne mamillaire droite.

Cependant il peut arriver que le choc s'étende à deux espaces intercostaux, sans qu'il y ait accroissement de volume du cœur, quand par exemple cet organe vient à se trouver en contact immédiat avec la paroi thoracique dans une certaine étendue, par suite de rétraction pulmonaire (processus atrophique). Mais jamais, en pareil cas, le choc de la pointe ne dépasse la ligne mamillaire ou la ligne parasternale, fait qui à lui seul, indépendamment des autres signes fournis par l'exploration de la région précordiale, rend impossible la confusion avec l'hypertrophie du cœur.

Les signes envisagés jusqu'à présent, qui résultent de l'exploration du choc précordial, permettent toujours de reconnaître si le cœur occupe sa position normale, ou bien s'il est hypertrophié ou dilaté, si l'hypertrophie siége à gauche ou à droite ou des deux côtés à la fois; il est presque exceptionnel que le diagnostic ne présente pas une sûreté absolue si à l'inspection (et à la palpation) du choc du cœur on joint l'inspection des artères (voy. p. 305); cependant les hypertrophies modérées du ventricule *droit* peuvent ne pas être accessibles à l'inspection, quand par exemple le cœur se trouve recouvert par le poumon emphysémateux.

Pulsations systoliques

dépendant en partie du cœur et en partie des gros vaisseaux.

1° PULSATION SYSTOLIQUE DANS LA RÉGION ÉPIGASTRIQUE.

Elle est ou bien 1° synchrone avec le choc de la pointe dont le siége est normal, ou bien 2° indépendante de toute autre impulsion dans la région du cœur. Le premier genre de pulsation est extrêmement fréquent en cas de suractivité cardiaque; ce n'est autre chose qu'un phénomène de transmission de l'impulsion du cœur, qui disparaît à chaque repos de l'organe.

Dans une autre série de cas la pulsation épigastrique est le résultat de la transmission du pouls de l'*aorte abdominale;* elle peut être 1° un phénomène de renforcement du pouls de l'aorte abdominale, comme dans les hypertrophies de cause quelconque du ventricule gauche (sauf le cas de rétrécissement de l'orifice aortique); 2° un phénomène de transmission plus facile des pulsations de l'aorte abdominale, non renforcées du reste, résultant de l'amincissement et du relâchement des parois abdominales (comme chez les femmes qui ont eu beaucoup d'enfants); 3°. enfin un fait de meilleure conductibilité due à l'interposition d'un corps solide, tel que le lobe gauche du foie hypertrophié et abaissé. — La pulsation épigastrique due au pouls de l'aorte abdominale se manifeste un peu en retard sur l'impulsion du cœur; souvent elle n'est pas circonscrite à la région épigastrique, mais s'étend à une grande partie de la paroi abdominale; dans certains cas d'anévrysmes de l'aorte abdominale (et même de l'artère cœliaque) on peut observer des pulsations de la plus grande partie de l'abdomen. — Le diagnostic de la pulsation épigastrique, dans les cas où elle dépend du pouls de l'aorte abdominale, est facilité par cela même qu'il est possible d'explorer directement cette artère, à moins que les muscles droits ne soient très-tendus et entravent la palpation. En comprimant l'aorte abdominale plus bas on peut même renforcer la pulsation épigastrique.

La deuxième variété de *pulsation épigastrique*, celle que l'on perçoit en cas de déplacement en bas et d'affaiblissement, ou même de *disparition* complète du choc du cœur, est liée à l'*abaissement du diaphragme*, surtout si ce dernier est accompagné d'une *hypertrophie du ventricule droit* (situé en avant). Ces deux conditions se trouvent réalisées dans les degrés intenses d'emphysème chronique vésiculaire des poumons. En même temps que le cœur est attiré vers le bas et qu'il prend une direction plus verticale, le ventricule droit hypertrophié se rapproche davantage de la partie interne du rebord des fausses côtes à gauche et de l'appendice xyphoïde et soulève ces parties lors de la systole.

On a objecté que la pulsation épigastrique dans l'emphysème ne peut dépendre du ventricule droit, parce que ce dernier ne subit aucune locomotion vers la région épigastrique (Friedreich), qu'au contraire elle est due aux battements de l'aorte abdominale; mais l'observation a montré qu'en cas d'amaigrissement des parois abdominales il est souvent possible de sentir le cœur à travers l'épigastre, notamment lors de la systole, au moment où le muscle cardiaque durcit et change de forme. — Dans les cas où il est possible de voir outre la pulsation épigastrique, le choc de la pointe, ce dernier est toujours très-faible et perceptible plus bas et dans un point plus rapproché du bord interne des fausses côtes qu'à l'état normal. Ce fait, corroboré par le résultat d'autopsies faites sur des cadavres congelés, contredit l'objection indiquée plus haut d'après laquelle le cœur ne subirait point de locomotion latérale.

Quant au soulèvement systolique que l'on observe dans quelques rares cas dans la partie supérieure de l'abdomen et qui est dû à la *pulsation des veines hépatiques*, voyez page 317.

2° PULSATION SYSTOLIQUE DES GROS VAISSEAUX.

Nous devons mentionner ici les pulsations de l'aorte, de l'artère sous-clavière, et les *anévrysmes* pulsatiles *de l'aorte* (aorte ascendante, crosse de l'aorte, aorte descendante).

Les pulsations de l'aorte et de la sous-clavière se manifestent déjà dans toute hypertrophie notable du ventricule gauche; elles sont le mieux visibles et le mieux perceptibles au doigt là où les artères se trouvent le plus rapprochées de la paroi thoracique; il en est ainsi de l'aorte dans le deuxième espace intercostal au niveau de l'insertion sternale de la troisième côte, ou un peu plus bas, et de l'artère sous-clavière au-dessous de la clavicule.

Le battement est bien plus énergique encore quand l'aorte (rarement la sous-clavière) se trouve dilatée par un anévrysme. L'*anévrysme de l'aorte ascendante* (de tous à peu près le plus fréquent) forme une tumeur pulsatile dans le deuxième espace intercostal tout contre le sternum, l'anévrysme de la *crosse de l'aorte* au niveau de la poignée du sternum, mais dans ce cas la tumeur empiète plus ou moins sur la gauche, selon le volume de l'anévrysme ; enfin l'anévrysme de l'*aorte descendante* soulève la paroi thoracique à sa face postérieure dans la région de la dernière vertèbre dorsale.

Cependant ce qui précède ne s'applique qu'aux anévrysmes de volume modéré, non aux anévrysmes très-volumineux des portions ci-dessus indiquées de l'aorte. Dans les anévrysmes énormes, de la crosse de l'aorte entre autres, j'ai vu toute la paroi gauche du thorax se soulever à chaque systole ; le siége et l'étendue des pulsations varient selon que l'anévrysme occupe l'un ou l'autre des points de la crosse (la convexité ou la concavité). Il en est de même des anévrysmes de l'aorte descendante. L'anévrysme de l'aorte ascendante détermine des pulsations dont le siége est à peu près invariablement celui indiqué plus haut ; j'ai vu cependant dans un cas d'anévrysme limité à l'aorte ascendante la tumeur pulsatile *dépasser* le bord sternal *à gauche*. — Les (rares) anévrysmes de l'aorte abdominale donnent lieu à un soulèvement rhythmique bien visible de la partie supérieure de l'*abdomen*. Leur diagnostic se fait d'ordinaire directement, attendu que l'anévrysme sacciforme, aussi bien que la dilatation cylindrique de l'aorte abdominale (comme dans un cas observé par moi), est accessible à la *palpation ;* cependant si l'anévrysme est situé très-haut, derrière le foie, il est tout naturellement impossible de l'atteindre au moyen de la main.

Toutes ces pulsations sont ou bien exactement synchrones avec l'impulsion cardiaque, ou bien ont lieu immédiatement après. — Dans tous les cas où les anévrysmes n'ont pas acquis un développement suffisant pour déterminer une voussure de la paroi thoracique, le diagnostic différentiel entre les pulsations anévrysmales et les pulsations qui résultent de la transmission des battements cardiaques ou artériels renforcés, se fonde en partie sur cette circonstance qu'entre les deux centres de pulsations, l'anévrysme et le cœur, la paroi thoracique ne présente point de soulèvement rhythmique. La palpation (voy. p. 324), la percussion et l'auscultation fourniront d'autres signes différentiels.

Pour ce qui concerne la *pulsation* souvent visible, mais mieux tangible, de l'*artère pulmonaire* dans le deuxième espace intercostal gauche, voyez page 325.

Au lieu de ce soulèvement on peut au contraire observer, dans certains cas, des *dépressions systoliques* plus ou moins étendues de la région précordiale, *coïncidant avec la présence ou avec l'absence du choc de la pointe.*

1° Les *dépressions* systoliques qui coïncident avec le choc de la pointe non altéré dans son siége, s'observent dans le troisième et le quatrième espace intercostal; dans ces cas ou bien le cœur présente son volume normal, mais se trouve dans une phase de suractivité, ou bien, ce qui arrive d'ordinaire, le cœur est hypertrophié, a refoulé le bord antérieur gauche du poumon et se trouve en contact avec la paroi thoracique par une assez grande partie de sa surface; ces dépressions s'observent du reste plus fréquemment chez les individus jeunes, par exemple chez les enfants, dont la paroi thoracique est encore très-mince, que chez les adultes, dont le thorax est plus épais et plus rigide. Le phénomène consiste en un mouvement ondulatoire rapide, s'effectuant de haut en bas, à chaque systole, sous l'influence d'une suractivité du cœur, et débutant par la dépression des troisième et quatrième espaces intercostaux. Il s'explique très-probablement par une locomotion à droite et *en arrière* de la *base du cœur* coïncidant avec la locomotion systolique de sens contraire de la *pointe* à gauche, en bas et *en avant*. De là résulte un vide entre la base du cœur et sa pointe, vide qui se trouve comblé par l'affaissement de la partie correspondante de la paroi thoracique. Ces dépressions n'ont aucune importance diagnostique.

Cependant l'explication que nous venons de donner de ces dépressions intercostales au-dessus du siége normal du choc de la
pointe n'est pas absolument suffisante; Friedreich y a fait une
objection très-plausible en faisant remarquer que lors de la locomotion systolique en bas de la pointe du cœur, la région abandonnée par la partie du muscle cardiaque qui vient de se contracter et au niveau de laquelle devrait se déprimer la paroi thoracique, est immédiatement après occupée par une autre portion
du même muscle également en voie de contraction. Friedreich
pense que les parties du muscle cardiaque situées plus haut subissent peut-être un accroissement de volume plus faible dans le
sens antéro-postérieur que les parties situées plus bas et que
de cette différence peut résulter l'affaissement des espaces intercostaux.

2° La *dépression systolique* coïncidant avec l'*absence*
complète du choc de la pointe s'observe plus rarement,
mais offre une bien plus grande importance. Dans ces
sortes de cas; le cinquième espace intercostal s'affaisse à
chaque systole cardiaque au lieu de se soulever; ce phénomène ou bien se borne à la portion parasternale du cinquième espace intercostal, ou bien se manifeste sur une
assez grande étendue de la région précordiale, de telle
sorte que les insertions costales et la portion inférieure du
sternum soient elles-mêmes attirées dans la dépression.
C'est là un signe pathognomonique de l'*adhérence* du cœur
avec le péricarde (Skoda) et de ce dernier avec le tissu
conjonctif sous-sternal et le diaphragme. La force et l'étendue de la dépression donnent une idée assez exacte du
degré d'intensité et d'extension des adhérences; si par
exemple le cœur adhère au péricarde et à la colonne vertébrale d'une part, au sternum d'autre part, la locomotion
systolique du cœur en bas et en avant se trouve gênée, et
lors du raccourcissement systolique de tous les diamètres
du cœur, cet organe attirera la partie inférieure du sternum
vers la colonne vertébrale qui constitue le point fixe; si de
plus le péricarde a contracté des adhérences avec le tissu

cellulaire sous-costal, les côtes à leur tour seront attirées; enfin si les adhérences du cœur s'étendent à tous les tissus environnants, une, grande portion du segment gauche inférieur du thorax se déprimera à chaque systole. Le cœur, pour triompher de toutes ces résistances, doit nécessairement se contracter avec énergie. Mais la dépression rhythmique limitée à la région où bat la pointe du cœur peut s'observer déjà en cas d'adhérences très-faibles contractées par cet organe (1). — Quand le cœur perd de sa puissance contractile, les dépressions systoliques disparaissent, même quand les adhérences sont très-étendues (2).

La région du thorax qui pendant la systole se trouve attirée vers la colonne vertébrale, grâce aux adhérences cardiaques, revient avec force à sa position primitive lors de la diastole; si ce phénomène se trouve borné à la région où d'ordinaire bat la pointe du cœur, on voit à ce niveau se former une voussure énergique pendant la diastole; c'est ce qui constitue le choc *diastolique* du cœur ou de sa pointe (Skoda), — la seule exception à la règle générale d'après laquelle le choc de la pointe est systolique.

Inspection des artères.

Il a été question déjà du renforcement que subissent les pulsations de l'aorte dans les hypertrophies du cœur gauche

---

(1) Traube a décrit un cas de *dépression systolique sans aucune adhérence* du cœur avec le péricarde. On en découvrit la cause à l'autopsie : à la face postérieure du cœur, de l'extrémité supérieure de l'artère pulmonaire à l'oreillette gauche, on voyait une fente congénitale située de telle façon que le mouvement à gauche et en bas du muscle cardiaque devait s'en trouver empêché ou au moins limité.

(2) J'ai rencontré un cas de ce genre, où malgré des adhérences de la presque totalité du cœur avec les tissus voisins, adhérences constatées à l'autopsie d'un malade mort à la période asphyxique du choléra, on n'avait pas observé de traces de dépression pendant la vie (le choc précordial n'était pas perceptible).

et dans les anévrysmes. De même les ramifications de l'aorte, la carotide, la sous-clavière, etc., renseignent par l'état de leur pouls sur le degré d'activité du cœur.

Quand le rhythme du cœur est normal, les artères du cou ne battent que faiblement, le pouls carotidien n'apparaît que dans la fossette qui existe entre les faisceaux sternal et claviculaire du muscle sterno-cléido-mastoïdien, celui des artères brachiale et radiale que si l'attitude du bras est favorable. En cas de suractivité cardiaque physiologique le pouls artériel gagne en force et devient surtout plus visible au niveau des grosses artères. Si cette suractivité est exagérée, comme dans l'hypertrophie du ventricule gauche, le pouls artériel se trouve renforcé au point de soulever les tissus environnants; dans ces sortes de cas le pouls de la carotide devient apercevable à travers les téguments du cou qu'il ébranle; même des artères de moindre volume, à peine visibles dans les conditions ordinaires, telles que la temporale et les petites artères dépendant de la brachiale et de la fémorale, battent visiblement, sont dilatées et affectent une forme sinueuse. Ces phénomènes artériels si caractéristiques de l'hypertrophie du ventricule gauche font absolument défaut dans l'hypertrophie du cœur *droit*. Le pouls artériel loin d'être renforcé est souvent plus faible qu'à l'état normal, attendu que le ventricule gauche lance une moindre quantité de sang dans le système aortique; en effet l'hypertrophie du cœur droit est le résultat d'une pléthore de la circulation pulmonaire; il en résulte une diminution de la masse sanguine dans le système de la grande circulation. Il est donc facile de distinguer au premier coup d'œil l'hypertrophie gauche de l'hypertrophie droite par la simple inspection des artères. De plus, comme l'hypertrophie intense du ventricule *gauche*, dont le signe le plus caractéristique est fourni par l'état de dilatation (et les sinuosités qu'offrent les artères soulevées avec force

par l'ondée sanguine), est due en général à une *insuffisance des valvules aortiques*, comme d'autre part l'hypertrophie du ventricule droit est généralement la conséquence
d'une lésion *mitrale*, il en résulte que la seule inspection
des artères permet déjà de porter une conclusion générale
sur le siége de la lésion valvulaire.

Inspection des veines.

Les phénomènes pathologiques que peut présenter l'inspection des veines sont les suivants :

1° Pléthore et gonflement appréciable à la vue des veines
superficielles;

2° Phénomènes de motilité — limités presque exclusivement aux veines jugulaires — et dépendant ou bien des
phases respiratoires (mouvements ondulatoires), ou bien
des mouvements du cœur (pouls veineux).

Congestion veineuse.

De toutes les veines superficielles du corps, ce sont les
veines du cou qui présentent les différences les plus saillantes au point de vue de leur réplétion normale et pathologique et par suite sont le mieux appropriées à l'inspection. A l'état normal la veine jugulaire externe, qui dans
son trajet croise le muscle sterno-cléido-mastoïdien à sa
face externe, n'apparaît en général que lors de la rotation
de la tête du côté opposé sous forme d'un cordon mince, à
reflet bleuâtre; la veine jugulaire commune (ou interne)
au contraire, qui est située entre les deux chefs d'origine
du muscle sterno-cléido-mastoïdien, n'est jamais visible.
La raison en est que par suite de la direction déclive des
veines du cou l'écoulement du sang vers le cœur s'effectue

rapidement; cet écoulement se trouve de plus favorisé par l'inspiration, qui entraîne une diminution de pression dans les veines innominées et la veine cave supérieure, et exerce ainsi une sorte d'aspiration sur le sang de la veine jugulaire.

La congestion passive de *tout* le système veineux et particulièrement des veines du cou se produit dans les conditions suivantes :

1° Quand la force contractile du ventricule droit se trouve abaissée; ce dernier n'est plus capable alors d'expulser tout son contenu ni d'admettre tout le sang de l'oreillette; il en résulte une réplétion excessive de l'oreillette droite et par suite des veines caves supérieure et inférieure qui y aboutissent ainsi que de leurs ramifications ultérieures. — De toutes les maladies du cœur c'est surtout l'insuffisance mitrale et le rétrécissement de l'orifice mitral qui amènent le gonflement des veines du cou par le mécanisme indiqué; il en est de même, parmi les maladies de l'appareil respiratoire, de celles qui entraînent à leur suite une pléthore sanguine durable de la circulation pulmonaire et comme conséquence une hypertrophie du ventricule droit et enfin la dégénérescence graisseuse du muscle cardiaque; citons entre autres le catarrhe chronique des bronches accompagné d'emphysème pulmonaire.

La pléthore des veines du cou est plus intense encore :

2° Quand la pression sur les troncs veineux situés à l'intérieur du thorax (veines caves) est exagérée au point qu'elles ne peuvent admettre la totalité de la masse sanguine qui afflue vers le cœur.

Tout le monde sait que déjà à l'état normal le renforcement expiratoire de la pression intra-thoracique ralentit le cours du sang veineux, — ralentissement qui se trouve annulé et même plus que compensé par l'action accélératrice qu'exerce l'inspiration sur l'afflux du sang veineux et qui

par suite n'occasionne aucun symptôme visible, à l'extérieur; — mais sous l'influence d'un accroissement persistant pathologique de cette même pression intra-thoracique
il peut se produire une congestion passive également persistante des veines du cou ; entre autres conditions qui favorisent un pareil état de choses nous avons à signaler les
épanchements volumineux du péricarde et de la plèvre, les
tumeurs médiastines et les anévrysmes aortiques volumineux, le pneumothorax, et même l'emphysème pulmonaire
intense en tant qu'ici l'expiration est prolongée ou nécessite l'intervention des muscles auxiliaires; dans les périodes
ultimes de cette dernière maladie la tuméfaction des veines
du cou (et de celles du corps) devient très-considérable,
car, comme nous l'avons dit plus haut déjà, l'activité fonc-
tionnelle du ventricule droit s'abaisse et le champ de la
circulation capillaire des poumons se trouve rétréci et par
suite ne donne plus accès à des masses de sang aussi notables qu'à l'état normal.

Enfin on peut observer des congestions limitées à des districts
veineux isolés ; elles résultent alors de causes *locales* telles que
la thrombose, l'oblitération, la compression d'un tronc veineux
d'un certain volume; c'est ainsi que l'on voit survenir des congestions veineuses du cou par suite de la compression qu'exercent sur les veines des tumeurs scrofuleuses ou des ganglions
cervicaux hypertrophiés.

Ce gonflement des veines du cou est favorisé par le décubitus dorsal bien plus que par l'attitude assise ou debout,
grâce à la gêne qu'éprouve l'écoulement du sang vers
l'oreillette dans le premier cas. De même les *mouvements
respiratoires* ont sur l'état de réplétion des veines du cou
une influence que l'on reconnaît au premier coup d'œil
et qui est également la plus nette dans le décubitus dorsal; dans l'inspiration la veine s'affaisse et son contenu

sanguin diminue, dans l'expiration la veine se gonfle et forme un cordon bleuâtre. Le gonflement des veines est plus accentué encore pendant les accès de toux; le bulbe (sinus) de la veine jugulaire surtout forme alors une tumeur bleue saillante et épaisse. Mais cette influence de la respiration n'est à ce point manifeste que dans les conditions pathologiques qui déterminent une réplétion anormale durable des veines jugulaires. Dans les conditions normales on n'observe le gonflement des veines du cou (et la cyanose de la face) que sous l'influence d'un effort expiratoire très-énergique ou de plusieurs efforts de toux consécutifs.

Phénomènes de motilité que l'on observe sur les veines du cou.

Ils consistent où bien en *gonflements* et *affaissements* rhythmiques déterminés par les deux phases de la respiration; ou bien c'est un mouvement *ondulatoire*, c'est-à-dire une succession continue et irrégulière de gonflements et de dégonflements des veines distendues par le sang, phénomène complexe qui dépend non-seulement de la respiration, mais encore de l'action du cœur; ou enfin le mouvement des veines est *pulsatile* et dépend uniquement du rhythme cardiaque (pouls veineux).

Le mouvement d'*ondulation* des veines jugulaires, de même que leurs alternatives d'expansion et d'affaissement, sont toujours le signe d'une pléthore pulmonaire. Mais le premier de ces deux phénomènes, l'ondulation, dépend essentiellement de l'action du cœur, car dans tous les cas où il existe un obstacle à la circulation pulmonaire, l'oreillette droite distendue par un excès de sang refoule une portion de son contenu dans la veine cave supérieure; de là résulte une distension sanguine de la veine cave, c'est-à-

dire un obstacle à la parfaite déplétion de la veine jugulaire
(peut-être même un arrêt momentané de la circulation veineuse), et par suite une stase veineuse.

Ce reflux de sang dans la veine cave supérieure et ses
ramifications sous l'influence de la contraction de l'oreillette
droite, joint à l'impossibilité où se trouve au même moment la veine jugulaire de se vider de son contenu, entraîne un gonflement de cette dernière et lui communique
un mouvement. Comme ce mouvement ne cesse pas instantanément, comme de plus chaque expiration a pour résultat
de gonfler et d'ébranler à son tour la veine, il s'ensuit
que dans tous les cas où la circulation pulmonaire éprouve
une gêne considérable la veine jugulaire se trouve soumise
à un mouvement presque continu, *ondulatoire* en un mot.

Le mouvement ondulatoire des veines du cou, qui parfois se
propage aux moindres ramifications de la veine jugulaire, ne
peut se manifester que dans le cas où les veines continuent à
être distendues par le sang, même au moment le plus favorable
à leur déplétion, c'est-à-dire lors de l'inspiration. — On peut
observer encore un *gonflement expiratoire* (non pas une ondulation) des *veines superficielles du bras*, mais seulement dans
les accès de toux violents. — De toutes les maladies qui s'accompagnent de congestions veineuses, c'est l'emphysème pulmonaire intense et le rétrécissement considérable de l'orifice auriculo-ventriculaire gauche qui déterminent le plus souvent et de
la manière la plus nette le phénomène ondulatoire des veines
de la région cervicale.

Pouls veineux.

Le pouls veineux consiste en un soulèvement perceptible
à la vue et au toucher de la veine jugulaire interne, soulèvement rhythmique, synchrone avec la systole cardiaque ou
la précédant quelquefois de peu (présystolique); le phénomène est surtout bien accentué dans le décubitus dorsal

Le pouls veineux se manifeste ou bien dans toute la longueur de la veine jugulaire, se propageant constamment de bas en haut (*pouls de la veine jugulaire*); ou bien n'est perceptible que dans sa partie inférieure, renflée en bulbe (*pouls du sinus de la veine jugulaire*).

Souvent le pouls veineux consiste en un soulèvement *unique* de la veine, synchrone avec la systole cardiaque, dans d'autres cas le soulèvement est *double* et formé par une première élévation faible et présystolique, suivie d'une élévation plus marquée systolique; de même. dans le premier cas on n'observe qu'un affaissement de la veine qui est diastolique, tandis que dans le dernier cas la. veine s'affaisse deux fois successivement. Ce soulèvement *double* systolique et cet affaissement double diastolique, souvent perceptibles à la vue, mais très-nettement appréciables seulement au doigt et du reste faciles à mettre en évidence au moyen du sphygmographe (Bamberger, Geigel, Friedreich, Marey), ont reçu respectivement les noms d'*anacrotisme systolique* et de *catadicrotisme diastolique* du pouls veineux de la jugulaire.

Quand la veine jugulaire est animée de pulsations, elle présente un calibre de beaucoup supérieur à la normale, par suite de sa distension permanente; dans un cas que j'ai décrit ailleurs elle présentait un diamètre de plus d'un centimètre. Il est impossible de confondre le pouls veineux avec le pouls de la carotide; dans les cas où la carotide *communique* un mouvement pulsatile à la veine jugulaire, il suffit, pour éliminer cette cause d'erreur, d'écarter la carotide. Quand le pouls veineux est à la fois présystolique et systolique, mais peu intense, on peut le confondre avec le mouvement ondulatoire; la compression de la veine permet tout aussitôt de faire la distinction : *l'ondulation disparaît au-dessous du point comprimé* (c'est-à-dire dans la portion centrale de la veine jugulaire, celle qui est tournée vers le cœur); *le pouls au contraire persiste* et même se manifeste avec plus d'énergie.

Le pouls veineux est dû au reflux de l'ondée sanguine, lors de la systole du cœur, dans la veine cave supérieure et de là par l'intermédiaire du tronc veineux brachio-céphalique dans la veine jugulaire interne. Ce phénomène de régurgitation s'observe le plus souvent en cas d'insuffisance de la valvule tricuspide; en effet, à chaque contraction du ventricule droit, une certaine quantité de sang est refoulée dans l'oreillette droite, la veine cave supérieure et jusque dans les veines jugulaires internes; mais la plus grande partie de cette ondée rétrograde pénètre dans la veine innominée *droite* (et dans la jugulaire *droite*); en effet le tronc veineux brachio-céphalique droit est situé pour ainsi dire sur le prolongement de la veine cave supérieure, tandis que le tronc gauche présente une incidence presque perpendiculaire à cette veine. Aussi le pouls veineux est-il *plus intense à droite* qu'à gauche; il peut même faire complétement défaut à gauche. — Dans les premières périodes de la maladie, l'ondée sanguine rétrograde ne dépasse pas la portion de la veine jugulaire qui est munie de valvules. Elle est interrompue à ce niveau, par suite de l'occlusion des valvules sous l'influence du choc sanguin; *aussi le pouls est-il limité à la portion inférieure de la veine jugulaire, au sinus de cette veine;* de plus, il est exactement systolique; (au-dessus de la portion pulsatile de la veine, la jugulaire est le siége d'un mouvement d'*ondulation* dû en partie à l'ébranlement imprimé à la veine tout entière, en partie à la gêne qu'éprouve l'écoulement du sang). Mais peu à peu les valvules de la veine jugulaire, soumises au choc continuel de l'ondée rétrograde, deviennent insuffisantes, perdent leur élasticité, ou bien sont trouées et déchirées; dès lors l'ondée sanguine rétrograde dépasse la région valvulaire et imprime des pulsations à la totalité de la veine jugulaire, visible dans toute son étendue jusqu'à l'angle du maxillaire inférieur. Dans l'insuffisance de la valvule tricuspide, on observe souvent *en même temps* que la pulsation systolique une pulsation présystolique, toujours beaucoup plus faible que la précédente ; ce pouls veineux présystolique est dû à ce que, lors de la *contraction* de *l'oreille droite* toujours distendue de sang, une certaine quantité de son contenu arrive par régurgitation jusque dans la jugulaire. Le pouls veineux de la jugulaire, présystolique et systolique, est donc toujours et sans exception le signe d'une insuffisance réelle ou relative de la valvule tricuspide.

L'insuffisance tricuspide *réelle* est le résultat de lésions organiques, tandis que l'insuffisance relative est due à la dilatation excessive de l'orifice auriculo-ventriculaire droit par le sang accumulé dans le ventricule droit. On observe également ment cette insuffisance relative en cas de rétrécissement de l'orifice mitral ; elle a encore pour conséquence la production du pouls veineux, soit étendu à la totalité de la veine jugulaire, si les valvules de cette veine sont elles-mêmes devenues insuffisantes, soit limité au sinus de la veine jugulaire, si les valvules sont intactes. Enfin dans des cas rares le pouls veineux peut se présenter indépendamment d'une affection cardiaque, c'est-à-dire en l'absence de lésion de la valvule mitrale, lorsque les valvules de la veine jugulaire sont devenues insuffisantes pour une autre cause (Friedreich) ; il est alors nécessairement présystolique. Si par exemple le sang arrive à stagner d'une manière persistante dans les veines jugulaires sous l'influence de certaines conditions pathologiques, telles que l'emphysème pulmonaire, etc., les valvules des veines cèdent peu à peu à la pression sanguine qui pèse sur elles lors de l'expiration et elles deviennent insuffisantes réellement ou relativement ; à chaque contraction de l'oreillette droite il y a donc pénétration d'une ondée sanguine par régurgitation dans les jugulaires. Mais le pouls veineux que l'on observe dans ces conditions est nécessairement très-faible.

Le diagnostic différentiel entre le pouls veineux dû à l'insuffisance tricuspide et celui qui résulte simplement de l'insuffisance
des valvules de la veine jugulaire, consécutive à l'hyperémie
persistante de l'oreillette droite (la valvule tricuspide étant normale du reste), ce diagnostic est possible à la simple inspection
du pouls de la jugulaire, à la condition toutefois qu'il n'existe
aucune autre complication; en effet le pouls veineux de l'insuffisance tricuspide est fort et systolique, tandis que si la valvule
tricuspide est normale ce pouls n'est jamais systolique, mais
présystolique; de plus en cas d'insuffisance tricuspide, on perçoit à l'auscultation du cœur un murmure systolique intense qui
se propage à la veine jugulaire, tandis qu'en l'absence de lésion
de la valvule triglochine on entend le ton systolique pur. Quant
à la question de savoir si le pouls veineux est dû à une insuffisance réelle ou relative de la valvule tricuspi le, il n'est pas
possible de le déterminer avec certitude dans chaque cas, car
dans les deux sortes d'insuffisance, abstraction faite de la simi-
litude complète des caractères du pouls veineux pris en lui-
même, on observe le même murmure systolique au niveau du
ventricule droit; mais dans l'insuffisance réelle il est beaucoup
plus accentué que dans la relative. — Si dans les périodes ultérieures de l'insuffisance tricuspide l'action du ventricule droit
s'affaiblit, le pouls veineux à son tour devient plus faible et peut
même disparaître complétement si l'ondée sanguine rétrograde
n'atteint plus la veine jugulaire.

L'inspection ne suffit pas toujours pour distinguer si le pouls
veineux est limité au sinus de la veine jugulaire ou s'il s'étend
à une plus grande portion de la veine; en effet au mouvement
pulsatile vient s'ajouter le mouvement ondulatoire, dû à ce que
la veine une fois ébranlée ne revient pas immédiatement au
repos. En pareil cas la palpation fournit le critérium le plus sûr.
En effet si l'on applique le doigt superficiellement sur la portion
de la veine jugulaire qui est pourvue de valvules, on perçoit
un frémissement systolique, qui prend naissance au niveau des
valvules devenues insuffisantes, pourvu que le cœur se contracte
avec assez d'énergie; le phénomène est surtout bien marqué
pendant les accès de toux. Ce frémissement est naturellement
perceptible à l'auscultation sous forme d'un murmure. Si au
contraire les valvules en question sont intactes, ce phénomène
fait défaut et quelquefois même est remplacé par un véritable
ton, le ton des valvules de la veine jugulaire (Bamberger), dû

au choc de l'ondée sanguine rétrograde contre les valvules énergiquement tendues. (Parfois les valvules de la veine jugulaire conservent longtemps leur faculté d'occlusion, dans d'autres cas au contraire elles deviennent rapidement insuffisantes.)

En général l'ondée de régurgitation ne dépasse pas la veine jugulaire interne; cependant quelquefois les pulsations s'étendent à des veines de moindre calibre, faisant partie dn territoire de la veine jugulaire, le plus souvent à la jugulaire externe et aux veines thyroïdes, très-rarement aux veines de la face. Si une portion de l'ondée sanguine passe de la veine innominée dans la sous-clavière, on remarque des pulsations au niveau des troncs volumineux tels que les veines axillaire, brachiale, ou même les veines superficielles du bras.

J'ai eu personnellement l'occasion d'observer dans deux cas d'insuffisance tricuspide des pulsations de toutes les veines superficielles du cou, de la veine axillaire et même de la brachiale, mais dans le décubitus seulement; quand le malade se tenait debout, les pulsations étaient limitées à la veine jugulaire interne.

Parfois l'ondée sanguine par régurgitation pénètre non-seulement dans la veine cave supérieure, mais encore dans la *veine cave inférieure;* mais cette dernière ne présente le phénomène du pouls veineux que dans le cas où l'ondée est assez volumineuse, par conséquent seulement dans l'insuffisance réelle de la valvule tricuspide; si l'ondée sanguine est faible, elle se perd dès son entrée dans la veine cave inférieure. Ce qui explique la rareté du phénomène du pouls veineux dans le domaine de la veine cave inférieure, c'est d'une part la situation de son orifice d'abouchement dans l'oreillette droite, situation très-défavorable à la régurgitation du sang dans ce tronc veineux, c'est d'autre part la longueur considérable du parcours de la veine avant qu'elle devienne accessible à la palpation de l'abdomen.

Assez souvent l'ondée rétrograde qui s'est engagée dans la veine cave atteint les *veines hépatiques*; elle détermine dans ce cas une pulsation rhythmique du foie, suivant de près l'impulsion du cœur. Si le foie, sous l'influence de cette hyperémie veineuse, augmente de volume, comme c'est d'ordinaire le cas, et arrive à dépasser plus ou moins, le rebord des fausses côtes, la pulsation est sensible au doigt appliqué en un point quelconque de l'organe et par suite est facile à distinguer du soulèvement limité au lobe gauche du foie qui est dû si souvent au pouls de l'aorte abdominale située derrière lui.

Remarquons que la pulsation du foie qui s'observe dans l'insuffisance tricuspide est due en partie au pouls de la veine cave inférieure, située derrière cet organe, mais non exclusivement; car, abstraction faite de ce que le pouls du tronc veineux est trop faible pour soulever avec énergie un organe aussi pesant que le foie, le phénomène ne se borne pas à un soulèvement en masse de ce viscère, mais on perçoit une pulsation partielle en n'importe quel point de sa surface. — Dans quelques cas le pouls veineux du foie se manifeste plus tôt que le pouls de la jugulaire; cela s'explique parce que l'ondée sanguine de régurgitation qui pénètre dans la veine cave inférieure et les veines hépatiques n'a pas à triompher d'un appareil valvulaire semblable à celui de la veine jugulaire (Friedreich).

Il est extrèmement rare que dans l'insuffisance tricuspide on observe des pulsations de la veine fémorale. Cela tient à ce que la plus grande partie de l'ondée sanguine renvoyée par le cœur dans la veine cave inférieure pénètre presque immédiatement dans les veines hépatiques et qu'une très-faible portion seulement de l'ondée parvient dans la partie de la veine cave située en amont de l'embouchure des veines hépatiques.

18.

PALPATION DE LA RÉGION PRÉCORDIALE.

L'exploration de la région précordiale et des régions avoisinantes par le palper complète les résultats que donne l'inspection relativement aux phénomènes engendrés par l'activité du muscle cardiaque; mais la palpation seule est capable de fournir des renseignements vraiment importants. (Très-souvent on emploie la palpation conjointement avec l'inspection; nous en avons plusieurs fois fait mention en parlant des signes fournis par l'inspection.)

Dans les phénomènes dont l'examen est du ressort de la palpation rentrent : le *choc du cœur*, sa force, son étendue, les *pulsations* en relation directe ou indirecte avec le choc du cœur et qui se manifestent en divers points du thorax, puis les *phénomènes sonores sensibles au toucher* que l'on observe dans la région précordiale; enfin le *pouls artériel*.

La palpation du *choc du cœur* permet de préciser avec une plus grande exactitude que l'inspection les faits mentionnés plus haut, qui se rapportent au lieu où ce choc se fait sentir, à son amplitude et à sa force. Souvent ce n'est que par la palpation que l'on reconnaît un faible renforcement du choc, le soulèvement déterminé par lui, son extension vers la droite, etc.

Quelquefois on perçoit en même temps dans la région précordiale des *phénomènes sonores sensibles au toucher*, soit coïncidant avec le choc du cœur (systoliques), soit le précédant immédiatement (présystoliques), soit le suivant (diastoliques), soit enfin se présentant à une période quelconque des mouvements du cœur. Les bruits systoliques et diastoliques, ainsi que les bruits présystoliques, prennent naissance *à l'intérieur* même du cœur ou de l'origine des gros vaisseaux tandis que les bruits que l'on observe dans les intervalles des mouvements cardiaques prennent naissance *au dehors* du cœur. Les premiers ont reçu le nom de frémissements *endocardiques*, les derniers celui de frémissements exocardiques ou *péricardiques*.

Frémissement endocardique.

Le frémissement endocardique communique à la main l'impression d'un frôlement ou d'une vibration; il est désigné, depuis Laënnec, sous le nom de *frémissement cataire.* Il prend naissance, pendant la systole ou la diastole et quelquefois pendant les deux phases, toutes les fois que le courant sanguin subit un mouvement d'oscillation soit à son passage contre des *valvules* altérées ou à travers.des orifices rétrécis, soit quand il pénètre dans des dilatations subites des *portions d'origine des gros vaisseaux.* Le frémissement est non-seulement perceptible à la main, mais encore à l'oreille; mais le mouvement d'oscillation du courant sanguin n'est pas toujours assez intense pour être perceptible au toucher; aussi les bruits tangibles sont-ils rares relativement aux bruits sensibles à l'oreille.

1° *Frémissement systolique.* — Il peut prendre naissance à l'orifice mitral ou tricuspide, aortique ou pulmonaire. — Ou bien il est le plus intense au niveau de son lieu d'origine, sauf le cas où un obstacle s'oppose à sa transmission jusqu'aux parois thoraciques — notamment quand une lame de poumon recouvre la base du cœur — ou bien il se propage avec le plus de netteté dans la direction du courant sanguin.

Quand le frémissement systolique présente son maximum d'intensité à la pointe du cœur et qu'il diminue à mesure qu'on s'en éloigne soit dans un sens, soit dans un autre, il est dû toujours à une insuffisance mitrale. C'est par suite des rapports anatomiques de l'orifice mitral (situé au niveau du deuxième espace intercostal gauche, à l'insertion sternale de la troisième côte gauche) avec le poumon qui recouvre la base du cœur, que le frémissement n'est pas perceptible en son lieu d'origine.

Cependant le frémissement systolique de l'insuffisance mitrale n'est pas souvent perceptible à la main; d'après mes observations qui ont porté sur environ 150 cas de cette lésion valvulaire, il ne s'est manifesté que dans un sixième des cas; il peut faire défaut lors même que le souffle mitral s'entend très-bien à l'auscultation.

Quand le frémissement systolique présente son maximum d'intensité à la partie inférieure du sternum, il est ou bien le résultat d'une insuffisance de la valvule tricuspide, ou bien le résultat de la propagation d'un frémissement engendré à l'orifice aortique.

Un frémissement perceptible à la partie inférieure du sternum ne peut être rapporté à l'insuffisance de la valvule tricuspide que si l'on constate en même temps l'existence du pouls veineux de la jugulaire. Dans trois cas d'insuffisance de la valvule tricuspide que j'ai eu occasion d'observer, ce phénomène faisait complétement défaut. Plus souvent le frémissement en question est un bruit *propagé* de l'orifice aortique (sténose ou processus athéromateux de l'aorte).

Le frémissement systolique perceptible dans le deuxième espace intercostal gauche, au voisinage du sternum, et limité à ce point, est dû à la présence d'aspérités à l'orifice pulmonaire ou à un rétrécissement de cet orifice (bien plus rarement à une lésion valvulaire).

Le frémissement systolique perceptible dans le deuxième espace intercostal droit tout contre le sternum et s'étendant le long de cet os, parfois jusqu'à l'appendice xyphoïde, et aux insertions costales voisines à droite, a pour cause l'existence d'aspérités ou d'un rétrécissement à l'orifice aortique, par dégénérescence athéromateuse de l'aorte, ou bien dépend d'anévrysmes de l'aorte descendante.

2° *Frémissement diastolique.* — Il s'observe le plus souvent à la pointe du cœur (altération mitrale), bien plus rarement à l'orifice aortique, plus rarement encore à l'orifice pulmonaire et à peine une fois par-ci par-là au niveau de l'orifice auriculo-ventriculaire droit sans autre complication.

Le frémissement qui a son foyer de plus grande intensité à la pointe du cœur a pour cause la sténose de l'orifice mitral, au niveau duquel le courant sanguin éprouve un mouvement d'oscillation, en passant de l'oreillette gauche dans le ventricule gauche. Il est perceptible dans tous les cas de rétrécissement *considérable* de l'orifice auriculo-ventriculaire gauche; quand il fait défaut, il suffit pour le faire naître d'accroître l'activité du cœur, en levant rapidement les bras ou en faisant quelques pas précipités, etc. — Ce frémissement ou bien persiste pendant toute la durée de la diastole, ou bien n'apparaît qu'à la fin de celle-ci, peu avant la systole, ce qui l'a fait appeler frémissement *présystolique.* S'il se maintient pendant toute la diastole jusqu'à la systole suivante, il est plus faible à son début, tandis qu'à la fin, pendant la période présystolique, il augmente subitement d'intensité par suite de l'augmentation de tension qu'acquiert le courant sanguin dans son passage à travers l'orifice auriculo-ventriculaire rétréci, sous l'influence de la contraction auriculaire; déjà au palper, mais mieux encore à l'auscultation, ce frémissement paraît composé de deux bruits successifs (voy. *Murmure mitral*).

Le frémissement diastolique ou présystolique dont le foyer d'intensité maximum se trouve à la pointe du cœur, mais qui s'étend quelquefois sur une surface un peu plus grande avec une intensité variable, indique invariablement un rétrécissement de l'orifice auriculo-ventriculaire gauche; il était connu pour être l'un des signes pathognomoniques de cette affection cardiaque bien avant la découverte de l'auscultation. — En cas de rétrécissement modéré, ce frémissement peut faire défaut même si l'activité du cœur est exagérée (sur les cas de sténose de l'orifice mitral observés par moi, je l'ai vu manquer douze fois, c'est-à-dire dans un cinquième des cas).

Le frémissement diastolique qui prend naissance à l'*orifice aortique* n'est point saccadé, comme celui qui a pour lieu d'origine l'orifice auriculo-ventriculaire gauche, mais présente une intensité à peu près égale pendant toute la durée de la diastole. Il s'observe, mais très-rarement, dans l'insuffisance des valvules aortiques et a pour cause la régurgitation du courant sanguin de l'aorte dans le ventricule gauche. Ordinairement on le perçoit dans toute l'étendue du sternum et même avec plus de force qu'au niveau de l'orifice aortique. En dehors de l'insuffisance aortique, on observe encore des frémissements diastoliques d'une certaine étendue au niveau du sternum, et parfois même le dépassant à droite ou à gauche, en cas d'anévrysmes volumineux de l'aorte.

Les frémissements diastoliques qui ont pour foyers de production les orifices ou les valvules du cœur *droit* sont excessivement rares.

Le frémissement diastolique de l'*orifice pulmonaire* prend naissance en cas d'insuffisance des valvules sigmoïdes et n'est perceptible que dans des limites assez restreintes, dans le second espace intercostal gauche, au niveau de l'insertion sternale de la troisième côte.

Je n'ai observé qu'une seule fois ce frémissement dans l'insuffisance pulmonaire. Vu son siége et son foyer d'intensité maximum au point indiqué, il est impossible de le confondre avec aucun autre frémissement. La confusion ne serait possible qu'avec les cas de rétrécissement de l'orifice mitral où l'oreillette gauche serait appliquée directement contre la paroi thoracique, par suite de la rétraction du bord antérieur du poumon, attendu qu'ici encore on percevrait un frémissement dans le deuxième espace intercostal. Mais outre que le frémissement diastolique dû au rétrécissement de l'orifice mitral est toujours très-étendu, et se distingue par cela seul du frémissement très-circouscrit qui se présente en cas d'insuffisance des valvules pulmonaires, j'ai de plus observé que dans le cas particulier mentionné ci-dessus le frémissement présente son intensité maximum à la pointe du cœur.

Le frémissement diastolique qui a pour lieu d'origine l'orifice auriculo-ventriculaire *droit* s'observe en cas de rétrécissement de ce dernier. Mais cette affection constitue l'une des plus grandes raretés et ne se présente jamais sans complication.

Frémissements péricardiques.

Les bruits de frottement péricardiques se produisent pendant les mouvements du cœur, quand les faces en regard du feuillet viscéral et du feuillet pariétal du péricarde se trouvent recouvertes de dépôts fibrineux consécutivement à la péricardite. Ces bruits de frottement s'apprécient plus nettement et se distinguent plus aisément des bruits endocardiques par l'auscultation que par le toucher. Il en sera spécialement question au chapitre de l'auscultation.

Pulsations des gros vaisseaux.

Les pulsations de gros vaisseaux tels que l'aorte et la sous-clavière, perceptibles dans des régions circonscrites de la face antérieure de la paroi thoracique, constituent un autre sujet d'exploration pour la palpation. En nous occupant de l'inspection (p. 301), nous avons déjà signalé les causes de ces pulsations, qui sont dues soit à une dilatation anormale des vaisseaux consécutive à l'hypertrophie du ventricule gauche, soit à des dilatations *anévrysmatiques* de l'aorte.

La palpation fait connaître avec plus de précision que l'inspection l'étendue et la force de ces pulsations et permet d'apprécier le frémissement qui les accompagne parfois.

Si l'anévrysme a acquis un développement suffisant pour soulever les parois de la poitrine, le diagnostic peut se faire par la simple inspection; dans d'autres cas on peut hésiter entre un anévrysme de l'aorte et une tumeur médiastine, attendu que cette dernière, soulevée à chaque systole par l'aorte sur laquelle elle repose, peut constituer comme l'anévrysme une tumeur pulsatile. D'autres moyens d'exploration permettent de lever le doute; ainsi, par exemple, un anévrysme détermine l'hypertrophie du ventricule gauche, et par là l'apparition des phénomènes qui en dépendent et que nous avons décrits plus haut, puis une certaine inégalité du pouls de la radiale des deux côtés (voyez p. 327); la tumeur médiastine ne produit rien de pareil. La palpation elle-même fournit déjà des signes différentiels; en effet, dans tous les points de la tumeur anévrysmale on perçoit une pulsation énergique et parfois un frémissement, en même temps qu'un *accroissement de volume* de la tumeur coïncidant avec le soulèvement systolique; dans une tumeur du médiastin, au contraire, on ne perçoit qu'un faible soulèvement aux points qui correspondent immédiatement à l'aorte.

Enfin dans le *deuxième* espace intercostal *à gauche*, tout près du bord sternal, on peut percevoir une pulsation circonscrite qui se produit un peu après le choc précordial; dans les cas où ce phénomène apparaît avec une grande netteté, il suffit d'appuyer un doigt au niveau de la pointe du cœur et un autre sur le point indiqué pour apprécier ces soulèvements alternatifs de la paroi thoracique. Cette pulsation *diastolique*, alternant avec le choc de la pointe, appartient à l'artère pulmonaire ; elle est due au *choc du courant sanguin contre les valvules sigmoïdes de l'artère pulmonaire, consécutivement à l'hypertrophie du ventricule droit*, et se manifeste le mieux sur des individus jeunes et amaigris ; la propagation de cette pulsation à la paroi thoracique se trouve favorisée par la *rétraction du bord gauche antérieur du poumon* déterminée par l'hypertrophie ventriculaire, d'où il résulte que l'artère pulmonaire se trouve immédiatement en rapport avec la paroi thoracique. De plus comme ce soulèvement par choc valvulaire n'est possible qu'en l'existence d'une hypertrophie notable du ventricule droit et qu'une pareille hypertrophie ne peut être déterminée que par une lésion mitrale, il est évident que ce phénomène est un signe d'insuffisance mitrale ou de rétrécissement de l'orifice auriculo-ventriculaire gauche.

La pulsation est d'autant plus forte que l'hypertrophie du ventricule droit est plus intense ; elle fait défaut ou manque de netteté s'il n'y a pas de rétraction du bord antérieur du poumon, c'est-à-dire si l'artère pulmonaire reste recouverte par une lame de poumon, comme dans l'emphysème pulmonaire ; elle disparaît dans les stades ultérieurs de la maladie dès que l'énergie contractile du ventricule droit s'abaisse. (La pulsation diastolique de l'artère pulmonaire se traduit à l'auscultation par un ton diastolique très-renforcé de la même artère.) (Voyez p. 365.)

Exploration du pouls artériel.

On explore toujours le pouls de l'artère radiale et dans certains cas celui de la carotide, surtout quand il s'agit d'établir une comparaison.

1° En premier lieu on cherche à déterminer la *fréquence*

du pouls. Il a été question plus haut déjà (p. 12 et suiv.) de l'accélération fébrile du pouls. Dans les maladies du cœur la fréquence du pouls peut être normale, diminuée ou augmentée; elle ne constitue donc pas un signe diagnostic de quelque affection cardiaque; en général les contractions du cœur sont d'autant plus accélérées qu'elles sont plus faibles; mais les exceptions sont nombreuses.

La fréquence du pouls est toujours augmentée dans les maladies aiguës du cœur (endocardite, myocardite, péricardite) et dans la plupart des affections rangées dans les névroses de cet organe; parmi les affections cardiaques chroniques ce sont les lésions valvulaires qui surtout déterminent très-souvent une accélération du pouls.

Les oscillations de la fréquence du pouls dans les lésions cardiaques sont à tel point extraordinaires qu'il est impossible de l'évaluer en moyennes numériques. — Dans les affections du cœur les mouvements corporels déterminent une accélération du pouls bien plus notable que si cet organe est sain. — De plus la fréquence du pouls se comporte d'une manière bien différente au stade de compensation et au stade de rupture de la compensation: souvent le pouls est plus fréquent dans ce dernier cas; non moins souvent il ne varie pas, parfois même sa fréquence diminue. La fréquence du pouls est presque toujours augmentée dans l'insuffisance mitrale, tandis que dans le rétrécissement de l'orifice mitral elle est ou augmentée ou normale. — Quant aux lésions de l'orifice aortique, les rétrécissements notables sont souvent liés à une fréquence normale du pouls; quelquefois elle s'abaisse au-dessous de la normale. En cas d'insuffisance des valvules semi-lunaires de l'aorte et d'anévrysmes aortiques, le pouls est normal ou à peu près normal.

Dans la dégénérescence graisseuse du muscle cardiaque, la fréquence du pouls peut s'abaisser considérablement (dans un cas observé par moi elle n'était que de 28 pulsations par minute); parfois, au contraire, on observe une accélération très-notable.

2° Le *rhythme du pouls,* c'est-à-dire la succession régulière qu'offrent les pulsations artérielles lorsque les mouvements du cœur sont calmes, est fréquemment troublée dans les maladies de cet organe, et cela d'une manière à peu près constante du moment que l'affection cardiaque entre dans la période de rupture de la compensation ; même dans le stade de parfaite compensation des lésions organiques du cœur le pouls devient parfois arhythmique, notamment en cas de rétrécissement de l'orifice auriculo-ventriculaire gauche ; l'arhythmie a probablement pour cause ici la réplétion irrégulière, tantôt rapide, tantôt lente à s'effectuer, du ventricule gauche, tandis que le pouls dans les lésions aortiques est ordinairement régulier. — On provoque une arhythmie artificielle passagère du pouls, dans les lésions cardiaques, par l'usage de la digitale.

Le rhythme du pouls éprouve encore un trouble d'une autre nature, quand par exemple les pulsations ne sont pas synchrones dans les deux artères radiales. Cette inégalité ne s'observe que dans les anévrysmes de l'aorte, par suite du retard qu'éprouve le courant sanguin pour s'engager dans les ramifications artérielles qui naissent au delà de l'anévrysme ; ce phénomène est surtout très-facile à constater quand l'anévrysme a pour siége la crosse de l'aorte, c'est-à-dire est situé entre le tronc brachio-céphalique et par suite l'artère sous-clavière droite d'une part et la sous-clavière gauche d'autre part.

Dans d'autres cas d'anévrysmes, notamment de l'aorte ascendante, le pouls des radiales n'est pas inégal, il est vrai, mais il n'apparaît pas immédiatement après la systole cardiaque comme à l'état normal ; il s'écoule un temps très-appréciable entre les deux phénomènes ; le même fait se présente en cas de rétrécissement aortique, à cause de la durée prolongée de la systole cardiaque. Enfin en cas d'anévrysme considérable de l'aorte descendante le pouls des artères fémorales retarde sur celui des radiales.

3° *Intermittences du pouls.* — Très-souvent on observe

qu'après trois, quatre ou un plus grand nombre de pulsations se succédant régulièrement une pulsation fait défaut. Ce phénomène peut dépendre d'une absence périodique de la contraction du cœur (*pulsus deficiens*) ; ou bien la contraction de ce muscle se fait régulièrement, mais est par moments si faible que l'ondée liquide ne se transmet pas jusque dans l'artère radiale. Pareil fait peut s'observer chez des personnes parfaitement saines ; il se présente encore dans les maladies les plus variées complétement indépendantes d'une affection cardiaque, et non moins souvent dans les affections mêmes du cœur.

Parmi ces dernières nous mentionnerons surtout le rétrécissement de l'orifice mitral et l'insuffisance mitrale, qui ont pour conséquence une déplétion moindre du ventricule gauche, une diminution de volume de cette cavité, et par suite un afflux sanguin bien moindre dans le système artériel. Les intermittences du pouls s'observent surtout très-souvent dans les dernières périodes de ces deux maladies, quand l'activité du cœur se trouve considérablement diminuée.

Dans l'immense majorité des cas le pouls intermittent ne présente pas de rhythme bien déterminé ; ainsi chez le même malade un battement de l'artère peut faire défaut après trois pulsations, puis après quatre seulement, après quoi cinq ou six pulsations, arrivent à se suivre régulièrement, etc. Il est extrêmement rare que l'intermittence du pouls présente un rhythme déterminé. Cependant Traube a eu l'occasion d'observer l'airrvée régulière d'une pause plus ou moins longue après chaque double pulsation (*pulsus bigeminus*). Ce phénomène ne se présente que peu avant la mort et, comme le montrent des expériences faites sur les animaux, il est un indice de la parésie du cœur. Si, par exemple, on suspend la respiration chez des animaux curarisés, le pouls artériel, sous l'influence de la diminution non interrompue de la tension sanguine, présente d'abord le caractère du *pulsus bigeminus*, puis se ralentit (*pulsus tardus*) et finit par s'éteindre avec les derniers battements du cœur. — Une variété du *pulsus bigeminus*, observée une seule fois, paraît-il, sous l'influence de la digitale, est constituée par le pouls alternant (*pulsus alternans*). Il se caractérise de la manière suivante : après chaque pulsation élevée survient une basse pulsation, laquelle est séparée de la pulsation élevée qui suit par une pause plus courte que de celle qui précède (Traube).

4° La *grandeur* et la *petitesse du pouls* dépendent du volume de l'ondée sanguine qui arrive dans la radiale et du diamètre de la radiale distendue par cette ondée. La grandeur du pouls est déjà très-variable dans les conditions physiologiques. Il y a des personnes qui présentent des artères d'un fort diamètre et un pouls d'une grande ampleur, d'autres dont les artères sont très-étroites et le pouls très-petit ; entre ces deux extrêmes on observe tous les degrés intermédiaires. De plus, à l'état de santé aussi bien qu'à l'état de maladie la grandeur du pouls varie d'après l'énergie des contractions cardiaques. Mais, même en l'absence de toute suractivité du cœur, les pulsations successives peuvent offrir une différence de grandeur chez une foule de personnes. Le diamètre de l'artère radiale subit une *augmentation* pathologique et le pouls devient plus *grand*, quand cette artère se trouve distendue anormalement et d'une manière permanente, comme dans l'hypertrophie du ventricule gauche. D'autre part le pouls devient *petit* et le diamètre artériel se rétrécit du moment que l'afflux sanguin dans le système aortique se trouve abaissé au-dessous de la normale. Ce phénomène se trouve réalisé de la manière la plus frappante dans les conditions suivantes : rétrécissement de l'orifice aortique, compression de l'aorte ascendante ou de la crosse de l'aorte par des tumeurs du médiastin, ou encore rétrécissement anormal de tout le système aortique ; ajoutons encore toutes les lésions cardiaques qui entraînent après elles une diminution de la masse-sanguine dans le système aortique avec pléthore de la circulation pulmonaire et du système veineux, telles que la sténose de l'orifice auriculo-ventriculaire gauche, l'insuffisance mitrale, etc. Enfin le pouls devient petit chaque fois que le cœur subit un affaiblissement de son activité. En cas de faiblesse extrême des contractions cardiaques, telle qu'on l'observe d'une manière passagère dans la syncope et presque toujours comme phénomène ultime dans les maladies qui se terminent par la mort, l'ondée sanguine devient si faible que l'artère ne se trouve plus soulevée par elle d'une manière appréciable (*pouls filiforme*) ou bien que ses parois s'en trouvent simplement ébranlées (*pouls tremblotant*). Dans le stade asphyxique du choléra le pouls de la radiale disparaît d'une manière absolue.

Parfois l'on observe chez des individus sains aussi bien que chez des individus malades une succession de pulsations grandes et petites suivant un rhythme très-compliqué. Tel est entre autres le *pulsus myurus* des anciens auteurs. Il se caractérise par une série de pulsations dont la première, très-grande, est suivie de pulsations graduellement plus petites, jusqu'à l'apparition d'une nouvelle grande pulsation. D'autres fois, cette série de battements artériels à grandeur régulièrement décroissante est interrompue par quelques chocs plus intenses, à tel point que toute régularité finit par disparaître. Cette variété de pouls, ainsi que maintes autres analogues, est sans aucune valeur diagnostique.

On peut de plus observer une inégalité dans la grandeur du pouls des deux artères radiales (*pulsus differens*) aussi bien à l'état physiologique qu'à l'état pathologique ; ce phénomène se présente physiologiquement dans les cas où l'artère radiale d'un côté se bifurque prématurément et par suite offre un plus faible diamètre dans la région où l'on explore le pouls ; comme cette anomalie artérielle n'est pas précisément de la plus grande rareté, il est nécessaire d'en tenir compte dans les cas d'inégalité du pouls radial des deux côtés.

Les inégalités pathologiques s'observent en cas de compression mécanique des artères d'un côté, par exemple par des tumeurs intrathoraciques comprimant l'aorte entre la carotide primitive gauche et la sous-clavière, quelquefois aussi par des tumeurs comprimant l'artère axillaire (ganglions lymphatiques cancéreux); ces inégalités peuvent être dues à l'oblitération partielle de l'une des artères du bras ou à d'autres causes locales d'ordinaire faciles à déterminer.

Une variété particulière de pouls, à grandeur variable régulièrement, et appelée *pouls paradoxal*, a été observée pour la première fois par Griesinger dans la *médiastinite* et a été l'objet d'une étude plus approfondie de la part de Kussmaul dans quatre cas de la même maladie (dont trois accompagnés d'autopsie). Le pouls paradoxal se caractérise par la *modification de grandeur parfaitement rhythmique et isochrone à l'inspiration et à l'expiration* qu'il offre, *malgré l'égalité d'action du cœur*, modification en vertu de laquelle *le pouls de toutes les artères devient plus petit et disparaît même totalement à chaque inspiration* pour *reprendre sa grandeur normale à l'expiration*. Ce phénomène s'explique de la manière suivante : en cas de péricardite fibreuse chronique, le tissu conjonctif du médiastin s'enflamme à son tour dans le voisinage du péricarde et l'inflammation s'étend le long des gros troncs vasculaires vers le haut jusqu'à la crosse de l'aorte. Le produit de cette inflammation consiste en formations fibreuses, épaississements membraneux, tractus conjonctifs solides, qui d'une part amènent des adhérences plus ou moins étendues des feuillets péricardiques et qui d'autre part, en s'étendant du péricarde vers la crosse de l'aorte et les veines innominées, enserrent et tordent ces troncs vasculaires, et attirent particulièrement la crosse de l'aorte en bas vers le péricarde, et quelquefois même déterminent des adhérences de ces vaisseaux avec la partie supérieure du sternum. Dès lors à chaque inspiration, le sternum éprouvant un mouvement en avant, les tractus fibreux du médiastin attirent en avant l'aorte et sa crosse, et en même temps exercent sur eux une constriction; il en résulte que le pouls de toutes les artères s'affaiblit et même disparaît dans certaines conditions lors de chaque inspiration; à l'expiration l'aorte reprend son calibre normal, le pouls reparaît et con-

serve bien entendu sa grandeur normale pour toutes les contractions cardiaques qui ne coïncident pas avec une inspiration
(on perçoit donc deux à trois pulsations normales, qui se succèdent, puis au début de l'inspiration le pouls disparaît d'une manière presque absolue et ainsi de suite). Kussmaul a donné à ce
phénomène le nom de pouls paradoxal à cause du contraste que
présente l'énergie si variable du pouls avec l'énergie toujours
égale des contractions cardiaques, et encore à cause de l'irrégularité apparente de ce même phénomène parfaitement rhythmique
en réalité. — Comme les veines intra-thoraciques subissent également une constriction de la part des tractus fibreux pendant
l'inspiration, il en résulte un obstacle à l'écoulement du sang de
la veine jugulaire ; aussi voit-on les veines jugulaires, notamment les sinus de ces veines, se gonfler à l'inspiration, contrairement à ce qui arrive à l'état normal.

5° La *tension* de l'artère radiale dépend de la force avec
laquelle l'ondée liquide distend les tuniques artérielles. La
tension, toutes choses égales d'ailleurs, s'accroît dans l'hypertrophie du ventricule gauche et diminue quand la réplétion de ce même ventricule est amoindrie ou quand l'action
du cœur est affaiblie.

C'est par là que se différencient les rétrécissements de l'orifice mitral et de l'orifice aortique. Dans le premier cas le ventricule gauche, ne recevant plus qu'une faible quantité de sang,
s'atrophie de bonne heure et le pouls devient petit et présente
une moindre tension qu'à l'état normal ; au contraire en cas de
sténose de l'orifice aortique, l'ondée sanguine qui arrive dans
l'artère radiale est faible à la vérité et par suite le calibre de
l'artère radiale diminué, mais le sang, sous l'influence de la
contraction énergique du ventricule gauche *hypertrophié*, est
poussé avec force dans la radiale, et la tension du pouls devient
plus grande qu'à l'état normal.

Une artère fortement tendue est plus difficilement compressible qu'une artère peu tendue ; la première est plus dure
au toucher, l'autre plus molle ; dès lors le *pouls dur* est identique au pouls fortement tendu ou peu compressible, le *pouls*

mou est identique au pouls peu tendu et très-compressible.

L'élévation de l'ondée artérielle rentre en partie dans cette catégorie des attributs du pouls. Plus le pouls est énergique et tendu, plus l'ondée s'élève, à la condition toutefois que le calibre de l'artère ne soit pas inférieur à ce qu'il est normalement, comme il arrive dans le rétrécissement de l'orifice aortique.

6° *Vitesse du pouls.* — On désigne par là le rapport qui existe entre la durée de l'expansion et celle de la contraction de l'artère.

A l'état normal l'élévation de l'artère sous l'influence de l'ondée sanguine, lors de la systole artérielle, dure presque aussi longtemps que son affaissement pendant la diastole artérielle; c'est là du moins l'impression qu'éprouve le doigt, mais le tracé sphygmographique du pouls montre que la courbe correspondant à la dilatation artérielle est plus brève que celle qui correspond à sa contraction; cependant les résultats numériques varient dans de fortes proportions. Si dans certaines conditions pathologiques l'expansion de l'artère atteint rapidement son maximum et que de même l'artère revient rapidement au repos, de telle sorte que la durée totale d'une pulsation complète soit inférieure à la normale, on dit que le pouls est vite (*pulsus celer*). Quand cette vitesse du pouls n'est pas très-marquée, elle n'est guère appréciable au doigt; à un degré plus élevé au contraire elle devient extrêmement caractéristique; c'est à cette variété que l'on a donné le nom de pouls *bondissant*. La vitesse du pouls est d'autant plus marquée que l'artère est plus volumineuse. Il présente ses caractères les plus tranchés dans l'insuffisance des valvules aortiques. Ici en effet l'artère, sous l'influence de l'ondée sanguine qui y est poussée avec force par le ventricule gauche hypertrophié, est soulevée rapidement et énergiquement, puis s'affaisse également vite, attendu que l'ondée sanguine s'écoule à la fois dans les deux sens, d'une part dans la direction centrifuge (vers les capillaires), d'autre part dans la direction centripète (vers le ventricule gauche); le pouls rapide constitue dès lors un signe caractéristique de l'insuffisance aortique.

Au pouls rapide est opposé le pouls retardé (*pulsus tardus*). Ici l'artère, par suite de la diminution de son élasticité (dans la sclérose par exemple), offre une plus grande résistance à sa dilatation par l'ondée sanguine.

7° *Dicrotisme du pouls*. — Le doigt qui explore le pouls ne perçoit d'élévation de l'artère, c'est-à-dire de pulsation, qu'au moment de la systole artérielle; mais pendant la diastole également se produit une très-légère élévation de l'artère que l'on ne peut reconnaître qu'à l'aide des instruments (voyez *Sphygmographie*, p. 335). Cette seconde élévation est due à une ondée rétrograde, c'est-à-dire à une ondée sanguine qui, pendant la diastole artérielle, reflue, du moins en partie, vers le centre circulatoire, où elle vient se heurter contre les valvules sigmoïdes fermées et est refoulée dans les artères périphériques. Si donc il survient une diminution pathologique du tonus vasculaire et par suite de la tension artérielle, comme dans les maladies fébriles (maladies infectieuses et inflammatoires), l'ondée réfléchie peut déterminer une élévation *diastolique* assez notable pour la rendre *perceptible* sous forme d'un *choc* qui succède au pouls systolique. On désigne ce phénomène sous le nom de pouls *rebondissant* ou *dicrote*. Il n'apparaît avec netteté que si la température fébrile atteint 39° à 40° C., et encore ne le rencontre-t-on pas dans tous les cas. Chez les individus déjà affaiblis par des maladies chroniques, une complication fébrile détermine souvent déjà à une température assez basse le dicrotisme du pouls, probablement parce que chez ces malades la tonicité des vaisseaux s'abaisse plus facilement que chez les personnes atteintes de maladies aiguës, mais saines auparavant.

Chez les personnes d'âge moyen on peut parfois observer du dicrotisme du pouls au niveau de la brachiale et de la carotide. De plus chez les individus amaigris, le pouls de la radiale détermine chaque fois un soulèvement des téguments, suffisant pour projeter une ombre sur les parties voisines à la lumière du soleil, et suivi régulièrement d'un second soulèvement très-court. Le dicrotisme du pouls est rendu bien manifeste encore sur les animaux dont on a ponctionné l'artère fémorale; le jet de sang ainsi déterminé gagne en puissance à chaque systole et offre un faible redoublement immédiatement après. Si de plus on croise les deux genoux, la jambe qui est pendante exécute à chaque pulsation un double mouvement (Landois).

Une variété du pouls dicrote que l'on observe dans les fièvres très-intenses (40° à 41° C.), c'est le pouls *sur-dicrote*. Ce dernier est caractérisé par ce fait que le redoublement diastolique se présente un peu plus tard que dans le pouls dicrote et même peu avant la systole artérielle, de manière qu'il constitue en quelque sorte le choc préliminaire de la systole. Cependant ce n'est là qu'une variété de dicrostime qui a sa raison d'être dans la fréquence du pouls, en vertu de laquelle la systole nouvelle suit de si près le redoublement de la pulsation précédente que ce redoublement s'en trouve raccourci, avorté, pour ainsi dire. Si la fréquence du pouls augmente davantage encore, ce redoublement ou mieux ce choc préliminaire du pouls disparait complétement et le pouls de dicrote qu'il était devient monocrote. — Le pouls imparfaitement dicrote a reçu le nom de *sous-dicrote*; on l'observe quand la température fébrile est modérément élevée.

<h3 align="center">Représentation graphique du pouls artériel
(sphygmographie).</h3>

Les ondulations du pouls peuvent être mesurées instrumentalement, et représentées graphiquement par des courbes, au niveau de toutes les artères superficielles telles que la carotide, la brachiale, la radiale, et même des artères plus petites encore. De tous les appareils sphygmographiques imaginés dans ce but (Vierordt, Longuet, Valentin, O. Naumann, Landois, etc.) celui de

Marey seul est d'un usage un peu répandu et est employé dans
la pratique à l'exclusion de tous les autres. Il consiste essentiellement en un levier solidement (1) relié à une plaque arrondie
qui déprime l'artère, grâce à la force élastique d'un ressort,
qui suit exactement ses mouvements et les transmet au levier enregistreur; celui-ci trace la graphique du pouls sur une plaque
recouverte d'un papier enfumé et qui se déplace uniformément
au moyen d'un mouvement d'horlogerie. Le fait le plus important qui résulte des recherches entreprises au moyen de cet appareil depuis quinze ans, c'est que le pouls n'est pas monocrote,
mais toujours *dicrote* (Marey) et en général même *tricrote* (O.
Wolff). Ainsi tandis que la *ligne d'ascension* de la courbe donnée par *toutes* les artères (au moment de l'expansion ou de la
systole de ces vaisseaux) est *continue* et très-rapprochée de la
verticale jusqu'au sommet de la courbe (plus ou moins élevé
suivant le diamètre de l'artère), la ligne de descente (correspondant à la contraction ou à la diastole artérielle) est *interrompue*
par de petites *elevations* ou *ascensions secondaires* dont deux
sont particulièrement saillantes. La première ascension secondaire est due à ce que l'ondée sanguine comprimée par la contraction de l'artère n'est pas entièrement projetée dans les vaisseaux
périphériques, mais est en pa tie refoulée dans la direction centripète et vient se briser contre les valvules sigmoïdes de l'aorte
en état d'occlusion. La deuxième ascension est déterminée par
l'ondée nouvelle qui prend naissance lors du choc du courant
sanguin contre les valvules fermées et qui reflue vers les artères
périphériques (Buisson, Marey, etc.). Ces *ascensions de retour*
(ondulations) de la ligne de descente de la courbe sont d'autant
plus marquées et apparaissent d'autant plus tôt que l'artère est
plus rapprochée du cœur, que sa tension est plus faible et que
l'ondée primaire (systolique) est plus courte, et réciproquement
(Landois). Si les deux ascensions secondaires existent simultanément, et c'est le cas le plus fréquent, le pouls est tricrote, si
l'une d'entre elles fait défaut il est dicrote (voyez p. 334).
Outre ces ascensions de retour la ligne de descente offre encore

(1) Mach et Béhier ont introduit dans la construction de l'appareil
de Marey des modifications diverses dont la plus importante consiste à
assurer la liaison solide du levier enregistreur avec la pièce qui repose sur l'artère, modification. grâce à laquelle les vibrations propres
du levier et par suite les sources d'erreur qui pourraient s'introduire
dans le tracé de la courbe sont évitées.

plusieurs petites ondulations qui sont dues à ce que l'artère, dilatée par l'ondée sanguine systolique, ne revient pas au repos d'une manière continue, mais par oscillations successives ; on les désigne sous le nom d'*ondulations d'élasticité* (Landois). Leur nombre varie selon les artères et elles sont d'autant plus élevées que l'artère est plus éloignée du cœur et que la tension y est plus grande.

La ligne ascensionnelle présente parfois des anomalies *pathologiques;* cette ligne qui à l'état normal est parfaitement continue se trouve interrompue par de petites élévations dans certaines conditions pathologiques, quand par exemple le cœur chasse dans l'aorte des quantités de sang exagérées et que l'expansion de l'artère ne se fait pas en une fois, mais par oscillations successives. On observe ces ascensions *anacrotes* de l'artère dans les conditions suivantes : hyperthrophie et dilatation du ventricule gauche (surtout quand elles sont la conséquence d'une néphrite); diminution d'élasticité des artères, notamment en cas d'athérome chez les vieillards; paralysies vaso-motrices et ralentissement de la circulation, simultanés, au niveau des artères de membres paralysés; sténoses du système aortique et insuffisance considérable des valvules aortiques (Landois).

Les modifications pathologiques de la ligne de descente consistent d'une part dans une exagération, d'autre part dans un amoindrissement des ondulations normales qu'elle présente. Si ces ondulations et notamment la deuxième ascension de retour gagnent en intensité, elles se manifestent déjà au doigt sous forme d'un choc consécutif à la pulsation principale, et le pouls devient dicrote. Les causes de ce phénomène ont déjà été exposées. D'un autre côté les ascensions de retour en question s'affaiblissent d'une manière notable en cas d'insuffisance aortique, car ici la régurgitation diastolique du sang dans le ventricule gauche supprime d'une manière presque absolue la possibilité d'une ondée de retour positive vers la périphérie. Ces élévations sont également faibles en cas de rétrécissement de l'orifice aortique, grâce à la faible réplétion des artères; de plus la systole artérielle prolongée en pare.l cas, en d'autres termes l'écoulement plus lent du sang à travers l'orifice aortique rétréci, se marque dans la graphique du pouls par une ligne d'ascension oblique, au lieu d'être abrupte, et par l'arrondissement du sommet de la courbe qui à l'état normal est terminé en pointe. Les tracés sphygmographiques sont peu caractéristiques dans les lésions mitrales et dans les autres affections valvulaires du cœur; au pouls petit de la sténose de l'orifice auriculo-ventriculaire gauche correspond une courbe de peu d'élévation; mais en général il n'est pas possible de reconnaître même d'une manière approximative la nature de l'affection cardiaque d'après la graphique ou les propriétés tactiles du pouls.

Palpation des veines.

Les seules veines que l'on ait à considérer au point de vue de la palpation sont les jugulaires, très-rarement les veines superficielles du bras; aucune autre veine ne donne à la palpation de signes utiles au diagnostic. Il a été question plus haut déjà du pouls de la veine jugulaire que l'on observe dans l'insuffisance de la *valvule* tricuspide et dans d'autres affections, quand elles ont pour conséquences un réplétion exagérée de l'oreillette droite et l'insuffisance des valvules de la veine jugulaire; il a été question également déjà des rares pulsations que présentent d'autres veines superficielles qui font partie du système de la veine cave supérieure; quant au frémissement des parois de la veine jugulaire qui s'observe dans la chlorose, il en sera question dans l'étude de l'auscultation des veines (voyez *Murmures veineux*).

PERCUSSION DU CŒUR

Il n'est pas possible, par les procédés ordinaires de la
percussion, de délimiter *toute* la surface du cœur, mais seulement la portion de cette surface qui n'est pas recouverte
par le poumon, c'est-à-dire qui est en rapport immédiat
avec la paroi du thorax. L'étendue du segment cardiaque
immédiatement contigu au thorax dépend essentiellement
de la direction et de la configuration des bords antérieurs
(internes) du poumon. Les deux bords pulmonaires présentent une direction convergente à partir des sommets du
poumon jusqu'au niveau de la deuxième paire de côtes où
ils se joignent sur la ligne médiane du sternum ; de ce point
ils suivent une direction descendante parallèle jusqu'à la
quatrième côte, séparés l'un de l'autre par le médiastin antérieur seulement. Dès lors toute la partie du cœur correspondante — c'est-à-dire les deux oreillettes et le segment
supérieur des ventricules — se trouve complétement recouverte par le parenchyme pulmonaire.

A partir du point d'insertion des quatrièmes côtes, les
bords antérieurs du poumon divergent de nouveau. Le bord
antérieur *gauche* se dirige fortement en dehors et en bas,
laissant à nu une grande partie du ventricule droit, dont
la surface est tournée en avant presque tout entière, tandis qu'il recouvre d'une manière à peu près complète la

portion du ventricule *gauche* tournée en avant (une simple bande) et ne laisse à découvert que la pointe du cœur. — Le bord antérieur *droit* du poumon se dirige en dehors et à droite, recouvrant le bord externe du ventricule droit et laissant à nu le bord interne.

Le segment du cœur ainsi laissé à découvert par la divergence des bords pulmonaires antérieurs, sous forme d'un triangle irrégulier, est donc constitué en majeure partie par le ventricule droit, sauf la pointe du cœur qui est formée par le ventricule gauche. Cependant la surface en question ne présente pas une étendue constante. Pendant l'inspiration elle diminue quelque peu par suite du rapprochement des bords pulmonaires qui recouvrent alors une plus grande partie du cœur (et dans des inspirations très-profondes arrivent même à masquer presque complétement le muscle cardiaque), tandis que lors de l'expiration complète ce même segment du cœur augmente d'étendue pour des raisons opposées.

Le procédé de percussion du cœur le plus pratique consiste à déterminer les limites inférieure, supérieure, gauche et droite de cet organe.

La limité *inférieure* est donnée par le choc de la pointe; il en est de même de la limite *gauche*, car à l'état normal la pointe du cœur est la partie de cet organe la plus éloignée du côté gauche et bien entendu la matité ne s'étend pas au delà de ce côté. Si donc le volume du cœur est normal, c'est le cinquième espace intercostal qui forme la limite inférieure de la matité précordiale, de même que la ligne mamillaire en est la limite à gauche, au niveau du même espace intercostal. Pour déterminer la limite *supérieure* de la matité, il suffit de percuter à partir du premier espace intercostal en descendant; on trouvera de la *matité à partir du bord supérieur du quatrième espace intercostal*, matité qui augmente d'intensité dans cet espace et qui est complète au niveau de la cinquième côte. La limite de la matité précordiale vers la *droite* s'obtient en percutant transversalement de gauche à droite, de la ligne mamillaire vers le sternum. On trouve de la matité jusqu'au bord gauche du sternum; au delà de ce bord, c'est-à-dire à droite, sur le sternum même, le son redevient clair (fort et grave). On détermine ainsi quatre points, ou plutôt trois points, puisque les limites inférieure et gauche se confondent au niveau de la pointe même du cœur; en unissant par des lignes ces trois points, c'est-à-dire le bord supérieur de la quatrième côte, le point où a lieu le choc de la pointe et le bord gauche du sternum, on obtient pour le siége de la matité précordiale un triangle irrégulier, limité en bas par une ligne qui se dirige transversalement du point où se fait sentir le choc de la pointe au bord gauche du sternum, à gauche par une ligne un peu sinueuse qui part du bord supérieur de la quatrième côte, d'un point situé non loin de l'insertion sternale de cette côte, pour aboutir à la ligne mamillaire (vers le point où a lieu le choc de la pointe), et enfin à droite par le bord gauche du sternum. Dans tout l'espace circonscrit par ce triangle le son de percussion est mat.

Mais cet espace ne répond pas à l'étendue du segment cardiaque que les bords du poumon en divergeant laissent à découvert; en effet, au delà du bord gauche du sternum se trouve une portion du ventricule droit non recouvert par le poumon; néanmoins, la percussion exercée au milieu de la portion inférieure du sternum, dans la région qui correspond à ce segment cardiaque, n'engendre pas de matité, mais au contraire donne le son pulmonaire normal, fort et grave. La raison de ce phénomène ne peut se trouver que dans la grande facilité que présente le sternum d'entrer en vibration, et en vertu de laquelle il transmet ses vibrations aux portions avoisinantes du parenchyme pulmonaire, il en résulte que la faible matité que peut donner le ventricule droit à ce niveau se trouve couverte par le son pulmonaire (Friedreich). Cette explication est *corroborée* par l'expérience suivante qui consiste à appliquer la main sur le ster-

num au moment de percuter ; la faculté vibratoire de cet os se
trouve ainsi diminuée et le son de percussion de fort qu'il était
devient mat (Gerhardt) ; je me suis assuré plus d'une fois par
moi-même de l'exactitude de cette expérience.

La portion du cœur recouverte de tissu pulmonaire est,
comme nous l'avons dit plus. haut, *inaccessible* à la percussion effectuée suivant les procédés ordinaires ; le son, à leur
niveau, est clair et fort et ne se distingue en rien du son
pulmonaire obtenu en tout autre point de la surface thoracique. Mais, au moyen de la percussion *digitale palpatoire,*
on réussit souvent à obtenir de la submatité à partir du bord
inférieur de la troisième côte (c'est-à-dire plus haut environ
de la largeur d'un espace intercostal que par le procédé ordinaire de percussion) ; cette submatité est due à la présence
du segment supérieur du cœur en arrière du tissu pulmonaire. Cependant la connaissance de ces limites plus étendues du cœur n'offre aucun intérêt pratique.

Si donc il est question de matité précordiale, il faut toujours entendre par là celle que donne le segment cardiaque
non recouvert de tissu pulmonaire ; quand le cœur présente
son volume normal et ses rapports physiologiques, il n'y a
pas lieu d'explorer le segment recouvert de poumon.

On a donné au son mat correspondant à la portion du cœur
qui est directement en rapport avec le thorax, le nom de son de
percussion précordial *vide* et au son moins mat que l'on obtient
en percutant la partie du cœur recouverte de parenchyme pulmonaire, le nom de *matité* précordiale (Conradi). Cette nomen-
clature a jeté beaucoup de confusion dans la pathologie du cœur
et il ne serait que temps de l'éliminer. Il n'y a d'abord aucune
nécessité à distinguer, par un nom particulier, de la vraie matité
précordiale, la submatité que donne la portion du cœur recouverte par le poumon, submatité qu'il n'est possible d'obtenir que
par un procédé de percussion particulier, et encore pas chez tous
les individus ; mais si l'on tient à établir une pareille distinction,
il serait plus rationnel de désigner sous le nom de matité précordiale *superficielle* le son engendré à la percussion du segment

cardiaque en contact direct avec le thorax, et sous le nom de
matité précordiale *profonde* le son obtenu en percutant les autres
parties du cœur.

La délimitation du cœur par la percussion est surtout facilitée
par la connaissance immédiate que l'on peut avoir de la limite
inférieure et externe de cet organe, en explorant le choc de la
pointe qui est visible et tangible. Si toutefois le choc de la pointe
n'était pas perceptible, on déterminerait la limite inférieure en
recherchant la zone de transition de la matité du cœur au son
tympanique de l'estomac, qui est contigu au cœur. En percutant
faiblement on réussit à préciser très-exactement le point où ce
passage a lieu; ainsi, tandis que le son est complétement mat
dans le cinquième espace intercostal, il est déjà tympanique sur
la sixième côte ou au-dessous d'elle. De même, en l'absence de
choc perceptible de la pointe on arrive très-facilement à déterminer la limite externe du cœur en recherchant par une percussion légère la zone de transition du son mat précordial au son
pulmonal fort et grave.

L'*intensité de la matité précordiale* n'est pas très-considérable, vu le petit volume du cœur; aussi ne faut-il percuter que légèrement pour ne pas ébranler en même temps
les portions avoisinantes du poumon, sinon la matité précordiale serait couverte par la sonorité pulmonaire. On peut
en dire autant du son tympanique de l'estomac qui masque
la matité du cœur, si l'on percute trop fort le segment inférieur de cet organe, notamment chez les enfants.

L'étendue de la matité précordiale peut dépasser les limites que nous lui avons assignées plus haut, le volume du
cœur restant normal, quand par exemple les portions de
parenchyme pulmonaire qui recouvrent la base du cœur
s'atrophient et se rétractent, mettant ainsi à découvert cette
base et lui permettant d'arriver en contact immédiat avec
la paroi thoracique.

Inversement l'étendue de la matité précordiale diminue,
le cœur conservant son volume normal, du moment que cet
organe est recouvert par le poumon dans une plus grande

partie de sa surface qu'à l'état ordinaire. Le poumon arrive ainsi à empiéter sur le cœur, soit parce que ses bords antérieurs et surtout le bord gauche suivent une direction moins divergente, soit dans l'emphysème pulmonaire. Il peut aussi arriver que le cœur soit refoulé et écarté de la paroi thoracique par une collection gazeuse formée dans le péricarde (très-rare), et dans ce cas la matité précordiale est partout remplacée par un son tympanique clair; ou encore du gaz s'est épanché dans la cavité pleurale, transformant ainsi le son précordial ordinaire en son tympanique ou amphorique; enfin la plèvre peut renfermer du liquide et alors la matité du cœur est en général impossible à reconnaître, en admettant toutefois que cet organe n'ait point subi de déplacement.

On observe une *augmentation* d'intensité et d'étendue *de la matité précordiale* dans les *hypertrophies avec dilatation du cœur, suivant la longueur* en cas d'hypertrophie du ventricule *gauche, suivant la largeur* dans celle du ventricule *droit;* enfin la matité affecte la forme dite *conique* quand il y a *accumulation de liquides dans le péricarde.*

Dans l'hypertrophie avec dilatation du ventricule gauche, le déplacement en bas et à gauche du choc de la pointe donne à peu près la mesure de l'augmentation d'étendue de la matité précordiale; de même la détermination de la limite supérieure de la matité du cœur est très-facile dans ces sortes de cas; car, par suite de l'hypertrophie cardiaque, le poumon — s'il n'a point préalablement contracté des adhérences avec le cœur — se rétracte, et la base du cœur vient se mettre immédiatement en rapport avec la paroi thoracique.

De même dans les hypertrophies et dilatations considérables du ventricule droit, l'extension du choc de la pointe vers la droite suffit déjà à faire reconnaître au premier coup d'œil l'étendue de la matité précordiale; d'ordinaire cependant la matité, dans les dilatations même considérables du cœur droit, ne dépasse guère la ligne médiane du sternum.

Il en résulte que souvent les personnes peu exercées, percutant de gauche à droite, ne considèrent plus comme étant mat le son un peu plus clair obtenu au niveau du sternúm et ne l'attribuent plus à la présence du cœur; mais compare-t-on ce son au son normal du poumon, ou percute-t-on plus loin vers la droite, jusqu'à ce que l'on obtienne le vrai son pulmonaire, on reconnaît aisément que la matité précordiale s'étend bien au delà des limites qu'on était tout d'abord tenté de lui attribuer.

Les dilatations modérées du cœur droit ne peuvent être reconnues qu'à la percussion palpatoire. Mais, dans les dilatations du ventricule droit, la matité précordiale, tout en s'étendant surtout vers la droite, empiète quelque peu sur la gauche, comme le montre déjà l'extension du choc du cœur vers la gauche (voyez p. 292). La raison s'en trouve dans la situation plus *horizontale* qu'adopte le cœur, en cas d'hypertrophie du côté droit, et qui fait que la pointe se trouve également déviée vers la gauche.

Mais les hypertrophies cardiaques ne se manifestent pas dans tous les cas par une matité plus étendue; cette dernière fait défaut quand le poumon recouvre davantage et dans une plus grande étendue le muscle cardiaque; aussi dans l'emphysème vésiculaire du poumon est-il souvent impossible de reconnaître l'hypertrophie du cœur droit par des signes objectifs.

Enfin on peut, en l'absence de toute variation de volume du cœur, observer une matité précordiale plus étendue en apparence, déterminée par diverses maladies du parenchyme pulmonaire avoisinant (imperméabilité par infiltration, compression, etc.).

Il suffit de mentionner les nombreux cas de ce genre; il est parfaitement superflu d'indiquer des signes différentiels se rapportant à la forme de la matité, etc., en présence de l'impossibilité de commettre une méprise; un simple coup d'œil sur la région précordiale est suffisant, comme nous l'avons déjà dit, pour reconnaître une hypertrophie du cœur; l'absence de ses signes caractéristiques fait comprendre de prime abord que l'extension de la matité est due à d'autres causes.

On observe une forme toute particulière de matité précordiale en cas d'exsudation ou de transsudation liquide dans le péricarde. Au début de la péricardite, l'exsudat s'accumule dans la portion supérieure du péricarde; par suite, on trouve de la matité au niveau de la base du cœur, si toutefois l'épanchement n'est pas insignifiant. Si la masse liquide augmente de plus en plus, le péricarde finit par être distendu dans sa totalité, mais d'une manière prédominante dans sa partie inférieure, tandis que la distension diminue graduellement en largeur vers le haut. La matité présente donc approximativement la forme d'un *triangle*, dont la *base* serait située *en bas* et le *sommet en haut*. Les dimensions de cette figure triangulaire dépendent de la masse de l'exsudat. Si cette dernière est très-considérable, la base du triangle peut s'étendre depuis la ligne parasternale jusque tout près de la ligne axillaire gauche; les côtés du triangle partant des extrémités de la base et convergeant vers le haut se rencontrent dans le deuxième espace intercostal en formant un angle obtus. Quand l'exsudat est de moyenne intensité, le triangle qui limite la matité précordiale est plus petit. Mais invariablement *la matité dépasse à gauche le choc de la pointe*, signe qui (abstraction faite de tous les autres) permet immédiatement d'établir le diagnostic de l'épanchement péricardique. Comme de plus la couche liquide présente une épaisseur plus grande dans la partie inférieure de la cavité séreuse, quand le malade est assis ou debout, que dans les parties situées au-dessus, il en résulte que la matité est également beaucoup plus intense en bas qu'en haut; quand le malade est assis ou debout le son est absolument mat en bas. Mais si l'on fait passer le malade de la position assise au décubitus dorsal, le liquide épanché va se répandre uniformément dans la partie postérieure de la cavité péricardique et par suite le son redevient un peu plus clair en avant, où le poumon est venu occuper l'espace devenu libre; en même temps le choc du cœur devient plus nettement perceptible). — On observe des modifications analogues du son de percussion en faisant adopter au malade le décubitus latéral droit ou gauche; dans le premier cas, le son s'éclaircit à droite. Ce que nous venons de dire des exsudats péricardiques s'applique à plus forte raison aux épanchements formés par transsudation, plus mobiles que les exsudats (hydropéricarde).

Ces modifications du son de percussion sous l'influence des changements d'attitude du malade feraient défaut seulement dans le cas où les deux feuillets du péricarde auraient contracté entre eux des adhérences inflammatoires en divers points de leur surface, ou bien encore dans le cas où le péricarde serait si complétement distendu par le liquide que tout déplacement de celui-ci serait devenu impossible Il paraît cependant que jamais le sac péricardique ne se trouve à tel point distendu que toute dilatation ultérieure en soit devenue impossible; j'ai, en effet, observé un cas d'hydropéricarde d'un volume énorme (avec matité s'étendant à gauche jusqu'à la ligne axillaire, à droite jusque près de la ligne mamillaire, en haut, enfin, jusqu'à la troisième côte), et néanmoins les changements d'attitude déterminaient une modification du son de percussion.

AUSCULTATION DU CŒUR

Les phénomènes d'auscultation physiologiques et pathologiques qu'engendre le cœur pendant ses contractions sont désignés dans leurs degrés les plus extrêmes d'opposition sous le nom de *tons* (*Töne*) et de *murmures* (*Geräusche*).

Tons du cœur (*Herztöne*).

A chaque contraction du cœur, on entend dans toute l'étendue de la région précordiale *deux tons* séparés par une courte pause. Le premier ton est exactement isochrone avec le choc précordial ou avec la systole ventriculaire (ton systolique); le deuxième ton correspond au début de la diastole cardiaque (ton diastolique); puis survient une pause (pause du cœur) qui se prolonge jusqu'au moment où les mêmes tons se reproduisent suivant le même rhythme, lors d'une nouvelle contraction du cœur.

Les deux tons ne présentent pas la même intensité dans tous les points de la région précordiale; le ton systolique est plus accentué et d'une durée un peu plus grande que le ton diastolique au niveau de la pointe du cœur et de la portion inférieure du sternum; il en résulte que le rhythme y est celui d'un trochée; inversement dans le deuxième espace intercostal, dans le voisinage immédiat de l'insertion sternale de la troisième côte à droite et à gauche, le deuxième ton est de plus longue durée et plus accentué que le premier, d'où résulte qu'à ce niveau le rhythme est celui d'un ïambe; mais dans les quatre régions indiquées les tons systoliques et les tons diastoliques coïncident exactement; on entend par conséquent quatre tons systoliques et quatre tons diastoliques.

Ces quatre points de la région précordiale correspondent, comme on le verra plus tard, à quatre foyers de production particuliers des tons du cœur; on doit observer ici que l'on perçoit : *à la pointe du cœur les tons produits au niveau de la valvule mitrale, à l'extrémité inférieure du sternum les tons qui prennent naissance à la valvule tricuspide, dans le deuxième espace intercostal gauche contre le sternum les tons de l'artère pulmonaire, dans le même espace à droite contre le sternum les tons de l'aorte.*

Il peut arriver que par suite de l'abaissement du diaphragme, le cœur se trouve lui-même abaissé, d'un espace intercostal par exemple; dans ce cas on recherchera plus bas, de la largeur d'un espace intercostal, les quatre foyers d'auscultation des tons du cœur dont il vient d'être question; si le cœur a subi un déplacement dans une autre direction, à droite ou à gauche, on s'oriente pour retrouver les tons du cœur d'après le siége du choc de la pointe et si ce choc fait absolument défaut (comme dans le pneumothorax), on recherche directement les points où les tons du cœur sont le mieux accentués.

Les régions indiquées ci dessus ne répondent pas toutes anatomiquement, il est vrai, à la situation des valvules du cœur et des gros vaisseaux; mais c'est à leur niveau que les vibrations sonores sont transmises le plus facilement, comme le montrent certaines circonstances physiologiques et surtout pathologiques; c'est à leur niveau, en un mot, que les tons du cœur sont entendus avec le plus de force.

La raison principale de ce phénomène réside dans les rapports du cœur avec le poumon. En voici les conséquences :

1° Les phénomènes sonores auxquels donne naissance la valvule *mitrale* ne doivent pas être explorés au niveau du siége anatomique de cette valvule, c'est-à-dire dans le deuxième espace intercostal au voisinage immédiat du cartilage d'insertion de la troisième côte, parce que dans cette région la base du cœur est recouverte par du parenchyme pulmonaire aéré, en d'autres termes par un mauvais conducteur du son; mais à la pointe du cœur, qui est découverte et en contact immédiat avec la paroi thoracique, c'est-à-dire au point où d'après l'expérience acquise les sons qui ont pour origine la mitrale se transmettent le plus aisément.

2° Pour la même raison les phénomènes sonores qui ont pour lieu d'origine la valvule *tricuspide* ne doivent pas être recherchés au niveau du siége anatomique de la valvule, mais en un point correspondant à la partie inférieure du sternum (à la base de l'appendice xyphoïde).

3° Le foyer d'auscultation des *tons pulmonaires* correspond exactement à la situation anatomique de l'artère pulmonaire (insertion sternale du troisième cartilage costal).

4° Les tons qui prennent naissance à l'origine de l'*aorte* ne s'entendent pas au niveau même de l'orifice aortique (c'est-à-dire dans le deuxième espace intercostal gauche), mais dans le deuxième espace intercostal *droit*, c'est-à-dire dans la direction de l'aorte ascendante. Comme du reste l'orifice aortique recouvre complétement l'orifice pulmonaire, il en résulte que les tons produits aux deux orifices se confondent nécessairement et que toute distinction en serait impossible. Mais les tons engendrés à l'orifice aortique se propagent le mieux dans le sens même du courant sanguin dans l'aorte ascendante, en d'autres termes, le long de son trajet sternal vers le deuxième espace intercostal droit; c'est pourquoi on les ausculte dans cette région.

Par ce moyen il est possible d'isoler en des points suffisamment espacés les tons du cœur, dont les foyers de production sont si rapprochés, et cela grâce à la transmission
des vibrations sonores dans des directions différentes. Que
cette propagation du son se fasse invariablement suivant les
directions indiquées — tant que les rapports du cœur avec
le poumon ne sont pas altérés — c'est ce qui ressort clai-
rement de l'exploration des murmures ou *bruits anormaux*
du cœur que nous étudierons plus loin.

C'est à Laënnec que l'on doit la connaissance des phénomènes
sonores qui se produisent dans le cœur en mouvement; il les
distinguait en *bruits normaux* et *bruits anormaux*. Skoda a introduit dans la science une distinction plus pratique en opposant
les *tons du cœur* aux *murmures* (ou *bruits*) *du cœur*.

Il est très-fréquent d'observer une différence de *hauteur* des
tons du cœur. Ainsi il arrive souvent qu'à la base du cœur le
deuxième ton est plus élevé que le premier, fait que l'emploi
des résonateurs met également en évidence (voy. p. 174); il est
quelquefois possible d'en déterminer exactement la tonalité, en
provoquant une exagération de l'activité cardiaque. De plus, le
premier ton est souvent plus grave et plus sourd à la pointe du
cœur qu'au niveau de la portion inférieure du sternum, où alors
il est clair et fort; ce fait s'explique évidemment par la facile
transmission du son à travers le sternum. Le timbre des tons du
cœur (leur clarté) est du reste très-variable; tantôt ils sont très-
clairs, tantôt très-sourds; bien plus chez le même individu le
timbre est variable avec le degré d'activité du cœur.

Le *rhythme* des tons du cœur à sa pointe et à la partie inférieure du sternum (ventricule gauche et droit) n'est pas toujours celui d'un trochée, pas plus qu'il n'est toujours celui d'un
ïambe au niveau de l'origine des gros vaisseaux; souvent au
contraire c'est l'inverse, ou encore le rhythme est un ïambe ou
un trochée à la fois pour les ventricules et les grosses artères.
Ces différences dépendent de l'*énergie prédominante* accidentelle soit *du premier ton* (dans ce cas le rhythme est partout
celui d'un trochée), soit *du deuxieme ton* (dans ce cas le rhythme
est partout celui d'un ïambe). Ces modifications sont absolument
insignifiantes.

Si pour une raison ou pour une autre le rhythme du cœur devient irrégulier, il s'ensuit que les tons du cœur perdent également leur régularité, et souvent il devient difficile de faire la distinction entre le ton systolique et le ton diastolique

ORIGINE DES TONS DU CŒUR.

Le *premier* ton du cœur est dû à la *tension des valvules mitrale et tricuspide* sous l'influence du choc subit du courant sanguin contre ces valvules lors de la systole ventriculaire ; le *deuxième* ton à la *tension brusque des valvules sigmoïdes de l'aorte et de l'artère pulmonaire* sous l'influence du choc en retour des colonnes sanguines, qui résulte de la réaction de ces artères.

Pendant le repos du cœur les valvules auriculo-ventriculaires sont à l'état de relâchement et pendent librement dans les ventricules. Mais lorsque ces derniers s'emplissent de sang, pendant la diastole, elles se gonflent, se rapprochent de l'oreillette et interrompent la communication entre cette cavité et le ventricule ; ces valvules se trouvent néanmoins un peu tendues par la systole auriculaire qui précède d'un instant la systole ventriculaire (Bamberger), mais cette tension est si faible qu'il n'en résulte pas de son appréciable. Le ton est dû en réalité à la tension énergique à laquelle elles sont soumises, lors de la systole ventricula re, sous l'influence de la pression qu'exerce sur elles la masse sanguine et de la contraction des muscles papillaires liés à elles par les cordages tendineux.

La théorie précédente (théorie du claquement valvulaire), proposée pour la première fois par Rouanet (1832), est d'accord avec les analogies physiques et les enseignements pathologiques. De même que toute membrane élastique, une corde de boyau par exemple, rend un son, en passant subitement de la flaccidité à un degré de distension intense ; de même aussi les valvules mitrale et tricuspide

.loivent engendrer un son au moment de leur tension brusque. Il est possible expérimentalement d'obtenir sur des cœurs de cadavres un son faible et sourd en déterminant la tension subite de la mitrale par un jet d'eau lancé avec force de la pointe même du ventricule gauche (O. Bayer), ou par l'aorte dépouillée préalablement de ses valvules semi-lunaires (Giese, Landois).

Les valvules mitrale et tricuspide doivent ainsi donner lieu à un ton indépendamment l'une de l'autre et au même instant, puisque les systoles des ventricules sont synchrones.

Les observations pathologiques fournissent de leur côté des preuves à l'appui de la théorie que nous venons d'indiquer.

Si, par exemple, la valvule mitrale perd son aspect poli et sa structure délicate par suite de dépôts pathologiques, quelle qu'en soit la nature, si les sommets des valves contractent des adhérences ou se rétractent, etc., de telle sorte qu'elles deviennent inextensibles totalement ou en partie, le ton systolique observé à la pointe du cœur perd de sa pureté ou disparaît complétement (et à sa place on perçoit un murmure). Au contraire, le premier ton, ausculté au tiers inférieur du sternum, conserve en pareil cas toute sa pureté, à la condition que la valvule tricuspide ne soit pas altérée (ce qui arrive rarement).

D'un autre côté, si la valvule tricuspide se trouve altérée (cas rare du reste) et devient inextensible, le ton systolique disparaît au niveau de la partie inférieure du sternum, au point où l'on doit ausculter les sons rendus par cette valvule; le ton systolique est remplacé par un bruit anormal, tandis qu'à la pointe du cœur il existe sans mélange, du moment que la valvule mitrale est intacte.

Cependant la tension des valvules auriculo-ventriculaires, tout en étant la cause essentielle du premier ton du cœur, n'en est pas la cause unique; la *contraction musculaire* des

20.

ventricules y contribue pour sa part. — Tout muscle volumineux soumis à une contraction énergique, électrique, par exemple (Wollaston), engendre un son assez pur pour que la tonalité puisse en être déterminée (1) très-exactement (Helmholtz). Ce qui est vrai pour les muscles striés en général doit s'appliquer au cœur. C'est ce que démontre le mieux l'expérience suivante : le cœur *exsangue*, extrait du corps, engendre un ton à chaque contraction (Ludwig et Dogiel), quoique dans le cœur qui ne renferme plus de sang la tension des valvules auriculo-ventriculaires se trouve réduite à son minimum.

Un grand nombre de phénomènes pathologiques viennent plaider en faveur de la participation des contractions du muscle cardiaque à la production du premier ton du cœur. — En effet, malgré un degré d'altération très-avancé de la valvule mitrale, le premier ton du cœur ne disparaît pas toujours à la pointe; dans d'autres cas, au contraire, il s'affaiblit et perd de sa pureté en l'absence de toute altération de la surface et de la structure de la valvule mitrale, parce que le muscle cardiaque a subi des modifications *pathologiques*, par exemple, sous l'influence de la myocardite, de la dégénérescence graisseuse et d'autres états analogues qui abaissent la conductibilité sonore du muscle du cœur. — Enfin on cite encore *en faveur* de la participation du muscle cardiaque à la formation du premier ton le fait de la durée même de ce premier ton, durée qui dépasse ce qu'elle devrait être s'il était simplement le résultat de la tension brusque et brève des valvules auriculo-ventriculaires, — et cet autre fait d'expérience que la tension artificielle de la valvule mitrale (sous l'influence d'un courant d'eau énergique) engendre un ton qui ne ressemble aucu-

(1) La hauteur du son rendu par un muscle tétanisé peut être évaluée à 19,5 vibrations par seconde (Helmholtz).

nement à celui que l'on observe sur le vivant. Néanmoins la contraction musculaire ne joue pas un rôle bien important dans la production du premier ton du cœur, et il ne faudrait pas conclure, de ce que le cœur exsangue est capable d'engendrer un ton analogue au premier ton du cœur sur le vivant, que la contraction musculaire est le facteur le plus important, la tension valvulaire le facteur secondaire dans la formation de ce ton ; une telle conclusion serait en désaccord avec les phénomènes fondamentaux qui caractérisent les lésions pathologiques des valvules du cœur.

Il n'y a plus lieu de nos jours de réfuter les nombreuses théories édifiées jadis pour expliquer le premier ton du cœur. La seule question encore litigieuse se rapporte au rôle plus ou moins important que joue la contraction musculaire dans l'étiologie de ce ton. Jusque dans ces derniers temps, la tension brusque des valvules mitrale et triscupide (claquement valvulaire) était considérée presque généralement comme la seule cause du premier ton du cœur, et les arguments donnés par Laënnec, Williams, Hope, etc., en faveur de la contraction musculaire pour expliquer ce premier ton paraissaient peu soutenables ; mais récemment Ludwig et Dogiel, s'appuyant sur des résultats expérimentaux, ont tenté de rendre à la contraction musculaire le rôle essentiel.

J'ai répété les expériences de Ludwig et Dogiel dans les conditions suivantes : sur des animaux dont le thorax était ouvert et dont la respiration était entretenue artificiellement, je soulevais en masse les vaisseaux se rendant au cœur et en partant au moyen d'une anse de fil, de telle sorte qu'il m'était facile d'interrompre l'afflux du sang à cet organe et de le rétablir instantanément en abaissant l'anse de fil. D'accord en ceci avec Ludwig et Dogiel, j'ai trouvé que le cœur exsangue en se contractant rend à la vérité un son qui, dans de pareilles conditions d'affaiblissement du cœur, est nécessairement moins intense que le ton normal du cœur ; mais je puis affirmer que le ton ainsi obtenu *diffère essentiellement par son caractère du ton normal, qu'il est plus sourd, plus dénué de timbre* que lui et ne présente rien du claquement du premier ton normal du cœur. Enfin ces expé-

riences sont entachées d'une cause d'erreur qui résulte de ce
que les muscles papillaires se contractent même dans un cœur
privé de sang et par suite déterminent une tension, toute faible
qu'elle est, des valvules auriculo-ventricula res. Il n'est donc
pas impossible que de ce chef prenne naissance un ton, très-
faible peut-être, mais suffisant pour réduire dans de plus fortes
proportions encore, la part que prend la contraction musculaire
à la production du premier ton. — Pour qu'il fut bien démontré
que la contraction du muscle cardiaque constitue un facteur
très-essentiel dans la production du premier ton du cœur, il
faudrait que ce dernier persistât même après la destruction des
valvules auriculo-ventriculaires. Mais il me paraît impossible
que cette opération s'accomplisse sur l'animal vivant, sans que
des troubles considérables viennent gêner l'observa'ion.

O. Bayer a de son côté cherché à appuyer sur des faits cliniques et anatomo-pathologiques la théorie qui attribue une
origine musculaire au premier ton du cœur. Entre autres, il
prétend avoir constaté très-souvent, dans les maladies graves
aiguës, de même que dans les maladies chroniques, des modifications variables du premier ton, notamme t son affaiblissement
et une diminution de sa pureté, sans que l'autopsie lui ait révélé
la moindre affection valvulaire; mais en revanche il trouvait
toujours des altérations du muscle cardiaque plus ou moins profondes, visibles soit à l'œil nu, soit au microscope, et consistant
surtout en dégénérescence graisseuse des faisceaux primitifs et
en infiltration albumineuse.

Dans tous les cas de ce genre il me semble bien plus simple
d'expliquer les altérations du premier ton du cœur par l'*irrégu-
lari'é des vibrations valvulaires* (voyez p. 385). Un autre fait
mis en avant par O. Bayer à l'appui de la théorie musculaire,
c'est que tels états pathologiques de la mitrale, qui entraînent
l'*insuffisance* de cette valvule, sont néanmoins incapables d'amener la disparition complète du premier ton; d'après cet auteur
le premier ton serait simpl·ment masqué par les murmures systoliques qui se produisent en pareil cas, mais serait toujours encore distinct à une auscultation attentive.

D'après mon expérience personnelle, qui est fondée sur l'examen de 150 cas d'insuffisance mitrale, le ton systolique, loin
d'être constant, persiste rarement, et si parfois il est encore
appréciable au milieu des bruits sy toliques anormaux, il n'en
résulte pas que ce soit un ton musculaire. D'abord il n'est plus

aussi intense que le ton engendré dans le ventricule droit au niveau de la valvule tricuspide (inaltérée); de plus la valvule mitrale, si elle n'a pas subi une dégénérescence totale, peut avoir conservé sa faculté vibratoire dans les parties restées intactes et donner naissance ainsi à un ton; ou encore il se peut que le ton du ventricule droit se transmette à la pointe du cœur; ce dernier phénomène explique très-bien la persistance du ton systolique, à côté des murmures systoliques, dans les cas mêmes où la valvule mitrale est dégénérée en totalité.

Mais la pathologie du cœur nous fournit un phénomène qui est absolument inexplicable par la théorie du ton musculaire et qui au contraire n'est nullement en désaccord avec la théorie du claquement valvulaire. C'est le fait, observé pour la première fois par Traube, de l'*absence* du ton systolique au sommet du cœur en cas d'insuffisance très-intense des valvules semi-lunaires de l'aorte. J'ai eu moi-même l'occasion d'observer un assez grand nombre de cas de ce genre. Si le premier ton du cœur était d'origine musculaire, il ne devrait jamais faire défaut ici, il devrait même être plus fort qu'à l'état normal, puisque l'insuffisance aortique a pour conséquence l'hypertrophie du ventricule gauche. Or il est certain que par suite de la multiplication des fibres musculaires du cœur, non-seulement le premier ton du cœur n'est pas affaibli, mais encore qu'il est *renforcé* — quoique l'on ait soutenu contrairement que le ventricule hypertrophié est moins apte que le ventricule normal à engendrer un ton — ce fait est certain, dis je, parce que dans les hypertrophies du ventricule gauche dues à une autre cause, par exemple à une affection rénale, à une sclérose du système aortique, le premier ton reste très-net et souvent même est renforcé. Du reste, l'absence du premier ton du cœur dans l'insuffisance aortique s'explique très-aisément, comme l'a fait voir Traube, par la théorie valvulaire.

En effet, lors de la diastole, la valvule auriculo-ventriculaire — la mitrale par exemple — est dans l'état de relâchement; à la fin de la diastole elle se tend *légèrement* et cela, comme on l'a vu p. 352 par suite de la contraction de l'oreillette gauche. Cette légère tension (*tension initiale*) ne donne lieu à aucun ton; le ton est dû à la tension énergique qui se produit lors de la systole du ventricule gauche (*tension finale*). — Plus est grande la différence entre la tension initiale et la tension finale, plus le ton est fort (exactement comme il arrive pour toute

membrane élastique qui passe *rapidement* de la flaccidité à l'état
de tension). Si au contraire la différence entre les tensions initiale et finale des valvules auriculo-ventriculaires diminue, les
vibrations engendrées seront moins amples et le ton sera plus
faible; si cette différence s'abaisse jusqu'à une certaine limite,
il n'y aura plus aucun son de produit. — Or, il arrive précisément que dans l'insuffisance des valvules aortiques la différence
entre la tension initiale et la tension finale de la valvule mitrale
diminue. En effet la tension initiale s'accroît parce qu'à la fin de
la diastole du ventricule gauche le sang qui reflue de l'aorte
exerce une pression sur la valvule mitrale; d'autre part, la tension finale diminue, parce que, grâce à l'insuffisance des valvules
de l'aorte, la tension sanguine dans ce vaisseau s'est abaissée
au-dessous de la normale.

A la prétention de Bayer d'expliquer l'absence du premier ton
du cœur, dans l'insuffisance aortique, par la dégénérescence
graisseuse du muscle cardiaque, vient s'opposer ce fait que l'absence du ton systolique s'observe non-seulement dans les stades
ultérieurs de la maladie, quand la contractilité du cœur s'est
affaiblie, mais encore à la période d'hypertrophie compensatrice
complète du ventricule gauche, c'est-à-dire à un moment où le
cœur se contracte régulièrement et avec énergie. Du reste même
dans le cœur gras proprement dit, où la dégénérescence graisseuse des faisceaux musculaires primitifs est bien plus considérable que celle qui se présente dans les derniers stades de l'insuffisance aortique, on ne cesse de percevoir le premier ton du
cœur affaibli, il est vrai, mais dans toute sa pureté (1). — D'au-

(1) Quincke donne comme preuve de la participation du muscle cardiaque à la production du premier ton le cas suivant d'insuffisance
aortique. où le ton systolique paraissait par moments très-intense et
comme tympanique, en même temps que le pouls de la radiale était
très-petit; il faut en conclure que le ventricule gauche n'exerçait qu'une
faible pression sur son contenu et que la *tension de la valvule mitrale
faible* par cela même ne pouvait suffire à produire à elle seule ce ton
énergique. D'autre part, Bamberger cite un cas qui prouve que le premier ton du cœur peut rester parfaitement normal, même quand le muscle
cardiaque est altéré. Dans le cas en question le cœur adhérait, par la plus
grande partie de sa surface, avec le péricarde transformé en une enve-
loppe calcaire rigide, d'où partaient des prolongements nombreux qui
pénétraient dans la substance même du cœur; de plus le muscle cardiaque avait subi l'atrophie brune et se trouvait par là dans l'impossi-

tres objections peu importantes contre la théorie valvulaire peuvent être passées sous silence.

Bien que la question ne soit pas encore tranchée d'une manière définitive dans toutes ses parties, nous pensons que l'on pourrait pour tout concilier la résumer dans la proposition suivante : *que le premier ton du cœur est essentiellement d'origine valvulaire et pour une faible partie d'origine musculaire.*

CAUSE DU DEUXIÈME TON DU CŒUR.

Le deuxième ton du cœur ne prend pas naissance dans les cavités cardiaques, mais au niveau des valvules semilunaires des artères aorte et pulmonaire, sous l'influence du choc en retour de la colonne sanguine, et de là il se propage aux cavités mêmes du cœur. Les expérience physiologiques sont d'accord avec les données pathologiques pour mettre ce fait hors de doute.

En effet, le deuxième ton du cœur disparaît du moment que, sur un animal vivant, on empêche l'écoulement du sang ventriculaire dans les artères en exerçant une compression sur celles-ci, ou bien d'une manière générale si l'on met obstacle à l'afflux du sang vers le cœur (1).

Dès lors le deuxième ton doit également faire défaut sur le cœur extrait du thorax et vide de sang. D'autre part, sur un cœur également extrait du thorax et ne battant plus, on réussit à produire un ton, au niveau des valvules sigmoïdes, en déterminant leur occlusion brusque par un jet d'eau

bilité de produire un ton ; le ton systolique ne pouvait dès lors être dû qu'à la tension des valvules auriculo-ventriculaires que l'on trouva complétement intactes.

(1) Si par exemple on embrasse les veines caves supérieure et inférieure au moyen d'une anse de fil et qu'on prive le cœur de l'afflux sanguin en soulevant cette anse, on ne perçoit plus de traces du deuxième ton (tandis que le premier ton persiste faible et sourd,) ; si l'on rétablit le courant sanguin en abaissant l'anse, le deuxième ton reparaît. — Par ce moyen je pus répéter l'expérience aussi souvent que je le désirai, en maintenant la respiration artificielle chez l'animal.

lancé avec une énergie suffisante dans l'aorte. Le ton obtenu est d'autant plus fort que le jet d'eau est lancé dans l'aorte avec plus d'énergie.

Les observations de tous les jours, tant physiologiques que pathologiques, permettent de vérifier ce fait; en outre, le deuxième ton ausculté au niveau des ventricules est notablement plus faible qu'au niveau des orifices artériels et ne présente nettement qu'en ce dernier point le caractère de claquement qui lui est propre.. Si l'on fait passer insensiblement le stéthoscope de la pointe du cœur vers les orifices artériels, il est souvent possible de remarquer un renforcement graduel du deuxième ton. Mais la preuve la plus évidente de ce phénomène nous est fournie par les observations pathologiques qui suivent :

Si le ventricule *gauche* est hypertrophié et que par suite le sang se trouve refoulé avec plus de force dans l'aorte, il en résulte pour le deuxième ton (aortique) un renforcement dû à l'énergie plus grande du choc en retour de la colonne sanguine. Si, au contraire, la masse sanguine que le ventricule pousse dans l'aorte est moindre qu'à l'état normal, comme dans l'insuffisance mitrale et principalement dans le rétrécissement de l'orifice mitral, il en résulte pour le deuxième ton un affaiblissement, dû à ce que le choc en retour de la colonne sanguine contre les valvules semi-lunaires a perdu de son énergie; parfois même le ton aortique n'est plus perceptible à l'auscultation du ventricule gauche. Le même phénomène s'observe quand la contractilité du cœur s'affaiblit, par exemple, dans le cœur gras, dans la parésie cardiaque agonique et au stade asphyxique du choléra. (Dans cette dernière maladie, il arrive souvent que l'on n'entend plus rien du deuxième ton du cœur en auscultant la pointe, tandis qu'il est encore légèrement perceptible à l'orifice aortique.) De plus, si le deuxième ton cesse de se produire au niveau des valvules sigmoïdes de l'aorte altérées et devenues insuffisantes, et qu'il se trouve remplacé par un murmure, le ton diastolique ne sera plus perçu à l'auscultation du ventricule gauche; on n'entendra plus rien, ou bien on entendra le murmure diastolique né dans l'aorte et propagé au ventricule non sans avoir subi un affaiblissement notable. Si enfin le deuxième ton de l'aorte subit un dédoublement ou un redoublement, ce qui arrive rarement du reste, il se transmettra avec ces mêmes caractères à la pointe du cœur, mais y arrivera affaibli.

On réussira à démontrer avec non moins de certitude que le deuxième ton appréciable à l'auscultation du ventricule *droit* est transmis des valvules semi-lunaires de l'artère pulmonaire à ce ventricule. Ainsi chaque fois que, par suite de l'hypertrophie du ventricule droit, le sang est refoulé avec plus de force dans l'artère pulmonaire, il en résulte que le choc en retour de la colonne sanguine contre les valvules semi-lunaires se trouve exagéré et par suite le second ton pulmonaire renforcé (signe pathognomonique de toutes les lésions de la mitrale). Le second ton est également renforcé à l'auscultation du ventricule droit dans ces conditions. Si, d'autre part, les valvules de l'artère pulmonaire sont devenues insuffisantes par quelque altération pathologique (phénomène rare d'ailleurs), le second ton fait défaut et se trouve remplacé par un murmure diastolique; à l'auscultation du ventricule droit on n'entend plus alors de second ton, mais le bruit anormal transmis dont il vient d'être question, et qui arrive affaibli à l'oreille de l'observateur.

Enfin, si le deuxième ton de l'artère pulmonaire est redoublé à son lieu d'origine, il présentera le même caractère au niveau du ventricule droit.

CAUSE DU PREMIER TON ARTÉRIEL.

Le *premier ton artériel* qui s'entend dans le deuxième espace intercostal droit et gauche, dans le voisinage immédiat de l'insertion sternale des troisièmes côtes, et qui est isochrone au premier ton ventriculaire, est dû en partie à la transmission du ton ventriculaire, mais *a essentiellement pour lieu d'origine les orifices de l'aorte et de l'artère pulmonaire;* il a pour cause *la tension et la dilatation brusque que subissent les parois de ces artères, au moment où les ventricules y refoulent avec force leur contenu.* La preuve de ce fait nous est encore fournie par les phénomènes pathologiques. Si la portion d'origine de l'aorte se trouve altérée par un processus athéromateux par exemple, de telle façon que sa paroi ait perdu dans une étendue plus ou moins grande son extensibilité et sa faculté vibratoire, le premier ton artériel ne se produit plus et se trouve remplacé par un murmure systolique perceptible à l'orifice aortique (tandis que le premier ton ventriculaire persiste). De la même manière le premier ton de l'artère pulmonaire disparaît du moment que la paroi interne de cette artère se trouve recouverte d'aspérités ou qu'elle a subi un rétrécissement de son calibre; à sa place on perçoit un murmure systolique. D'autre part, le premier ton peut persister au niveau des orifices artériels, même quand le premier ton ventriculaire a disparu pour faire place à un bruit anormal.

Mais le premier ton artériel ne s'observe pas seulement dans la portion d'origine des grosses artères qui partent du cœur, mais encore dans leurs ramifications volumineuses, dans la carotide et la sous-clavière, au moment où l'ondée sanguine systolique soulève leurs parois; dans certaines conditions pathologiques ce phénomène se propage même dans des artères de moindre calibre, déjà très-éloignées du cœur; nous reviendrons sur cette particularité plus loin, quand nous nous occuperons de l'auscultation des artères (p. 401 et suiv.)

De ce qui précède il résulte que *des huit tons du cœur,* qui sont perceptibles dans les quatre points de la région précordiale indiqués ci-dessus, *six seulement ont un lieu d'origine propre; en effet, au niveau des valvules mitrale et tricuspide, un seul ton, systolique, prend naissance, tandis que dans l'aorte et l'artère pulmonaire sont engendrés deux tons, l'un systolique et l'autre diastolique;* le deuxième ton perceptible à l'auscultation des ventricules est simplement le deuxième ton artériel transmis.

Cette doctrine relative aux foyers de production des tons du cœur, modifiée d'après Rouanet et établie pour la première fois par Skoda, est universellement admise aujourd'hui.

Au point de vue du diagnostic, l'existence des tons normaux du cœur est un signe du fonctionnement normal de ses valvules et de l'absence d'un obstacle à la circulation dans son intérieur.

Cependant de ce que les valvules fonctionnent régulièrement il ne résulte pas qu'elles jouissent d'une intégrité anatomique absolue; elles peuvent être atteintes d'une légère altération que l'on ne reconnaît qu'à l'autopsie, et cela chez une foule d'individus, sans que l'examen objectif pratiqué pendant la vie ait fait reconnaître la moindre modification des tons du cœur.

Modifications physiologiques et pathologiques des tons du cœur.

Les tons du cœur présentent de nombreuses variations

dans leurs caractères, variations qui les font passer du domaine de la physiologie à celui de la pathologie par des degrés de transition si insensibles, que souvent on est obligé d'avoir recours à d'autres signes objectifs de l'appareil circulatoire, pour reconnaître si ces modifications des tons du cœur sont ou non le résultat de désordres anatomiques dont cet organe serait le siége. — Ces modifications portent sur la *force*, la *pureté* et le *timbre* des tons du cœur et donnent lieu dans certains cas aux phénomènes désignés sous le nom de *redoublement* et de *dédoublement*.

Renforcement des tons du cœur.

La force des tons du cœur est extraordinairement variable selon les individus, même quand cet organe accomplit ses fonctions avec la plus parfaite régularité. Les tons du cœur se trouvent un peu plus accentués dans la station debout que dans le décubitus dorsal, mais ils sont le plus intenses dans le décubitus sur le côté gauche; ils sont également plus intenses pendant l'expiration et la pause respiratoire que pendant l'inspiration, attendu que, dans ce dernier cas, la transmission des sons du cœur au thorax est gênée par le tissu pulmonaire qui vient s'interposer aux deux. La force des tons du cœur varie encore avec l'épaisseur variable de la paroi thoracique; c'est ce qui fait qu'à égalité parfaite de toutes les autres conditions, les tons du cœur sont mieux accentués chez les enfants et les personnes maigres que chez les adultes dont le thorax est bien musclé et pourvu d'un panicule adipeux abondant. Enfin les tons du cœur sont renforcés par toutes les autres conditions qui exaltent l'activité cardiaque (excitation psychique, mouvements corporels, états fébriles); en pareil cas, *tous* les tons du cœur, aussi bien les tons ventriculaires que les tons artériels, subissent un renforcement.

Cependant il arrive très-souvent que l'on observe un *renforcement unilatéral du deuxième ton artériel*, soit du côté de l'aorte soit du côté de l'artère pulmonaire, sous l'influence des hypertrophies du cœur.

Pour se trouver à même d'apprécier s'il y a renforcement, il faut ausculter le deuxième ton au niveau des deux artères et comparer les résultats. A l'état normal, le deuxième ton aortique ne l'emporte que de peu comme force sur le deuxième ton pulmonaire. Dans les conditions pathologiques la différence d'intensité du deuxième ton de ces artères est très-variable ; le second ton pulmonaire, ou artériel, peut subir un renforcement si considérable que le choc diastolique du sang contre les valvules semi-lunaires, qui est la cause déterminante du deuxième ton, se manifeste parfois à la vue et au toucher sous forme de pulsation (voy. p. 325).

On observe un *renforcement du deuxième ton aortique* dans l'*hypertrophie du ventricule gauche*, quelle que soit la cause de cette dernière, en faisant exception cependant pour l'hypertrophie par insuffisance aortique, attendu que cette lésion valvulaire empêche le ton diastolique de se produire et donne lieu à un murmure diastolique qui le remplace.

Le *renforcement du deuxième ton de l'artère pulmonaire* est le résultat de l'*hypertrophie du ventricule droit* de cause quelconque, hormis l'insuffisance (très-rarement observée) des valvules semi-lunaires de l'artère pulmonaire, qui ne permet à aucun ton diastolique de se produire et engendre à sa place un murmure diastolique. Ce renforcement du second ton pulmonaire est le plus notable dans l'hypertrophie du cœur droit, consécutive à l'insuffisance de la mitrale ou au rétrécissement de l'orifice mitral, principalement quand ces deux dernières lésions coexistent ; il est généralement plus marqué chez les sujets jeunes que chez ceux qui sont âgés.

Le degré de renforcement du second ton artériel est généralement proportionnel au degré d'hyperthrophie du ventricule correspondant. — Quand, dans la période de rupture de la compensation, la contractilité du ventricule hypertrophié diminue par suite de la dégénérescence graisseuse de sa substance musculaire, la force du deuxième ton artériel diminue en même temps.

Skoda le premier a fait connaître le renforcement du second ton de l'artère pulmonaire comme étant l'un des signes pathognomoniques des lésions de la valvule mitrale (dans le stade de compensation). Mais le même phénomène se présente avec une intensité modérée, en l'absence de lésion mitrale, dans toute congestion pulmonaire, quand elle a pour conséquence l'hypertrophie du cœur droit, entre autres dans les catarrhes bronchiques de longue durée accompagnés d'emphysème vésiculaire des poumons. Si ce signe présente ses caractères le mieux tranchés dans les lésions mitrales, cela tient à ce qu'ici l'hypertrophie droite consécutive offre son intensité maximum.

Le renforcement du deuxième ton artériel arrive à l'oreille avec d'autant plus de netteté qu'il existe moins d'obstacles à sa transmission jusqu'au thorax; dès lors il présente sa plus grande intensité, toutes choses égales d'ailleurs, quand le bord antérieur du poumon se trouve complétement écarté de la base du cœur, comme cela arrive si souvent dans les hypertrophies considérables des jeunes individus; ici en effet la base du cœur est en contact immédiat avec la paroi thoracique. Dans le cas contraire, quand la base du cœur est recouverte de tissu pulmonaire, soit par suite d'adhérences gênant le retrait du bord antérieur du poumon, soit par suite d'emphysème pulmonaire, le second ton pulmonaire peut ne pas être renforcé du tout, même quand l'hypertrophie du ventricule droit est assez considérable. — Très-souvent enfin, on observe un renforcement du second ton pulmonaire en cas d'induration du lobe supérieur du poumon gauche et de cavernes occupant la même région, sans qu'il existe d'hypertrophie du cœur droit; dans ce cas le premier ton pulmonaire est renforcé de son côté comparativement au premier ton aortique. En réalité, les tons pulmonaires ne sont pas plus forts que les tons aortiques, mais ils se transmettent mieux au thorax à travers le parenchyme pulmonaire imperméable. Souvent aussi le parenchyme induré se rétracte et laisse la *base du cœur* arriver par une plus large surface en contact avec la paroi thoracique.

Le renforcement du deuxième ton aortique se présente plus rarement que celui du deuxième ton pulmonaire, attendu que l'hypertrophie du ventricule gauche est par elle-même un fait plus rare que celui du ventricule droit et parce que l'affection qui a le plus fréquemment pour conséquence l'hypertrophie du cœur gauche, c'est-à-dire l'insuffisance aortique, est contraire à la production d'un ton diastolique (comme on l'a vu plus haut), mais donne lieu à un murmure diastolique. En fait de lésions cardiaques capables de produire l'hypertrophie du cœur gauche et le renforcement du deuxième ton aortique, nous n'avons donc à mentionner que : le rétrécissement simple de l'orifice aortique sans lésion valvulaire (cas rare du reste), les anévrysmes de l'aorte non compliqués de lésions des valvules aortiques (rares également); enfin les hypertrophies du ventricule gauche consécutives à l'atrophie des reins ou à la sclérose artérielle; c'est dans ce dernier cas que le renforcement du second ton aortique présente sa plus grande pureté, parce qu'ici les valvules et l'orifice de l'aorte restent parfaitement normaux.

Affaiblissement des tons du cœur.

On observe souvent un affaiblissement des tons du cœur chez des individus dont le thorax est muni d'un abondant pannicule adipeux et même chez des personnes maigres, sans que cette modification cesse d'être renfermée dans les limites physiologiques. — On voit survenir un affaiblissement pathologique de ces mêmes tons soit à la suite d'une diminution de la contractilité du cœur, soit dans les états d'affaiblissement général de tout l'organisme, dans la convalescence des maladies graves aiguës et dans la dégénérescence graisseuse du muscle cardiaque, soit enfin parce que les conditions de conductibilité entre le cœur et la paroi thoracique sont devenues défavorables (par exemple : cœur recouvert par du tissu pulmonaire emphysémateux ou écarté de la paroi thoracique par un exsudat pleural ou péricardique).

Dans les conditions que nous venons d'énumérer les tons du cœur sont *tous* affaiblis. Cependant sous l'influence des lésions valvulaires du cœur il peut arriver que le deuxième ton artériel seul soit affaibli; ce phénomène a une valeur diagnostique médiocre. Ainsi dans les lésions mitrales très-intenses (insuffisance et sténose) le défaut de réplétion du système aortique détermine un affaiblissement du deuxième ton de l'aorte, de même que dans les rares cas d'insuffisance de la tricuspide la diminution du contenu sanguin du système de l'artère pulmonaire entraîne un affaiblissement du second ton pulmonaire.

Tons du cœur altérés dans leur pureté.

Il peut arriver que les uns ou les autres des tons du cœur, les tons ventriculaires aussi bien que les tons artériels, soit à gauche, soit à droite, mais principalement les tons systoliques des ventricules, ne présentent ni l'accentuation, ni le caractère de claquement des tons normaux, mais soient au contraire altérés dans leur pureté et diffus; dans les degrés extrêmes ils perdent plus ou moins les caractères d'un ton, de sorte que l'on peut se demander si l'on a à faire à des tons ou à des murmures. Parfois des tons ainsi altérés, soit systoliques, soit diastoliques, passent réellement à l'état de murmures sous l'influence d'un accroissement de l'activité cardiaque.

L'altération de la pureté des tons du cœur dans ses degrés peu intenses peut avoir sa raison d'être dans des anomalies peu importantes des valvules auriculo-ventriculaires et semi-lunaires, telles qu'un moindre degré de délicatesse dans leur structure, de légers épaississements, peut-être

encore une inégalité de tension ou de faculté vibratoire,
ou d'autres conditions analogues encore peu connues.

En général le *défaut de pureté des tons du cœur* ne présente aucune valeur diagnostique tant que l'on ne constate
pas l'existence d'autres anomalies cardiaques, notamment
des altérations du choc précordial et du volume du cœur.

Tons du cœur à timbre métallique.

Ils s'observent en cas de collections gazeuses du péricarde
(*pneumopéricarde*), dans le pneumothorax gauche et lorsque
dans le voisinage du cœur se trouvent de grandes excavations pulmonaires pleines d'air. Dans tous ces cas le timbre
métallique des tons du cœur est dû à un phénomène de
consonnance qui se produit dans les cavités aériennes qu'ils
traversent (comparez aux phénomènes respiratoires accompagnés d'un timbre métallique (p. 198 et 222).

Parfois le deuxième ton de l'aorte offre un retentissement métallique, quand l'origine de cette artère a subi la
dégénérescence athéromateuse.

Le phénomène du timbre métallique se manifeste dans sa plus
grande beauté dans les cas très-rares de pneumopéricarde,
quelle que soit la manière dont l'air ait pénétré dans le péricarde, que ce soit par communication traumatique avec l'air
extérieur, ou par perforation d'un pyopneumothorax (cas observé
par Eisenlohr à la clinique de Friedreich), ou enfin que ce soit
par développement spontané de gaz dans un exsudat péricardique, comme je l'ai observé une fois à la clinique de Traube
(cas décrit par Sorauer).

Les tons du cœur ne présentent pas de retentissement métallique dans tous les cas de pneumothorax gauche, notamment
quand le cœur a été refoulé trop vers la droite. La quantité d'air
et sa tension dans l'espace pleural modifient d'une manière multiple ce phénomène. De même ce n'est que dans des conditions
favorables que les excavations pulmonaires qui avoisinent le

cœur se trouvent à même de communiquer un timbre métallique aux tons du cœur.

Redoublement et dédoublement des tons du cœur (1).
(*Verdoppelte und gespaltene oder gebrochene Herztöne*).

Le ton systolique et le ton diastolique peuvent chacun se décomposer en deux tons séparés par une courte pause; en cas de redoublement du premier ton le rhythme des tons du cœur se rapproche de l'anapeste ◡ ◡ —, en cas de redoublement du deuxième ton, le rhythme est figuré par un dactyle — ◡ ◡. Dans des cas beaucoup plus rares un ton se décompose même en trois tons séparés par des pauses extrêmement brèves ◡ ◡ ◡. Le plus souvent c'est le deuxième ton artériel qui est redoublé; après lui c'est le ton ventriculaire systolique et le plus rarement enfin le premier ton artériel.

Le redoublement du ton ventriculaire systolique se présente chez des individus parfaitement sains; mais ce n'est jamais un phénomène persistant, il disparaît dès que l'activité du cœur s'élève. Il ne paraît pas que ce symptôme puisse s'observer dans des conditions *pathologiques*. Quant à sa valeur diagnostique, elle est nulle.

La cause la plus probable du redoublement du premier ton ventriculaire, soit à gauche, soit à droite, réside dans

(1) On a l'habitude en France d'employer indistinctement l'un pour l'autre les termes de « redoublement » et de « dédoublement » quand il s'agit des tons doubles du cœur; cependant pour traduire convenablement les mots *Verdoppelung* et *Spaltung* qui désignent des phénomènes de doublement, *de nature différente*, nous avons cru utile d'attribuer un sens différent au terme « redoublement » qui correspond exactement à *Verdoppelung* et implique une idée d'itération ou de répétition, et au terme « dédoublement » qui correspond à *Spaltung* et, comme ce dernier mot, implique une idée de division.

(Note du traducteur.)

la *tension inégale* des diverses valves des valvules auriculo-ventriculaires. Cette explication rend bien compte du r - doublement du ton systolique del 'un ou de l'autre des deux ventricules, par l'inégalité de tension de la valvule mitrale dans l'un des cas, de la valvule tricuspide dans l'autre. Il va sans dire que pour expliquer cette inégalité de tension l n'est point nécessaire d'admettre que les deux ventricules se contractent successivement l'un après l'autre, quoique la possibilité de ce fait soit mise hors de doute par les cas de choc précordial double (voy. p. 288); il suffit d'admettre que les muscles papillaires ne se contractent pas avec une uniformité parfaite. Si par suite d'un renforcement de l'activité cardiaque cette contraction devient égale et énergique et qu'ainsi la valvule auriculo-ventriculaire puisse se contracter uniformément, le phénomène de redoublement du ton systolique disparaît et les deux tons se confondent en un seul.

On donne encore du redoublement du ton systolique deux explications bien plus invraisemblables que la précédente :

1° Le redoublement serait dû à ce que la tension des valvules auriculo-ventriculaires précède celle des parois artérielles au moment de l'ondée systolique. Mais d'abord l'intervalle qui sépare ces deux phénomènes de tension est si faible qu'il est difficile d'admettre qu'il en résulte deux tons systoliques distincts, séparés par une pause ; de plus cet intervalle, impossible à mesurer directement entre la systole ventriculaire et la systole artérielle, se produit normalement à chaque contraction du cœur, tandis que le redoublement du ton systolique est un phénomène très-rare.

2° Le redoublement aurait pour cause la contraction non simultanée des deux ventricules entraînant par suite la tension non simultanée des valvules mitrale et triscupide ; mais ici le ton systolique devrait être redoublé à l'auscultation des *deux* ventricules, puisque l'un des tons doit s'entendre par propagation d'un ventricule à l'autre ; bien plus, il faudrait encore que le deuxième ton artériel fût redoublé, car la systole des deux ventricules se faisant à un moment différent, la systole de l'aorte et celle de l'artère pulmonaire ne coïncideraient pas davantage et par suite l'occlusion des valvules semi-lunaires pendant la diastole n'aurait pas lieu au même moment. Du reste, les deux tons systoliques sont identiques l'un à l'autre comme intensité et comme timbre, ce qui contredit de prime abord le fait de la propagation, et enfin les cas rares où le ton systolique se décompose en trois tons (bruit de rappel) ne peuvent en aucune façon être expliqués par cette théorie.

Redoublement du Deuxième ton artériel.

Le redoublement du deuxième ton de l'artère pulmonaire et de l'aorte s'observe parfois physiologiquement, mais c'est plus souvent un phénomène pathologique, résultant de l'occlusion non-simultanée des valvules sigmoïdes des deux artères. Les deux tons diastoliques de l'aorte et de l'artère pulmonaire ne coïncident pas, mais *se succèdent* et le deuxième est toujours un ton propagé. Mais le même phénomène peut se présenter isolément, soit au niveau de l'aorte, soit au niveau de l'artère pulmonaire, et plus souvent de la première des deux (en cas d'hypertrophie du ventricule correspondant). D'ordinaire le ton diastolique redoublé de l'aorte devient un murmure diastolique, quand l'activité du cœur s'exagère (comme j'ai eu plusieurs fois l'occasion de l'observer dans l'insuffisance aortique). Dans ces conditions la valeur diagnostique du double ton diastolique est la même que celle du murmure diastolique, murmure qui dans ces sortes de cas se décompose ordinairement en deux sons distincts ou presque deux tons, si l'action du cœur n'est pas surexcitée.

De plus on observe un double ton diastolique, dont l'origine est probablement double, dans le rétrécissement de l'orifice auriculo-ventriculaire gauche (1).

(1) Dans cette affection on observe plus souvent le *dédoublement* que le redoublement du ton diastolique.

Il est possible que ce double ton soit composé d'une part du ton diastolique de l'artère pulmonaire et d'autre part du ton engendré par la faible tension de la valvule mitrale qui se produit vers la fin de la diastole sous l'influence de la contraction auriculaire. A l'état normal cette contraction n'engendre jamais un ton; si au contraire l'oreillette gauche s'hypertrophie, altération qui a présenté ses caractères les plus nets dans le rétrécissement mitral, la valvule mitrale se trouve plus énergiquement tendue par la contraction auriculaire et il est possible qu'il en résulte un ton tout à la fin de la diastole, précédant de peu par conséquent le ton *systolique* de la valvule mitrale.

Le deuxième ton du cœur peut encore être redoublé, comme l'a fait voir Friedreich, en cas d'*adhérence du cœur avec le péricarde ;* cet auteur explique ce double ton en admettant que la paroi thoracique antérieure, attirée avec force vers la colonne vertébrale pendant la systole, revient brusquement à sa position normale lors de la diastole et que les vibrations thoraciques ainsi engendrées se manifestent sous forme d'un ton sourd, immédiatement consécutif au deuxième ton ventriculaire.

Dédoublement des tons du cœur.

(*Gespaltene oder gebrochene Töne*).

Les tons dédoublés se distinguent des tons redoublés en ce qu'il n'existe pas de pause appréciable entre les deux tons composants; la transition de l'un à l'autre est immédiate. De plus ils ne sont pas en général aussi purs que les tons redoublés.

On les rencontre de temps en temps à l'état physiologique, mais plus généralement dans des conditions pathologiques et le plus souvent dans le *rétrécissement de l'orifice auriculoventriculaire gauche.* Dans ces derniers temps on a même voulu faire du ton diastolique dédoublé un signe pathognomonique de cette lésion (Geigel), tandis que d'après mon expérience personnelle on le rencontre tout au plus dans un tiers des cas de sténose de l'orifice mitral. S'il existe chez les malades, on l'entend le mieux au niveau de la portion inférieure du sternum et dans le voisinage de la pointe du cœur, moins nettement dans la région des orifices artériels et dans tous les cas à la condition que le cœur ne soit pas soumis à une excitation anormale; si les contractions cardiaques augmentent d'énergie (résultat que l'on obtient déjà en élevant les bras à plusieurs reprises et avec force), les deux tons se confondent et se transforment en un murmure diastolique (1).

Le dédoublement du ton diastolique dans le rétrécissement de l'orifice mitral se maintient d'ordinaire avec assez de constance, une fois qu'il a fait son apparition; il reparaît invariablement, même s'il vient à faire défaut pendant plusieurs contractions cardiaques consécutives ou pendant un temps plus long encore. Le passage de ce ton dédoublé à un murmure diastolique, quand l'action du cœur gagne en énergie, démontre que les deux sons qui le composent sont des parties d'un seul et même bruit, qui a pour siége l'orifice mitral rétréci, et ne sont nullement dus, comme on l'a admis, à une occlusion inégale des valvules artérielles.

D'après les observations de Geigel, le ton diastolique dédoublé que l'on rencontre dans la sténose de l'orifice mitral s'entendrait le plus nettement au niveau des orifices artériels, et ce serait le deuxième ton composant qui serait le mieux accentué surtout à l'auscultation de l'artère pulmonaire. Aussi Geigel attribue-t-il le ton diastolique dédoublé à la non-coïncidence de l'occlusion des valvules artérielles, et ce seraient les valvules de

(1) C'est là la règle et je n'ai souvenir que de quelques rares cas où le ton diastolique resta dédoublé malgré la *surexcitation* du muscle cardiaque.

l'artère pulmonaire qui seraient en retard sur celles de l'aorte ; le premier ton composant serait donc le (second) ton aortique propagé, le deuxième ton composant le ton pulmonaire. Geigel explique ce manque de simultanéité de l'occlusion des valvules artérielles dans le rétrécissement mitral par la réplétion sanguine inégale de l'aorte et de l'artère pulmonaire. En effet l'aorte ne reçoit que peu de sang lors de la systole, puisque dans la sténose mitrale le ventricule renferme une quantité de sang insuffisante et que même une partie de ce sang est refoulée dans l'oreillette gauche, grâce à l'insuffisance mitrale qui est la compagne presque ordinaire du rétrécissement ; comme l'aorte, par suite de son plus faible contenu sanguin, se rétrécit, il en résulte que sa rétraction diastolique se fait en avance et ses valvules se ferment plus tôt que celles de l'artère pulmonaire, qui se trouve constamment sous l'influence de la pression du ventricule droit hypertrophié, c'est-à-dire est surchargée de sang et distendue à l'excès ; il en résulte que les parois de cette artère ont perdu une partie de leur élasticité.

A cette théorie on peut faire les objections suivantes : d'abord, d'après mes observations, le ton diastolique dédoublé est loin de présenter son maximum d'intensité au niveau des gros vaisseaux, mais au contraire s'entend le plus nettement dans la région de la pointe du cœur ou un peu plus à droite ; de plus, ce ton dédoublé fait précisément défaut dans les cas les plus intenses de rétrécissement mitral, quoiqu'ici se trouvent le mieux réalisées les conditions d'occlusion tardive des valvules de l'artère pulmonaire ; enfin ce phénomène ne s'observe jamais dans l'*insuffisance* mitrale, bien que celle-ci entraîne à sa suite les mêmes altérations que le rétrécissement mitral, c'est-à-dire l'hypertrophie et la dilatation du ventricule droit et la pléthore de la circulation pulmonaire. Je suis donc d'avis que les tons diastoliques redoublés prennent naissance au niveau même de l'orifice auriculo-ventriculaire rétréci et que les *sons composants* dépendent d'un *bruit unique ;* quand le cœur est *calme*, on n'entend de ce bruit que les *vibrations calmes,* qui constituent en quelque sorte des *tons ;* mais dès que l'activité du cœur s'élève et que le mouvement de tourbillon (oscillation) de la colonne sanguine poussée à travers une ouverture rétrécie s'exagère, le *ton* diastolique dédoublé se transforme en un *murmure* diastolique prolongé ou présystolique bref (voy. p. 388).

Murmures (bruits anormaux).

Les murmures que l'on perçoit à la région précordiale, dans certains états pathologiques, prennent naissance ou bien *à l'intérieur* du cœur et de l'origine des gros vaisseaux, ou bien *à l'extérieur*, à la surface externe du cœur. Les uns ont été appelés murmures *endocardiaques*, les autres murmures *péricardiques*.

Murmures endocardiaques.

Ils prennent naissance :

1° Quand les valvules et les membranes sont le siége d'altérations anatomiques qui ont pour conséquence soit une insuffisance valvulaire, soit un rétrécissement d'orifice, soit une dilatation des portions d'origine des artères, en un mot un obstacle à la circulation. Cependant on peut les observer çà et là à l'occasion d'altérations anatomiques qui n'entraînent pas à leur suite de gêne à la circulation, par exemple lorsque des dépôts se sont formés sur l'endocarde ventriculaire, etc.

2° Quand, le cœur étant anatomiquement intact, les valvules et les membranes sont soumises à une tension inégale.

Les murmures qui sont dus à des obstacles à la circulation sont désignés sous le nom de murmures *organiques*, ceux qui ne dépendent pas d'un obstacle de ce genre et qui peuvent même se présenter quand le cœur est dans son état normal ont reçu le nom de murmures *inorganiques*.

La cause physique des murmures endocardiaques *organiques* est constitué par l'*oscillation* ou le mouvement tourbillonnaire du *courant sanguin* ; cette oscillation peut par elle-même déjà donner naissance au murmure; dans d'autres cas, notamment dans les rétrécissements d'orifices et les insuffisances valvulaires, ce murmure se trouve renforcé par les vibrations communiquées aux parois des orifices et aux valvules altérées.

Quant aux oscillations elles-mêmes du courant sanguin, elles sont dues, dans les rétrécissements des orifices (tant artériels qu'auriculo-ventriculaires), à ce que la colonne sanguine éprouve une compression énergique à son passage à travers l'orifice rétréci (il y a formation d'une *veine fluide* d'après l'expression de P. Niemeyer); dans l'insuffisance valvulaire l'oscillation a pour cause la régurgitation d'une partie du sang dans le segment cardiaque situé en deçà de la valvule insuffisante, par exemple dans l'oreillette gauche en cas d'insuffisance de la valvule mitrale, dans le ventricule gauche en cas d'insuffisance des valvules aortiques; en conséquence l'ondée sanguine rétrograde se heurte contre l'ondée directe au moment où elle arrive dans le segment cardiaque en question; de même une oscillation se produit dans les dilatations anévrysmales de l'aorte, parce que la colonne sanguine qui occupe ces dilatations est mise en mouvement par chaque ondée systolique nouvelle.

Il y a des altérations anatomiques qui parfois donnent lieu à des murmures, sans constituer des obstacles à la circulation; tels sont les dépôts d'une certaine épaisseur qui font saillie dans la cavité ventriculaire, des petites tumeurs, etc.; ici encore le murmure est dû à l'oscillation de la colonne sanguine. — Des altérations peu profondes, par exemple de simples rugosités de l'endocarde ventriculaire, des valvules ou de la face interne des gros vaisseaux, ne provoquent aucun murmure; c'est là du reste une preuve décisive que les murmures endocardiaques *ne* sont *pas* engendrés par le frottement du liquide contre la *surface* altérée des valvules, des orifices ou des parois artérielles.

Les murmures *inorganiques* ne sont pas liés à l'existence

d'obstacles circulatoires : ils sont uniquement le résultat de vibrations inégales des valvules et des membranes. *Les vibrations égales seules engendrent des tons, les vibrations inégales des murmures*. (Pour ce qui concerne la cause des vibrations inégales, voyez p. 385).

Les murmures endocardiaques sont toujours exactement isochrones aux deux phases des mouvements du cœur; ils sont ou systoliques ou diastoliques, ou encore systoliques et diastoliques en même temps, selon que l'obstacle à la circulation n'existe que dans l'une des deux phases, la systole ou la diastole, ou bien à la fois durant les deux phases.

Il est facile en général de reconnaître si un murmure est *systolique* ou *diastolique*, en observant le choc précordial. Les murmures systoliques sont exactement isochrones avec le choc du cœur, les murmures diastoliques lui succèdent. Si d'autre part l'action du cœur est très-irrégulière (ce qui est assez fréquent dans les lésions de la valvule mitrale au stade de rupture de la compensation, ou après l'usage de la digitale), si cette action est violemment exagérée ou au contraire trop faible pour donner lieu à un choc précordial perceptible, on se sert de la palpation du pouls carotidien, qui est isochrone avec l'impulsion du cœur, pour reconnaître si le murmure est systolique ou diastolique. La palpation de l'artère radiale ne peut guère servir ici, parce que son pouls est quelque peu en retard sur l'impulsion cardiaque. Mais en général les murmures systoliques, nés sous l'influence même de la contraction du muscle cardiaque, se distinguent de prime abord des murmures diastoliques parce qu'ils sont bien mieux *accentués* et d'ordinaire plus intenses qu'eux; les murmures diastoliques sont au contraire prolongés et point accentués.

Le *caractère* des murmures endocardiaques, soit systoliques, soit diastoliques, est très-variable; c'est ou bien un bruit de souffle, de râpe, de lime, de scie, de grattement ou de râclement, ou bien un son musical, un sifflement, un piaulement, etc. ; assez souvent un même murmure présente simultanément plusieurs de ces caractères, mais aucun d'entre eux n'a de valeur diagnostique. En effet, quand bien même ces différences dans les murmures endocardiaques dépendent *en partie* de certaines variétés que peut offrir la dégénérescence anatomique des valvules ou des orifices du cœur, toutes ces altérations ventriculaires ont pour conséquence le même obstacle à la circulation, et c'est là le seul objectif du diagnostic.

La *force* des murmures est tout aussi variable que leur caractère. Parfois ils sont si légers et si doux qu'on ne réussit à les percevoir que par une attention prolongée et après élimination des bruits respiratoires accessoires (par la suspension de la respiration); d'autres fois ils sont si intenses qu'on les perçoit non-seulement dans la région précordiale, mais dans toute l'étendue de la surface thoracique en avant et en arrière. Dans ces sortes de cas le malade lui-même en a conscience et l'observateur les entend rien qu'en se rapprochant du malade, sans même appliquer le stéthoscope sur la poitrine. Mais une intensité pareille ne se présente guère que pour les murmures systoliques, jamais pour les murmures diastoliques.

De toutes les conditions qui influent sur l'intensité des murmures endocardiaques, c'est le *degré d'activité du cœur* qui joue le rôle principal; plus est prononcé le mouvement oscillatoire qui prend naissance sous cette influence au niveau des valvules dégénérées et des orifices rétrécis, plus le murmure produit est intense. Il en résulte qu'un murmure faiblement perceptible, quand l'action du cœur est normale, peut être transformé en un bruit intense du moment que cette action s'exagère (quand par exemple le malade fait quelques pas rapides ou élève à plusieurs reprises les bras); des murmures imperceptibles auparavant peuvent ainsi être provoqués. C'est ce qui arrive particulièrement pour les murmures diastoliques nés au niveau de l'orifice mitral rétréci et souvent impossibles à percevoir dans les conditions ordinaires de fonctionnement du cœur (voyez p. 389). — Quand l'énergie du cœur baisse, par suite de sa dégénérescence graisseuse lors du stade de rupture de la compensation, les murmures s'affaiblissent et quelquefois disparaissent d'une manière presque complète.

Généralement l'activité du cœur est exagérée dans les cas où les murmures ont pour cause un obstacle à la circulation, parce qu'à la suite de ce dernier le ventricule gauche ou le ventricule droit s'est hypertrophié. C'est ce qui fait que les murmures de ce genre sont d'ordinaire assez forts. Les murmures inorganiques au contraire, ceux qui sont dus simplement à des vibrations inégales des valvules et des membranes, et qui par suite ne sont point renforcés par des hypertrophies cardiaques (voyez p. 384), sont par cela même plus faibles que les murmures d'origine organique.

Le *degré* des altérations anatomiques n'a pas toujours une influence notable sur la force des murmures; car, comme nous l'apprennent les autopsies, on rencontre assez souvent de faibles modifications valvulaires chez des individus dont le cœur offrait un murmure très-accentué à l'auscultation et réciproquement. Ainsi il se peut que la valvule mitrale soit totalement dégénérée sans que le murmure systolique, dû à cette lésion, présente le degré d'intensité du murmure engendré dans un autre cas par une valvule mitrale *en partie encore intacte*. Cependant l'intensité des murmures qui prennent naissance au niveau des orifices rétrécis dépend généralement du degré de rétrécissement. — La *nature* de l'altération des valvules et des orifices a souvent, mais non toujours, une influence plus marquée sur l'intensité des murmures; les excroissances très-dures donnent lieu à un murmure plus rude que les dépôts de nature molle.

La *durée* des murmures est très-variable ; tantôt ils sont très-courts, tantôt ils occupent toute la duré_ de la systole ou de la diastole, et dans le cas où les murmures sont à la fois systoliques et diastoliques, leurs deux phases peuvent être prolongées au point de ne plus être séparées par une pause appréciable.

En général les murmures qui ont pour cause un obstacle à la circulation sont de plus longue durée que les tons qui prennent naissance dans un cœur sain ; cela tient à ce que les tons sont le résultat d'une brève tension valvulaire, tandis que les murmures se prolongent pendant tout le temps que dure le mouvement oscillatoire du courant sanguin. Cela s'applique particulièrement aux murmures diastoliques, qui à l'opposé des tons diastoliques n'occupant que le début de la diastole, persistent souvent pendant presque toute la durée de celle-ci ; mais dans une autre série de cas ils ne prennent naissance que vers la fin de la diastole.

C'est pour cette raison que l'on a tenté de subdiviser les pauses que l'on observe entre les deux tons du cœur, pendant les phases du mouvement cardiaque ; on a donné le nom de *périsystole* à la courte pause qui existe entre la systole et la diastole, et on a divisé en deux parties la longue pause qui se manifeste entre la diastole et le retour de la systole : la première nommée *péridiastole*, et la seconde, qui précède de très-peu la systole, *présystole* (Gendrin). — Ces subdivisions ne présentent aucune valeur pratique, sauf la présystole dont il sera spécialement question page 389. En effet, ce n'est pas sur la *durée* plus ou moins longue du murmure que repose le diagnostic d'une lésion valvulaire ou de quelque autre altération pathologique du cœur, mais simplement sur *l'existence* de ce murmure en général et sur le *moment de son apparition*, c'est-à-dire sur les signes qui révèlent les modifications consécutives du cœur.

Les murmures du cœur, soit systoliques, soit diastoliques, peuvent remplacer complétement le ton normal, ou bien le ton continue à être perceptible. Ce dernier, dans les murmures systoliques, ou bien coïncide avec eux, ou bien les précède de peu ; il est plus ou moins net, mais toujours de moindre durée que le murmure. — Supposons par exemple qu'il s'agisse d'un ton, perceptible à la pointe du cœur en même temps qu'un murmure systolique ; si ce ton diffère par l'intensité et le timbre du ton systolique du ventricule droit, il ne peut d'aucune manière être considéré comme résultant de la propagation de ce dernier ton ; il a nécessairement pour lieu d'origine propre la valvule mitrale.

Au point de vue du diagnostic l'existence d'un ton coïncidant avec un murmure systolique à l'orifice mitral signifie qu'une portion de la valvule mitrale a conservé sa faculté de vibrer, c'est-à-dire n'est pas devenue *insuffisante*.

Le murmure systolique peut être accompagné d'un ton dans toute autre région du cœur aussi bien qu'au niveau de sa pointe (valvule mitrale) ; si l'on n'a pas affaire à un ton propagé, la conclusion à tirer de ce fait est analogue à la précédente : en d'autres termes, la valvule ou la membrane artérielle correspondante est encore partiellement intacte (c'est-à-dire capable d'entrer en vibration).

De leur côté les murmures diastoliques sont souvent accompagnés d'un ton diastolique, mais à leur début seulement ; cela ne s'applique guère qu'au murmure diastolique qui accompagne l'insuffisance aortique ; ce ton est ici encore un signe d'intégrité partielle des valvules aortiques.

Plus le murmure systolique est rude et fort, plus il est difficile d'entendre le ton systolique qui l'accompagne peut-être ; le ton est complétement couvert par le murmure. En pareil cas on peut se tirer d'affaire en éloignant quelque peu l'oreille du pa-

villon du stéthoscope ; par ce moyen le murmure arrive à l'oreille
affaibli, tandis que le ton gagne en netteté (Rapp et Gendrin).
On obtient le même résultat par le procédé de Friedreich qui
consiste à déplacer un peu le pavillon du stéthoscope appliqué
contre l'oreille, de sorte qu'il ne recouvre qu'en partie l'orifice
du conduit auditif et que la conductibilité du son se fasse par
le moyen des parties osseuses. Je me suis assuré maintes fois de
l'utilité qu'offrent ces deux méthodes quand il s'agit de percevoir
avec netteté les tons du cœur.

Si à côté du murmure systolique on entend à la pointe du
cœur un ton systolique assez intense, différent par le *timbre* du
ton systolique du ventricule droit, il ne peut être question d'un
ton propagé, mais indubitablement d'un ton engendré au niveau
de la portion restée saine de la valvule mitrale. Cependant ce
même ton peut se présenter malgré une dégénérescence complète de la valvule mitrale, comme l'apprennent les autopsies ;
c'est dans ces sortes de cas que le ton doit être considéré comme
un son d'origine musculaire. — Du reste, j'ai observé un assez
grand nombre de cas où il n'était plus possible, même par l'emploi des méthodes que nous venons d'indiquer, d'observer encore un vestige de ton systolique à côté du murmure systolique.

Les murmures *systoliques n'ont pas toujours* pour cause
des *troubles anatomiques* du cœur (les exceptions seront
indiquées p. 384) tandis que les murmures *diastoliques* dépendent *toujours* de lésions anatomiques de cet organe.

Les murmures *systoliques* appréciables au niveau du
cœur *gauche* ont pour cause : les altérations de la *valvule
mitrale* qui entraînent l'*insuffisance* de cette valvule, les
rétrécissements de l'orifice aortique, l'athérome et les anévrysmes de l'aorte ascendante. — Des murmures *systoliques* du cœur *droit* résultent de l'*insuffisance de la valvule
tricuspide* et du *rétrécissement de l'orifice pulmonaire.*

Dans quelques cas rares des murmures systoliques peuvent
être déterminés par l'existence de fortes aspérités, saillantes à
la face interne de l'endocarde des deux ventricules, ou plus rarement par divers vices de conformation congénitaux du cœur.

Les modifications anatomiques qui donnent lieu à un murmure *diastolique* consistent dans le *rétrécissement des orifices auriculo-ventriculaires et l'insuffisance des valvules artérielles ;* de ces lésions les plus fréquentes sont le rétrécissement de *l'orifice mitral* et l'insuffisance des *valvules aortiques.* Il est extrêmement rare au contraire de rencontrer les mêmes lésions dans le cœur *droit.*

Toutes ces altérations anatomiques, que ce soient des dépôts et des excroissances sur les valvules et sur les orifices artériels, ou des phénomènes de rétraction, ou bien des adhérences des valves entre elles ou avec l'endocarde, etc., sont toujours la conséquence d'une endocardite aiguë ou chronique.

Tandis que les murmures *diastoliques* s'observent, comme nous l'avons dit, *uniquement* dans les cas où le cœur renferme des obstacles à la circulation, les murmures *systoliques* se rencontrent dans une foule de circonstances indépendantes de toute lésion valvulaire, c'est-à-dire indépendamment de lésions anatomiques du cœur, et de troubles quelconques de la circulation. Ces murmures qui n'ont plus pour point de départ une lésion organique du cœur sont appelés murmures inorganiques.

MURMURES INORGANIQUES (ACCIDENTELS, ANÉMIQUES).

Ils se distinguent des murmures organiques dépendant d'obstacles à la circulation :

1° Par leur douceur, leur faiblesse et leur brièveté ; ils sont constitués par un souffle plus ou moins doux et ne présentent jamais le caractère d'un frottement ou d'un raclement, etc.

2° Parce qu'ils *ne sont jamais diastoliques,* mais systoliques seulement et ordinairement accompagnés par un ton systolique plus ou moins distinct.

3° Par leur siége : ils sont le plus souvent perceptibles au niveau de l'orifice pulmonaire et de la pointe du cœur (valvule mitrale), très-rarement au niveau des valvules aortiques et tricuspide. (Quelquefois le murmure systolique est localisé à l'orifice pulmonaire, bien plus souvent les murmures systoliques mitral et pulmonaire coïncident.)

4° Par *leur coïncidence très-fréquente* (mais non constante) *avec des murmures dans les veines du cou.*

5° Les murmures inorganiques ne s'entendent pas d'une manière permanente; ils s'affaiblissent et disparaissent graduellement en même temps que s'améliore l'état général.

Les murmures systoliques inorganiques s'observent assez souvent dans les *maladies graves aiguës,* par exemple dans la pneumonie, le rhumatisme articulaire aigu (avant l'apparition des premiers signes de l'endocardite), dans les maladies infectieuses (typhus, fièvre puerpérale, etc.), mais principalement dans les états *anémiques :* que l'anémie soit le résultat de grandes hémorrhagies, ou la conséquence d'affections chroniques amenant des modifications de la masse sanguine, notamment la *chlorose* et la leucémie, ou encore qu'elle dépende du marasme qu'amène la cachexie cancéreuse ou la malaria par exemple, ou enfin qu'elle soit amenée par la grossesse, comme on le voit dans quelques cas.

Les murmures inorganiques de la mitrale résultent de la tension inégale des membranes valvulaires, ceux de l'orifice pulmonaire de la tension inégale des membranes artérielles.

Ces vibrations (tensions) anormales des valvules et des membranes artérielles sont surtout le résultat d'altérations graisseuses peu importantes du muscle cardiaque, notamment des *muscles papillaires*, telles qu'on les observe dans les états anémiques graves (1).

____

(1) On détermine expérimentalement des dégénérescences graisseuses

Du moment que les muscles papillaires en voie de dégénérescence graisseuse ne peuvent plus se contracter également et avec toute leur énergie ordinaire, il en résulte que la tension des valvules auriculo-ventriculaires devient à son tour plus faible et plus irrégulière ; par ce mécanisme, de même que par certaines dilatations du cœur, une *insuffisance relative* passagère de ces valvules, mais surtout de la valvule mitrale, peut prendre naissance.

Le diagnostic d'un murmure inorganique est très-facile si l'on tient compte du caractère et du siége de ce bruit anormal et de l'affection générale dont il dépend, principalement si l'on rencontre en même temps des souffles anémiques dans les veines du cou. Mais pour que la nature inorganique d'un murmure soit établie d'une manière indiscutable, il faut que l'absence de toute lésion consécutive du cœur soit bien démontrée.

Comme le murmure inorganique, dans la chlorose par exemple, est parfois le plus intense à la pointe du cœur et que d'ordinaire l'activité cardiaque est exagérée en même temps, on peut songer à l'existence d'une insuffisance mitrale. Mais l'absence d'une hypertrophie du cœur droit et d'un renforcement du deuxième ton pulmonaire exclut cette hypothèse.

Lieu d'origine et propagation des murmures du cœur.

La présence d'un murmure systolique ou diastolique ou des deux murmures à la fois dans la région du cœur démontre simplement et d'une manière toute générale qu'il existe un obstacle à la circulation sanguine ; quant à la question de savoir au niveau de quelle valvule ou de quel orifice le murmure prend naissance, c'est ce qu'il n'est

du muscle cardiaque chez des animaux, en pratiquant chaque semaine sur eux une forte saignée (Perl).

possible de déterminer positivement que si l'on trouve pour le siége de l'*intensité maximun* du murmure un point correspondant à la situation anatomique de telle valvule ou de tel orifice. Là où le bruit anormal présente sa plus grande intensité se trouve son foyer de production ; plus on s'éloigne de ce point, moins le murmure est intense. La propagation des murmures se fait en général suivant les mêmes lois que celle des tons du cœur et ils présentent leur intensité maximum aux mêmes points que ceux-ci ; en d'autres termes ils se transmettent le mieux vers les régions où le cœur n'est point recouvert de tissu pulmonaire et de plus dans la direction du courant sanguin. Il en résulte que :

Les murmures qui ont pour lieu d'origine la *mitrale* présentent leur *plus grande intensité à la pointe du cœur* ou un peu au-dessus, ceux qui ont pour foyer de production la *tricuspide, à la partie inférieure du sternum*, les *murmures pulmonaires, dans le deuxième espace intercostal gauche au voisinage du sternum*, les *murmures aortiques dans le deuxième espace intercostal droit* près du sternum et *tout le long du corps de cet os.*

1° Murmure mitral.

Les murmures systoliques qui ont pour lieu d'origine la valvule mitrale, que cette dernière soit ou ne soit pas insuffisante, présentent toujours leur maximum d'intensité à la pointe du cœur, tandis qu'au niveau même de cette valvule ils sont très-faibles, parce qu'une lame pulmonaire recouvre le cœur dans cette région. Même quand la base du cœur est accidentellement découverte, par suite de la rétraction du bord pulmonaire gauche sous l'influence d'une hypertrophie et d'une dilatation notables du cœur droit, ou encore par suite d'une induration pulmonaire qui est venue compliquer la lésion cardiaque (cas rares), le murmure systolique n'en présente pas moins sa plus grande intensité à la pointe du cœur : il est en effet extrêmement rare, en pareil cas, que le murmure en question soit *plus intense* au niveau même de son lieu de production, c'est-à-dire dans le *deuxième espace intercostal gauche*. Diverses explications ont été proposées pour rendre compte de ce dernier phénomène ; Naunyn de son côté, s'appuyant sur des résultats d'autopsie, l'attribue à un *excès de développement accidentel de l'auricule gauche* chez les individus sur lesquels on l'observe. En effet, l'auricule étant plus allongée contourne l'artère pulmonaire en avant sur une plus grande étendue et se rapproche davantage par son sommet de la paroi thoracique antérieure ; il en résulte que les conditions de propagation du murmure mitral à travers l'oreillette gauche *dans l'auricule gauche* et de là à la paroi thoracique se trouvent plus favorables dans la même mesure (car dans tous les cas d'insuffisance mitrale la régurgitation systolique amène le sang ventriculaire non-seulement dans l'oreillette gauche mais encore dans l'auricule gauche dont la cavité communique librement avec celle de l'oreillette).

A l'appui de sa manière de voir Naunyn a montré qu'en piquant une épingle perpendiculairement à la surface thoracique au point précis où le murmure présentait son maximum d'intensité, cette épingle perfore le sommet de l'auricule gauche, exactement à l'endroit où l'auricule, contournant l'artère pulmonaire, atteint la paroi thoracique antérieure.

Le souffle *diastolique*, engendré par le rétrécissement de l'orifice auriculo-ventriculaire gauche, est toujours le plus intense à la pointe du cœur ou dans son voisinage immédiat (à droite ou à gauche). Ce murmure, né du mouvement oscillatoire qu'éprouve le courant sanguin à son entrée dans le ventricule gauche, se propage donc dans la direction même de ce courant.

Mais abstraction faite de ce que ce murmure présente son maximum d'intensité à la pointe du cœur, il offre de plus un caractère spécial qui le distingue nettement des autres murmures diastoliques perceptibles dans la région du cœur (il ne s'agit ici que des murmures diastoliques qui ont pour lieu d'origine les valvules aortiques). En effet il se divise d'ordinaire en *deux* ou même *trois phases* de durée inégale, qui ne sont pas séparées, il est vrai, par des pauses appréciables, mais qui se distinguent nettement par leurs caractères propres et par l'intensité croissante que présente le murmure du commencement à la fin.

C'est un souffle assez doux au début, et un bruit rude, râpeux ou un bruit de scie ou de raclement à la fin. Un terme qui convient très-bien pour désigner ce murmure est celui de « raboteux ». Mais souvent on n'entend aucun murmure au début de la diastole, dans le rétrécissement mitral, mais vers la fin seulement, peu avant la systole ; c'est pour cette raison que ce murmure a été appelé *présystolique*.

L'explication des cas nombreux où le murmure fait défaut *au début* de la diastole et où il n'apparaît qu'*à la fin* de celle-ci, c'est-à-dire au moment de la présystole, cette explication peut être donnée de la manière suivante : Pendant la diastole le sang passe de l'oreillette gauche dans le ventricule gauche sans subir de pression notable ; si l'orifice auriculo-ventriculaire n'est pas considérablement rétréci et que ses parois ne sont pas très-rugueuses, le courant sanguin n'éprouve pas de résistance à son passage et par suite ne donne lieu à aucun murmure. Ce n'est qu'au moment de la contraction de l'oreillette, c'est-à-dire peu avant la systole ventriculaire (présystole), que le courant sanguin se trouve accéléré au moment de son passage dans le ventricule et éprouve au niveau de l'orifice rétréci une pression énergique ; le mouvement oscillatoire qui en résulte donne lieu à un bruit anormal.

De même en excitant l'activité cardiaque il est possible de renforcer le murmure présystolique ou de provoquer la production d'un murmure diastolique qui s'entendra avant la présystole. En d'autres termes on fait naître un murmure qui occupe *toute* la diastole, mais qui, grâce au renforcement régulier du murmure présystolique, se manifeste également par deux phases successives.

Comme la sténose de l'orifice mitral est presque régulièrement compliquée d'une insuffisance de la valvule mitrale, le murmure diastolique et présystolique passe sans transition au murmure résultant de l'insuffisance valvulaire; ce dernier coïncide souvent avec un ton systolique bref, plus ou moins sourd, si une portion de la valvule possède encore la faculté de vibrer.

Parfois tout murmure diastolique ou présystolique fait défaut dans la sténose de l'orifice auriculo-ventriculaire gauche, si le cœur n'est pas soumis à une excitation anormale; à sa place on peut entendre un ton *diastolique dédoublé* qui se transforme en murmure dès que l'action du cœur s'exagère (voyez p. 374 et suiv.). Ordinairement on entend à côté du murmure diastolique ou présystolique le ton diastolique artériel propagé à la pointe du cœur.

La longue durée de la diastole, qui résulte, en cas de sténose mitrale, de la lente réplétion du ventricule, explique la *durée prolongée du murmure diastolique* relativement à la *brièveté* du ton systolique ou encore à celle du murmure systolique, si la sténose mitrale est compliquée d'insuffisance.

2º Murmures aortiques.

Les murmures qui prennent naissance à l'*orifice aortique*, aux *valvules aortiques* et au delà dans l'*aorte ascendante* se propagent le mieux (de même que les tons aortiques) dans la direction du courant sanguin d'où il résulte qu'on les entend souvent avec une grande netteté *dans le deuxième es-*

pace intercostal droit à l'insertion sternale du cartilage de la troisième côte ; mais ces murmures présentent *la même intensité sur une grande partie de la surface sternale*, souvent même une *intensité plus grande au niveau du sternum*.

Il en résulte que dans l'exploration des signes d'auscultation des lésions aortiques, il faut toujours ausculter *tout* le sternum, car le murmure présente son maximum d'intensité tantôt en un point, tantôt en un autre point de cet os.

Ordinairement les murmures aortiques ne présentent point de caractère qui permette de les reconnaître de prime abord ; il faut connaître en outre le siége de leur maximum d'intensité. Cependant il arrive quelquefois que ces murmures, les murmures systoliques un peu plus souvent que les diastoliques, présentent un timbre, fait que l'on n'observe jamais pour les murmures engendrés au niveau des autres valvules du cœur.

Le murmure aortique *diastolique* se distingue spécialement du murmure diastolique mitral par son uniformité ; il n'est point composé de phases successives, mais se prolonge en général pendant toute la diastole sous forme d'un bruissement ou d'un bourdonnement d'intensité toujours égale. Il est dû à la régurgitation du courant sanguin de l'aorte dans le ventricule gauche, dans l'insuffisance des valvules aortiques. Le murmure *systolique* de l'aorte a pour causes le rétrécissement de l'orifice aortique ou l'athérome de l'origine de l'aorte, ou encore les anévrysmes de cette artère. Les murmures systolique et diastolique de l'aorte peuvent coexister et alors ou bien ils sont séparés par une pause bien nette, ou bien ils passent l'un à l'autre sans transition, le murmure systolique empiétant sur le début de la diastole.

3° **Murmures tricuspidiens.**

Les murmures tricuspidiens présentent leur maximum
d'intensité à la partie inférieure du sternum. Mais comme
ces murmures sont très-rares (les diastoliques beaucoup
plus rares encore que les systoliques) et que l'on entend
souvent très-nettement les murmures aortiques dans la
même région qu'eux, on ne peut conclure à l'existence d'un
murmure tricuspidien que si tout signe de lésion aortique
fait défaut et que les signes d'une lésion de la tricuspide
(surtout le pouls veineux) sont très-évidents.

4° **Murmures de l'artère pulmonaire.**

Ils s'entendent le mieux dans le deuxième espace intercostal gauche, près de l'insertion sternale de la troisième
côte gauche, c'est-à-dire au niveau même du siége anatomique de l'orifice pulmonaire. On observe très-rarement
ces murmures.

Des *murmures* peuvent prendre naissance dans le cœur
en deux et même plusieurs points à la fois. Ce fait est hors
de doute quand les murmures présentent une *intensité*
presque *égale* et peut-être un timbre différent dans deux
points différents de la région précordiale. Si le murmure
est exclusivement systolique en un point, exclusivement
diastolique dans un autre, il est évident que le foyer de
production du bruit anormal est double. Même dans les cas
où deux murmures systoliques et deux murmures diastoliques prennent naissance en deux points différents, il est
facile de reconnaître l'origine multiple de ces murmures.
Vu la rareté des lésions tricuspides et pulmonaires en gé-

néral, on trouve le plus souvent combinées des lésions mitrales et aortiques.

Quand deux murmures prennent naissance au niveau de deux valvules ou de deux orifices du cœur, rien n'est changé d'ordinaire dans le mode de propagation et le siége du maximum d'intensité de chacun de ces murmures. Si par exemple un murmure systolique est engendré à la valvule mitrale et un murmure diastolique aux valvules aortiques, le premier s'entend à la pointe du cœur, l'autre à l'insertion sternale de la troisième côte au niveau même du sternum. — On peut encore rencontrer dans la région du cœur des murmures multiples, selon le nombre des valvules et des orifices du cœur qui sont lésés. Chaque valvule auriculo-ventriculaire et chacun des orifices correspondants peuvent donner naissance à deux murmures, l'un systolique dû à l'insuffisance valvulaire, l'autre diastolique dépendant du rétrécissement de l'orifice; on peut en dire autant des orifices et des valvules artériels, avec cette différence qu'ici l'insuffisance donne lieu à un murmure diastolique et le rétrécissement à un murmure systolique. Ce fait explique les combinaisons multiples que peuvent présenter les murmures cardiaques en cas de lésions compliquées du cœur. J'ai eu moi-même en observation pendant fort longtemps un cas où l'on entendait cinq murmures, un murmure systolique et un autre diastolique pour chaque orifice artériel, et de plus un murmure systolique de la mitrale.
Il se peut que la perception des divers murmures auxquels donnent lieu les lésions cardiaques complexes soit troublée, quant au siége de leur maximum d'intensité et à leur timbre, par l'influence réciproque qu'ils exercent les uns sur les autres au point de vue de leur propagation; cependant il est possible en général de déterminer le foyer de production de ces murmures en tenant compte des autres signes physiques et des troubles consécutifs de la circulation.

Voici du reste les signes propres des diverses lésions valvulaires.

1° Insuffisance mitrale :

Murmure systolique présentant son maximum d'intensité à la pointe du cœur (le ton systolique peut être complétement absent ou bien présente encore une netteté plus ou moins grande) ; *hypertrophie* et *dilatation du ventricule droit, renforcement du deuxième ton pulmonaire.*

2° Rétrécissement mitral :

Murmure diastolique ou *présystolique offrant son intensité la plus grande à la pointe du cœur (parfois dédoublement du ton diastolique, si le cœur bat sans précipitation); hypertrophie* et *dilatation du ventricule droit, renforcement du deuxième ton pulmonaire.* — Si le rétrécissement est compliqué d'insuffisance, comme il arrive en général, un murmure systolique vient s'ajouter au murmure diastolique.

3° Insuffisance tricuspide :

Murmure systolique présentant son intensité maximum à la partie inférieure du sternum, pouls veineux de la jugulaire, parfois *affaiblissement* considérable *du deuxième ton pulmonaire,* grâce à la faible tension sanguine dans l'artère pulmonaire. (L'insuffisance tricuspide existe rarement comme lésion indépendante; généralement elle est combinée à des lésions mitrales.)

4° Rétrécissement tricuspide :

Lésion extrêmement rare, presque jamais *isolée :* Murmure diastolique ou présystolique avec maximum d'intensité à la partie inférieure du sternum; pouls veineux présystolique dans la jugulaire.

5° Rétrécissement aortique :

Murmure systolique perceptible dans le deuxième espace intercostal droit à l'insertion sternale de la troisième côte et avec une intensité égale sur toute la surface de la portion supérieure du sternum (le premier ton peut persister ou faire défaut); *hypertrophie et dilatation du ventricule gauche; pouls radial très-petit.* Ordinairement l'insuffisance aortique est liée au rétrécissement aortique et vient ajouter ses signes physiques aux précédents.

6° Insuffisance aortique :

Murmure diastolique avec maximum à la surface de la plus grande partie du sternum et dans le deuxième espace intercostal droit à l'insertion sternale de la troisième côte ; le premier ton aortique est souvent altéré dans sa pureté ou remplacé par un murmure, parce qu'ordinairement l'orifice de l'aorte est couvert d'aspérités (et par suite se trouve un peu rétréci). Le premier ton de la pointe du cœur manque fréquemment ; la cause en a été donnée page 357. Dans la carotide le premier ton d'ordinaire n'est pas pur ou est remplacé par un murmure, *le deuxième ton carotidien fait absolument defaut* ou est remplacé par le murmure diastolique de l'aorte propagé ; *hypertrophie et dilatation du ventricule gauche ; pouls vite.*

7° Rétrécissement pulmonaire :

Murmure systolique avec maximum d'intensité dans le deuxième espace intercostal gauche tout contre le sternum, *hypertrophie et dilatation du ventricule droit.*

8° Insuffisance pulmonaire :

Murmure diastolique avec maximum d'intensité dans le deuxième espace intercostal gauche, hypertrophie et dilatation du ventricule droit. — Les deux lésions pulmonaires, très-rares isolément, se présentent d'ordinaire combinées.

Anévrysmes de l'aorte.

Les anévrysmes aortiques donnent lieu à des murmures systoliques, ou encore à des murmures systoliques et diastoliques, s'il y a en même temps insuffisance aortique ; le ton systolique persiste ou est aboli.

Les murmures engendrés par les anévrysmes de l'aorte présentent en général leur *maximum d'intensité* aux mêmes points que les murmures dépendant du rétrécissement et de l'insuffisance aortiques, avec cette différence que leur extension varie selon le siége de l'anévrysme et selon le volume et l'étendue de celui-ci. Ainsi, dans l'anévrysme de l'aorte ascendante, le murmure s'entend très-bien dans le deuxième espace intercostal droit et à la surface du sternum ; dans l'anévrysme de la crosse de l'aorte le murmure dépasse le sternum à gauche. En général ces murmures sont déjà perceptibles au toucher dans une grande étendue. Parfois ils font défaut dans les anévrysmes peu volumineux, à la condition que l'orifice aortique ne soit pas rétréci par de fortes aspérités et que les valvules sigmoïdes soient intactes ; les tons aortiques conservent alors plus ou moins leur pureté.

Tous les anévrysmes de l'aorte ont pour conséquence une *hypertrophie du ventricule gauche*, du moment que les valvules semi-lunaires sont insuffisantes, ce qui est presque toujours le cas. Si, au contraire, elles ont conservé la faculté de se fermer, l'hypertrophie est faible et peut même manquer.

Si la valvule mitrale (ou dans des cas très-rares la valvule tricuspide) (1) se trouve couverte de rugosités, *sans* pour cela *être* insuffisante, il ne se produit point de lésion consécutive du cœur ; on observe parfois un murmure systolique, d'autres fois aucun bruit anormal n'est perceptible. D'autre part, si les orifices artériels sont rugueux par suite de dépôt sur la paroi interne des artères, sans qu'il y ait sténose véritable, il y a production d'un murmure systolique, mais les lésions consécutives, telles que l'hypertrophie du ventricule correspondant, etc., font également défaut. De pareilles aspérités se présentent le plus souvent à l'origine de l'aorte. Si en même temps les valvules aortiques sont insuffisantes, l'état du pouls radial permet de reconnaître si le murmure systolique qui se présente à côté des signes ordinaires de l'insuffisance dépend d'une sténose ou de simples rugosités de l'orifice ; le pouls radial est très-petit en cas de rétrécissement ; il ne présente pas ce genre d'altération si l'orifice est simplement couvert de rugosités.

(1) J'ai eu l'occasion d'observer pendant plusieurs années un malade qui présentait un murmure systolique très-fort avec maximum d'intensité au ventricule droit, sans aucun accident consécutif. Ce murmure existait depuis trente ans au moins, car ce fut sa découverte accidentelle qui fit exempter à cette époque l'individu en question du service militaire. On avait certainement affaire ici à des aspérités recouvrant la face ventriculaire de la valvule tricuspide ou l'endocarde du ventricule droit.

Murmures péricardiques.

Quand les deux feuillets viscéral et pariétal du péricarde présentent leur structure normale, ils glissent l'un sur l'autre, pendant les mouvements du cœur, sans donner lieu à aucun phénomène acoustique. Mais si leurs surfaces deviennent rugueuses par suite de la formation d'un exsudat fibrineux, ils frottent l'un contre l'autre et engendrent des murmures. Ce sont ces murmures que l'on a appelés *bruits de frottement péricardiques*.

Par leur *caractère*, ces murmures se rapprochent en général des bruits de grattement, de raclement, de cuir neuf, etc., en un mot, des bruits de frottement en général, et par cela même sont faciles à distinguer d'ordinaire des bruits de souffle et des murmures endocardiaques plus doux.

De plus, les bruits de frottement péricardiques, du moins ceux qui prennent naissance à la face antérieure du cœur, sont très-souvent *perceptibles au toucher* et ne se distinguent en rien, par les caractères qu'ils offrent à la palpation, des frottements pleurétiques. L'impression qu'ils font est celle de bruits engendrés dans le voisinage immédiat de la paroi thoracique. Aucun des murmures *endocardiaques* perceptibles au toucher ne ressemble en cela aux bruits de frottement *péricardiques;* ce caractère suffit déjà à lui seul à mettre leur origine hors de doute. Mais les murmures péricardiques se distinguent des murmures endocardiaques principalement par ce caractère qu'*ils ne sont pas toujours synchrones à la systole ou à la diastole, mais se présentent à des moments très-variés de ces deux phases*, empiétant davantage tantôt sur la systole, tantôt sur la diastole, selon la région du cœur où se trouvent en contact les deux faces rugueuses du péricarde (1). D'ordinaire, on entend également ment les deux tons du cœur, entre lesquels viennent s'intercaler les bruits de frottement. De plus, les murmures péricardiques ne se propagent jamais à une aussi grande distance que les murmures endocardiaques; souvent même ils disparaissent déjà à une petite distance, ou du moins se trouvent considérablement affaiblis.

La *force* des murmures péricardiques dépend essentiellement : 1° du degré d'épaisseur des dépôts fibrineux; 2° du degré d'énergie du cœur; 3° de la région où ils prennent naissance; toutes choses égales d'ailleurs, le bruit de frottement est plus intense s'il est engendré à la face antérieure; 4° de l'attitude du malade. Les murmures péricardiques disparaissent pour reparaître en un autre point, sitôt que par un changement d'attitude du corps le cœur subit luimême un déplacement, qui a pour conséquence une modification des points de contact des faces péricardiques en regard. Ainsi l'on peut observer l'affaiblissement et même la disparition des bruits de frottement dans le décubitus dorsal, et, d'autre part, l'apparition ou le renforcement de ces mêmes bruits dans l'attitude debout ou assise ou dans le décubitus latéral gauche. De même l'inspiration renforce le bruit de frottement péricardique, si elle coïncide avec la contraction cardiaque, car elle détermine l'abaissement du diaphragme, et par suite rend plus intime le contact de points opposés du péricarde (Traube).

Parfois on observe dans divers points de la région précordiale des bruits de frottement de caractère un peu différent, mais d'égale intensité; on doit en conclure qu'ils ont une origine multiple et ne consistent pas en murmures propagés d'un point unique.

---

(1) Ainsi il peut arriver qu'un bruit de frottement s'entende un instant plutôt à la base du cœur qu'à la pointe, parce que la contraction des oreillettes précède la systole ventriculaire.

Dans certains cas les murmures péricardiques sont renforcés par la pression du stéthoscope qui détermine un contact plus intime des feuillets séreux, tandis que les murmures endocardiaques se trouvent souvent affaiblis par ce moyen (Friedreich). Mais l'expérience ne réussit pas toujours et par suite ne peut fournir un signe certain au point de vue du diagnostic différentiel.

Toutes les conditions précédentes qui influent sur les murmures péricardiques, soit en les affaiblissant, soit en les renforçant, n'ont aucune action sur les murmures endocardiaques; en tenant compte de tous les signes indiqués ci-dessus, il est possible, dans la plupart des cas, de reconnaître l'origine péricardique des murmures, même si ces derniers n'offrent qu'une faible intensité, et cela sans avoir recours aux autres signes physiques de la péricardite.

Cependant si les murmures péricardiques sont faibles et doux, et qu'ils ne sont point appréciables à la palpation, en d'autres termes, s'ils n'offrent point de caractère bien net et bien tranché, on peut les confondre avec des murmures endocardiaques sitôt que le rhythme du cœur s'accélère et devient irrégulier et que la distinction entre la systole et la diastole devient plus difficile. En prolongeant l'observation et en auscultant la région précordiale pendant les périodes de calme du cœur, on réussit à établir une distinction même dans ces sortes de cas.

Les bruits de frottement ne s'entendent pas pendant toute la durée de la péricardite, mais d'ordinaire à son début et à sa terminaison seulement : au début, parce que, l'exsudat étant faible encore, les feuillets du péricarde se touchent plus intimement; à la terminaison, parce que les portions les plus liquides de l'exsudat, en se résorbant, laissent les surfaces de la séreuse recouvertes d'une couche fibrineuse plus solide; mais au moment où l'épanchement est le plus volumineux, tout murmure disparaît, attendu que les feuillets du péricarde sont maintenus écartés l'un de l'autre par le liquide interposé. A ce point de vue, le frottement péricardique se comporte donc exactement comme le frottement pleurétique. — Le bruit de frottement apparaît le plus tôt et le plus souvent à la *base du cœur*, dans le voisinage des gros vaisseaux, parce qu'à ce niveau, grâce à l'immobilité plus grande de cette région de l'organe, les deux faces du péricarde restent en contact le plus longtemps possible et qu'ici un épanchement plus volumineux qu'à la partie inférieure du cœur, par exemple, est nécessaire pour déterminer l'écartement des deux feuillets de la séreuse et rendre tout frottement impossible. D'autre part, il peut arriver que les bruits de frottement se prolongent pendant des semaines après la terminaison de la péricardite ; mais ils s'affaiblissent au fur et à mesure que les caillots fibrineux gagnent en liquidité, jusqu'à ce qu'enfin ils disparaissent par suite du retour des feuillets du péricarde à leur état lisse normal, ou bien par suite d'adhérences contractées par les deux feuillets entre eux.

Outre la péricardite, la tuberculose et le cancer du péricarde, les tumeurs musculaires du cœur et d'autres affections analogues, très-rares du reste et à peine accessibles à nos procédés de diagnostic, peuvent donner lieu à des frottements péricardiques. — De plus, certains auteurs affirment qu'à la période asphyxique du choléra on perçoit également des murmures péricardiques dus à l'état de sécheresse du péricarde ; quant à moi, j'ai recherché ce signe sur un grand nombre de cholériques à la période d'asphyxie sans jamais le rencontrer.

L'existence de rugosités à la face *externe* du péricarde peut également donner lieu à des murmures, par suite du frottement contre le tissu pulmonaire situé dans le voisinage ou contre les parois thoraciques ; ce sont les murmures *extra-péricardiques* ou pneumo-péricardiques ; ils peuvent présenter une ressemblance complète avec les murmures intra-péricardiques (1). — Enfin, le péricarde parfaitement normal, du reste, peut frotter contre des aspérités de la plèvre (pleurésie). Les murmures (pleuro-péricardiques) ainsi engendrés s'affaiblissent au point de disparaître quand le malade suspend la respiration; très-rarement ils persistent malgré la suspension de la respiration. La distinction entre les murmures intra et extra-péricardiques n'est possible que si l'on tient compte de tous les autres signes fournis par l'exploration physique; encore n'est-elle pas toujours bien certaine.

Auscultation des artères et des veines. — Tons des artères.

De même que l'aorte à son origine, les artères volumineuses qui en émanent sont le siége de phénomènes sonores engendrés à chaque contraction cardiaque, c'est-à-dire pendant la systole et la diastole artérielles; ces sons prennent naissance ou dans les artères mêmes, ou y arrivent par propagation des sons aortiques. Les seules artères qu'il y ait lieu d'ausculter en général sont la carotide et la sous-clavière et de préférence la première que sa position superficielle rend plus accessible à l'exploration; ce n'est que dans ces cas isolés (qui seront signalés plus loin) qu'il devient utile d'ausculter des artères de moindre calibre, telles que la brachiale et la fémorale.

Quand l'appareil de la circulation se trouve dans son état normal, on perçoit à chaque systole ventriculaire, au niveau de la carotide, deux tons très-purs, séparés par une

(1) J'ai, du reste, observé un cas, où malgré un dépôt très-considérable de fibrine sur la face pariétale du péricarde (révélé à l'autopsie), il n'y avait point de bruit de frottement appréciable pendant la vie.

courte pause, dont le premier est isochrone à la systole,
le deuxième à la diastole du cœur (1).

. Le *premier* ton carotidien est constitué en partie par le
premier ton aortique propagé, mais il a pour cause principale l'extension systolique de la tunique artérielle. En voici
les preuves : 1° il présente la même intensité que le premier ton aortique; 2° il persiste.quelquefois quand ce dernier fait défaut (ou se trouve remplacé par un murmure
systolique); 3° les artères d'un certain calibre et même les
petites artères lors même qu'elles sont très-éloignées du
centre circulatoire, peuvent devenir le siége de tons quand,
pour une cause ou pour une autre, l'ondée sanguine dilate
avec force la membrane artérielle.

Le *deuxième* ton carotidien ne prend pas naissance dans
la carotide même, les conditions nécessaires à sa production y faisant défaut; c'est simplement le *deuxième ton aortique propagé;* en effet, quand le deuxième ton aortique est
remplacé par un murmure diastolique, le deuxième ton
carotidien fait défaut ou on entend à sa place le murmure
diastolique propagé. Il en résulte que l'*absence de deuxième
ton dans la carotide, ou la substitution d'un murmure à sa
place, constitue un signe important dans l'insuffisance des
valvules aortiques.*

---

(1) Dans les artères très-rapprochées du cœur, telles que la carotide,
le pouls est isochrone à l'impulsion cardiaque ; dans les artères éloignées, au contraire, la différence entre le moment correspondant à la
pulsation cardiaque et celui où se produit le pouls artériel devient si
grande que la systole artérielle coïncide presque avec la diastole cardiaque ou même peut arriver quelques centièmes de seconde après. En
effet, d'après Landois, l'intervalle qui sépare le premier ton du cœur du
second est de 0,31 secondes et l'intervalle qui sépare le premier ton
du cœur du pouls de la radiale est de 0,22 secondes, et le même intervalle pour la pédieuse de 0,35 secondes. — Si donc il est question de
sons systoliques et dans quelques cas de sons diastoliques pour des
artères un peu éloignées du cœur (artère fémorale par exemple), il s'agit
de systole et de diastole *artérielles* et *non cardiaques.*

Dans la *sous-clavière* également, on entend à l'état .normal deux tons qui subissent les mêmes modifications que les tons carotidiens, sous l'influence des mêmes conditions pathologiques.

De même que dans la carotide et la sous-clavière, un ton systolique prend naissance dans tout le trajet de l'aorte descendante et abdominale, mais ordinairement on n'ausculte pas l'aorte dans cette région, à moins qu'il n'y ait des signes évidents d'une maladie (anévrysme, par exemple) sur le trajet de cette artère. Si le cœur bat avec énergie, on entend assez nettement le ton de l'aorte descendante au niveau de la colonne vertébrale, à la condition qu'on élimine les murmures respiratoires ; quant au ton de l'aorte abdominale, on l'entend aisément chez les individus amaigris, en déprimant profondément, au moyen du stéthoscope, les parois abdominales relâchées. — Les artères périphériques, à l'exception de celles qui ont été mentionnées ci-dessus, ne sont jamais le siége de phénomènes acoustiques, ou bien elles en offrent à peine des traces.

O. Wolff prétend, et Landois de son côté affirme, que dans les artères de moyen calibre, telles que le cubitale et la radiale, on peut entendre trois tons se succédant rapidement à chaque contraction cardiaque, et correspondant au tricrotisme de ces artères tel que le donne le sphygmographe. D'après ces auteurs, on ne réussirait à percevoir ce phénonène que chez les individus amaigris et affaiblis par de longues et de graves maladies et en exerçant au moyen du stéthoscope une pression moyenne bien déterminée. Le premier ton ou plutôt le premier *ton-murmure*, engendré par l'expansion artérielle, est plus fort et mieux accentué que les deux suivants ; le deuxième et le troisième tons coïncidant avec la diastole artérielle sont au contraire faibles et brefs ; ils sont dus aux deux élévations par ondée rétrograde (voyez p. 336).

J'ai répété ces expériences sur un grand nombre d'individus atteints de maladies chroniques et amaigris, en suivant exactement le procédé de Wolff ; j'ai bien entendu parfois des traces de tons au niveau de la cubitale et de la radiale, mais je n'ai jamais réussi à percevoir trois tons distincts à chaque contraction du cœur. Il semble, d'après cela, que le phénomène indiqué par O. Wolff n'est perceptible que sur les individus chez lesquels les conditions sont particulièrement favorables à la production des élévations artérielles secondaires, nécessaires à la formation des deuxième et troisième tons.

Il faut encore tenir compte ici des phénomènes d'auscultation que l'on obtient en modifiant la pression du stéthoscope sur les artères cubitale et radiale ; on obtient un *ton* artériel bref *au-dessus* du point d'application, si la compression de l'artère est *complète*, un *murmure*, si l'artère est incomplétement comprimée. Dans le premier cas, le vaisseau se trouve *fortement dilaté* au-dessus du point comprimé et par suite les conditions sont les mêmes que pour la production du premier ton dans les gros vaisseaux (aorte et carotide); dans le second cas, le courant sanguin, passant d'une partie dilatée dans une autre partie rétrécie, subit une tension plus grande et un mouvement oscillatoire.

Dans certaines conditions pathologiques toutes les artères périphériques, même celles de petit calibre, peuvent engendrer un ton au moment de leur expansion par l'ondée sanguine. Ce phénomène a été désigné sous le nom de *résonnement* (Tönen) *des artères.*

Il est nécessaire, en tout cas, que la dilatation de la membrane artérielle soit très-grande et qu'elle soit déterminée par un fort excès de la pression sanguine sur ses parois. Ce phénomène se produit d'une manière extrêmement nette en cas d'hypertrophie intense du ventricule gauche consécutive à l'insuffisance aortique. En effet, très-souvent dans cette dernière affection, on obtient (en appliquant légèrement le stéthoscope sur l'artère sans la comprimer) un ton très-net au niveau de l'artère axillaire et de ses subdivisions jusqu'à la radiale ainsi qu'au niveau de la crurale et de la poplitée, et même au niveau des très-petites artères, à l'arcade palmaire, par exemple (1); ce ton, qui ne présente

____

(1) J'ai vu un malade dont l'arcade palmaire était de plus le siége d'un pouls véritable.

pas le caractère d'un claquement, se produit à chaque systole artérielle. Mais il disparaît aux stades ultérieures de
l'insuffisance aortique, dès que la contractilité du ventricule
gauche baisse et que l'expansion artérielle est moindre,
grâce à la diminution de pression de l'ondée sanguine.

Quant à l'exploration de ce ton artériel, les artères brachiale et fémorale sont celles qui s'y prêtent le mieux.

Comme nous l'avons dit, le ton artériel correspond à la systole;
pendant la diastole artérielle on ne perçoit aucun ton. Mais si
l'on applique avec un peu plus de force le stéthoscope sur l'artère crurale, de telle sorte qu'elle se trouve modérément comprimée, c'est-à-dire rétrécie, on n'entend pas seulement un ton
(ou comme il arrive quelquefois un ton-murmure) lors de la systole
artérielle, mais encore un *murmure* lors de la *diastole* artérielle
par suite du mouvement d'oscillation que subit le courant sanguin au niveau du rétrécissement. Ce murmure a été décrit
pour la première fois et donné comme un signe caractéristique
de l'insuffisance aortique par Duroziez. Mais ce n'est qu'un phénomène artificiel sans valeur pour le diagnostic.

Bien différent de ce *double murmure* de Duroziez est le
double ton de la crurale observé par Traube dans quelques cas
d'insuffisance aortique très-intense. Le premier ton de la crurale
est dû, comme nous l'avons dit plus haut, à la distension exagérée
de la membrane artérielle, le deuxième ton à son affaissement
rapide, attendu que dans l'insuffisance aortique l'ondée sanguine
s'écoule non-seulement vers la périphérie dans les capillaires,
mais encore est refoulée en partie vers le centre circulatoire et
revient dans le cœur par régurgitation. L'artère en question
donne donc lieu à un ton diastolique en passant subitement de
l'état de forte tension, qui engendre le ton systolique, à un état de
très-faible tension, de même que toute autre membrane produit
un ton si elle est *brusquement* détendue. Le phénomène du
double ton ne peut avoir lieu que dans les degrés très-intenses
d'insuffisance aortique et ne s'observe qu'à la crurale (et non à la
brachiale par exemple), parce que la distension de la crurale est
plus énergique que celle des autres artères, et que par suite la
différence entre les états de *tension* et de *détente* maximums
est plus notable.

23.

Murmures artériels.

Les artères volumineuses peuvent être *le siége de murmures nés sur place ou de murmures propagés* (ayant le cœur pour point de départ); de plus, *on peut faire naître artificiellement des murmures dans les artères dont la situation est superficielle.* Les murmures *nés sur place,* de même que ceux qui sont d'origine artificielle, sont *toujours systoliques,* tandis que les murmures *propagés* sont *ou systoliques ou diastoliques.*

1° Les artères volumineuses (carotide et sous-clavière) sont souvent le siége de murmures nés sur place, sans pour cela être atteintes dans leur structure; ce phénomène est simplement la conséquence d'un accroissement de l'activité cardiaque et devient surtout manifeste si le sujet examiné tourne fortement la tête du côté opposé, c'est-à-dire tend vigoureusement les muscles et les aponévroses du cou. Les murmures, dans ce cas, ont sans doute pour cause l'inégalité de tension de la membrane artérielle ou le mouvement oscillatoire que subit le courant sanguin dans son passage à travers les artères, comprimées par les aponévroses et les muscles tendus par le mouvement de la tête indiqué ci-dessus. Lors du relâchement de ces tissus, les murmures disparaissent. Ils sont, du reste, toujours accompagnés par un ton plus ou moins net. Mais là où ces murmures systoliques bourdonnants (*schwirrend*) sont le plus fréquents, c'est dans les artères *dilatées,* carotide ou sous-clavière, sous l'influence de l'hypertrophie du ventricule gauche et de la pulsation plus énergique qui en résulte.

Des murmures systoliques peuvent même se produire dans les petites artères, du moment qu'elles sont sinueuses

et dilatées et que les dilatations alternent avec des portions
où la lumière du vaisseau est normale. Dans les artères
étroites, qui présentent des dilatations subites, le courant
sanguin subit un mouvement oscillatoire et par cela même
engendre un murmure. C'est par ce mécanisme que l'on
arrive à expliquer le souffle systolique des artères thyroï-
diennes dans la maladie de Basedow. Quant aux murmures
veineux que l'on observe également au niveau de la tumeur
caractéristique de cette maladie (voyez p. 414), on en-dis-
tingue facilement le murmure artériel par le renforcement
qu'il subit à chaque systole ventriculaire.

De plus, des murmures systoliques peuvent se produire
sur place, principalement dans la carotide et la sous-clavière, sous l'influence de modifications pathologiques de la
tunique artérielle, d'excroissances, etc., mais principalement dans les dilatations anévrysmales de ces artères. Ici
encore, c'est le mouvement d'oscillation du courant sanguin
qui est la cause efficiente du murmure.

Dans la catégorie des murmures nés sur place dans la carotide ou ses ramifications il faut ranger le *murmure encéphalique*
découvert par Fisher (1833). Il consiste en un *souffle doux* isochrone à la *systole* cardiaque, perceptible souvent au niveau de
la grande fontanelle et dans son voisinage immédiat et parfois au
niveau de la petite fontanelle (Hennig), de la vingtième semaine
environ à la deuxième année, et en cas d'inocclusion pathologique de la fontanelle jusqu'à la sixième année. Ce souffle a
évidemment pour lieu d'origine les sinuosités multiples des
artères de la base de l'encéphale et se trouve transmis à travers
la masse cérébrale jusqu'à la superficie. On ne perçoit plus
aucun murmure dans les régions recouvertes par les os du crâne
d'où il faut conclure que la substance osseuse n'est pas favorable
à la transmission du souffle encéphalique; pour la même raison
le murmure disparaît dès que la fontanelle se ferme (1). Pour

(1) D'après W. Zenker, on entendrait chez beaucoup de personnes les
tons du cœur en auscultant très-attentivement leur vertex.

ce qui concerne sa fréquence, on le rencontre chez la moitié environ de tous les nourrissons (Steffen), mais plus marqué chez les enfants rachitiques (Hennig) ; c'est du reste un phénomène complétement dépourvu d'importance au point de vue du diagnostic. Théoriquement et par analogie avec les modifications que subissent les autres murmures artériels, il semblerait que le souffle encéphalique dût être renforcé par l'accroissement de la tension sanguine dans l'encéphale (hyperémie cérébrale par exemple), affaibli par la diminution de cette tension (anémie), tandis qu'en réalité on trouve, soit l'inverse, soit aucune altération du murmure dans les conditions pathologiques indiquées.

2° Les murmures systoliques que l'on perçoit au niveau des artères volumineuses sont, de plus, très-souvent constitués par des bruits étrangers propagés, ayant pour foyer de production l'orifice aortique ou la portion d'origine de l'aorte ; les murmures diastoliques n'ont point d'autre cause ; c'est ainsi qu'il faut interpréter les murmures systoliques de la carotide et de la sous-clavière, dans les cas où l'orifice aortique est rétréci ou couvert d'aspérités et dans les cas de processus athéromateux de l'aorte ; il en est de même du murmure diastolique que présentent ces mêmes artères dans l'insuffisance aortique.

3° Enfin, il est possible de provoquer artificiellement la production de murmures dans les artères, notamment dans la carotide et la sous-clavière, en appliquant avec une certaine force le stéthoscope sur elles ; on entend souvent ces murmures artificiels en auscultant le sommet des poumons ; ils disparaissent, bien entendu, aussitôt que le stéthoscope cesse de comprimer les artères. (Nous avons déjà dit, p. 404, que la pression du stéthoscope sur les petites artères provoque également des murmures systoliques.) Ces murmures artificiels, qui se présentent sous la forme d'un *souffle systolique* bref, s'obtiennent surtout fréquemment au niveau de la carotide comprimée par le stéthoscope, *au-dessus* de la clavicule ; *au-dessous* de la clavicule, la sous-clavière ne peut être comprimée au moyen du stéthoscope et un murmure ne peut prendre naissance qu'à la condition que cette artère présente des battements bien visibles, à la suite de quelque hypertrophie intense du ventricule gauche (dans l'insuffisance aortique, par exemple).

Murmures veineux.

Les murmures veineux ne s'observent guère qu'au niveau de la veine *jugulaire commune;* dans les cas seulement où ce murmure est très-intense, on l'entend encore dans les troncs veineux intra-thoraciques qui communiquent avec elle (veine innominée, veine cave supérieure) (1). Ils se rencontrent quelquefois (mais peu intenses) chez des individus très-bien portants; ils ne sont très-forts que chez les personnes *anémiques*, principalement chez les femmes *chlorotiques*. On les désigne d'ordinaire sous le nom de *bruit de diable* (*Nonnengeräusch*).

Si l'on ausculte au niveau de la fossette comprise entre les deux chefs du muscle sterno-cléido-mastoïdien, on entend chez les chlorotiques un murmure continu. Tantôt c'est un souffle doux, tantôt un sifflement intense très-analogue au mugissement du vent dans une cheminée, et que le malade lui-même perçoit quelquefois; ce murmure est parfois accompagné d'un timbre particulier et alors fait l'impression d'un gémissement, d'un soupir ou d'un chant (2). En dehors des caractères distinctifs que nous avons indiqués, les murmures veineux présentent d'autres particularités qui permettent de les distinguer de tous les

---

(1) Dans quelques cas on a observé le murmure veineux dans les veines axillaire et crurale.

(2) C'est ce caractère chantant qui a conduit Laënnec à donner au murmure en question le nom de *chant des artères;* Laënnec croyait en effet que ce murmure prenait naissance dans les artères; Ward l'a rapporté à sa vraie origine, qui réside dans les veines.

autres murmures, soit endocardiaques, soit artériels ; ils ne
sont pas liés à la systole et à la diastole ventriculaires et ne
sont point modifiés dans leur intensité par les variations de
l'activité du cœur ; ce sont des murmures persistants, *per-
manents*, qui n'offrent de renforcement ou d'affaiblissement
que dans des conditions données, que nous signalerons
tout à l'heure.

Comme preuve de l'origine *veineuse* du bruit de diable,
contrairément à l'opinion ancienne qui lui attribuait une
origine artérielle, il nous suffira de mettre en lumière ce
seul fait que le murmure en question disparaît par la compression de la veine jugulaire, tandis que la compression
de la carotide ne le modifie ni dans son caractère ni dans
son intensité.

Le bruit de diable résulte d'un *mouvement oscillatoire
du courant sanguin dans la veine jugulaire* avec ébranlement communiqué aux parois de cette veine ; ce mouvement d'oscillation ne peut avoir d'autre cause que le passage de l'ondée sanguine de la veine jugulaire relativement
étroite dans le *sinus* (bulbe) de cette veine relativement plus
large et maintenu à l'état de dilatation par l'aponévrose cervicale à laquelle il adhère ; du moins l'analogie avec d'autres murmures qui offrent une origine semblable nous porte
à adopter cette manière de voir. — Cependant cette condition ne suffit pas à elle seule pour expliquer la production
du bruit de diable, autrement on devrait le percevoir chez
toutes les personnes à l'état normal (fait qui a été affirmé du
reste) ; une autre circonstance qui influe puissamment ici,
c'est la diminution de la masse sanguine en circulation et
comme conséquence l'inégale tension des parois de la veine
jugulaire, d'où résultent des vibrations inégales (tremble-
ment) de ces parois. — Quant à la part que prennent les
altérations qualitatives que subit le sang dans la chlorose,
aux vibrations des parois des veines et par là peut-être à la

production ou au renforcement du bruit de diable, la question n'est pas encore résolue.

Le bruit de diable se trouve *renforcé* dans les conditions suivantes :

1° *Par la rotation de la tête du côté opposé.* — Le renforcement est dû ici à la tension de l'aponévrose cervicale (1) et des muscles du cou, notamment de l'omo-hyoïdien, tension par suite de laquelle la veine jugulaire du côté correspondant se trouve plus ou moins comprimée (mais jamais d'une manière complète). Au niveau du siége de la compression la lumière de la veine jugulaire est rétrécie et par cela même se trouve accrue la différence entre le calibre de la veine et celui de son renflement (sinus), maintenu à l'état de dilatation par ses nombreuses adhérences ; en d'autres termes, on trouve réalisées par ce moyen les conditions les plus favorables à la production d'un courant sanguin oscillatoire. Aussi, dans les cas où le bruit de diable est faible ou peu accentué, fait-on toujours tourner au malade la tête du côté opposé. Par ce moyen on obtient à volonté divers degrés de renforcement du murmure.

2° *Par l'accélération du courant sanguin dans la veine jugulaire.* — En effet, le bruit de diable est plus accentué chez les malades quand ils sont assis ou debout que dans le décubitus ; il subit un renforcement plus notable encore dans les inspirations profondes et, en revanche, est affaibli dans les expirations forcées ; en effet, l'inspiration accélère l'écoulement du sang qui revient du corps par la veine ju-

---

(1) Il ne peut être question ici d'une *vibration* de l'aponévrose cervicale qui se communiquerait au courant sanguin de la veine jugulaire et donnerait ainsi lieu au bruit de diable, comme on a voulu le démontrer jadis. En revanche, il est certain que la tension du muscle omo-hyoïdien peut, en comprimant la veine engendrer un murmure. On peut ainsi provoquer artificiellement le bruit de diable sur des personnes saines en soumettant le muscle omo-hyoïdien à une excitation *électrique* (Leiblinger).

gulaire, tandis que l'expiration le ralentit ; si l'on suspend
la respiration pendant quelques instants, la pression intra-
thoracique sur les troncs veineux augmente et met encore
davantage obstacle à l'écoulement du sang de la veine jugulaire ; il reste stagnant, et le mouvement oscillatoire du courant sanguin est presque totalement empêché ; de là affaiblissement et parfois abolition complète du bruit de diable.

L'effet produit par le décubitus dorsal et par l'expiration
ou la suspension de la respiration est obtenu plus rapidement et à un degré presque plus intense par la compression
du sinus de la veine jugulaire ; au-dessus du point comprimé
la veine est distendue à l'excès par le sang et tout mouvement du liquide devient impossible. C'est ainsi que l'application alternativement plus ou moins énergique du stéthoscope sur la veine affaiblit ou renforce le bruit de diable ;
il faut donc éviter de comprimer trop fortement la veine
avec cet instrument, surtout lorsque le bruit de diable ne
présente qu'une faible intensité.

Le bruit de diable est généralement *plus fort* dans la
jugulaire *droite* que dans la gauche ; en effet, l'écoulement
du sang est favorisé à droite par la disposition de la veine
innominée droite dont le trajet est presque direct, tandis
que la veine innominée gauche présente un parcours *horizontal* de gauche à droite. Aussi le bruit de diable est-il
souvent encore perceptible au-dessous de la première côte
à droite, dans la région du tronc veineux brachio-céphalique, tandis que dans la région symétrique à gauche il ne
l'est plus. Cependant il arrive parfois que le murmure veineux à gauche est tout aussi fort, même plus fort qu'à
droite, sans qu'il soit possible de découvrir la cause de cette
anomalie.

Le murmure de la veine jugulaire éprouve un *renforcement*
apparent au moment de la systole ventriculaire, parce que la

carotide, lors de sa pulsation, exerce un choc contre la paroi de la veine jugulaire et produit une compression de très-courte durée du courant sanguin qui la traverse. Les tons carotidiens en s'ajoutant au murmure veineux le renforcent également en apparence.

Quand le bruit de diable présente une grande intensité il est presque toujours perceptible, sous forme d'un frémissement (*frémissement de la veine jugulaire*), au doigt appliqué dans la fossette située entre les deux chefs du muscle sterno-cléido-mastoïdien. Ce frémissement est dû à l'ébranlement vibratoire de la paroi veineuse. — Il n'est pas toujours proportionnel à l'intensité qu'offre le murmure à l'auscultation; tantôt le frémissement est intense et le murmure lui-même est faible, tantôt c'est l'inverse. —Du reste, le frémissement ne présente pas une intensité constante : il est souvent interrompu par de courtes pauses, et, en réalité, on ne le perçoit qu'aux instants qui correspondent aux phases les plus intenses du mouvement oscillatoire de l'ondée sanguine.

Le bruit de diable s'observe non-seulement dans la chlorose, où il se manifeste avec sa plus grande intensité, mais encore plus ou moins nettement dans tous les autres états d'anémie, quelle qu'en soit la cause, et bien entendu aussi chez les hommes. (J'ai rencontré plusieurs fois chez des jeunes hommes le bruit de diable avec une intensité presque égale à celle qu'elle offre dans les degrés les plus prononcés de chlorose. On l'observe encore chez des personnes bien portantes de tout âge, mais il est loin d'être aussi général que l'affirme M. Parrot. J'ai fait des recherches à ce sujet sur un grand nombre d'individus en bonne santé et je n'ai réussi à obtenir un murmure veineux, très-faible, du reste, que dans la rotation forcée de la tête du côté opposé ; quand le maintien de la tête est normal, il est rare d'observer un murmure veineux sur des personnes saines.

Dans certains cas on perçoit un murmure extrêmement net en auscultant d'autres plexus veineux superficiels, au niveau du corps thyroïde hypertrophié, par exemple, dans la maladie de

Basedow. En effet, ici le murmure ne prend pas naissance tout entier dans les artères dilatées, mais de plus dans les veines, ce que vient corroborer la continuité du murmure en question. Dans ce cas le murmure s'explique par la dilatation inégale des veines qui entraîne un mouvement oscillatoire du courant sanguin. Souvent aussi le goître exophthalmique est accompagné d'anémie, et ainsi la condition générale de production des murmures veineux se trouve réalisée.. Dans le goître endémique ordinaire, quelque volumineux qu'il fût, je n'ai *jamais* observé ce phénomène ; en effet, le goître ordinaire consiste en une simple hyperplasie de la substance glandulaire normale sans dilatation vasculaire. A mon avis l'existence d'un murmure dans le goître constitue un signe important quand il s'agit du diagnostic d'un cas douteux de maladie de Basedow, où le goître et les palpitations seuls existent, sans qu'il.y ait d'exophthalmie.

Dans quelques cas rares on observe encore dans les *veines jugulaires* des *murmures systoliques*, en d'autres termes, des bruits qui dépendent des mouvements du cœur ; ils existent alors en même temps que le pouls veineux consécutivement à l'insuffisance tricuspide. — Le murmure en question est engendré en partie au niveau des valvules de la jugulaire devenues insuffisantes et est formé en partie par le murmure de la valvule tricuspide propagé. (Voyez p. 315.)

Murmures cardio-pulmonaires.

Il existe un groupe de *murmures* dont la production est plus rare, *qui ne dépendent point d'une affection du cœur, mais d'une altération de la structure du parenchyme pulmonaire*, et qui naissent à l'occasion des mouvements du cœur. On les désigne sous le nom de murmures cardio-pulmonaires. Ils sont en général systoliques, mais ils peuvent être systoliques et diastoliques, ou plutôt ils empiètent sur la diastole ; en tout cas ils sont le plus intenses pendant la systole.

Dans cette catégorie de murmures il faut ranger : 1° les

murmures soufflants ou humés qui prennent naissance à chaque contraction du cœur, dans les *cavernes pulmonaires volumineuses*, voisines de cet organe et pourvues de parois amincies. Ce phénomène a évidemment pour cause les mouvements du .cœur qui se communiquent aux parois avoisinantes de l'excavation et par ce moyen à la colonne aérienne qu'elle renferme. Cette dernière, ainsi comprimée à chaque systole, s'échappe de la caverne par la bronche qui y aboutit. Le mode de production de ce murmure est donc semblable à celui du bruit de pot fêlé. Lors de la diastole du cœur l'air revient dans la caverne en n'occasionnant qu'un murmure beaucoup plus faible. Parfois la suspension de la respiration affaiblit le souffle cardio-pulmonaire jusqu'à le rendre presque imperceptible; dans d'autres cas, le murmure n'est pas altéré.

2° Les *murmures systoliques* qui naissent parfois dans l'*artère pulmonaire* sous l'influence d'une *induration* de la portion antérieure et supérieure du poumon gauche, consécutivement à la phthisie ou à tout autre processus qui entraîne l'imperméabilité du poumon. — Le tissu induré comprime en effet le tronc de l'artère pulmonaire ou l'une de ses branches principales et, par suite, l'ondée sanguine donne lieu à un murmure au moment où elle pénètre dans la partie rétrécie.

Ainsi Immermann a trouvé à l'autopsie d'un individu, qui pendant la vie offrait un murmure pulmonaire systolique étendu à toute la partie supérieure du poumon et perceptible en avant et en arrière, un rétrécissement considérable des deux branches principales de l'artère pulmonaire et de leurs premières divisions (la compression était due à une rétraction cicatricielle du tissu pulmonaire consécutivement à une pneumonie chronique interstitielle); l'artère pulmonaire elle-même et les portions d'origine de ses deux divisions principales offraient une *dilatation* très-notable *avant* leur entrée dans les poumons. Willigk, W. Müller, Bettelheim, Heller, etc., ont décrit des cas analogues.

On peut observer encore, dans certaines conditions, au niveau des cavités pulmonaires volumineuses, un murmure pulmonaire systolique, quand par exemple des troncs artériels de fort calibre traversent librement l'excavation ; Schrötter a rencontré un fait de ce genre. On conçoit aisément que les parois artérielles modifiées en pareil cas dans leur élasticité et douées d'une moindre résistance donnent lieu, sous l'influence de l'ondée systolique, à des vibrations irrégulières et par suite à un murmure systolique.

Enfin Quincke a encore fait connaître deux autres causes spéciales du *murmure pulmonaire systolique :* 1° le défaut de proportion entre le calibre de l'artère pulmonaire et celui de l'infundibulum de cette artère; 2° l'aplatissement de la même artère déterminé par la paroi thoracique, en rapport immédiat avec elle par suite d'un rapprochement anormal. Dans le premier cas démontré du reste par un résultat d'autopsie, le murmure est engendré par le mouvement oscillatoire qu'éprouve le courant sanguin en passant de l'infundibulum relativement étroit dans l'artère relativement plus large. Dans le deuxième cas où le retrait du bord gauche antérieur du poumon a mis à nu la base du cœur et amené le contact immédiat de l'artère pulmonaire avec la paroi thoracique, c'est encore le mouvement d'oscillation de la colonne sanguine qui détermine le murmure systolique. En effet le diamètre antéro-postérieur du cœur s'accroissant à chaque systole, l'artère pulmonaire se trouve projetée contre la paroi thoracique et aplatie, tandis que l'infundibulum ne subit aucune modification; ainsi se trouve réalisée la condition nécessaire à la production d'un murmure. Il est vrai que d'autres facteurs encore doivent intervenir ici, car si l'on fait abstraction de la fréquence relativement grande du murmure pulmonaire systolique dans la chlorose, où il s'explique autrement (voyez p. 384 et suiv.), c'est toujours un phénomène rare, quoique l'artère pulmonaire arrive souvent en contact immédiat avec la paroi thoracique et s'y manifeste par ses pulsations, et cela à la suite des rétractions considérables du poumon gauche et de l'hypertrophie du cœur droit consécutive à des lésions de la valvule mitrale.

3° Cependant on observe *dans différentes régions du thorax des murmures systoliques* qui ne prennent pas naissance dans le tronc principal de l'artère pulmonaire, vu que les deux tons de cette artère s'entendent avec une grande pureté au niveau de leur foyer d'auscultation; ces murmures se produisent probablement dans les ramifications de l'artère pulmonaire dont quelques-unes peuvent-être le siége de *dilatations*. Mais il faut avouer que, jusqu'à présent, l'existence de pareilles dilatations n'a pas été démontrée anatomiquement.

Bartels rapporte, entre autres, plusieurs cas concernant des phthisiques où des murmures systoliques occupaient non pas le côté malade de la poitrine, mais le côté sain sur une grande étendue, malgré l'intégrité des tons normaux du cœur. Le murmure était renforcé à l'expiration; du reste, son caractère était absolument celui d'un souffle artériel. — En l'absence de toute autre cause plausible pouvant servir à expliquer ces murmures, Bartels avait considéré comme probable l'existence de *dilatations* des rameaux de l'artère pulmonaire dans le poumon *sain*, dilatations qui auraient eu pour cause la gêne de la circulation pulmonaire du côté malade (induré) du poumon. A quoi il faut ajouter l'accélération de la circulation dans le poumon sain, et l'augmentation de la pression intra-thoracique pendant l'expiration, ce qui expliquerait le renforcement du murmure systolique à cette phase respiratoire.

De même l'*artère sous-clavière*, immédiatement au-dessous de la clavicule, est quelquefois le siége chez les phthisiques de *souffles* plus ou moins doux, coïncidant avec la *systole* cardiaque; ce phénomène est en général limité à gauche. La production de ces souffles peut, à la rigueur, s'expliquer par le même mécanisme que celle des souffles pulmonaires systoliques, c'est-à-dire par la compression de l'artère sous-clavière par le tissu pulmonaire en voie de rétraction, ou bien encore par les tiraillements qu'éprouvent les parois de l'artère sous l'influence des adhérences qu'ont contractées, d'une part, les feuillets de la plèvre entre eux, d'autre part, la face externe du sac pleural avec l'artère (Friedreich).

Le murmure de la sous-clavière, lorsqu'il existe chez un individu malade ou même sain en apparence, s'entend à chaque systole du cœur, mais avec plus de force quand la systole coïncide avec l'inspiration, parce qu'à ce moment les parois artérielles sont dilatées avec plus de force, condition favorable à la production d'un murmure, comme nous l'avons vu plus haut. Sa fréquence prépondérante à gauche s'explique peut-être par la plus grande étroitesse et par la courbure plus accentuée de l'artère sous-clavière à gauche, ainsi que par cette circonstance que l'artère sous-clavière gauche présente des rapports plus étendus avec la plèvre que la droite et que par suite des adhérences plus étendues peuvent se former entre ces deux organes (Friedreich). Contrairement à l'opinion de certains auteurs anglais (Fuller, Palmer, Richardson, etc.), qui insistent sur la fréquence relativement grande du murmure sous-clavière, je ne l'ai rencontré qu'une seule fois chez un phthisique, et cela malgré mes recherches dirigées durant plusieurs années sur ce point; la pression du stéthoscope contre l'artère avait pour effet de renforcer ce murmure.

EXPLORATION DES ORGANES ABDOMINAUX

INSPECTION DE L'ABDOMEN.

Les maladies des organes abdominaux ne se manifestent souvent à l'inspection que si elles déterminent un changement de volume de la cavité abdominale. Comme ce n'est que la plus faible partie des maladies de l'abdomen qui amène des modifications de volume de la cavité abdominale, et cela seulement dans des conditions toutes spéciales, on conçoit aisément que l'inspection constitue une méthode d'exploration de nature secondaire dans le diagnostic de ces sortes de maladies. Les signes qu'elle fournit ont besoin en général d'être contrôlés par la palpation.

La modification de volume de la cavité abdominale que l'on observe le plus souvent consiste dans son *agrandisse-ment*.

Il n'est pas toujours facile de reconnaître un agrandissement peu considérable. Le volume de l'abdomen présente en effet des différences notables déjà dans les conditions normales. Les personnes qui font usage d'une nourriture plutôt végétale qu'animale, les ivrognes et les débauchés et parfois même des individus menant une vie très-modérée, présentent souvent, comme l'apprend l'observation journalière, une augmentation de volume considérable de l'abdomen, due en partie à la distension anormale de l'intestin, en partie au développement exagéré du pannicule adipeux ; cette augmentation de volume égale souvent celle qui s'observe chez des personnes atteintes d'une ascite très-notable ou souffrant d'une tuméfaction des organes abdominaux. Néanmoins d'autres signes visibles au premier coup d'œil permettent d'ordinaire de reconnaître des augmentations de volume *pathologiques* même plus faibles. En effet, les affections qui entraînent une tuméfaction abdominale durable réagissent également sur l'habitus général du malade, amènent un amaigrissement plus ou moins notable et un changement de couleur de la peau, qui souvent devient pâle et, dans d'autres cas, prend une teinte cyanotique ou ictérique, selon la cause morbide (voyez p. 16 et suiv.). Si, par exemple, un malade dans ces conditions présente un grand amaigrissement, le contraste entre le thorax amaigri et l'abdomen tuméfié saute immédiatement aux yeux. — Souvent l'augmentation de volume pathologique de l'abdomen est accompagnée d'autres altérations qui reconnaissent la même cause, telles que la dilatation des veines tégumentaires de l'abdomen, l'œdème des extrêmités inférieures, etc.

La tuméfaction de l'abdomen est ou *partielle* ou *générale*.

Les tuméfactions *partielles* sont dues en général à des hypertrophies considérables des organes abdominaux, principalement du foie, de la rate, de l'utérus et des ovaires ; ce sont en effet ces organes qui deviennent le plus souvent le siége des tumeurs pathologiques.

Quand la tuméfaction siége *à droite* elle est due, dans la majorité des cas, à l'hypertrophie du *foie ;* si les téguments abdominaux sont amaigris et peu tendus, on peut souvent reconnaître au premier coup d'œil la forme et les bords du foie hypertrophié, surtout à l'inspection latérale. Cependant l'agrandissement du foie peut être si énorme, par exemple dans un grand nombre de cas de cancer, d'échinocoques et de dégénérescence amyloïde, que la plus grande partie de l'abdomen se trouve soulevée par la tumeur.

Les hypertrophies très-notables de la *rate* (leucémie, dégénérescence amyloïde, fièvre intermittente ou tumeur hyperplasique simple) soulèvent la paroi abdominale *à gauche*, et à l'inspection latérale on reconnaît souvent le contour antéro-interne du bord de la rate ; quelquefois une tumeur leucocythémique de la rate envahit presque toute la cavité abdominale et en soulève les parois à peu près uniformément.

Les *dilatations de l'estomac* déterminent dans la région épigastrique un peu vers la gauche, une tumeur assez uniforme, de forme ovoïde, se détachant de l'abdomen pour se prolonger sous les côtes ; des dilatations très-considérables peuvent soulever la plus grande partie de l'abdomen, comme j'ai eu l'occasion de le voir sur un malade. Mais la tuméfaction abdominale peut manquer, quand l'estomac dilaté n'est pas gonflé par de l'air. Il est possible, dans un certain nombre de cas, de voir survenir, soit spontanément, soit par voie réflexe, sous l'influence d'une friction rapide effectuée avec la main sur la région épigastrique, des mouvements péristaltiques de l'estomac qui se propagent de gauche à droite vers le pylore et qui permettent ainsi de déterminer jusqu'à un certain point le volume et la forme de l'estomac, mieux que par la palpation et la percussion. — Les dégénérescences cancéreuses de l'estomac, qui ont pour siége d'élection le pylore, se manifestent sous forme d'un soulèvement circonscrit de la région épigastrique, pourvu que la tumeur cancéreuse ait acquis un certain volume.

Les maladies de l'*intestin* offrent rarement des signes appréciables à l'inspection ; cependant les tumeurs stercorales volumineuses, qui siégent de préférence dans le côlon ascendant ou dans le côlon transverse, forment, si la dilatation du gros intestin est suffisante, des tumeurs allongées et souvent susceptibles d'être déplacées, correspondant anatomiquement à la région des côlons ascendant et transverse.

Souvent il est possible, sur des individus maigres, de provoquer, au moyen d'une friction rapide de la paroi abdominale, un redoublement d'énergie des mouvements péristaltiques de l'intestin et de les rendre ainsi visibles, notamment dans le cas où des anses intestinales se trouvent dilatées par leur contenu accumulé au-dessus d'un rétrécissement; dans ce cas, les anses intestinales situées au-dessous du rétrécissement ne présentent pas ces mouvements péristaltiques.

Les *tumeurs de l'épiploon*, déterminées généralement par le cancer ou les échinocoques, peuvent atteindre un développement énorme, mais elles sont rarement limitées à l'épiploon; en général, on rencontre les mêmes altérations dans le foie et dans d'autres organes abdominaux; le plus souvent l'épiploon contracte des adhérences avec ces organes et dès lors le soulèvement de la paroi abdominale n'est pas limité au siége anatomique de l'épiploon.

Les *tumeurs de l'utérus*, soit physiologiques (grossesse), soit pathologiques (corps fibreux, etc.), déterminent une tuméfaction de l'abdomen généralement circonscrite dans le voisinage de la ligne médiane, tant qu'elles n'ont pas pris un développement très-considérable.

Les *tumeurs de l'ovaire* droit ou gauche font leur apparition dans la partie de l'abdomen correspondant à leur siége anatomique, c'est-à-dire à une certaine distance de la ligne médiane. Mais si ces tumeurs s'accroissent, elles arrivent à soulever presque uniformément, et la partie inférieure, et la partie supérieure de la région abdominale, de telle sorte qu'à l'inspection, il est souvent impossible et même à la palpation très-difficile de reconnaître si la tumeur dépend de l'ovaire droit ou de l'ovaire gauche. D'ordinaire, les tumeurs ovariques sont mobiles et s'abaissent quand le malade se couche sur le côté; la saillie abdominale se trouve alors plus marquée de ce côté qu'elle ne l'était auparavant.

Quant aux maladies des *reins*, c'est surtout le *carcinome* et l'*hydronéphrose* qui entraînent une distension des parois abdominales; cette dernière débute en arrière dans la région lombaire où elle est plus ou moins uniforme ; puis, si la maladie se développe davantage, elle s'étend à la partie antérieure de l'abdomen, dans la région des hypochondres droit et gauche ou même au délà. Le *déplacement* du rein (rein mobile) se manifeste rarement à l'inspection, et alors c'est sous forme d'une saillie plate. — La *vessie* fortement distendue d'urine forme sur la ligne médiane de l'abdomen une tumeur ovale, plus ou moins saillante, selon son degré de réplétion.

Dans les lignes qui précèdent, nous n'avons indiqué que les maladies les plus fréquentes des organes abdominaux, qui déterminent des saillies *partielles* de l'abdomen déjà reconnaissables à l'*inspection*. Une exposition plus complète des nombreuses maladies abdominales, qui cà et là peuvent donner lieu à des signes semblables, nous entraînerait trop loin. D'une manière générale il nous suffira d'appeler l'attention sur les épanchements enkystés volumineux du péritoine, sur les tumeurs néoplasiques variées qui peuvent se développer dans les différents organes et tissus de l'abdomen, sur les kystes, les extravasats sanguins, les abcès, les hernies, etc., toutes régions qui pour l'inspection se manifestent par des saillies situées tantôt dans une région, tantôt dans une autre, et dont la nature ainsi que les relations avec tel ou tel organe ne peuvent être sûrement déterminées que par la palpation, la percussion et avant tout par l'appréciation exacte de l'état général et de signes anamnestiques concernant le développement et la marche de la maladie.

Abstraction faite des tumeurs considérables des organes abdominaux dont il vient d'être question et qui sont relativement rares, la *tuméfaction générale et uniforme* de l'abdomen reconnaît le plus souvent pour cause la présence *dans la cavité péritonéale*, soit d'un *liquide*, soit bien plus rarement d'un *gaz*, ou encore la *distension de l'intestin par un gaz* (tympanite, météorisme).

Quand le péritoine renferme du liquide (*ascite*), la voussure régulière de l'abdomen se modifie par les changements d'attitude; si le malade adopte le décubitus latéral, elle s'affaisse dans les parties élevées pour se prononcer davantage dans les parties déclives. Dans la station debout la moitié inférieure de l'abdomen surtout est bombée, dans le décubitus dorsal la saillie de l'abdomen est moindre, mais la tuméfaction est davantage étendue en largeur; toutes ces modifications résultent de la mobilité du liquide qui tend toujours à occuper les parties déclives. — Mais lorsque l'ascite prend une extension considérable et arrive a déterminer une tension énergique des parois abdominales dans toutes leurs parties, la forme de l'abdomen ne subit plus aucun changement quand le malade modifie son attitude. — Dans les cas de météorisme intestinal ou quand la cavité péritonéale renferme des gaz, le changement d'attitude du malade ne modifie en rien la voussure uniforme de l'abdomen, contrairement à ce qui arrive pour l'ascite.

Dans les cas d'ascite intense, le tégument abdominal prend une coloration brillante, anémique, un peu bleuâtre et en même temps dans les parties les plus tendues on remarque des stries blanchâtres, dues à la dissociation des éléments anatomiques du chorion, exactement semblables à celles que l'on observe dans la grossesse.

Souvent on voit dans la région ombilicale, s'étendant au-dessus et au-dessous, des réseaux veineux bleuâtres, résultant de la dilatation des veines épigastriques et des veines mammaires. L'ectasie de ces veines est toujours un signe de stase sanguine dans la veine porte et dans les veines abdominales qui appartiennent au système porte; par suite de cette stase une partie du sang arrive aux veines abdominales par voie collatérale; la dilatation des veines abdominales s'observe le plus souvent dans la compression des rameaux de la veine porte en cas de cirrhose du foie. Si la circulation se trouve gênée pour une cause ou pour une autre dans la veine cave inférieure, par oblitération, compression, par une tumeur, etc., toutes les veines tégumentaires de l'abdomen et à un plus haut degré encore celles des extrémités se trouvent dilatées : en même temps il existe de l'œdème.

Bien plus rarement que l'agrandissement on observe le *rétrécissement (dépression) de l'abdomen.*

En général la diminution de volume s'étend uniformément à tout l'abdomen; elle n'est point particulière à telle maladie abdominale, mais le plus souvent se présente comme l'un des symptômes de l'amaigrissement général du corps dans les diverses maladies consomptives; de plus, on l'observe dans les cas où le contenu du canal intestinal se trouve anormalement diminué, par exemple à la suite d'un rétrécissement de l'œsophage, d'un cancer du pylore et d'une sténose de la partie supérieure de l'intestin. D'ordinaire, ces sortes d'amaigrissements sont accompagnés, notamment chez les enfants, des symptômes qui caractérisent le manque de nutrition de la peau, la perte d'élasticité et la desquamation exagérée (pityriasis).

Dans la méningite de la base, chez les enfants, on observe la dépression de l'abdomen en bateau. Cette dépression est due à une contraction intestinale, déterminée par l'irritation du centre d'innervation de l'intestin (Traube).

24.

Assez souvent les *mouvements* communiqués à l'abdomen par l'acte respiratoire fournissent à l'observateur des signes visibles, mais naturellement plus exactement perceptibles à la palpation. Ainsi en cas d'hypertrophie notable du foie et de la rate, on voit les tumeurs formées par ces organes s'abaisser lors de l'inspiration et s'élever pendant l'expiration; dans un grand nombre de cas, on voit ainsi saillir tout-le bord tranchant du foie au moment de la respiration.

PALPATION DE L'ABDOMEN.

La palpation constitue la méthode d'exploration la plus importante pour les maladies des organes abdominaux. Elle donne des renseignements utiles sur les modifications de volume, de forme, de consistance et de siége de ces organes, sur la douleur provoquée par une pression superficielle ou profonde, sur les anomalies de contenu de la cavité abdominale, etc. Les seules conclusions, il est vrai, que l'on puisse en tirer pour le diagnostic ne présentent qu'une valeur générale : elles font connaître certains états *physiques* des organes abdominaux, non point des maladies déterminées de ceux-ci; elles constituent la base sur laquelle viendra s'édifier le diagnostic; ce dernier ne devient réellement spécial et différentiel que si l'on tient compte en outre des autres symptômes que présente le malade.

Dans une série d'autres cas, notamment quand il s'agit de tumeurs abdominales, le diagnostic devient plus difficile ou n'offre qu'un degré relatif de certitude, quand la forme et les rapports de l'organe qui est le siége de la tumeur ont été modifiés ou bien quand il n'est pas possible de déterminer exactement le point de départ de la tumeur. Enfin, une foule d'autres maladies qui ne donnent lieu qu'à des troubles physiologiques fonctionnels des organes abdominaux, mais n'entraînent aucune déformation, aucun déplacement, ni aucun changement de volume de ces organes, ne fournissent point de signe à la palpation.

Pour pratiquer la palpation de l'abdomen ou fait coucher le malade sur le dos, quelquefois sur le côté ; quand les parois abdominales sont trop fortement tendues, on fait rapprocher les cuisses du corps, quoique cette manière de faire ne permette pas toujours d'atteindre le but que l'on se propose. Toute la difficulté de la palpation de l'abdomen réside d'abord dans l'épaisseur souvent très-grande du panicule adipeux, mais surtout dans la tension des muscles abdominaux, en première ligne des muscles droits. Il est bon de connaître leur situation ainsi que la résistance qu'ils offrent quand on les pince entre les doigts, afin de ne pas tomber dans l'erreur lors de l'exploration de l'abdomen. — La palpation offre le moins de difficulté chez les individus amaigris et chez les femmes qui ont eu plusieurs enfants.

Quand les organes abdominaux se trouvent à leur état normal, on ne perçoit nulle part de résistance anormale à la palpation de l'abdomen ; partout il offre le même degré de souplesse ; il n'y a d'exception que pour les muscles droits et pour l'épigastre où l'on éprouve une certaine résistance par suite de la présence dans cette région du lobe gauche du foie. Si l'on déprime graduellement les parois abdominales dans l'interstice des deux muscles droits, on perçoit le pouls de l'aorte abdominale ; souvent on reconnaît sous le doigt l'aorte elle-même et la colonne vertébrale qui est immédiatement en rapport avec elle ; de même dans un grand nombre de cas, il est facile de sentir les anses intestinales.

Palpation du foie.

Chez les hommes, quand le foie présente son volume normal, on peut parfois reconnaître le bord de cet organe en enfonçant la main en dessous du rebord des fausses côtes, mais seulement pendant une inspiration profonde, et encore ce bord fait simplement l'impression d'une résistance anormale; de plus, on réussit rarement à atteindre le bord du foie, si ce n'est chez des individus amaigris dont les parois abdominales offrent une certaine souplesse. Chez les femmes, surtout quand elles ont eu plusieurs enfants, on réussit plus facilement à enfoncer la main, à travers les parois abdominales molles et relâchées, sous le rebord des fausses côtes, et à apprécier ainsi l'abaissement du bord hépatique à l'inspiration.

Quand le foie est *hypertrophié*, on perçoit tantôt seulement son bord tranchant, tantôt une certaine portion de sa surface, selon son degré d'abaissement au-dessous du rebord des fausses côtes. Dans les agrandissements excessifs, le foie peut occuper une grande partie de l'abdomen et même l'abdomen tout entier. Les hypertrophies les plus considérables du foie se présentent dans la dégénérescence cancéreuse de cet organe, puis dans la dégénérescence amyloïde et les hydatides; on observe des tuméfactions moins grandes dans les inflammations aiguës et chroniques du foie, en cas de rétention biliaire, d'hyperémie passive (par lésions de l'orifice mitral par exemple) et en cas de foie gras. — Il est toujours possible de reconnaître à la palpation l'hypertrophie du foie dans toute son étendue (surface et bord de l'organe hypertrophié), à moins que l'abdomen ne soit distendu par l'ascite, fréquente en pareil cas. La palpation nous donne des notions sur la sensibilité (douleur), la consistance, l'état de la surface et du bord du foie; parfois elle permet d'évaluer approximativement l'épaississement de cet organe.

La pression exercée à la surface du foie peut être douloureuse ou indolore. La pression est fréquemment *douloureuse* à la suite de la stase biliaire (dans le catarrhe duodénal, par exemple) et dans tous les états inflammatoires du foie, mais principalement, et d'une manière constante, dans

le carcinome de cet organe. Selon que le siége des nodules
cancéreux est superficiel ou profond, la douleur se manifeste au simple attouchement ou seulement à une pression
plus profonde ; du reste, cette douleur se fait sentir spontanément déjà pendant presque toute la durée de la maladie.
De même on observe des douleurs spontanées paroxystiques
extrêmement violentes dans la cholélithiase.

Le malade n'accuse aucune douleur à la palpation du foie
en cas d'hydatides et de dégénérescence graisseuse ou amyloïde.

La douleur spontanée, ou exagérée par la pression dont
le foie est le siége, constitue toujours un signe des plus importants ; en effet, elle permet tout d'abord de conclure à
une maladie du foie et parfois elle sert à différentier certaines maladies du foie d'autres maladies non douloureuses,
déjà mentionnées, du même organe.

La *surface* du foie hypertrophié peut être complétement
unie ou très-inégale et bosselée ; ces inégalités consistent
tantôt en simples saillies très-légères séparées par de faibles
dépressions, tantôt en tumeurs dont le volume varie entre
la grosseur d'un pois et celle du poing. — La surface est
lisse dans toutes les tuméfactions aiguës ou chroniques du
foie dues à l'hyperémie, la stase biliaire, la dégénérescence
graisseuse ou amyloïde ; la surface de l'organe présente
des inégalités en cas de rétraction au deuxième stade de la
cirrhose (atrophie granuleuse) ; elle est bosselée par des
nodosités et des tumeurs en cas de cancer et d'échinocoques.

Quand la dégénérescence cancéreuse du foie est diffuse (l'infiltration cancéreuse) on ne perçoit aucune saillie modulaire à
sa surface.

Les hydatides du foie forment souvent à la surface de cet
organe des proéminences assez considérables et peu résistantes ;
mais parfois les vésicules hydatiques n'ont pas encore soulevé la

surface du foie et le diagnostic des échinocoques ne repose plus alors que sur des probabilités; c'est un diagnostic par exclusion, toutes les autres causes d'hypertrophie du foie étant écartées.

La *consistance* du foie hypertrophié est très-variable.

En général, dans les tuméfactions aiguës, le foie présente une consistance plus molle que dans les tuméfactions et dégénérescences chroniques. De toutes les dégénérescences chroniques, l'amyloïde est la plus dure, tandis que le foie gras est assez peu consistant. Dans le cas où le diagnostic entre ces deux formes de dégénérescence du foie présente des difficultés, l'appréciation de la consistance peut être utilisée comme un critérium.

La *forme* générale du foie n'est pas altérée en cas de tuméfaction uniforme; mais si le lobe droit s'hypertrophie plus que le lobe gauche, ou réciproquement (ce qui est plus rare), la forme subit des modifications très-variées. Ces dernières portent aussi bien sur toute la masse du foie que sur le bord de cet organe; cependant il peut arriver que le bord *seul* soit notablement altéré dans sa forme, sans que le reste du foie participe à cette altération, par exemple, en cas de développement de vésicules d'échinocoques au bord même du foie.

C'est ce développement parasitaire qui, avec le cancer du foie, entraîne les déformations les plus notables de cet organe; toutes les autres affections qui peuvent l'atteindre déterminent en général un agrandissement uniforme de l'organe selon tous ses diamètres. — Tandis que la palpation suffit à déterminer le diamètre transversal du foie dans les hypertrophies considérables et que la percussion permet en général d'en déterminer exactement le diamètre longitudinal, on ne peut acquérir sur le diamètre d'épaisseur de l'organe que des données approximatives évaluées d'après l'augmentation de volume de l'abdomen (1).

(1) Dans quelques cas de dégénérescence amyloïde avec hypertrophie

Piorry a décrit comme un phénomène de palpation particulier aux échinocoques du foie le *frémissement hydatique*. Il consiste en une fluctuation que l'on perçoit en frappant le foie du bout des doigts et qui serait due à l'ébranlement des vésicules hydatiques, dans les cas où ces dernières siégeraient près de la surface de l'organe. — Ce phénomène paraît être extrêmement rare (1).

Enfin reste à faire mention de la *fluctuation* que déterminent les *abcès volumineux superficiels du foie*, cas extrêmement rares dans nos climats septentrionaux.

De ce que le foie est perceptible sous le rebord des fausses côtes on ne peut conclure, dans tous les cas, qu'il est hypertrophié; chez les femmes il peut, sous l'influence d'une préssion anormale (usage du çorset), dépasser ce rebord de 2 ½ à 5 centimètres, parfois même arriver au voisinage de l'ombilic. De plus le foie peut être abaissé avec le diaphragme, refoulé lui-même par un emphysème pulmonaire, ou un exsudat pleurétique, ou un pneumothorax situés du côté droit; enfin, il peut arriver que le foie occupe une position plus profonde par suite du relâchement de son ligament suspenseur. — Quand ce relâchement atteint

considérable du foie il m'a été possible d'atteindre par la palpation la face concave de ce viscère et par là de supputer assez exactement la valeur du diamètre d'épaisseur aux points touchés.

(1) Personnellement, je n'ai jamais rencontré ce phénomène, quoique j'aie eu occasion d'observer douze cas d'échinocoques du foie, dans trois desquels les tumeurs hydatiques atteignaient la surface même de l'organe; dans un autre de ces cas, une masse énorme de *vésicules* provenant du foie *s'était écoulée spontanément à travers l'ombilic*.

Du reste il peut très-bien arriver que l'on confonde une hypertrophie du foie liée à une certaine mollesse de cet organe avec des hydatides; c'est ce que fait voir un cas observé par moi. Le malade qu'il concerne offrait en apparence les signes les plus nets d'échinocoques du foie. Peu de temps après il fut question de pratiquer la ponction du foie pour évacuer le contenu du kyste; mais cette opération ne fut pas faite à cause de la résistance du malade. A l'autopsie qui eut lieu plus tard on ne trouva point de trace d'hydatides. La tuméfaction était due principalement à une énorme hyperplasie du tissu conjonctif interstitiel. La cause de la fluctuation trompeuse qui existait pendant la vie ne put être déterminée après la mort.

un degré notable d'intensité, il en résulte une mobilité anormale du foie; ce dernier se déplace alors à chaque mouvement du corps et, pour cette raison, a été appelé foie *mobile* ou *flottant*. Cette affection n'a été guère observée jusqu'à présent que chez les femme après l'accouchement (1).

Le diagnostic différentiel entre l'hypertrophie et l'ectopie du foie repose sur la détermination de la limite supérieure de cet organe à l'aide de la percussion. Si cette limite est normale et qu'en même temps le foie dépasse notablement le rebord des fausses côtes, il y a hypertrophie. Dans quelques cas le foie est en même temps abaissé et hypertrophié.

Quelquefois la *vésicule biliaire*, distendue par la bile, forme au-dessous du bord inférieur du foie une tumeur piriforme, saillante et assez tendue, peu résistante, dans quelques cas même nettement fluctuante, qui d'ordinaire est déjà visible, mais se reconnaît bien mieux encore à la palpation.

En exerçant une pression sur le réservoir biliaire on détermine l'écoulement d'une partie de la bile par les conduits excréteurs et par suite une diminution de volume temporaire de la tumeur; j'ai eu occasion d'observer ce fait dans un cas où la vésicule du fiel formait une tumeur piriforme soulevant l'abdomen d'une manière notable.

Le diagnostic d'une tumeur biliaire de cette nature est très-facile, vu son siége qui correspond exactement à la situation anatomique de la vésicule biliaire et l'ictère intense qui existe toujours en pareil cas. — Dans certains cas, rares, du reste, la vésicule biliaire, distendue énormément par un liquide séreux (hydropisie de la vésicule biliaire),

____

(1) Dans un cas rapporté par Winkler le foie atteignait l'épine antérieure et supérieure de l'os iliaque chez la femme debout. D'autres cas ont été observés par Cantani, Barbarotta, Meissner, etc.

peut perdre sa forme primitive d'une manière complète
et occuper une grande partie de la cavité abdominale (1).

Palpation de la rate.

Quand la rate présente son volume normal, on ne peut
guère en sentir au toucher que l'extrémité antérieure, dans
l'hypochondre gauche, et cela seulement pendant une inspiration très-profonde et à la condition que les parois abdominales soient très-lâches. Pour atteindre cette extrémité
antérieure de la rate on déprime fortement l'hypochondre
gauche au moyen des doigts, pendant la pause respiratoire,
puis on fait exécuter au malade une inspiration profonde.
Si l'on n'y arrive pas quand le malade se trouve dans le
décubitus dorsal, on le fait coucher sur le côté droit. Par
ce moyen on détermine un relâchement de la paroi abdominale plus favorable à la palpation.

Une tuméfaction, même faible, de la rate, permet de
reconnaître cet organe au toucher dans l'hypochondre
gauche, à chaque inspiration profonde ; s'il n'est pas toujours possible de percevoir nettement son bord antéro-infé-
rieur, on rencontre cependant une résistance bien marquée.
Quand sa tuméfaction est plus notable, la rate envahit de
plus en plus la cavité abdominale en se rapprochant de la
ligne médiane. Obéissant aux lois de la pesanteur, elle
s'abaisse en général simplement ; ce n'est que dans les
hypertrophies très-volumineuses qu'elle refoule en même
temps le diaphragme en haut.

Les hypertrophies modérées de la rate s'observent dans
les maladies graves aiguës telles que la fièvre typhoïde, la

(1) Erdmann a décrit un cas de ce genre ; la tumeur hydropique
fluctuante occupait presque tout l'abdomen ; il paraît qu'à la ponction
de la vésicule s'écoulèrent 60 à 80 livres (!) de liquide.

tuberculose miliaire aiguë, mais principalement dans la première de ces deux maladies où son volume peut doubler ou tripler ; mais même dans la fièvre typhoïde il arrive rarement qu'elle fasse une saillie sensible au-dessous du rebord des fausses côtes. Elle présente encore une tuméfaction assez notable en cas d'obstacles à la circulation de la veine porte, résultant le plus souvent d'une cirrhose du foie ; les hypertrophies un peu intenses s'observent dans les fièvres intermittentes et dans la dégénérescence amyloïde, les plus intenses dans la leucémie. Dans cette dernière maladie la rate forme des tumeurs qui occupent la moitié de l'abdomen et même, comme j'ai eu occasion de l'observer l'abdomen tout entier.

Abstraction faite de ces rares cas d'hypertrophie énorme, la rate conserve en général, dans ses hypertrophies, sa forme primitive, de telle sorte que ses trois diamètres (longueur, largeur et épaisseur) s'accroissent d'une manière à peu près proportionnelle. Il est extrèmement rare d'observer des tumeurs de la rate informes, ne rappelant plus en rien la configuration primitive de cet organe. En général la rate hypertrophiée conserve aussi sa situation normale ; mais le diamètre longitudinal prend une direction plus oblique (parallèle à la courbure des côtes) que le diamètre transversal. L'épaisseur ne peut être déterminée d'une manière approximative, dans les hypertrophies considérables de la rate, que dans les cas où il est possible d'atteindre la face concave de cet organe (1).

Sur toute rate très-tuméfiée on perçoit les *incissures* de

(1) J'ai eu occasion d'observer une tumeur amyloïde considérable de la rate, où cet organe reposait presque sur son bord ; grâce à cette position et au relâchement des parois abdominales, on pouvait saisir la rate par sa face concave et sa face convexe et d'après la distance évaluée à la surface de l'abdomen entre les doigts, qui embrassaient les deux faces de l'organe, calculer exactement l'épaisseur de la rate.

cet organe; par suite de l'hypertrophie de toute la masse splénique, ces incissures gagnent en profondeur et dès lors se sentent avec une netteté extrême. D'ordinaire, on ne trouve qu'une grande incissure et une ou même deux petites. — Dans les cas où il est difficile de reconnaître si une tumeur appartient ou non à la rate, ces enfoncements constituent un signe distinctif très-important, car on ne les observe jamais sur d'autres tumeurs que sur celles de la rate.

Les tumeurs volumineuses de la rate, celles qui par conséquent ont envahi une grande partie de la cavité abdominale offrent toujours une *consistance* très-solide; les hypertrophies leucémiques, amyloïdes, et celles qui sont le résultat de la malaria ne présentent aucune différence notable sous ce rapport ou du moins une différence trop peu marquée pour être utile dans le diagnostic. Au contraire, les tuméfactions spléniques qui surviennent dans les maladies aiguës, toujours peu considérables, présentent une consistance très-molle; dans le typhus, la rate est même moins consistante qu'à l'état normal.

La *surface* de toutes ces tumeurs spléniques est unie et n'offre qu'exceptionnellement de légères élevures.

A la pression ces tumeurs sont à peu près indolores; seul le cancer de la rate est douloureux, encore faut-il remarquer qu'en pareil cas, les organes voisins sont toujours envahis par la même dégénérescence cancéreuse.

Enfin la rate peut former tumeur dans l'abdomen sans être hypertrophiée, quand par exemple elle a subi un *déplacement* par suite du relâchement de ses attaches ligamenteuses. Dans ce cas elle est mobile et se déplace avec les changements de position du corps.

Le diagnostic de la rate mobile est aisé : il se fonde sur la forme caractéristique que présente la tumeur à la palpation (et la facilité avec laquelle on reconnaît son hile) et, de plus, sur l'absence de matité dans la région occupée physiologiquement par la rate (1).

Le diagnostic des tumeurs spléniques, en général, repose donc, d'après ce qui précède, sur les résultats fournis par la palpation relativement à la situation, à la forme, aux incissures et enfin sur cet autre fait que la tumeur abdominale se prolonge derrière le rebord des fausses côtes à gauche et qu'à ce niveau la matité obtenue à la percussion de la tumeur passe sans transition à la matité de la rate. L'examen ultérieur seul peut faire connaître à quelle variété de tumeur splénique on a afffaire. Celle-ci est *leucocythémique*, si le nombre des globules blancs dans le sang a subi une augmentation très-notable (2) ; elle est *amyloïde*,

. (1) Dans un cas de mon observation personnelle (homme dans les trente ans) la rate mobile avait été longtemps prise pour une tumeur. Après la réducion de la rate, maintenue en place au moyen d'un bandage, les douleurs qu'elle avait occasionnées jusqu'alors par ses tiraillements sur les organes voisins, et qui avaient été traitées sans résultat disparurent. — Dans un autre cas également observé par moi (sur une femme de quarante-huit ans), la rate déplacée était située dans la région iliaque gauche, immédiatement derrière la paroi abdominale relâchée ; il était très-facile d'en reconnaître exactement la forme (son hile entre autres) et elle se laissait déplacer dans une assez grande étendue. Le déplacement de cet organe s'était fait subitement après un effort corporel, la malade en avait eu conscience ; la tumeur lui occasionnait par moments des douleurs sourdes peu intenses. (La matité de la rate faisait défaut dans la région qu'elle occupe normalement et le son de percussion pulmonal passait sans transition au son clair et tympanique de l'intestin).

(2) Dans le sang normal on rencontre environ un globule blanc pour 300 globules rouges ; à un grossissement de 300 on aperçoit dans le champ du microscope, au milieu des globules rouges entassés et serrés les uns contre les autres, à peine 5 à 10 globules blancs. Dans les degrés un peu intenses de leucémie, les globules blancs peuvent être multipliés à un tel point que l'on en trouve un pour 10, 5 et même 3 globules rouges ; on a même observé des cas où le nombre des globules blancs égalait ou dépassait celui des globules rouges. Déjà, dans les moindres degrés d'intensité de la leucocythémie, l'accroissement du nombre des globules blancs relativement à leur rareté dans le sang normal est si frappant que l'on peut en compter au moins 50 à 100 dans

si elle survient dans une maladie dans le cours de laquelle
on sait par expérience que la dégénérescence amyloïde des
organes n'est pas rare (par exemple dans les processus destructifs des poumons, dans les maladies du système osseux,
dans la syphilis où d'ordinaire le foie est également hypertrophié), et si de plus l'urine est albumineuse (reins amyloïdes); elle est due à la *malaria* dans les cas où une fièvre
intermittente de longue durée a précédé son invasion; elle
est le résultat du développement des *échinocoques*, si l'on
constate en même temps l'existence d'hydatides du foie, et
enfin d'une simple *hyperplasie* du tissu splénique (hypertrophie de la rate), quand toutes les autres causes énumérées peuvent être exclues.

Les tumeurs *hyperplasiques* dont il vient d'être question ont
pour conséquence un état d'anémie, mais n'entraînent pas une
multiplication des globules blancs du sang, comme la leucémie;
cette affection a été désignée sous le nom d'*anémie splénique*,
ou encore sous le nom assez impropre de pseudoleucémie. —
Ces sortes de cas se présentent assez fréquemment encore. J'en
ai observé moi-même trois d'une grande intensité.

Il est impossible à un examen attentif de confondre une
tumeur de la rate avec d'autres tumeurs qui se développent
dans la moitié gauche du corps, quel que soit l'organe ou
le tissu qui ait été le point de départ.

le champ du microscope. Pour ces essais on se procure du sang en
pratiquant une légère écorchure à la peau dans une région quelconque
du corps.

Dans la forme liénale de la leucémie, c'est-à-dire dans celle où la
rate seule est tuméfiée à l'exclusion des autres ganglions lymphatiques, les
globules blancs examinés au microscope sont volumineux et pourvus
de plusieurs noyaux, tandis que dans la forme lymphatique de la même
maladie, quand les ganglions lymphatiques seuls, à l'exclusion de la
rate, sont tuméfiés, les globules blancs sont petits et granuleux, et
munis d'un noyau unique, relativement volumineux. Dans les cas très-
fréquents du reste où la rate et les ganglions lymphatiques sont tuméfiés, on trouve dans le sang à la fois les *deux* sortes de globules blancs.

Palpation de l'estomac et du canal intestinal.

La palpation de l'estomac permet de reconnaître les douleurs, soit locales, soit diffuses et la résistance anormale dont la région épigastrique est le siége. Presque invariablement une douleur circonscrite, exaspérée par la pression, accompagne l'ulcère stomacal, tandis que la douleur diffuse se présente, du moins périodiquement, dans la plupart des affections de l'estomac, qu'elle soit de nature névralgique ou qu'elle soit le symptôme d'un processus morbide se passant dans le tissu même de l'estomac (depuis le simple catarrhe jusqu'aux néoplasies malignes graves). La douleur d'origine purement névralgique survient par paroxysmes; elle débute dans l'épigastre, puis elle s'irradie, soit à gauche, soit à droite et profondément jusqu'à la colonne vertébrale, et cela parfois avec une violence que l'on n'observe dans aucune autre affection stomacale; la pression sur l'épigastre l'amoindrit souvent, contrairement à ce qui arrive dans l'ulcère rond de l'estomac.

Les néoplasmes de l'estomac, qui sont d'ordinaire de nature cancéreuse, se reconnaissent toujours à la palpation dans les périodes avancées de la maladie, quand elles ont pour siége le pylore ou la grande courbure, comme c'est généralement le cas (si, au contraire, ils siégent au cardia ou à la petite courbure, on ne les perçoit pas au toucher). D'ordinaire, ce sont des tumeurs plus ou moins volumineuses, très-résistantes, douloureuses, tantôt circonscrites, tantôt dépassant la région épigastrique et le plus souvent alors en continuité avec le tissu hépatique. Cependant une tumeur douloureuse perceptible dans l'épigastre peut encore dépendre du lobe gauche du foie; aussi le diagnostic du cancer stomacal ne devient-il sûr que si l'on constate l'existence des autres symptômes propres aux affections de l'estomac. — Dans des cas rares, l'hyperplasie. du muscle stomacal peut également déterminer une tuméfaction appréciable à la main.

Il est rare que les maladies de l'*intestin* fournissent des symptômes perceptibles à l'extérieur.

Dans cette catégorie il faudrait ranger les *masses stercorales* (déjà signalées p. 421), qui d'ordinaire forment des tumeurs irrégulières et mobiles, perceptibles à droite ou à gauche de l'abdomen ; il n'est pas rare qu'elles n'entraînent des erreurs de diagnostic, notamment si elles ne disparaissent pas après l'administration de purgatifs énergiques, comme il arrive quelquefois. — En cas de rétrécissement d'un point quelconque de l'intestin, on observe, en passant la main à plat sur les parois abdominales amaigries, les mouvements péristaltiques de l'intestin qui même se dessinent dans différentes parties de l'abdomen sous forme de tumeurs allongées dépourvues de souplesse. Les mouvements péristaltiques, qui peuvent aussi naître spontanément, sont dus à l'irritation du canal digestif par les masses stercorales accumulées au-dessus du rétrécissement. Du reste, on les observe encore indépendamment de cette dernière cause, souvent, entre autres, dans le météorisme intestinal de l'enfance.

Parmi les douleurs multiples soit diffuses, soit circonscrites et de nature très-variable qui accompagnent les affections intestinales aiguës, la seule qui présente une valeur diagnostique réelle est la *douleur iléo-cœcale* qui caractérise l'*inflammation du cœcum*, la *fièvre typhoïde* et la *perforation de l'appendice vermiculaire*. Si, dans cette dernière affection, il s'est produit une exsudation, il en résulte une tumeur assez bien circonscrite, de consistance demi-solide, qui, selon la masse de l'exsudat, est perceptible à la palpation superficielle ou profonde.

Quand le *canal gastro-intestinal* renferme du *liquide*, soit l'estomac en cas de dilatation par exemple, soit l'intestin souvent déjà dans les catarrhes simples, mais surtout dans le choléra asiatique, où des masses énormes de liquide se trouvent transsudées dans l'intestin, une pression énergique et rapide sur l'abdomen engendre un bruit de clapotement sensible au toucher (et même très-perceptible à l'oreille). (Voy. p. 482 et suiv.)

Les maladies de l'*épiploon*, qui consistent essentiellement en dégénérescences cancéreuses et sarcomateuses et dans le développement des hydatides, donnent lieu à des tumeurs plus ou moins volumineuses, parfois énormes, dont le point de départ ne peut être déterminé d'une manière rigoureuse que si les organes voisins ne sont pas englobés dans la tumeur. Si, au contraire, les organes voisins sont enveloppés par la tumeur épiploïque et même envahis par le même processus morbide, et c'est là le cas le plus fréquent, il en résulte des tumeurs de dimension si énorme et de forme si irrégulière, qu'il devient impossible de reconnaître quelle part chacun de ces organes a prise dans leur développement.

A cette catégorie appartiennent les tumeurs du *pancréas* et des *ganglions rétro-péritonéaux*. Les premières, très-rares et presque toujours de nature cancéreuse, ne s'observent isolément que dans des cas exceptionnels ; elles constituent dans la région épigastrique des tumeurs dures, peu ou point mobiles, plongeant profondément dans la cavité abdominale ; on a pu dans quelques cas particulièrement favorables les diagnostiquer pendant la vie ; ce diagnostic devient impossible quand les tumeurs du pancréas font partie de tuméfactions générales de tout l'abdomen ; la plupart des cas cités dans la littérature médicale sont en effet de cette nature. On peut en dire autant des tumeurs de ganglions lymphatiques rétro-péritonéaux.

25.

Palpation dans les maladies du péritoine et en cas d'accumulation de liquides dans sa cavité.

Dans la péritonite diffuse, quelle qu'en soit la cause, la pression provoque de violentes douleurs dans toute l'étendue de l'abdomen ; dans les péritonites circonscrites cette douleur n'existe que dans les points correspondants. La dégénérescence cancéreuse du péritoine se manifeste invariablement par des nodosités douloureuses à la pression, à moins que les parois abdominales ne soient fortement tendues par une ascite considérable; le même phénomène s'observe parfois en cas de dégénérescence et d'épaississement de nature tuberculeuse du péritoine.

Le diagnostic différentiel entre ces deux sortes d'affections se fonde, abstraction faite de la marche toute différente de ces deux processus, sur l'examen des autres organes abdominaux; en effet le cancer du péritoine ne constitue qu'une manifestion partielle de la dégénérescence cancéreuse étendue aux autres organes, tandis que la tuberculose péritonéale ne s'observe qu'en cas de phthisie pulmonaire à une période avancée.

La présence de grandes masses liquides épanchées dans la cavité péritonéale (généralement par *transsudation*, rarement par exsudation) se manifeste au toucher sous forme de *fluctuation*. Le malade étant couché sur le dos ou se tenant debout, il suffit de frapper l'un des côtés de l'abdomen avec le doigt de l'une des mains pour communiquer à l'autre main étendue à plat de l'autre côté de l'abdomen, la sensation d'une fluctuation d'intensité variable, qui se manifeste d'ordinaire déjà à l'inspection sous forme d'un ébranlement ondulatoire de la paroi abdominale. — L'intensité de la sensation de flot dépend de la masse de liquide et de la tension de la paroi abdominale; si cette dernière est relâchée et ne renferme que peu de liquide, la fluctuation peut faire complétement défaut ou bien ne devenir perceptible que dans la station debout, où le liquide occupe la partie inférieure de la cavité abdominale, dont la paroi se trouve en même temps plus tendue. — On peut déterminer avec une exactitude suffisante le niveau de l'épanchement liquide par la limite supérieure où l'on perçoit la fluctuation.

Dans les cas où l'exsudat péritonéal est *enkysté*, phénomène dû en général aux adhérences que contracte le péritoine avec les organes voisins par suite d'une inflammation adhésive, la sensation de fluctuation fait défaut. Les épanchements par *transsudation* ne sont jamais enkystés, grâce à l'absence de l'élément inflammatoire; si donc on rencontre des liquides de transsudation enkystés, il faut admettre que l'espace clos qui résulte des adhérences du péritoine avec les organes voisins s'est formé antérieurement, sous l'influence d'un processus inflammatoire actuellement terminé.

On observe, de plus, quelquefois au niveau de l'abdomen des *bruits de frottement* perceptibles à la palpation.

En effet, il se peut qu'en cas de tumeurs volumineuses du foie ou de la rate, le feuillet viscéral du péritoine qui les recouvre et le feuillet pariétal deviennent le siége de rugosités sous l'influence d'une inflammation chronique; lors des mouvements imprimés au foie et à la rate par l'inspiration et l'expiration, les deux faces en regard du péritoine, arrivées à un contact plus intime qu'à l'ordinaire, frottent l'une contre l'autre, et engendrent un bruit que renforce la pression sur l'organe hypertrophié (1).

(1) Les bruits de frottement péritonéaux produisent à la palpation la même impression de grattement, de raclement ou de grincement que ceux engendrés par la plèvre. Dans un cas observé par moi le frottement péritonéal était si intense que le malade lui-même attira mon attention sur lui.

On peut encore observer un frottement engendré par les mouvements

L'existence de saillies cancéreuses à la surface du foie, unie à un état inflammatoire du revêtement péritonéal de cet organe, constitue la condition la plus favorable à la production du bruit de frottement; ce dernier fait, au contraire, défaut dans les tumeurs à marche chronique du foie et de la rate, attendu qu'il n'y a pas ici production de péritonite. — Parfois il est possible de donner lieu à un frottement *sensible* en cas de tumeurs abdominales d'une autre nature, du moment qu'elles ont contracté des adhérences avec le péritoine.

Palpation des organes génito-urinaires.

Les *reins* deviennent accessibles à la palpation du moment qu'ils subissent un déplacement et occupent une région plus profonde de la cavité abdominale (*rein mobile*), ou bien qu'ils se trouvent considérablement hypertrophiés, comme dans l'*hydronéphrose*.

L'ectopie, rarement congénitale, le plus souvent acquise du rein atteint de préférence le rein droit, très-rarement le rein gauche. Le relâchement des ligaments y prédispose et c'est ce qui explique la fréquence du rein mobile surtout chez la femme, après l'accouchement; la fatigue corporelle en est d'ordinaire la cause occasionnelle.

Le diagnostic du rein mobile se fonde sur l'existence dans l'abdomen d'une tumeur présentant la forme du rein et de plus — si toutefois une nouvelle preuve est nécessaire — sur l'absence de la matité dans la région qu'occupe le rein normalement.

Comme le rein mobile se trouve assez rapproché de la

---

du cœur, comme dans le cas rapporté par Emminghaus, où par suite de dépôts fibrineux sur la face inférieure du diaphragme et la surface correspondante du foie il se produisait un frottement à chaque systole.

paroi abdominale, on reconnaît facilement sa surface *unie* et sa forme caractéristique, qui est celle d'un gros haricot ; il suffit pour cela de fixer convenablement cet organe entre les deux mains. Grâce à l'état uni de sa surface et à sa mobilité extrême, le rein glisse souvent sous les doigts pendant la palpation. Plus il s'est éloigné de sa position habituelle, plus il est facile de le fixer ; si, quittant la région lombaire, il n'a pas dépassé l'hypochondre droit, il disparaît parfois spontanément ou bien pendant les tentatives de palpation ainsi que sous l'influence d'autres mouvements corporels, puis n'est plus sensible durant un certain temps. La palpation du rein mobile ne provoque aucune douleur, à moins que l'on n'exerce une pression très-énergique sur cet organe.

De plus, dans la région qu'occupe le rein à l'état physiologique, le son de percussion est plus clair comparativement à celui que l'on obtient dans la région lombaire du côté opposé ; ce son clair est remplacé par un son plus obscur dès que l'on a réussi à réduire le rein.

Les résultats obtenus par la palpation, et en partie ceux que donne la percussion, empêchent dans la pluralité des cas de rein mobile de confondre cette affection avec quelque tumeur abdominale. Dans les cas seulement où le rein mobile, grâce à la pression et aux tiraillements qu'il exerce sur les tissus voisins, provoquerait l'inflammation et par suite l'épaississement et l'adhérence de ces tissus (comme j'ai eu occasion de le voir moi-même une fois), le diagnostic deviendrait plus difficile, le rein ayant perdu par cela même sa mobilité, et sa forme primitive n'étant plus reconnaissable. Dans ce cas, les données anamnestiques relatives au développement de la maladie doivent venir en aide à l'examen objectif.

Si les reins ont subi une *tuméfaction* notable, ils peuvent devenir accessibles à la palpation ; nous citerons particulièrement l'hydronéphrose, qui est la conséquence d'un obstacle mécanique à l'écoulement de l'urine. — Si, par exemple, l'obstacle se borne à l'un des uretères (compression, adhérence anormale, vice de conformation), *un seul* rein sera atteint d'hydronéphrose; si les deux uretères étaient le siége d'un obstacle insurmontable au passage de l'urine, ou bien si cet obstacle se trouvait situé près de l'orifice d'écoulement de l'urine de la vessie (cas très-rares), il en résulterait une hydronéphrose double. — L'hydronéphrose unilatérale surtout donne lieu à des tumeurs très-volumineuses; car les causes d'hydronéphrose double amènent la mort trop vite pour permettre à des hypertrophies considérables de se former, tandis que dans l'hydronéphrose unilatérale l'écoulement de l'urine de l'autre rein ne se trouve en rien gêné.

La tumeur déterminée par l'hydronéphrose est perceptible en arrière dans la région des lombes aussi bien qu'en avant à travers la paroi abdominale, sous forme d'une masse molle et fluctuante, de configuration quasi-sphérique, du moment que son volume est considérable. C'est précisément ce grand volume de la tumeur rénale qui peut, de temps à autre, en imposer pour des tumeurs de l'ovaire; mais une pareille confusion est facile à éviter si l'on tient compte de l'histoire du développement de la tumeur et des autres signes objectifs qu'elle présente.

La *vessie* fortement distendue par de l'urine (on l'a vue remonter jusqu'à l'ombilic) se reconnaît à l'inspection et plus nettement encore à la palpation sous forme d'une tumeur ovoïde très-résistante.

Les *hypertrophies de la prostate* se diagnostiquent au moyen du toucher rectal.

Parmi les maladies de l'*appareil génital* de la femme, nous signalerons les *tumeurs de l'ovaire et de l'utérus* comme étant extrêmement faciles à reconnaître par la palpation. Les tumeurs ovariennes, ordinairement unilatérales, présentent souvent une forme arrondie irrégulière et sont

mobiles. Dans la plupart des cas elles renferment une grande
quantité de liquide (*kystes ovariques*) et donnent lieu à une
fluctuation très-manifeste, à une pression un peu énergique. Dans d'autres cas plus rares, ces tumeurs paraissent
être complétement solides; mais elles peuvent néanmoins
contenir du liquide, et si elles ne donnent pas lieu à de la
fluctuation, cela tient à ce que la palpation est impuissante
à mettre en mouvement le liquide à travers les parois
épaisses du kyste. De même la fluctuation fait défaut en cas
de kystes ovariques multiloculaires. D'un autre côté, on a
observé des tumeurs de l'ovaire qui pendant la vie don-
naient la sensation très-nette de la fluctuation et qui à l'autopsie ne renfermaient aucun liquide. C'étaient des tumeurs
de consistance très-molle dont le tissu était imprégné de
sérum.

Dans la plupart des cas, il est possible de distinguer
si la tumeur dépend de l'ovaire droit ou de l'ovaire gauche,
même quand la tumeur a acquis un volume considérable et
dépasse la ligne médiane; cependant si la tumeur présentait un volume énorme et occupait également les deux
moitiés de l'abdomen, rendant ainsi cette distinction impossible, les commémoratifs permettraient de savoir quel a
été le point de départ de la tumeur.

Il est en général facile d'éviter la confusion d'une tumeur ovarienne avec d'autres tumeurs de l'abdomen, si
l'on tient exactement compte de l'histoire antérieure de la
maladie et si l'on pratique l'exploration vaginale qui permet d'ordinaire de l'atteindre ; on peut en dire autant au
sujet du diagnostic différentiel entre l'hydropisie ovarienne
et l'ascite, du moment qu'on unit la percussion à la palpation et qu'on met à profit l'histoire du développement et
de la marche de la maladie, le résultat de l'exploration des
autres organes, etc. (Voy. p. 473).

Au premier coup d'œil, il semble impossible que l'on

confonde une tumeur de l'ovaire avec l'utérus gravide ; de pareilles confusions ont eu lieu cependant.

Les hypertrophies de l'*utérus* — physiologiques dans la grossesse et pathologiques dans les tumeurs utérines ou dans l'accumulation de liquides dans la cavité utérine (hydrometra) — se reconnaissent à la palpation abdominale, aussitôt que l'utérus fait saillie au-dessus du bassin.

PERCUSSION DE L'ABDOMEN.

Pour la pratiquer on place le malade dans le décubitus dorsal, parce que dans cette attitude les téguments abdominaux, notamment les muscles droits, sont le mieux relâchés.

L'exploration de l'abdomen par la percussion porte principalement sur le foie, la rate et le canal gastro-intestinal, très-rarement sur les reins. Le pancréas, les ovaires et l'utérus ne sont pas accessibles à la percussion, quand leur volume est *normal*.

La valeur diagnostique de la percussion est toute secondaire dans un grand nombre de maladies des organes abdominaux, entre autres dans l'hypertrophie de ces organes; en effet, les résultats obtenus par la palpation présentent un plus grand degré de certitude, vu qu'ils renseignent non-seulement sur l'augmentation de volume, mais encore sur d'autres altérations des organes malades (voyez p. 427 et suiv.); cela s'applique aux tumeurs palpables du foie, de la rate, de l'ovaire, de l'utérus et à d'autres tumeurs abdominales. Cependant il est des cas où la palpation donne des résultats négatifs ou incertains; alors la percussion constitue un moyen de diagnostic très-important, parfois même décisif; cela s'applique à l'ascite libre, aux exsudats péritonéaux enkystés, au météorisme intestinal, aux accumulations gazeuses dans le péritoine, aux atrophies et aux déplacements du foie, et de plus aux hypertrophies *faibles* (non sensibles pour le toucher) du foie et surtout de la

rate. Les autres détails seront donnés lors de l'étude de
chacun des organes en particulier.

Peu importe dans quel ordre on percute les organes abdominaux ; cependant on débute d'ordinaire par le foie et
la rate, pour passer ensuite à la percussion du canal digestif.

Percussion du foie.

Par la percussion du foie on se propose de déterminer
les rapports et le volume de cet organe.

Dans les conditions normales, le foie n'étant pas accessible à la palpation, la percussion constitue la seule méthode
de détermination de son volume et de sa situation ; dans les
cas où il dépasse le rebord des fausses côtes et devient perceptible au toucher, la percussion complète les résultats dus
à la palpation en permettant de fixer la *limite supérieure
du foie;* enfin la percussion seule nous donne le moyen de
reconnaître les diminutions de volume de cet organe.

Le foie se trouvant situé dans le voisinage immédiat de
la paroi thoracique, donne lieu a une très-forte matité ; mais
l'étendue de la matité ne correspond pas exactement au volume du foie, attendu que la partie supérieure convexe de
cet organe n'est pas appliquée contre le thorax, mais recouverte de tissu pulmonaire ; le foie, recouvert par le diaphragme, qui se moule sur lui, fait saillie dans la cavité
droite du thorax, il en résulte que la convexité du foie se
trouve exactement en rapport avec la concavité qu'offre le
lobe inférieur du poumon droit ; de plus, une portion du
foie se trouve séparée de la paroi thoracique par le bord
inférieur aminci de ce même lobe pulmonaire. Ce n'est qu'à
peu près au niveau du bord supérieur de la sixième côte
que le foie arrive en contact immédiat avec la paroi thoracique, tandis que la portion située dans l'excavation du dia-

phragme et recouverte par le poumon atteint le niveau de
la cinquième côte, quand le diaphragme occupe sa position
moyenne (position expiratoire).

La grandeur *totale* du foie a reçu le nom de grandeur
absolue, la portion de cet organe *immédiatement contiguë
au thorax*, celui de grandeur *relative* du foie ; cette dernière
seule est accessible à la percussion. Il est possible cependant de déterminer la grandeur absolue du foie, en ajoutant
2 centimètres 1/2 à la limite *supérieure* donnée par la percussion ; c'est à peu près la hauteur de la portion du foie
recouverte de poumon, évaluée suivant la ligne mamillaire, le diaphragme occupant sa position moyenne.

La percussion du foie se pratique pendant la pause de la
respiration, suivant quatre lignes qui sont d'ordinaire les
lignes mamillaire, parasternale, médiane et axillaire ; par ce
moyen on arrive à connaître la forme, les rapports et la
grandeur du foie (lobe droit et lobe gauche). Les trois premières lignes indiquées ci-dessus sont les plus importantes.

Sur la *ligne mamillaire*, la *limite supérieure de la matité
hépatique* siége d'ordinaire *au bord supérieur de la sixième
côte*, rarement au niveau même de la côte en question. Le
son clair pulmonaire passe au son mat du foie par l'intermédiaire d'une zone étroite, où le son est légèrement obscur,
située dans le cinquième espace intercostal et correspondant à la portion supérieure du foie recouverte de tissu pulmonaire ; cette zone de submatité hépatique est le plus
aisément appréciée à la percussion digitale. — Sur la *ligne
parasternale* la limite supérieure de la matité hépatique
correspond d'ordinaire au bord inférieur de la cinquième
côte, ce qui s'explique parfaitement par la situation même
du foie, un peu plus élevé à gauche qu'à droite. — Sur la
ligne médiane le son mat du foie commence à se manifester à la base de l'appendice xyphoïde et à ce niveau se confond avec la matité que donne la portion du cœur contiguë

au lobe gauche du foie. — Sur la *ligne axillaire* la matité hépatique débute au niveau du bord supérieur de la sep- tième côte et s'étend d'ordinaire jusque dans le dixième es- pace intercostal.

A l'état normal, chez l'homme adulte, la *matité du foie*, percuté suivant les lignes mamillaire et parasternale, ne dé- passe pas *en bas* le rebord des fausses côtes ; rarement la limite inférieure est située plus bas de 1 à 1 centimètre 1/2. Chez la femme, le bord du foie peut dépasser de 2 1/2 à 5 centimètres le rebord des faussès côtes ; cet effet est dû en partie à l'usage du corset, en partie au relâchement du ligament suspenseur du foie qui survient après de fréquents accouchements.

Sur la *ligne médiane* le bord inférieur du foie est situé à égale distance environ de la base de l'appendice xyphoïde et de l'ombilic ; la matité *dépasse la ligne médiane à gauche* d'environ 2 centimètres, ou au plus de 6 à 7 centimètres.

Dans les points où le foie est directement en rapport avec la paroi thoracique, le son est absolument mat. Dans les régions où le foie s'amincit, vers le bord inférieur et au ni- veau du lobe gauche, de même que dans les points où cet organe est voisin des anses intestinales, le son mat du foie est accompagné du son tympanique intestinal ; la matité est donc la plus intense au niveau du lobe droit seulement, sur la ligne mamillaire, depuis la sixième côte en haut jusque dans le voisinage du rebord des fausses côtes en bas ; le son est simplement *obscurci* sur le lobe gauche du foie, plus mince et contigu à l'estomac et à l'intestin. Il faut dès lors percuter faiblement à ce niveau. Pour déterminer rigou- reusement les limites supérieure et inférieure du foie, il est bon de se servir de la percussion palpatoire.

Dans la percussion du lobe *droit* du foie, il faut également éviter de percuter trop fort ; on risquerait en effet de provoquer soit la production d'un son légèrement clair dù aux vibrations énergiques des côtes sous l'influence de la percussion, soit surtout celle d'une résonnance tympanique, grâce au voisinage de l'intestin. C'est pour cette raison que, chez les enfants, le son hépatique n'est jamais absolument mat, même à une percussion légère, mais en général de nature plus ou moins tympanique.

Déplacement du foie.

On conçoit aisément que les résultats de la percussion ne sont plus les mêmes quand le foie, quoique de volume normal, a subi un déplacement.

Le foie éprouve une locomotion *physiologique* à chaque respiration; il s'abaisse à l'inspiration et il s'élève à l'expiration, et les conditions de la percussion sont différentes à chaque phase respiratoire; l'étendue totale de la matité hépatique diminue dans une certaine mesure à chaque inspiration, attendu que le bord inférieur du foie ne dépasse à ce moment le rebord des fausses côtes que de 1 centimètre 1/2, tandis que sa face supérieure convexe se trouve couverte dans 2 à 3 centimètres.

Les déplacements *pathologiques* du foie s'effectuent le plus souvent *en bas*, rarement en haut ou latéralement, et alors ils sont très-faibles.

Le déplacement du foie vers le bas est déterminé par l'*emphysème pulmonaire*, les *épanchements pleurétiques* et le *pneumothorax* situés à droite; dans quelques cas rares, il est dû au relâchement du ligament du foie.

Si l'emphysème est double, le déplacement du foie est uniforme (c'est le cas le plus fréquent); si l'emphysème prédomine du côté droit, le lobe droit du foie se trouve refoulé avec plus de force vers le bas.

Suivant le degré de dilatation du poumon emphysémateux, la limite supérieure du foie se trouve abaissée d'un ou même de deux espaces intercostaux; ainsi, dans les de-

grés extrêmes d'emphysème, on la trouve sur la ligne mamillaire au niveau de la huitième côte, dans le voisinage
immédiat du rebord des fausses côtes.

Dans les déplacements de cette importance du foie, l'é-
tendue de la matité est également moindre qu'à l'état normal; en effet, le poumon emphysémateux recouvre une plus
grande partie de la face supérieure convexe du foie qu'habi-
tuellement et, d'autre part, les intestins situés dans le voisinage de la portion inférieure de cet organe communiquent
au son de percussion une résonnance tympanique.

Une autre cause très-fréquente de déplacement du foie
vers le bas, c'est l'épanchement pleurétique droit; bien plus
rarement, et toujours à un moindre degré, le pneumothorax
à droite, à moins qu'il ne donne lieu à un épanchement
abondant dans la plèvre. Ici, le lobe droit du foie est abaissé
plus que le lobe gauche, d'où résulte une obliquité de l'organe, due au relâchement du ligament suspenseur du foie,
sous l'influence du poids prépondérant du lobe droit, et à la
déviation exagérée du lobe gauche vers la gauche et en haut.

Les épanchements pleurétiques *situés à gauche*, ou bien le
pyopneumothorax gauche, ou encore les épanchements péricardiques très-volumineux peuvent également refouler en bas le lobe
gauche du foie, mais cet effet n'est jamais très-marqué.

Généralement le foie abaissé est sensible pour le toucher, à
moins que les ligaments abdominaux ne soient excessivement
tendus; sinon on a recours à la percussion; outre la résistance
au doigt que l'on éprouve en percutant et qui révèle déjà la
présence du foie, on obtient par une percussion énergique un
son obscur à écho tympanique.

On ne peut confondre l'abaissement du foie avec l'hypertrophie
de cet organe dans le cas où le déplacement est dû à l'emphysème pulmonaire; en effet la situation profonde de la limite supérieure du foie, reconnue à la percussion, tranche la question
immédiatement. En cas d'exsudat pleurétique droit, il est impossible de déterminer cette limite supérieure, parce que la matité
pleurétique passe sans transition à la matité hépatique.

Le *déplacement en haut du foie* est toujours la conséquence d'une pression exercée sur lui par un organe hypertrophié de l'abdomen, par le météorisme intestinal, l'ascite,
les tumeurs volumineuses développées dans la cavité abdominale et notamment celles de l'ovaire. Le soulèvement est
en général uniforme; dans quelques cas, il est inégal, selon
que la pression s'exerce avec plus de force sur le lobe droit
ou sur le lobe gauche du foie. Mais jamais le soulèvement
de l'organe hépatique, sous l'influence des causes indiquées
ci-dessus, n'est équivalent à l'abaissement que détermine
l'existence dans la cage thoracique d'un contenu anormal; en
effet, la cavité abdominale, grâce à l'extensibilité considérable de ses parois, peut se développer à un haut degré avant
que puissent agir des pressions dirigées de bas en haut; le
thorax, au contraire, est peu extensible. La pression abdominale la plus énergique n'élève pas d'ordinaire le foie de
plus d'un espace intercostal, de sorte que son bord supérieur se trouve alors situé au niveau de la cinquième côte.
Il est rare que le foie soit soulevé davantage encore. La
détermination de la limite *inférieure* du foie par la percussion, ainsi que des rapports du lobe gauche du foie, devient
souvent très-incertaine dans les cas de ce genre; souvent
même elle est impossible, notamment quand il existe une
ascite considérable, qui par elle-même donne déjà lieu à de
la matité; la même impossibilité peut se présenter dans le
météorisme intestinal et dans les tuméfactions de l'abdomen, quelle qu'en soit la cause, attendu que les parois abdominales, énergiquement tendues, déterminent également
un obscurcissement du son de percussion.

Hypertrophies du foie.

Quand le foie augmente de volume, sa surface et ses
bords deviennent souvent perceptibles à la palpation,

comme nous l'avons vu plus haut (p. 429), et il n'est point nécessaire d'avoir recours à la percussion pour diagnostiquer l'hypertrophie. Cependant des hypertrophies légères peuvent n'être point reconnaissables au toucher, notamment si les parois abdominales sont fortement tendues; en pareil cas, la percussion permet de juger de l'augmentation de volume du foie par l'extension de sa matité. Le son de percussion n'est jamais complétement mat, il est simplement obscurci et tympanique. La limite inférieure du foie se trouve située au niveau du passage de ce son tympanique obscurci au son tympanique fort et clair de l'intestin, contigu au foie.

Mais il arrive souvent que la percussion est impuissante à faire reconnaître la présence au-dessous du rebord des fausses côtes du foie hypertrophié, quand il existe une ascite ou un·météorisme intestinal notables. Dans le premier cas, à la condition toutefois que le liquide ait envahi la portion supérieure de la cavité abdominale et que les parois de l'abdomen soient très-énergiquement tendues, le son mat du foie ne peut être séparé de la matité du liquide; quand le malade se trouve dans le décubitus dorsal, il arrive même que le liquide recouvre le foie hypertrophié. — Dans le second cas (météorisme intestinal), des anses du côlon distendues par les gaz peuvent venir s'interposer au foie et à la paroi abdominale, et à la percussion on obtient le son intestinal. De même l'hypertrophie du lobe gauche du foie peut rester inaccessible à la percussion quand l'estomac est violemment distendu par de l'air.

De toutes les complications indiquées ci-dessus, qui rendent la délimitation du foie, par la percussion, difficile ou impossible, c'est l'ascite qui est la plus fréquente (par exemple hypertrophie du foie avec ascite au stade de rupture de la compensation dans les affections mitrales). Si la paroi abdominale n'est pas trop distendue par le liquide, le foie hypertrophié est *sensible pour le*

toucher et il n'est pas nécessaire d'avoir recours à la percussion.
Même quand l'abdomen se trouve distendu d'une manière assez
notable, le foie hypertrophié peut devenir accessible à la palpation pour un moment, si l'on exerce une pression rapide sur
la paroi abdominale au niveau de la région occupée par le foie
et que de cette manière on écarte le liquide.

Il peut arriver qu'un foie de volume normal paraisse hypertrophié si un corps solide, c'est-à-dire mat à la percussion, occupe le voisinage du rebord des fausses côtes et du
bord inférieur du foie. Citons comme tel le côlon transverse
rempli d'amas solides de matières fécales, les tumeurs du
pylore et de l'estomac en général, les exsudats péritonéaux
enkystés situés dans le voisinage du bord hépatique.

Ici encore la percussion donne des résultats absolument incertains; souvent, mais non toujours, la palpation permet d'arriver
au diagnostic; ainsi le cancer du pylore et celui du lobe gauche
du foie sont souvent impossibles à distinguer l'un de l'autre au
moyen des résultats objectifs donnés par la percussion et la palpation, et l'on est obligé de rechercher d'autres symptômes tels
que la présence ou l'absence de troubles fonctionnels de l'estomac.
Quelques-unes des complications qui troublent les résultats
de la percussion du foie sont passagères; il en est ainsi de la
dilatation de l'estomac par des aliments, de la présence d'anses
intestinales superposées au foie hypertrophié, ou du côlon transverse distendu de matières fécales, etc., de telle sorte que les
doutes qu'a pu laisser une première exploration au sujet de
l'existence d'une hypertrophie du foie peuvent se trouver levés
par des explorations ultérieures; mais, dans tous les cas de ce
genre le rapprochement des symptômes qui se rapportent au développement et à la marche de la maladie présente une valeur
bien plus grande au point de vue du diagnostic différentiel que
le résultat objectif douteux fourni par l'examen physique.

Il est plus rare de voir le foie s'élever du côté de la cage
thoracique, par refoulement du diaphragme, en même temps
qu'il envahit la cavité abdominale; pareil fait s'observe pres-

que exclusivement dans les *hydatides* du foie, et alors cet organe atteint en haut la troisième côte, comprime le poumon et produit une dilatation de la moitié correspondante du thorax, surtout sensible latéralement.

Au premier coup d'œil on pourrait le confondre avec un exsudat pleurétique; mais à un examen plus minutieux pareille erreur n'est plus possible. Ainsi j'ai vu chez une femme atteinte d'hydatides du foie la tumeur hépatique, déjà très-notable et fluctuante du côté de l'abdomen, se développer tout à coup avec une extrême rapidité du côté de la poitrine; en très-peu de temps la moitié droite du thorax offrit à partir de la quatrième côte et au-dessous d'elle, un accroissement de volume qu'elle n'atteint d'ordinaire que dans les épanchements pleurétiques énormes. Cependant il est impossible de le confondre en pareil cas avec un exsudat pleurétique; en effet, abstraction faite de ce que le foie forme en même temps une tumeur volumineuse du côté de l'abdomen, on n'observe pas, comme dans l'épanchement pleural, un effacement des espaces intercostaux; de plus, la dilatation thoracique est très-irrégulière et avant tout la forme de la matité ne rappelle en rien celle qui caractérise l'épanchement pleurétique.

Atrophie du foie.

Elle est caractérisée à la percussion par la moindre étendue de la *matité hépatique;* celle-ci peut même *disparaître* presque complétement. Dans le deuxième cas, la diminution de volume du foie est évidente; dans le premier cas, l'atrophie n'est évidente que si l'absence de toute complication perturbatrice est bien démontrée. — En effet, l'étendue de la matité du foie peut se trouver amoindrie par l'interposition d'anses intestinales distendues par de l'air entre la paroi thoracique et le foie normal du reste. La diminution du champ de la matité porte, dans ce cas, sur le lobe *droit* du foie; d'autre part, si l'intestin gonflé de gaz vient à recouvrir le lobe *gauche*, la matité diminue d'étendue ou même disparaît d'une manière complète entre l'ap-

pendice xyphoïde et l'ombilic. Enfin, la matité du foie peut
diminuer dans quelques rares cas, si des bulles d'air viennent s'interposer au foie et au diaphragme ou à la paroi
thoracique, à la suite d'une perforation intestinale (dans la
fièvre typhoïde, par exemple). — Aux points où la matité
du foie disparaît, on constate l'apparition du son tympanique
intestinal ; en effet, l'intestin vient occuper l'espace laissé
libre par le foie atrophié, si toutefois il n'y a pas de l'ascite
à ce niveau. Si cette dernière fait son apparition, comme il
arrive souvent, dans l'atrophie du foie, il n'est plus possible
de constater la diminution de volume de cet organe, à
moins que le liquide ne soit évacué par une ponction.

Dans un cas de cirrhose du foie observé par moi, l'ascite était
très-faible, évidemment parce que le malade offrait presque journellement des évacuations alvines très-liquides, et cela durant
plusieurs semaines consécutives ; aussi la diminution de volume
du foie était-elle très-facile à apprécier.

La cause la plus fréquente des atrophies du foie, c'est la
cirrhose.

La diminution de volume atteint son plus haut degré
d'intensité dans l'*atrophie jaune aiguë du foie.* Cet organe
atteint parfois très-rapidement un si petit volume, qu'il faut
le chercher tout contre la colonne vertébrale. Des anses
intestinales viennent se placer entre le foie et la paroi thoracique et il peut arriver, comme je l'ai vu une fois, que le
son pulmonaire passe sans transition au son tympanique
intestinal.

Percussion de la rate.

La rate occupe la partie postérieure de l'hypochondre
gauche, dans la région comprise entre la neuvième et la
onzième côte ; son grand diamètre présente une direction

oblique de haut en bas, d'arrière en avant et de dehors en dedans; l'extrémité postérieure et supérieure de la rate est située dans le voisinage du corps de la dixième vertèbre dorsale, dans la concavité du diaphragme; elle est recouverte par le poumon, l'extrémité antérieure et inférieure est située immédiatement en arrière de la ligne axillaire moyenne et est contiguë à l'estomac.

On peut percuter la rate dans la station debout; mais, quand cet organe est hypertrophié et dépasse en bas le rebord des fausses côtes, il vaut mieux la percuter dans le décubitus dorsal, ou plus commodément encore, pour l'explorateur, dans le décubitus droit. Dans le passage du décubitus dorsal au décubitus latéral droit, la rate perd de son obliquité et prend une position plutôt horizontale, de telle sorte que l'extrémité antérieure de la rate subit un déplacement en avant; on reconnaît ce changement de situation de la rate en comparant les formes de la matité obtenues dans les deux attitudes en question; la différence est bien plus frappante encore quand la rate est hypertrophiée et a subi un accroissement de sa pesanteur.

La rate étant un organe de faible volume et de peu d'épaisseur (2 1/2 à 4 centimètres), et se trouvant presque partout en rapport avec des organes aérés, rend par cela même à la percussion un son beaucoup moins mat que le foie qui est un organe très-épais; souvent, chez les enfants, on pourrait presque dire toujours, le son de percussion splénique n'est que faiblement obscurci en même temps qu'il est tympanique; il faut donc éviter de percuter trop. fort, si l'on ne veut que les vibrations gagnent les organes avoisinants (poumon, estomac, intestins) et que le son clair de ces organes ne couvre presque complétement le son obscur de la rate. Il est bon encore de percuter pendant la pause de la respiration, attendu que pendant l'inspiration le poumon recouvre la rate dans une plus grande étendue;

cependant, même à l'expiration, l'extrémité supérieure et
postérieure de la rate reste recouverte de tissu pulmonaire
et n'est pas, par suite, accessible à la percussion. Il en résulte *a priori* que le diamètre longitudinal de la rate fourni
par la percussion sera nécessairement plus petit que son
diamètre réel.

D'ordinaire, on commence à percuter entre la ligne axillaire moyenne et la ligne axillaire postérieure en débutant
par le haut (1) ; il vaut mieux ne pas se servir du marteau
plessimétrique ; généralement, la matité débute au bord supérieur de la neuvième côte et en même temps on perçoit
de la résistance au doigt. C'est en ce point que se trouve la
limite *supérieure* de la matité splénique. La matité est plus
intense encore dans le neuvième espace intercostal. Au niveau de la onzième côte, ou un peu au-dessous, la matité
cesse pour faire place au son tympanique intestinal. C'est
ici que siége la limite *inférieure* de la matité splénique. La
limite *externe* (gauche) de la matité de la rate se trouve
sur le prolongement de l'angle inférieur de l'omoplate (les
bras pendants) dans l'espace compris entre la neuvième et
la onzième côte. Quant à la limite *interne* (droite), souvent
impossible à déterminer avec certitude, elle correspond à
peu près à la ligne axillaire moyenne, dans l'espace compris
pris entre les neuvième et onzième côtes, c'est-à-dire à l'extrémité antérieure de la rate. — Le diamètre longitudinal
de la rate est en moyenne de 8 centimètres ; le diamètre
transversal, de 5 à 6 centimètres (tandis qu'en réalité

______

(1) On peut tout aussi bien commence *par en bas*, en déterminant
tout d'abord la région correspondant à la douzième côte, où le son est
tympanique ; au niveau de la onzième côte, le son est obscurci (limite
inférieure de la matité splénique), mais si l'on percute de haut en bas,
l'oreille saisit bien mieux la différence entre le son pulmonaire clair et
le son obscur de la rate que réciproquement elle ne saisit la transition
du son intestinal au son splénique dans la méthode inverse (percussion
de bas en haut).

ces mêmes diamètres sont de 12 et de 8 centimètres).

La plus grande difficulté que l'on rencontre dans la percussion de la rate porte sur la détermination de la limite *interne* de cet organe. Cela tient à la contiguïté de l'estomac. Si ce dernier se trouve fortement dilaté, après un repas copieux par exemple, le son tympanique ou métallique de l'estomac couvre non-seulement la limite interne de la matité splénique, mais même masque une grande partie de cette dernière en dedans. Dans les hypertrophies très-considérables du foie (cancer, dégénérescence amyloïde, hydatides) il est également impossible de déterminer le bord interne de la rate, parce que le lobe gauche du foie vient alors à toucher la rate. Le côlon également, lorsqu'il est distendu par des gaz, peut diminuer la matité splénique, comme le fait comprendre sa situation anatomique.

Certaines affections *thoraciques*, de leur côté, peuvent entraver la délimitation de la rate : ou bien la matité splénique disparaît en partie, ou bien elle occupe une situation plus profonde, ou encore elle peut paraître agrandie, quoique l'organe présente son volume normal ; enfin l'étendue plus grande de la matité peut être due à une *tuméfaction* réelle de la rate.

1° Dans les épanchements pleurétiques d'intensité moyenne à gauche, occupant la cavité pleurale en avant, la matité qui en résulte passe sans transition à la matité splénique ; si l'épanchement en question est très-volumineux et refoule le diaphragme, la rate, de son côté, s'abaisse, et s'il n'est pas possible de reconnaître sa présence à la percussion, du moins la faible portion de l'organe qui dépasse le rebord des fausses côtes devient accessible à la palpation ;

2° L'existence d'un pneumothorax à gauche peut amener la disparition complète de la matité de la rate ; mais d'ordinaire, en pareil cas, cet organe est abaissé par l'épanchement pleurétique qui ne tarde pas à se former ;

3° De même dans l'emphysème pulmonaire la rate s'abaisse par suite de la situation plus profonde du diaphragme. Dans ces sortes de cas la matité splénique présente toujours une faible étendue; car, à sa partie supérieure, la rate est recouverte par le bord inférieur du poumon et à son extrémité inférieure elle est voisine de l'intestin. La partie *moyenne* seule de la rate peut donc donner lieu à une matité appréciable.

La matité splénique peut paraître agrandie dans les épanchements liquides de moyenne intensité limités à la partie postérieure et inférieure de la cavité pleurale; ou dans l'induration du lobe inférieur gauche du poumon; il arrive ici, en effet, que la matité due à ces états pathologiques passe sans transition à la matité de la rate, c'est-à-dire n'en est pas séparée par une zone intermédiaire à son clair.

La confusion entre l'hypertrophie de la rate et l'épanchement pleurétique n'est pas possible; la *forme de la matité* s'y oppose de prime abord. Les hypertrophies da la rate, assez considérables pour donner lieu à une matité se prolongeant à la face postérieure et inférieure du thorax jusqu'à la colonne vertébrale, se reconnaîtraient avant toutes choses à la palpation sous forme de tumeurs abdominales, attendu que la rate, en s'hypertrophiant, s'accroît suivant *tous* ses diamètres et d'une manière assez uniforme. De plus la matité, quand elle est due à la *rate, diminue à l'inspiration,* tandis que la *matité* qui a pour cause un *exsudat pleurétique* n'est point modifiée par elle. Des résultats ultérieurs donnés par l'auscultation lèvent tous les doutes. On peut en dire autant de la distinction entre les hypertrophies spléniques et les indurations des portions de poumon voisines de la rate, qui, de leur côté, donnent lieu à de la matité. Cependant il peut arriver qu'une hypertrophie de la rate se présente combinée à l'induration du lobe inférieur gauche du poumon (1).

(1) J'ai observé chez un enfant une rate hyperplasique (lésion reconnue à l'autopsie), occupant près du tiers de la cavité abdominale, avec induration du lobe inférieur gauche du poumon et bronchectasie; la matité du tissu pulmonaire solidifié passait sans transition à la ma'ité

Du moment que la rate subit un accroissement de volume quelque peu notable, on reconnaît aisément à la percussion une extension de la matité en arrière (en d'autres termes, une extension en arrière du bord gauche externe de la rate); si elle continue à augmenter de volume, elle finit par dépasser le rebord des fausses côtes. La limite de la matité se déplace également à droite dans les hypertrophies spléniques considérables. Enfin certaines tumeurs volumineuses de la rate, celles qui caractérisent la leucocythémie, par exemple, refoulent le diaphragme vers la cavité thoracique (1), et à la percussion on constate également l'élévation de la limite supérieure de la rate.

Comme le diamètre antéro-postérieur de la rate augmente dans la même mesure que les autres diamètres dans les hypertrophies de cet organe, il en résulte que la matité obtenue par la percussion est bien plus grande qu'au niveau de la rate normale; en d'autres termes, la matité splénique est tout aussi absolue en pareil cas que la matité hépatique (ou celle que fournit la percussion d'un épanchement pleurétique énorme); de plus, la résistance au doigt se trouve extraordinairement renforcée. Plus les divers diamètres de la rate ont augmenté, plus il est facile de délimiter cet organe par la percussion, attendu que l'influence du son rendu par les organes voisins se trouve totalement annulée.

Si la rate dépasse de beaucoup le rebord des fausses côtes, on peut toujours conclure à une hypertrophie, sauf les cas très-rares de déplacement pathologique (rate mobile ou flottante). Dans les cas où elle forme une tumeur dans

splénique, sans qu'il y eût de zone intermédiaire où le son de percussion fût clair.

(1) Dans un cas de tumeur splénique occupant tout l'abdomen, j'ai vu la pointe du cœur refoulée en haut jusqu'à la quatrième côte. La matité absolue due à la rate commençait immédiatement au-dessous de la quatrième côte.

l'abdomen, la percussion devient complétement inutile, vu que la palpation donne des résultats bien plus positifs. D'ordinaire, la tumeur splénique présente à la palpation des caractères si particuliers (voyez pages 435 et suiv.), qu'il n'est pas possible de la confondre avec quelque autre tumeur abdominale. L'emploi de la percussion vient encore confirmer le diagnostic de la tumeur splénique, la matité de la tumeur passant sans transition à la matité normale de la rate dans la partie inférieure du thorax.

La percussion ne permet pas toujours de reconnaître, du moins avec une certitude complète, les tuméfactions de la rate, si en même temps il y a météorisme et surtout s'il y a ascite. Mais si, en pareil cas, la rate dépasse néanmoins fortement le rebord des fausses côtes, on arrive à reconnaître sa présence, sinon toujours à la percussion, du moins à la palpation, en chassant le liquide par une pression rapide exercée sur cette région.

Percussion de l'estomac.

La percussion de l'estomac peut se pratiquer dans la station debout, mais ses résultats sont plus sûrs dans le décubitus dorsal.

L'estomac étant un organe creux et contenant de l'air donne un son *tympanique* à la percussion; dans les distensions moyennes de l'estomac, le son tympanique a pour limite supérieure la sixième côte immédiatement au-dessous de la région où se fait le choc de la pointe; à *droite*, il s'étend jusqu'au lobe gauche du foie (au-dessous de l'appendice xyphoïde), à gauche, jusqu'à la rate (ligne axillaire moyenne), *en bas* enfin, il s'arrête au rebord des fausses côtes; cependant il arrive souvent que la limite inférieure soit difficile à déterminer avec certitude, attendu que le côlon transverse, qui est en rapport avec l'estomac à ce niveau, donne lieu *parfois* à un son de percussion presque identique.

Dans tout l'espace dont les limites viennent d'être indiquées, le son de l'estomac est tympanique élevé. Mais ce caractère du son stomacal subit les modifications les plus multiples sous l'influence des variations du contenu *aérien* de l'estomac et du *degré de tension* de ses parois, en d'autres termes selon l'état de vacuité ou l'état de réplétion plus ou moins considérable de l'estomac par les aliments. Quand l'estomac renferme un grande quantité d'aliments, le son de percussion est tympanique, mais obscurci; s'il n'en renferme que peu, mais qu'il soit fortement distendu par les gaz, il rend à la percussion un són tympanique fort et grave, même métallique. En même temps que le caractère de la sonorité, l'extension du son tympanique stomacal varie selon que l'estomac est vide et revenu sur lui-même, ou bien plein de matières alimentaires et fortement distendu par de l'air. Aussi, après uu repas copieux, le son tympanique stomacal s'étend-il à une plus grande surface qu'à l'ordinaire; il en résulte même une cause de perturbation pour l'examen des organes voisins. En effet dans ces sortes de cas le son de percussion est déjà légèrement tympanique dans la région précordiale, au niveau de la ligne axillaire le son stomacal se superpose au son pulmonal, et en bas au son de la rate, dont la matité peut subir par là un affaiblissement notable et une diminution d'étendue. Quant aux dilatations pathologiques de l'estomac, lesquelles se présentent déjà à un degré modéré dans le catarrhe stomacal de longue durée, mais que l'on observe surtout en cas d'atonie des parois de l'organe et consécutivement aux rétrécissements du pylore (de nature cancéreuse, par exemple), il est rare qu'on les reconnaisse à la percussion avec la même certitude qu'à l'inspection, cette dernière suffisant dans bien des cas à attirer l'attention sur elles par l'existence d'une voussure limitée de la région épigastrique. En effet l'estomac, grâce à sa situation anatomique, ne peut guère se dilater que par sa grande courbure, qui en même temps s'abaisse ; or à ce niveau se trouve préci ément situé le côlon transverse dont le son de percussion e. t à peu près le même que celui de l'estomac.

Même les ectasies les plus considérables de l'estomac, — j'en ai vu un cas où l'estomac pouvait contenir dix kilogrammes de liquide, — peuvent ne pas être reconnues par la percussion seule. — Dans le cas indiqué plus haut, l'estomac occupait presque la moitié de l'abdomen, comme on pouvait le voir par les mouvements péristaltiques de sa grande courbure, et dans toute la région stomacale le son était tympanique et semblable au son intestinal avoisinant ; même après l'évacuation d'environ 4 kilogr. de liquide au moyen de la pompe stomacale, on ne put apercevoir aucune modification de la hauteur du son de percussion. — Si l'on détermine des modifications rapides du volume de l'estomac par l'aspiration d'air et son éructation, on pourra saisir une différence de la hauteur et du timbre du son tympanique. J'ai observé chez deux malades ces aspirations d'air suivies d'éructations sous forme d'un phénomène pathologique très-pénible ; je me suis assuré à plusieurs reprises qu'au moment de l'entrée bruyante de l'air dans l'estomac avec légère voussure de celui-ci le son stomacal se distinguait nettement du son intestinal ; aussitôt que l'air a été expulsé de l'estomac par une pression exercée sur lui, il n'était plus possible de bien distinguer le son stomacal du son intestinal.

Souvent, dans les dilatations de l'estomac, on constate une modification du son de percussion sous l'influence des changements d'attitude du malade, si toutefois l'estomac ne renferme pas un excès de liquide, en un mot, si ses parois ne sont pas trop fortement tendues ; ainsi, par exemple, dans la station debout, le liquide tend à occuper les parties déclives et à leur niveau on trouve de la matité ; pour que cet essai soit à l'abri de toute erreur, il est nécessaire que l'intestin donne à la percussion le son normal et qu'ainsi la distinction soit possible entre lui et le son mat du liquide stomacal. De même dans le décubitus latéral on observe le passage du son tympanique au son mat, vers les parties déclives où s'est accumulé le liquide.

Pour déterminer exactement le volume de l'estomac, on se sert avec avantage de la méthode indiquée par Frerichs, qui consiste à *distendre l'estomac au moyen de l'acide carbonique*, en donnant au malade une pointe de couteau d'*acide tartrique* et immédiatement après une petite quantité de *bicarbonate de soude* dissous dans de l'eau. L'acide carbonique, en se dégageant, dilate l'estomac et ce dernier donne à la percussion un son tympanique grave, généralement métallique, ce qui permet de le distinguer du son intestinal (sauf dans certains cas particuliers).

Percussion de l'intestin.

Dans les conditions normales le son de percussion de l'*intestin grêle* et du *gros intestin* est toujours tympanique; la cause en a été indiquée page 133. La hauteur du son tympanique intestinal diffère selon les régions de l'abdomen et présente de fréquentes variations; la cause de ces variations réside en général dans les degrés variables de réplétion de l'intestin par les gaz et les matières solides, et dans les divers degrés de tension des parois intestinales sous cette influence. Il n'est donc pas possible de distinguer, d'après des données précises, les régions de l'abdomen où le son tympanique serait plutôt grave, de celles où il serait plutôt aigu; on peut dire cependant que le son est en général élevé au niveau de l'intestin grêle, grave au niveau du gros intestin. De plus, le son est assez ordinairement plus grave dans la région iliaque droite que dans la région iliaque gauche (Traube), rapport souvent renversé du reste en cas de diarrhée ou de constipation; fréquemment ici le son devient plus fort et plus grave à gauche qu'à droite, dans la région iliaque.

Le son tympanique intestinal est le mieux accentué dans les régions où les parois abdominales ne sont pas trop tendues et par suite ne peuvent assourdir le son de percussion. Aussi, quand le malade se tient debout, le son tympanique est-il toujours plus ou moins obscur. L'accumulation de la graisse dans l'épaisseur des téguments abdominaux agit de la même manière.

Les variations pathologiques de la hauteur du son tympanique intestinal peuvent fréquemmeut être rapportées à des causes déterminées. Si le contenu aérien de l'intestin, et par suite son calibre diminuent, comme par exemple dans l'ascite, qui exerce une compression sur l'intestin, le son tympanique s'élève ; en pareil cas, l'intestin grêle, réduit à un moindre volume par l'accumulation du liquide, donne lieu à un son tympanique *élevé*. D'un autre côté, si l'intestin se trouve fortement distendu par des gaz, après un repas copieux par exemple ou dans certaines conditions pathologiques, telles que la paralysie du tissu musculaire intestinal dans la fièvre typhoïde et dans la péritonite, ou encore à la suite d'un rétrécissement siégeant en un point de l'intestin et faisant ainsi obstacle à la progression de son contenu, le son de percussion devient grave et non tympanique : grave, parce qu'un plus grand volume d'air est mis en vibration, non tympanique parce que non-seulement l'*air* contenu dans l'intestin, mais encore les *parois* de ce dernier sont ébranlées. (Voy. p. 133.)

Si la dilatation intestinale, au-dessus d'un rétrécissement atteint un certain degré d'intensité, la percussion engendrera à ce niveau un son à *timbre métallique*, tandis que ce timbre ne s'observe pas au-dessous du rétrécissement où l'anse intestinale se trouve dans un état de contraction.

L'intensité du son tympanique est très-inégale dans les

diverses parties de l'abdomen, selon l'état de réplétion variable de l'intestin. Plus l'intestin renferme de matières solides et moins il renferme de gaz, plus l'intensité du son tympanique diminue. Il en résulte que le son tympanique est obscur au niveau des régions où se trouvent accumulées les matières fécales, mais il n'est jamais absolument mat, même quand l'accumulation de ces matières atteint des proportions énormes (1).

D'autre part, si l'intestin ne renferme que peu de matières solides et un excès de gaz, le son de percussion est très-fort; mais si les parois intestinales se trouvent assez fortement tendues pour entrer en vibration lors de la percussion, le son perd plus ou moins son caractère tympanique, comme nous l'avons dit plus haut.

L'abdomen peut être distendu par une *accumulation de gaz dans la cavité péritonéale* (à la suite d'une perforation intestinale ou d'un développement gazeux au sein d'un exsudat péritonéal en putréfaction), au même titre que par le météorisme intestinal. — Le son de percussion ne se distingue pas toujours, en pareil cas, du son obtenu dans le météorisme intestinal; parfois cependant il présente un caractère *métallique*. De plus, s'il existe des bulles gazeuses entre la face antérieure du foie et la paroi de l'abdomen (c'est-à-dire au point le plus élevé, le malade se trouvant dans le décubitus dorsal), la percussion donne lieu à une sorte de *claquement* (Chomjakoff), c'est-à-dire à un son analogue à celui que l'on obtient sur l'estomac ou l'intestin extraits de l'abdomen, ne renfermant que peu d'air et présentant des parois assez flasques. Dans ce cas, comme dans le précédent, le son est dû à ce que la couche d'air percutée fuit subite-

____

(1) Barth a trouvé chez un garçon, au niveau de deux scybales énormes, dont l'un présentait un diamètre de 12 centimètres, un son non point absolument mat, mais tympanique obscurci. A l'autopsie, on retira du gros intestin 12 livres de matières fécales.

ment sous le choc qui la comprime (1); naturellement le siége de ce son varie avec ·l'attitude du corps. De plus, la percussion des parties déclives de l'abdomen décèle l'existence d'un épanchement liquide, car en même temps que les gaz, des parties liquides ont passé de l'intestin dans le péritoine ; ces dernières donnent lieu très-rapidement à une péritonite diffuse avec exsudat liquide, à moins qu'une inflammation adhésive n'ait préalablement oblitéré l'orifice de perforation.

Une confusion entre le météorisme intestinal et l'accumulation de gaz dans le péritoine est impossible en présence des phénomènes violents qui se manifestent dans le dernier cas (perforation intestinale et péritonite consécutive). Le diagnostic de la pénétration des gaz intestinaux dans la cavité péritonéale se trouve confirmé par les résultats de l'examen physique du foie, dont la matité disparaît de part et d'autre de la ligne médiane, les bulles gazeuses tendant toujours à occuper les points les plus élevés. (Voyez au chapitre de l'Auscultation, p. 484).

Épanchements liquides dans le péritoine.

Quand l'épanchement liquide occupe exclusivement la cavité pelvienne, il est impossible de le reconnaître à la percussion; s'il augmente et envahit la cavité abdominale, le son est mat dans la partie inférieure de l'abdomen; lorsque le malade se tient debout; si le liquide occupe touté la cavité abdominale, le son de percussion est mat partout, mais la *matité* n'est *absolue* que si la masse de liquide est suffisante pour comprimer fortement l'intestin, en d'autres

---

(1) Chomjakoff explique, au contraire, le claquement que l'on observe dans le cas de bulles d'air situées entre le foie et la paroi abdominale par le choc de cette dernière contre l'organe hépatique lors d'une percussion énergique. L'explication donnée par moi ci-dessus me semble plus naturelle et se rapproche beaucoup de celle qui s'applique au bruit de pot fêlé, qui offre une certaine analogie avec le bruit de claquement.

termes, pour chasser de ce dernier une partie des gaz qu'il renferme et le réduire à un volume moindre. Cependant si l'on appuie le plessimètre avec plus de force, de manière à déplacer une certaine quantité de liquide, le son mat dû au liquide est rendu un peu plus clair par le tympanisme intestinal que l'on entend en même temps. Quelquefois des anses intestinales restent *au-dessus* du liquide épanché (dans le décubitus dorsal), en d'autres termes, l'intestin surnage ; en pareil cas, le son est tympanique clair si l'on percute faiblement ; il est tympanique obscur si l'on percute plus fort et qu'en même temps on enfonce davantage le plessimètre. — Si l'ascite est modérée, le son tympanique intestinal persiste à côté de la matité.

Le son de percussion de l'ascite subit des *modifications* avec les *changements d'attitude*, attendu que le liquide, obéissant aux lois de la pesanteur, tend toujours à occuper les parties déclives de l'abdomen. Dans le décubitus du côté droit ou du côté gauche, le son devient en conséquence mat dans les parties les plus profondes, tandis qu'il est clair (tympanique) dans les parties élevées. Si l'on fait passer *graduellement* du décubitus d'un côté au décubitus du côté opposé un malade qui souffre d'une ascite intense, on observe le passage du son obscur au son clair tympanique, au fur et à mesure que le liquide abandonne les régions qui s'élèvent pour s'écouler dans les parties déclives.

De même le son de percussion obtenu dans le segment inférieur de l'abdomen, de mat qu'il est quand le malade se tient debout, s'éclaircit un peu s'il adopte le décubitus dorsal, parce que, dans cette dernière position, le liquide se distribue plus uniformément dans toute la cavité abdominale. Cette modification du son de percussion suivant les changements d'attitude est un signe aussi sûr de l'existence d'un liquide libre dans l'abdomen que la sensation de fluctuation, et constitue comme tel l'un des symptômes qui doivent être utilisés dans le diagnostic de l'ascite. Dans les cas douteux où l'accumulation du liquide n'existe que dans la partie inférieure de la cavité abdominale et n'est pas suffisante pour donner lieu à de la fluctuation ou à une matité appréciable, la comparaison des sons obtenus à la percussion des parties latérales de l'abdomen, dans le décubitus dorsal et le décubitus latéral, constitue à elle seule un signe suffisant pour le diagnostic différentiel. C'est uniquement quand l'ascite est très-considérable que le son ne devient pas tout à fait clair dans les régions élevées lors des changements d'attitude, attendu que *tout* le liquide ne peut pas s'écouler du côté déclive. Néanmoins la variation de sonorité est toujours nettement appréciable; mais c'est précisément dans les cas d'ascite intense que ces différences de sonorité sont le moins importantes au point de vue du diagnostic.

Enfin la percussion permet de reconnaître le niveau qu'atteint l'épanchement liquide dans la cavité abdominale. Dans toute la partie occupée par le liquide le son est mat; au-dessus, il est clair; le passage du son mat au son clair a lieu par l'intermédiaire d'une zone où le son est obscurci.

Quand l'ascite est très-considérable, on ne peut déterminer qu'à 1/2 ou 1 centimètre près le niveau du liquide, le malade se tenant debout, et cela à cause de la forte tension des parois abdominales dans la partie supérieure de l'abdomen, tension qui par elle-même tend déjà à obscurcir le son de percussion; du reste, la connaissance du niveau exact n'a aucune importance pratique, attendu que l'opportunité de l'évacuation du liquide par la ponction ne se juge que d'après le degré de gêne que provoque la pression du liquide sur le diaphragme, c'est-à-dire d'après le degré de dyspnée et la gravité des accès de suffocation qu'elle peut entraîner. Quant à la ponction même, elle se fait toujours dans les parties inférieures de l'abdomen.

L'ascite existe isolément ou accompagne l'œdème du tissu cellulaire sous-cutané. Elle se rencontre isolément dans les maladies de l'abdomen qui ont pour conséquence une stase dans le système de la veine porte, notamment dans les maladies du foie (principalement la cirrhose) et dans les dégénérescences du péritoine (cancer, plus rarement tuberculose). — De plus l'ascite peut se présenter comme l'une des manifestations d'une hydropisie générale, que cette dernière résulte de stases veineuses, comme dans les maladies pulmonaires et cardiaques, ou bien d'affections qui entraînent à leur suite une diminution de l'albumine du sang, comme la néphrite, la dégénérescence amyloïde des reins, etc. Dans toutes ces maladies l'ascite ne fait son apparition que si elle a été précédée d'œdème dans d'autres régions du corps (dans les maladies du cœur entre autres, alors seulement que l'hydropisie a envahi les cuisses).

Souvent encore l'ascite est compliquée d'œdème des parois abdominales; ce dernier se reconnaît facilement à la palpation, car en pinçant une portion du tégument entre deux doigts, on détermine deux fossettes qui persistent un certain temps. — La possibilité d'une *confusion de l'ascite avec l'hydropisie ovarienne*, déjà mentionnée à propos de la palpation (p. 447), ne persiste que dans le cas où la paroi de la poche ovarienne est trop mince pour être perceptible au toucher et où, en même temps, la poche se trouve distendue par le liquide au point de donner lieu à une fluctuation uniforme étendue à toute la région; en pareil cas l'exploration vaginale d'une part en rendant le sac ovarien perceptible au doigt, la percussion d'autre part pratiquée dans différentes attitudes sur le malade permettront de faire la distinction. Dans l'ascite, le *son de percussion* se modifie, dans l'*hydropisie ovarienne* il ne subit *aucun* changement. Dans quelques cas cependant on peut observer simultanément de l'hydropisie de l'ovaire et de l'ascite, que cette dernière soit due à une cause indépendante de l'affection ovarique ou qu'elle résulte de la compression de la veine porte par la tumeur ovarique. Tant que la tumeur n'a pas atteint un volume notable, l'existence simultanée des deux affections se reconnaît à la palpation et à la percussion; en effet dans ce cas on peut encore délimiter la tumeur au moyen de la palpation et constater la présence du liquide ascitique de part et d'autre de la tumeur par la matité qu'il détermine à la percussion, dans le décubitus dorsal, et par les modifications que subit le son quand le malade se couche sur l'un des côtés.

Du reste, si l'examen objectif laisse subsister quelque doute, la connaissance exacte des phases qu'a traversées le processus morbide, la présence ou l'absence de certaines altérations dans les autres organes et une foule d'autres symptômes particuliers à chaque cas permettront de distingner entre l'ascite et l'hydropisie de l'ovaire.

Exsudats péritonéaux enkystés.

Ils sont le résultat d'adhérences inflammatoires formées entre le péritoine et les organes voisins et l'incarcération de l'exsudat dû à l'inflammation péritonéale dans les limites mêmes de ces adhérences. Ces exsudats enkystés peuvent se présenter dans toutes les parties de l'abdomen; ils sont le plus fréquents relativement dans la région iléo-cæcale, où ils sont dus, soit à une inflammation du cæcum et du péritoine, soit à une perforation de l'appendice vermiculaire.

Le son de percussion au niveau des exsudats enkystés est mat; il *ne se modifie pas* par les changements de position; la fluctuation manque ou est à peine appréciable.

Ces deux signes, notamment le premier, sont les plus importants pour le diagnostic différentiel entre les exsudats libres et enkystés du péritoine.

L'intensité de la matité dépend, toutes choses égales d'ailleurs, de la masse de l'épanchement.

Le diagnostic différentiel entre les exsudats enkystés et les tumeurs, quoique ces deux sortes d'affections ne donnent pas toujours des résultats bien tranchés à la palpation et à la percussion, ne saurait être douteux si l'on tient un compte exact du développement de la maladie, de sa marche, etc.

Percussion des reins.

La situation profonde du rein, le petit volume et la faible épaisseur de cet organe, mais surtout la présence dans la région lombaire du puissant muscle carré des lombes, ne permettent pas de reconnaître facilement la *matité rénale.*

Pour percuter les reins, on fait coucher le malade sur le ventre, on élève au moyen d'un coussin la face antérieure de l'abdomen de façon à comprimer légèrement ce dernier. Par ce moyen on réussit à relâcher quelquefois les muscles lombaires qui, par eux-mêmes, donnent lieu déjà à un son de percussion très-mat. Si l'on percute avec force l'une et l'autre région lombaire, on obtient des deux côtés de la colonne vertébrale un son tympanique obcur; la *résonnance* tympanique est due à l'ébranlement vibratoire de l'intestin dans le voisinage du rein, tandis que l'assourdissement du son est causé par le rein lui-même. A en juger par mes propres essais sur un grand nombre d'individus bien portants, il n'est pas possible de donner d'indications même approximatives sur l'étendue de la région correspondant à ce son tympanique sourd. Chez les individus bien musclés, la percussion des reins ne donne aucun résultat; on peut en dire autant des individus très-gras ou de ceux qui présentent une distension intestinale notable, une tuméfaction du foie ou de la rate, ou bien de l'ascite, etc. Vu le grand nombre de difficultés qu'offre la percussion des reins, cette méthode d'exploration ne peut s'appliquer que très-rarement aux affections rénales. Les hypertrophies considérables des reins en cas de carcinome, d'hydatides, de kystes (hydronéphrose), donnent lieu nécessairement à une matité plus forte et plus étendue de la région lombaire, mais souvent alors ces tumeurs sont perceptibles à la paroi antérieure de l'abdomen et la per-

cussion devient inutile. Si un rein est déplacé, le son obtenu
à la percussion de la région lombaire est plus clair que le
son normal; si l'on réduit le rein, le son redevient mat.

Les maladies du rein les plus fréquentes, c'est-à-dire les
diverses formes de néphrites, sont si faciles à reconnaître
par l'œdème qu'elles occasionnent et surtout par les modifications caractéristiques qu'offre l'urine, qu'il est inutile
de recourir à la percussion, d'autant plus que le volume du
rein, dans les inflammations, n'éprouve point de changement appréciable à la percussion. Il est tout aussi difficile
de reconnaître à la percussion la diminution de volume que
subit le rein lors de la troisième période de la néphrite.

Percussion de la vessie.

La vessie à l'état de vacuité ne dépasse par le pubis; mais
lorsqu'elle est fortement distendue par l'urine, elle arrive à
le dépasser, et, si les parois abdominales sont bien dépres-
sibles, on la perçoit sous forme d'une tumeur rénitente,
piriforme. — Le son de percussion que donne la vessie fortement distendue par de l'urine est absolument mat. En y
introduisant une sonde on évitera toute confusion avec d'autres états pathologiques. Il se peut que le cathétérisme soit
impossible, comme par exemple dans les hypertrophies
énormes de la prostate; mais la question de savoir si la tumeur est formée par la vessie ou non, question d'une
grande importance pratique, vu l'éventualité d'une ponction
vésicale, pourra être résolue si l'on prend en sérieuse considération les circonstances suivantes. Les commémoratifs
nous apprennent que depuis un certain temps il n'a été évacué que peu ou point d'urine, que la tumeur donne toujours
le même son mat à la percussion dans les attitudes les plus
variées du malade, ce qui la distingue immédiatement d'une

ascite libre. S'il arrive — cas rare du reste — qu'entre la vessie et la paroi abdominale vienne se loger une anse intestinale, le son obtenu à une percussion faible, à ce niveau, est presque tympanique clair; à une plus forte percussion il est plutôt tympanique sourd. Le degré de distension de la vessie, si l'extrémité supérieure de cet organe n'est pas perceptible à la vue ni au toucher, est indiqué par la limite supérieure de la matité.

Percussion de l'utérus.

Pendant la grossesse ou dans les hypertrophies pathologiques, la percussion de l'utérus ne donne lieu à aucun résultat caractéristique que l'on ne puisse obtenir beaucoup plus exactement par la palpation. Le son que donne l'utérus hypertrophié est partout totalement mat. Du reste, l'utérus n'est accessible à la percussion que s'il l'est déjà à la palpation, c'est-à-dire quand il a quitté la cavité pelvienne.

Ordinairement l'utérus hypertrophié est situé immédiatement derrière la paroi abdominale; dans de rares cas viennent se loger entre les deux des anses intestinales, qui modifient alors le son de la manière indiquée dans la percussion de la vessie.

L'introduction d'une sonde dans la vessie, d'une part, la sensation de plus grande résistance à la palpation, d'autre part, empêchent de confondre l'utérus élevé au-dessus de la cavité pelvienne avec la vessie distendue par l'urine, méprise à laquelle pourrait contribuer l'existence d'une matité identique dans les deux cas.

AUSCULTATION DES ORGANES ABDOMINAUX.

Les phénomènes d'auscultation que l'on peut observer sur l'abdomen (abstraction faite des signes acoustiques que peut offrir la grossesse dans ses dernières périodes) se rapportent presque tous à l'appareil digestif; ils ne sont constants que dans des cas pathologiques tout à fait isolés, et en général ce sont des phénomènes purement accidentels, se présentant d'une manière irrégulière; souvent même on peut les produire à volonté. Il ne peut donc être question d'appliquer *méthodiquement* l'auscultation aux organes abdominaux; on ne peut y avoir recours qu'occasionnellement, lorsqu'il s'agit d'états pathologiques qui donnent lieu à des signes auscultatoires connus expérimentalement; dans ce cas, il est possible de les utiliser pour le diagnostic. Mais la connaissance des phénomènes qu'offre à l'auscultation le canal gastro-intestinal a encore de l'importance, parce que quelques-uns d'entre eux peuvent être perçus à l'exploration des parties inférieures du thorax ainsi que de la région *cardiaque*, où ils accompagnent accidentellement les murmures respiratoires et les tons et murmures du cœur; ces bruits pourraient induire en erreur, d'une manière passagère toutefois, des personnes inexpérimentées qui en placeraient le lieu d'origine dans le thorax.

Auscultation de l'œsophage.

L'auscultation, recommandée par Hamburger dans le diagnostic des maladies de l'œsophage, mais peu usitée jusqu'à présent à ce point de vue, se base sur la production des bruits variés dont l'œsophage est le siége, lors de la déglutition des substances solides ou liquides, selon que le calibre du canal œsophagien est normal, ou rétréci (avec dilatation au-dessus du rétrécissement en général), ou altéré de quelque autre manière.

On explore la portion cervicale de l'œsophage, en appliquant le stéthoscope à gauche, à côté et en arrière de la trachée, dans l'espace compris entre l'os hyoïde et la fosse sus-claviculaire. — Pour ausculter la portion thoracique de l'œsophage, on applique le stéthoscope tout contre la colonne vertébrale à gauche, depuis la dernière vertèbre cervicale jusqu'à la huitième vertèbre dorsale.

D'après Hamburger on entend, dans les conditions physiologiques, pendant la déglutition des liquides, un *gargouillement très-sonore*, en appliquant le stéthoscope sur l'œsophage au niveau de l'os hyoïde, et un murmure très-distinct dans le reste de l'œsophage, notamment depuis le cartilage cricoïde jusqu'à la huitième vertèbre dorsale. Quand la déglutition a amené dans l'œsophage un corps solide, l'auscultation permettrait de reconnaître non-seulement les *murmures* engendrés par le corps dans sa marche et la *rapidité* de celle-ci, mais encore la *forme* et la *direction* de la bouchée avalée (?).

Les anomalies des bruits de déglutition qui se présentent dans les affections de l'œsophage sont essentiellement les suivantes :

1° On ne perçoit le bruit de déglutition normal que jusqu'à un certain niveau, à partir duquel *il cesse subitement d'exister*, le bol étant arrêté dans sa marche. — Ce phénomène s'observe le plus souvent dans les rétrécissements œsophagiens ;

2° A la place du murmure normal de la déglutition, qui se rapproche plutôt d'un ton, on perçoit des bruits de *frottement* et de *grattement*. Ces derniers indiquent une perte de substance ou l'existence de rugosités à la face interne de l'œsophage et se rencontrent surtout dans les processus croupaux et diphthéritiques de la muqueuse œsophagienne, dans les ulcérations et les excroissances, dans la disphagie spasmodique ;

3° On entend un *jaillissement en tous sens (Herumspritzen)* des liquides avalés, dans les dilatations paralytiques notables survenant au-dessus des rétrécissements ;

4° On perçoit un ton accompagné d'un « grattement » lors de l'introduction d'une sonde œsophagienne dure, au niveau du point où siége le rétrécissement.

Je n'ai ausculté personnellement le murmure de la déglutition que dans quelques cas, de sorte que je ne puis guère juger de la valeur de ce moyen de diagnostic. D'autre part, les publications sur ce sujet sont encore très-clairsemées. Aussi me suis-je borné à analyser ici les résultats obtenus par cette méthode sans les commenter.

Auscultation du canal gastro-intestinal.

Les phénomènes d'auscultation observables à l'exploration du canal gastro-intestinal, et souvent assez forts pour être entendus sans stéthoscope et déjà à une certaine distance du malade, se produisent spontanément ou bien ont besoin d'être provoqués. Ils sont dus généralement aux mouvements de l'air et du liquide dans le canal intestinal et ne sont que rarement le résultat de causes différentes, que nous mentionnerons plus loin. Si l'on communique des secousses à un intestin qui renferme une grande quantité de liquide, en exerçant rapidement plusieurs pressions successives sur l'abdomen, on perçoit, sans l'emploi du stéthoscope, un gargouillement très-fort, à timbre métallique, en tout semblable au bruit de succussion du pneumothorax, ou au bruit que l'on obtient en secouant une cruche qui contient un liquide ; la cause physique en est du reste la même — c'est toujours l'ébranlement d'un mélange d'air et de liquide dans un espace clos, remplissant les conditions nécessaires à la production de la *consonnance*.

On peut très-souvent provoquer ces gargouillements dans les états diarrhéiques de l'intestin, en exerçant une pression sur l'abdomen; on les obtient le plus nettement dans le choléra, car, dans cette maladie, l'intestin paralysé renferme une énorme quantité de liquide.

L'*estomac*, de même que l'intestin, peut être le siége de gargouillements dus aux mouvements des liquides mêlés à l'air de là cavité stomacale. Ces gargouillements gênent quelquefois l'auscultation de la face postéro-inférieure du thorax ou celle de la région précordiale; les novices peuvent, entre autres erreurs, croire qu'ils ont à faire à des tons métalliques du cœur. Mais, d'une part, ces bruits disparaissent rapidement d'ordinaire et sont très-irréguliers, d'autre part, ils se présentent même pendant la suspension de la respiration, et ce sont là des caractères qui permettent tout aussitôt d'en rapporter l'origine à l'estomac ou au côlon qui lui est contigu. Le mouvement des liquides dans la cavité stomacale, lequel est la cause des bruits périodiques dont celle-ci est le siége, se produit en partie spontanément, en partie sous l'influence des mouvements respiratoires du diaphragme, l'estomac s'abaissant à chaque inspiration en même temps qu'il se trouve légèrement comprimé, et s'élevant de nouveau au moment de l'expiration.

Ces gargouillements de l'estomac s'entendent très-souvent quelque temps après les repas, mais ils ne sont jamais aussi nombreux que dans un intestin qui renferme du liquide; du reste, on ne réussit pas aussi facilement, par une pression exercée sur la région thoracique gauche inférieure à communiquer un mouvement au contenu stomacal, qu'à mettre en mouvement le contenu de l'intestin par une pression sur l'abdomen. — Aussi les bruits de l'estomac ne se présentent-ils souvent que comme une espèce de « glou-glou » *isolé,* à résonnance métallique; on peut, du reste, provoquer leur apparition en faisant lentement boire de l'eau au malade; on perçoit ainsi la chute du liquide sous forme d'un bruit métallique. — Si l'estomac se trouve de plus dans un état de dilatation pathologique, si ses parois sont relâchées, comme cela arrive en général dans ce cas, et que la cavité stomacale renferme une grande quantité de liquide mélangé à des gaz, on obtient, par une compression rapide de la région abdominale supérieure, un gargouillement métallique, souvent perceptible à distance, et qui, suivant le degré de l'ectasie, s'étend à une portion plus ou moins grande du segment supérieur de l'abdomen, et même à presque toute la région abdominale, comme je l'ai observé une fois. Ce signe peut être utilisé pour le diagnostic des dilatations de l'estomac concurremment avec les autres signes qui caractérisent cette affection, c'est-à-dire le séjour anormalement prolongé des aliments et des liquides dans l'estomac.

Les gargouillements se présentent d'une manière très-variable dans différentes parties de l'abdomen, selon la portion du canal intestinal qui renferme du liquide; généralement, c'est l'intestin grêle qui en est le siége; d'autres fois, on les observe dans des parties très-circonscrites de l'abdomen; ainsi le gargouillement limité à la région *iléo-cœcale,* que l'on provoque par une pression exercée au point correspondant dans la fièvre typhoïde, présente une importance réelle au point de vue du diagnostic.

Les gargouillements peuvent encore prendre naissance spontanément dans le canal intestinal, en cas de diarrhée, quand le contenu liquide de l'intestin éprouve des déplacements rapides par suite de l'accélération des mouvements péristaltiques. Ici, la musculeuse de l'intestin produit les mêmes effets que provoque, d'autre part, mécaniquement la main de l'observateur.

Cependant les bruits intestinaux ne sont pas dus toujours à la présence de liquides dans le canal intestinal ; le déplacement rapide de simples *bulles gazeuses*, sous l'influence de l'accélération des mouvements péristaltiques, peut donner lieu à des bruits.

Ces bruits, désignés sous le nom de *borborygmes* (*Kollern, Poltern, Gurren*) (1), et bien connus de tout le monde par expérience, se manifestent souvent quand l'estomac et l'intestin sont vides (par exemple, après une abstinence prolongée) ; parfois ils constituent un phénomène pénible, habituel, et très-souvent ils se rencontrent dans la diarrhée comme un signe précurseur de l'évacuation des matières fécales. Dans certains cas de diarrhée ils sont accompagnés de coliques se propageant dans la direction même du côlon. Très-souvent ces bruits disparaissent spontanément, mais leur disparition ne persiste pendant quelque temps que si les gaz peuvent s'échapper par l'anus.

Dans la *perforation intestinale*, on peut observer dans certaines conditions des murmures soufflants, *amphoriques*, notamment quand l'orifice de perforation est assez large pour établir une libre communication entre les gaz intestinaux et ceux qui se sont épanchés dans la cavité péritonéale. Ces murmures sont isochrones aux phases respiratoires et s'entendent avec plus de force à l'inspiration qu'à l'expiration (Tschudnowsky) ; ils sont le résultat du passage des gaz intestinaux dans la cavité péritonéale, sous l'influence de la pression qu'exerce sur l'intestin le diaphragme en s'abaissant à l'inspiration, et du passage inverse des gaz péritonéaux dans l'intestin lors de l'élévation expiratoire

(1) Les trois mots allemands renfermés dans la parenthèse sont formés par onomatopée et désignent un roulement sourd et prolongé.

(Note du traducteur.)

du diaphragme. D'autre part, ce murmure amphorique, s'il
n'est pas isochrone aux phases respiratoires et si en général il n'est pas spontané, peut être produit artificiellement
par une pression rapide sur l'abdomen combinée à l'auscultation; on force ainsi les gaz du péritoine, dans la région
correspondante, à rentrer dans l'intestin, si toutefois l'orifice de la perforation est suffisamment large (Sommerbrodt). Si, au contraire, l'orifice est étroit, comme c'est
généralement le cas; s'il est obstrué par les exsudats
inflammatoires, ces murmures amphoriques font absolument défaut; en revanche, comme dans toute péritonite
par perforation, la cavité séreuse renferme, outre de l'air,
encore du liquide, on observe, sous l'influence d'une pression rapide ou d'une succussion abdominale, un *gargouillement à résonnance métallique* (amphorique) — c'est le
bruit de succussion abdominal — mais ce phénomène ne
peut être provoqué dans tous les cas à cause de la douleur
violente qui accompagne d'ordinaire la péritonite par perforation et qui rend ces sortes de tentatives impossibles.
La confusion de ce gargouillement amphorique avec les
bruits engendrés dans l'estomac et dans l'intestin (dont il
a été question p. 481) n'est pas possible en présence des
symptômes violents qui caractérisent la péritonite par perforation. — Les tons de l'aorte abdominale prennent également un timbre métallique quand la cavité péritonéale
renferme des gaz.

Les *bruits de frottement* qui prennent naissance dans le péritoine, dans certaines conditions, sont perceptibles à la fois à la
palpation et à l'auscultation. Il en a été question plus haut au
sujet de la palpation (voyez p. 443). — Nous devons encore mentionner ici le *frémissement* appréciable au toucher et à l'ouïe,
qu'engendre quelquefois la pression exercée sur la vésicule biliaire, quand elle renferme des calculs d'un certain volume.

Auscultation de l'utérus pendant la grossesse.

L'auscultation de l'utérus gravide a pour odjet les tons du cœur fœtal et les murmures placentaires.

Les *tons du cœur fœtal* (découverts en 1818 par Mayor de Genève) sont perçus pour la première fois vers la quinzième ou la seizième semaine de la grossesse; faibles au début, ils gagnent en intensité dans les périodes ultérieures de la grossesse; on les entend le plus souvent à gauche, à cause de la grande fréquence de la position occipito-iliaque gauche du fœtus. Leur présence ou leur absence constitue le signe pathognomonique de la vie ou de la mort de l'enfant et fournit l'une des indications les plus importantes au point de vue de l'opportunité des opérations obstétricales.

Le *murmure* (souffle) *placentaire* (découvert en 1822 par Lejumeau de Kergaradec) est dû au mouvement oscillatoire qu'éprouve le courant sanguin en passant des artères relativement étroites dans les veines plus larges du placenta. Il ne présente pas toujours une égale intensité; il est généralement plus fort à droite qu'à gauche, mais il s'observe d'une manière permanente.

Cette dernière particularité, jointe au caractère de susurrus et de bruissement que présente le murmure placentaire, le fait ressembler d'une manière absolue au murmure de la veine jugulaire, que l'on observe chez les individus chlorotiques.

EXPLORATION DES EXCRETA.

Urine.

L'examen de l'urine porte sur sa quantité, sa coloration, sa réaction, son poids spécifique et la présence d'éléments anormaux.

Quantité de l'urine.

La quantité de l'urine diffère déjà à l'état-normal, suivant la proportion des liquides ingérés et l'abondance plus ou moins grande de la transpiration cutanée. Lorsque l'ingestion des boissons est modérée et que la transpiration cutanée est faible (comme en hiver, par exemple), la proportion d'urine rendue par un adulte est en moyenne de 1500 centim. cubes en vingt-quatre heures.

La quantité d'urine *diminue* dans toutes les maladies fébriles, au stade de rupture de la compensation dans les maladies du cœur, dans les diverses formes de *néphrite* et accidentellement encore dans une foule d'autres maladies sous l'influence de causes temporaires (qui seront indiquées plus bas) et qui peuvent également diminuer la proportion d'urine excrétée à l'état normal. — Pathologiquement, la masse d'urine rendue en vingt-quatre heures peut s'abaisser, dans les cas extrêmes, à n'être plus que le quart de ce

qu'elle est normalement et même on' peut observer temporairement une anurie presque complète, par exemple
dans la période asphyxique du choléra et çà et là dans la
scarlatine. — En général, la cause de la diminution de l'urine peut se ramener, toutes choses égales d'ailleurs, au
passage dans les artères rénales, soit d'une moindre masse
de sang, soit d'un sang moins riche en eau, c'est-à-dire à
une diminution de la tension sanguine dans ces artères.
Ainsi, dans les lésions du cœur, au stade de rupture de la
compensation, le système veineux est gorgé de sang, tandis
que le système artériel, et par suite les artères rénales, en
renferment une moindre quantité, ce qui explique la diminution considérable de l'excrétion urinaire ; on peut en dire
autant de toutes les conditions qui diminuent les éléments
aqueux du sang, que ces éléments passent par transsudation à travers· les parois des veines, qu'ils soient éliminés
par la transpiration cutanée en excès ou, enfin, ce qui est
fréquent, qu'ils soient soustraits à l'organisme par des déjections très-liquides et très-abondantes. Les considérations
précédentes permettent d'expliquer tous les cas de diminution de l'urine, soit temporaire, soit persistante, quelle
que soit la maladie où elle se produise.

L'excrétion de l'urine est *augmentée* dans le diabète insipide et dans le diabète sucré, par suite de l'introduction
dans l'organisme d'une énorme quantité de liquide (polydipsie). La quantité d'urine peut devenir quatre, cinq et
même huit fois plus considérable qu'à l'état normal et, dans
quelques cas isolés, elle arrive même à dépasser de beaucoup cette limite.

L'accroissement modéré de l'urine est dû souvent à un
excès d'activité des reins provoqué par l'emploi des diurétiques et parfois, dans d'autres conditions, à l'augmentation
de la pression artérielle.

Couleur de l'urine.

L'urine physiologique est d'un jaune pâle, ou d'un jaune d'ambre, ou encore d'un jaune rougeâtre; ces diverses nuances de la coloration dépendent de la quantité plus ou moins grande de pigment urinaire rouge dissous dans l'urine.

Dans l'urine normale on a découvert *plusieurs* matières colorantes dont la composition est encore peu connue : l'*urobiline*, qui se trouve également dans la bile et dans les sécrétions intestinales (Jaffé, Maly), l'*uroérythrine* et peut-être l'*urochrome*; il est encore d'autres pigments urinaires tels que l'indican et les deux éléments qui entrent dans sa composition, l'uroglaucine et l'urrhodine, qui paraissent n'exister que dans les urines pathologiques.

Dans les maladies fébriles, l'urine présente *toutes les colorations depuis le rouge jaune jusqu'au rouge;* ce phénomène dépend essentiellement de la présence dans l'urine d'un excès du pigment urinaire rouge; cependant il est dû en partie à ce que dans la fièvre l'urine est rendue en moindre quantité et à un état de plus grande concentration. La même coloration rougeâtre se rencontre avec une intensité variable dans les maladies chroniques, dès que la quantité d'urine subit une diminution notable, entre autres, au stade de rupture de la compensation dans les maladies du cœur. Inversement, on peut observer une urine anormalement *pâle,* due à la diminution de la quantité de pigments urinaires; ce fait se présente fréquemment pendant la convalescence des maladies aiguës, dans l'anémie et la chlorose et dans les états pathologiques, tels que le diabète sucré ou insipide, qui entraînent une augmentation de la quantité d'urine excrétée.

Les pigments anormaux que l'on rencontre le plus fréquemment dans l'urine sont constitués par la matière colorante de la bile et par la matière colorante du sang.

Quand le *pigment biliaire* est très-abondant dans l'urine, il communique à cette dernière une coloration de bière brune avec une tendance marquée au jaune verdâtre et même au brun verdâtre; quand on la secoue, cette urine se couvre d'une mousse abondante qui fait bien ressortir la coloration jaune ou verte. Une bande de toile ou de papier brouillard, plongée dans l'urine, se colore aussitôt en jaune. — Comme réactif de la matière colorante de la bile on se sert d'acide nitrique impur, renfermant de l'acide nitreux (1). Si à ce réactif on ajoute l'urine ictérique goutte à goutte, en la faisant couler le long de la paroi interne du verre à expérience, on obtient au contact des deux liquides de beaux anneaux colorés dans l'ordre suivant : l'anneau supérieur est vert-pré, l'anneau formé immédiatement au-dessous de lui est bleu, le suivant est d'un rouge violet, le dernier enfin est jaune.

En général l'anneau vert et l'anneau rouge violet persistent seuls et conservent leur coloration pendant un temps plus ou moins long. Les autres colorations toutes transitoires disparaissent très-rapidement; d'ordinaire elles ne sont visibles qu'au moment où les deux liquides arrivent au contact.

L'anneau vert constitue du reste le signe le plus caractéristique du pigment biliaire, car les autres colorations peuvent se présenter encore dans une urine non ictérique par l'addition d'acide nitrique. L'anneau vert supérieur prend d'autant plus de largeur que l'on ajoute avec plus de précaution l'urine ictérique au réactif nitrique; sa coloration est d'autant plus intense que l'urine est plus riche en pigment biliaire.

Si l'urine ne renferme que des traces de pigment biliaire, on peut le reconnaître en secouant une quantité assez grande de ce liquide avec du chloroforme; le chloroforme, dont le poids spé-

____

(1) On prépare ce réactif en ajoutant quelques gouttes d'acide nitrique fumant à l'acide nitrique pur.

cifique est supérieur à celui de l'urine, tombe au fond sous
forme d'une couche liquide colorée en jaune par le pigment biliaire (bilirubine).

Dans tous les états pathologiques qui déterminent de l'ictère
(voyez p. 26), on trouve aussi de la matière colorante de la bile
dans l'urine; mais souvent elle disparaît de ce liquide alors que
l'ictère n'a pas encore cessé d'exister. En même temps que du
pigment l'urine renferme aussi des acides biliaires.

Quand l'urine contient du *sang*, elle présente une coloration variable, rouge, rouge brune et même brun-noirâtre
ou noire comme de l'encre; l'intensité de cette coloration
dépend, d'une part, de la quantité de sang, d'autre part, du
degré de réaction acide de l'urine. En général l'urine hémorrhagique, même si elle ne renferme qu'une faible quantité
de sang, offre une coloration rouge de sang si franche qu'il
est impossible de la confondre avec aucune autre coloration
rouge anormale de l'urine, la coloration fébrile par exemple.

La matière colorante du sang (hémoglobine) se trouve
toujours en dissolution dans le liquide urinaire, c'est-à-dire
séparée des globules sanguins; dans les cas seulement, où
l'urine renferme du sang en excès, où par suite l'action de
la diffusion entre le liquide urinaire et les globules rouges
se trouve considérablement affaiblie, les globules conservent
une coloration jaunâtre. Quand on laisse séjourner une
urine hémorrhagique, les globules sanguins se déposent
sous forme de sédiment, s'ils ne sont pas encore détruits.
— A l'examen microscopique on trouve les globules sanguins gonflés et plus ou moins pâles; souvent aussi on les
trouve ratatinés et affectant les formes diverses qu'ils
prennent sous l'influence des dissolutions salines. Cependant on peut rencontrer quelques cas rares où, malgré une
coloration sanguine intense de l'urine, les *globules rouges*
du sang *font* complétement *défaut*, et cela dans l'urine fraîchement émise. Ces sortes de cas ont reçu le nom d'*hémo-*

globinurie (Lebert); ils font voir que la destruction des globules rouges du sang peut avoir lieu déjà à l'intérieur de l'organisme; l'hémoglobine mise ainsi en liberté passe intégralement dans l'urine. Les causes qui amènent la désagrégation des globules sanguins, et qui déterminent ainsi une hémoglobinurie passagère ou même persistante pour un temps plus ou moins long, sont encore obscures (1).

Dans les cas où l'urine présente une coloration hémorrhagique, sans offrir de globules sanguins à l'examen microscopique, il est impossible de révéler par des *réactions chimiques* ou à l'aide du *spectroscope* la présence de la matière colorante du sang. Ainsi, si l'on chauffe l'urine, l'albumine se coagule et englobe l'hémoglobine, en donnant naissance dans le verre à expérience à des caillots rouge-bruns; ces caillots présentent souvent une belle coloration rouge de sang, quand on chauffe l'urine après y avoir ajouté quelques gouttes de potasse ou de soude caustique; les caillots qui se forment dans ces conditions sont constitués par de l'albumine, les phosphates terreux précipités et le pigment sanguin.

Dans un liquide qui ne renferme que de faibles traces de pigment sanguin, à peine appréciables à l'œil nu par une très-faible coloration rougeâtre, on obtient encore au *spectroscope* deux raies d'absorption noires nettement séparées, entre les raies D et E de Frauenhofer, dans le *jaune* et dans le *vert*.

L'hématurie peut prendre naissance dans toutes les parties de l'appareil urinaire; tantôt l'urine ne renferme que des traces de sang, tantôt, si des vaisseaux considérables ont été rompus, elle est constituée par un liquide tout à fait sanguinolent.

(1) On a observé l'hémoglobinurie dans quelques cas de scorbut, de fièvres putrides, d'empoisonnement par l'acide sulfureux, d'inhalation d'hydrogène arsénié (Vogel), de même que dans un cas d'accès semblables à ceux de la fièvre intermittente (Secchi).

La masse du sang ne donne jamais de renseignement bien certain sur le siége de l'hémorrhagie; pour arriver à une conclusion certaine, il faut avoir recours à l'examen de tous les symptômes pris dans leur ensemble et aux résultats de l'analyse microscopique; ainsi l'hématurie ne peut être due à quelque maladie rénale, du moment que l'urine ne renferme ni cylindres fibrineux, ni cellules épithéliales du rein; quand l'urine renferme une masse extrêmement grande de sang, il existe nécessairement une rupture de gros vaisseux : en pareil cas il est rare que le siége du mal se trouve dans le rein; dans la règle, il faut le chercher dans quelque autre partie de l'appareil uropoétique.

L'urine peut offrir également des colorations anormales passagères tout accidentelles, consécutivement à l'usage interne de certains médicaments; elle devient rouge brunâtre après l'administration de la rhubarbe et du séné, jaune par l'usage de la santonine, presque noire par l'emploi à l'intérieur et même à l'extérieur de l'acide phénique.

Réaction de l'urine.

A l'état normal l'urine est acide, et même à l'état pathologique elle ne se modifie pas notablement à ce point de vue. Elle offre une réaction très-acide dans le rhumatisme articulaire aigu et, au contraire, une réaction faiblement acide, parfois même neutre, quand elle renferme une grande quantité de pus ou de sang; sa réaction devient légèrement alcaline, d'une façon toute passagère, par l'usage prolongé des eaux minérales alcalines ou bien des sels à acides végétaux, qui dans l'urine se transforment en carbonates; de même l'urine est légèrement alcaline dans *quelques* cas de catarrhe vésical; mais d'ordinaire la réaction de l'urine reste faiblement acide, lors même que ce liquide renferme une forte proportion de pus, comme dans les maladies de la vessie et dans la pyélite. — La réaction acide du sang est due à la présence du phosphate acide de soude et dans certains cas encore à la présence d'urates et d'acide urique libre. La réaction alcaline qu'offre l'urine après un assez long séjour (fermentation alcaline, plus rapide à se produire par une température élevée que par une basse température), est due à la transformation de l'urée en carbonate d'ammoniaque, déterminée probablement par les spores de mucédinées, les vibrions, etc., renfermés dans l'air. Une urine dans ces conditions présente une odeur très-piquante et donne naissance à un brouillard de chlorure ammonique, quand au-dessus d'elle on tient un agitateur humecté avec de l'acide chlorhydrique. La fermentation alcaline de l'urine peut se produire déjà à l'intérieur de la vessie dans quelques cas rares, où l'emploi de sondes malpropres, destinées à évacuer l'urine, a introduit des vibrions dans la vessie (Traube).

Poids spécifique de l'urine.

On détermine le poids spécifique de l'urine au moyen de l'uromètre que l'on plonge dans un cylindre plein de l'urine que l'on se propose d'examiner; cet instrument flotte librement et s'enfonce d'autant plus que l'urine est plus légère, et réciproquement. La division de la tige graduée correspondant au point d'affleurement fait connaître la densité de l'urine. En représentant par 1000 le poids spécifique de l'eau distillée, on trouve que celui de l'urine normale varie entre 1005 et 1020, suivant la proportion de matières solides qu'elle contient. La densité de l'urine dépend essentiellement de la quantité d'*urée*, qui constitue environ la moitié en poids de tous les autres éléments solides de l'urine. Dans les conditions normales d'ingestion des boissons et d'alimentation mixte, en l'absence de toute transpiration cutanée exagérée, le poids spécifique de l'urine est égal à environ 1015.

Dans les maladies fébriles il peut s'élever à 1025; cet accroissement de la densité est surtout déterminé par l'augmentation de l'urée, et en partie par l'augmentation des autres éléments solides de l'urine, d'autre part enfin par la diminution des éléments liquides; c'est ce dernier facteur qui intervient surtout dans l'élévation du poids spécifique de l'urine au stade de rupture de la compensation dans les affections cardiaques. Dans le *seul diabète sucré* on rencontre une densité plus élevée encore 1030-1040, ou même 1050 et plus; mais cet accroissement de densité n'est pas proportionnel à la quantité de sucre, attendu que l'urine renferme encore d'autres éléments solides qui influent sur son poids spécifique. Il est donc impossible de conclure sûrement de la densité de l'urine à la quantité de sucre. Le poids spécifique de l'urine subit un abaissement anormal, c'est-à-dire tombe au-dessous du chiffre correspondant à la limite normale inférieure, dans un grand nombre de cas de néphrite, grâce à la diminution de l'urée et des autres éléments solides de l'urine.

Connaissant le poids spécifique de l'urine, on peut calculer approximativement la quantité de matières solides qu'elle renferme au moyen de la formule très-simple donnée par Trapp. Ainsi, en multipliant les deux derniers chiffres du poids spécifique par 2, on obtient le poids des parties constituantes solides renfermées dans 1000 centimètres cubes d'urine; si, par exemple, le poids spécifique est 1016, 1000 centim. cubes d'urine contiendront 32 grammes de matières solides. On obtient le poids des matières solides avec une exactitude un peu plus grande en multipliant les deux derniers chiffres du poids spécifique par 2, 3.

Parties constituantes anormales de l'urine.

Albumine. — Elle passe du sang dans l'urine dès que la

tension est accrue dans les veines rénales; ce phénomène peut se présenter ou bien dans l'inflammation des reins, cause la plus fréquente et la plus intense de l'albuminurie, ou bien dans les maladies de l'appareil circulatoire, parfois même de l'appareil respiratoire, du moment que ces maladies déterminent une réplétion exagérée de tout le système veineux de l'organisme et entre autres des veines rénales. L'albumine peut encore apparaître dans l'urine, combinée à du sang extravasé ou à du pus, qui sont venus se mélanger au liquide urinaire en un point quelconque du système uropoétique; ou enfin elle provient d'autres sécrétions mélangées accidentellement avec l'urine.

L'albumine dissoute dans l'urine est précipitée par une élévation de température voisine du point d'ébullition, à la condition que la réaction de ce liquide soit acide; elle est encore précipitée de l'urine par les sels métalliques, les acides minéraux, etc. Dans la pratique on précipite l'albumine, soit en chauffant l'urine, soit en y ajoutant de l'acide nitrique. Les deux méthodes donnent ce corps sous forme de flocons blancs qui finissent par s'amasser au fond du tube à expérience et par y former un sédiment. Quand l'urine est très-riche en albumine, il suffit d'employer l'*une ou l'autre* de ces deux méthodes; si l'albumine ne s'y trouve qu'en faible quantité, il faut employer simultanément les deux méthodes, afin d'éviter toute source d'erreur.

Il arrive parfois que l'ébullition détermine dans l'urine un trouble analogue à celui qui résulte de la présence d'une faible quantité d'albumine, et cela en l'absence de ce dernier élément; ce trouble est dû à la précipitation des phosphates terreux et ne se produit que dans une urine très-peu acide ou neutre. En effet, tant que l'urine présente une faible réaction acide ou même déjà neutre, les phosphates y sont maintenus en dissolution par l'acide carbonique libre de l'urine; aussitôt que cet acide se dégage par l'ébullition, les phosphates se précipitent. Mais le trouble qu'ils déterminent disparaît par l'addition d'acide nitrique ou d'acide

chlorhydrique, qui dissolvent ces sels, tandis que le précipité
d'albumine n'est pas modifié par eux. D'autre part, l'albumine ne
se précipite pas ou ne se précipite que partiellement par l'ébullition quand l'urine est alcaline; les alcalis maintiennent en effet
l'albumine en dissolution; mais si l'on ajoute une goutte d'acide
acétique au liquide urinaire, pour neutraliser les alcalis, l'albumine se précipite aussitôt; si l'on a ajouté un excès d'acide acétique, une partie de l'albumine se redissout. Si l'urine est, au contraire très-acide, ou que l'on a ajouté à l'urine contenue dans le
tube d'essai quelques gouttes d'acide acétique avant de chauffer,
le trouble obtenu par l'ébullition pourra être attribué *avec certitude* à la présence de l'*albumine*. En ajoutant de l'acide nitrique
le précipité d'albumine obtenu par l'ébullition s'accroît encore,
et alors l'urine, de même que le sédiment albumineux, prend
souvent une coloration qui se rapproche du violet rougeâtre.

Quand l'urine qui doit être analysée se trouble spontanément aussitôt après son émission, en raison de son contenu en éléments morphologiques ou en mucus par exemple,
il est nécessaire, pour y déceler la présence d'une faible
quantité d'albumine, de ne chauffer que la couche supérieure du liquide urinaire dans le tube d'essai; par ce
moyen on constate plus facilement l'augmentation du
trouble qui doit survenir dans la couche supérieure sous
l'influence de l'ébullition, en comparant au trouble normal
des couches inférieures. Si le trouble produit par l'ébullition est trop faible pour donner une certitude au sujet de
la présence de l'albumine, il faut filtrer une portion de
l'urine fraîche et rechercher l'albumine dans le liquide clair
ainsi obtenu.

La quantité d'albumine excrétée journellement est extrêmement variable; elle est de 5 à 10 grammes dans les cas
de néphrite de moyenne intensité et de 15 à 20 grammes
dans les cas graves. Dans la pratique il n'est pas nécessaire
de déterminer *exactement* la quantité d'albumine rendue; la
coagulation plus ou moins abondante de l'albumine permet
déjà de juger si l'urine est riche ou pauvre en cet élément;

parfois la proportion d'albumine est si considérable que le liquide urinaire se prend en masse; si l'on se propose de reconnaître approximativement l'augmentation ou la diminution de l'albumine pendant un certain laps de temps, on met de côté les tubes d'essai qui ont servi à l'examen de l'urine, et l'on compare la hauteur du dépôt d'albumine dans ces divers tubes. Il va sans dire que les tubes à expérience doivent présenter le même diamètre et contenir à chaque nouvelle épreuve une égale quantité d'urine.

On reconnaît que l'albuminurie dépend d'une néphrite par l'existence simultanée de l'hydropisie, fréquente en pareil cas, mais avant tout par la découverte dans l'urine, à l'examen microscopique, d'éléments provenant du rein (épithélium rénal, cylindres fibrineux). — En général l'albuminurie persiste pendant toute la durée du processus néphritique; mais elle peut subir temporairement une diminution notable et même disparaître complétement dans quelques cas rares.

Cependant de l'albumine peut faire apparition dans l'urine en l'absence de l'inflammation du parenchyme rénal, dans les catarrhes ou les affections graves siégeant en un point quelconque du système uropoétique, depuis le bassinet jusqu'à l'orifice externe; sa présence en pareil cas dépend de l'existence de globules sanguins, de sérum du sang et de liquides purulents mêlés à l'urine. L'urine même filtrée renferme alors de l'albumine. Mais, dans ces sortes de cas, la proportion d'albumine est plus faible que dans les maladies des reins. Enfin une albuminurie modérée passagère peut survenir dans une foule de maladies aiguës et chroniques, mais alors l'urine ne renferme point d'éléments morphologiques des reins.

Dans des cas rares on a rencontré dans l'urine des corps albuminoïdes (paralbumine, paraglobuline) qui ne se coagulent pas comme l'albumine du sérum, sous l'influence de la chaleur et de l'acide nitrique, mais sont précipités par l'alcool et d'autres substances, propriété qu'ils partagent du reste avec l'albumine du sérum (Gerhardt, Schultzen, Riess, Masing et autres). — Dans la *chylurie* (*urine laiteuse*), que l'on observe dans les régions tropicales, on trouve dans l'urine une substance albuminoïde totalement différente de l'albumine du sérum (Eggel).

La *fibrine* existe nécessairement dans l'urine *hémorrhagique*; mais on la rencontre encore, en l'absence de sang dans le liquide urinaire, sous forme de caillots dans une foule de cas de néphrite aiguë très-intense et sous forme de *cylindres fibrineux* dans la néphrite aiguë aussi bien que dans la néphrite chronique.

L'urine peut encore renfermer du *mucus*; à l'état normal on en trouve des traces provenant du canal de l'urèthre et souvent chez les femmes des quantités plus appréciables amenées dans l'urine par la sécrétion vaginale; mais pathologiquement on le rencontre dans le catarrhe de la vessie sous forme de nuages très-faciles à reconnaître à l'œil nu et comme filamenteux, qui se déposent après que l'urine a séjourné plus ou moins longtemps. A l'examen microscopique le mucus se présente sous forme d'une masse fondamentale dépourvue de structure, mais renfermant de grandes cellules d'épithélium pavimenteux de la vessie ainsi que de petits *corpuscules muqueux* de forme ovale.

Sucre. — L'urine saccharine qui caractérise le diabète sucré présente les propriétés suivantes : sa *quantité* est *notablement augmentée*, sa couleur est très-pâle ou d'un pâle-jaunâtre avec un reflet verdâtre ; elle est parfaitement limpide et ne donne *point de sédiment*, même après un séjour prolongé ; son *poids spécifique* est *très-élevé* (1028 au minimum) et atteint d'ordinaire 1030-1040, dans quelques cas rares 1050-1060.

Pour reconnaître le sucre dans l'urine (il est identique

au sucre de raisin), on peut se servir du procédé de Trommer (par le cuivre), de l'essai par la *potasse caustique*, par le *bismuth* et par la *fermentation*. C'est le premier essai que l'on emploie le plus fréquemment.

1° *Procédé de Trommer*. — A une certaine quantité d'urine contenue dans un tube à expérience on ajoute quelques gouttes d'une solution de *potasse*, puis goutte à goutte une *solution de sulfate de cuivre*, en plus ou moins grande quantité, selon son degré de concentration, jusqu'à ce que la coloration de l'urine soit devenue d'un *bleu d'azur*. Si cette coloration se produit, on peut affirmer que l'urine renferme du sucre, attendu qu'une autre urine ne prend jamais cette couleur bleu-foncé transparente par l'addition des mêmes réactifs. (On peut d'abord ajouter à l'urine le sulfate de cuivre et après cela seulement la potasse caustique.) — On fait ensuite bouillir le liquide urinaire bleu et l'on obtient un précipité *jaune-orange* ou *rouge-brique* qui finit par se déposer au fond du tube d'essai. Ce précipité consiste en *sous-oxyde de cuivre*. La réaction chimique qui se produit est la suivante : l'acide sulfurique provenant de sulfate de cuivre s'unit à la base plus énergique, la potasse caustique, pour former du sulfate de potasse ; le sucre s'oxyde aux dépens de l'oxyde de cuivre qui se précipite alors sous forme de sous-oxyde insoluble rouge-brique. — C'est cette réaction que l'on désigne sous le nom de *réduction* de l'oxyde de cuivre.

2° *Essai par la potasse caustique*. — A une certaine quantité d'urine sucrée renfermée dans un tube d'essai on ajoute quelques gouttes de potasse caustique, puis on chauffe la moitié supérieure de la masse liquide chauffée ; la portion de liquide chauffée prend alors une belle coloration jaune-brun transparente, qui passe au brun rouge en chauffant davantage ; cette coloration devient d'autant plus intense qu'on a ajouté plus de potasse au liquide ; la portion d'urine non chauffée conserve sa couleur primitive, ce qui rend le contraste d'autant plus frappant. Si l'on chauffe l'urine jusqu'à l'ébullition, elle répand, notamment après l'addition d'un peu d'acide nitrique, une odeur douceâtre de sucre brûlé (caramel). L'urine colorée en brun rouge par la potasse caustique prend une coloration encore plus foncée après avoir séjourné pendant quelque temps.

3° *Essai par le bismuth.* — On traite l'urine sucrée par quelques gouttes de *potasse caustique* et par environ une pointe de couteau de *nitrate de bismuth.* Ce dernier sel, qui consiste en une poudre blanche insoluble, va au fond du tube d'essai. Si l'on chauffe l'urine, elle se colore en brun rouge transparent (comme dans l'essai 2°) et le sel de bismuth blanc qui se trouve au fond du tube devient gris si la quantité de potasse ajoutée à l'urine est insuffisante, ou *noir*, si l'on a ajouté une quantité suffisante de potasse caustique. La réaction chimique consiste en une réduction du sel de bismuth et est semblable à la réaction qui se produit dans le procédé de Trommer (l'acide nitrique du sel de bismuth s'unit à la potasse caustique, une portion de l'oxygène de l'oxyde de bismuth est employée à oxyder le sucre et il reste finalement du sous-oxyde de bismuth noir).

4° *Essai par la fermentation.* — On ajoute de la levûre à une portion de l'urine sucrée, on laisse fermenter, et le sucre se transforme en acide carbonique, et en alcool. On peut se servir, pour cette fermentation, d'un appareil très-simple. Il consiste en un tube de verre recourbé, fixé à un support, ouvert par le petit bout et fermé à l'extrémité de la plus longue branche. On remplit l'appareil d'urine et on y ajoute un peu de levûre en prenant soin de l'introduire au delà de la courbure du tube dans sa plus longue branche. La fermentation se produit à la température ordinaire déjà, mais plus rapidement dans une chambre chauffée; dès son début il se dégage des bulles d'acide carbonique qui montent dans la branche fermée, refoulent le liquide qui y est contenu et le forcent à s'écouler goutte à goutte par la branche ouverte. Après un certain laps de temps une grande partie du liquide urinaire se trouve ainsi chassée et remplacée dans la branche la plus longue par de l'acide carbonique.

Dans toutes ces méthodes — il en est d'autres moins usitées que nous n'avons pas jugé à propos de mentionner — peuvent surgir certaines anomalies qui troublent la réaction, par exemple, quand l'urine renferme, outre le sucre, de l'albumine, qui empêche la réduction du sel de cuivre ou de bismuth. Les corps étrangers doivent être éliminés préalablement. Pour ce qui concerne les petits détails de manipulation, grâce auxquels la réaction s'obtient avec plus d'élégance, une pratique assidue les fera facilement connaître.

La quantité de sucre que renferme l'urine en cas de diabète sucré varie entre $\frac{1}{2}$ jusqu'à 10 pour cent; dans la majorité des cas elle oscille dans les limites de 3 à 5 pour cent. La détermination quantitative se fait au moyen de l'*appareil de polarisation*, qui donne la quantité à $\frac{1}{10}$ pour cent près, ou bien au moyen d'une *solution titrée de cuivre*.

Le diabète insipide se distingue parfaitement du diabète sucré; dans les deux cas, le malade rend de grandes quantités d'une urine pâle; seulement, dans le diabète insipide, elle *ne* renferme *point* de sucre, et par conséquent n'offre pas de poids spécifique d'une élévation anormale, mais, au contraire, une densité normale ou plutôt inférieure. La cause en est tout aussi énigmatique que celle du diabète sucré.

Éléments figurés de l'urine.

L'urine normale ne renferme pas de traces d'éléments cristallins ou morphologiques; aussi est-elle parfaitement limpide. Si au contraire l'urine est trouble immédiatement après son émission, c'est qu'elle renferme des éléments figurés. Pour être à même d'examiner ces derniers au microscope, il faut filtrer l'urine, attendu qu'ils ne s'y trouvent qu'en faible quantité comparativement à la grande masse liquide, ou bien on prend une portion du sédiment qui se dépose au fond d'un verre à expérience où l'on a laissé longtemps séjourner l'urine.

Les éléments figurés organiques que l'on rencontre dans l'urine pathologique consistent en corpuscules purulents, globules sanguins, cylindres urinaires, cellules épithéliales et divers organes de champignons.

Corpuscules purulents. — Ils ne diffèrent en rien de la forme connue des globules blancs du sang. Une urine fortement chargée de pus est trouble au moment même de son émission et présente une coloration blanc-jaunâtre, laiteuse; si on l'abandonne à elle-même pendant quelque temps, les corpuscules purulents vont au fond et forment un sédiment jaunâtre. — Les globules de pus conservent

leur forme dans l'urine aussi longtemps que celle-ci reste
acide ou neutre; lors de la fermentation alcaline du liquide
urinaire, ils se transforment en une masse gélatineuse et
sans apparence de structure à l'examen microscopique.

Ces cellules de pus apparaissent le plus copieusement
dans l'urine en cas de *catarrhe de la vessie*, car, par suite
du long séjour de l'urine dans la vessie, cette sécrétion a le
temps de se mêler intimement avec le liquide purulent (il
arrive quelquefois que le champ du microscope est presque
exclusivement occupé par ces globules de pus; on y trouve
de plus des cellules d'épithélium pavimenteux et des corpuscules muqueux). Cependant on trouve dans l'urine des
globules purulents dans tout catarrhe siégeant en l'un des
points des voies urinaires, depuis le bassinet jusqu'à l'orifice de l'urèthre; le pus se mêle à la sécrétion urinaire à
son passage. — En général il est facile de diagnostiquer
dans quelle partie des voies urinaires siége la source du
pus, pourvu que l'on ait égard aux autres symptômes objectifs et aux lésions déjà déterminées. Si les cellules de pus
proviennent du canal de l'urèthre (chez l'homme), il est
d'ordinaire facile de faire suinter le liquide purulent, à tout
autre moment, par la compression du même canal; chez
les femmes les globules purulents de l'urine peuvent y être
arrivés accidentellement par le mélange de ce liquide avec
la sécrétion vaginale, par exemple dans les flueurs blanches; en pareil cas, pour éviter toute source d'erreur, on
évacue l'urine à l'aide de la sonde. Quand les cellules purulentes proviennent de la vessie — et c'est le cas le plus fréquent, du moment qu'il s'agit d'urine purulente chronique
— on trouve en outre dans l'urine de nombreuses et de
grandes cellules d'épithélium vésical pavimenteux; il est
difficile de reconnaître les cas où le pus provient des uretères, car dans les catarrhes de la vessie et du bassinet rénal
ces conduits sont souvent aussi affectés. Quand le pus a sa

source dans les bassinets, on peut d'ordinaire avoir recours à d'autres symptômes d'une maladie rénale ; mais en pareil cas le diagnostic repose avant tout sur l'exclusion de toutes les autres parties des voies urinaires comme source du pus.

Globules rouges du sang. — On ne les rencontre dans l'urine en grande quantité que dans les hémorrhagies qui se produisent à l'intérieur de l'appareil uropoétique ; on les trouve en faible quantité, nullement appréciables à un examen macroscopique de l'urine, quand il ne s'agit que de la déchirure de quelques vaisseaux capillaires ; comme exemple nous citerons la néphrite aiguë et même la néphrite chronique dans les périodes d'exacerbation du processus inflammatoire, et enfin toutes les affections inflammatoires siégeant dans les autres parties de l'appareil uropoétique. — La forme et la coloration que présentent les globules sanguins dans l'urine ont été décrites plus haut (page 491).

Cellules épithéliales. — Les cellules épithéliales que l'on rencontre dans l'urine peuvent provenir de toutes les parties de l'appareil urinaire et s'observent dans toutes les maladies de cet appareil. L'épithélium arrondi détaché des reins se présente tantôt sous forme de cellules isolées, tantôt sous forme de lambeaux épithéliaux, dans les affections rénales. Les lambeaux épithéliaux représentent l'épithélium détaché des canalicules urinaires et forment les cylindres épithéliaux si faciles à reconnaître (voyez p. 506). — L'épithélium des voies urinaires depuis le bassinet jusqu'à l'orifice externe de l'urèthre est constitué par plusieurs couches superposées de cellules pavimenteuses ; ces cellules présentent leurs plus grandes dimensions dans la vessie. Il est donc extrêmement facile de reconnaître les cellules épithéliales de la vessie à leurs grandes dimensions, à leur forme polyédrique ou polygonale aplatie et au noyau qu'elles renferment et qui les fait ressembler exactement à

l'épithélium buccal. Sous la couche superficielle d'épithélium pavimenteux de la vessie se trouvent des cellules plus
petites, nucléolées, allongées, *fusiformes*, que l'on rencontre
souvent mêlées dans l'urine aux cellules pavimenteuses. On
retrouve les cellules polygonales dans tous les cas de catarrhe vésical et les cellules fusiformes dans les cas seulement
où l'inflammation catarrhale a gagné la profondeur ; parfois
on rencontre des cellules pavimenteuses sans qu'il y ait
catarrhe, car même à l'état normal la couche épithéliale
superficielle subit une légère desquamation.

Cylindres urinaires.

Avant de procéder à la recherche des cylindres urinaires,
dont la connaissance est si importante pour le diagnostic
des maladies des reins, on filtre l'urine ; il est rare en effet
que ces éléments soient assez nombreux pour que l'on
trouve quelques cylindres dans une goutte d'urine non
filtrée. (Cependant dans quelques cas isolés ces cylindres se
trouvent dans l'urine en si grande quantité qu'après un
court séjour elles forment un dépôt abondant.) On prend
ensuite une goutte du résidu resté sur le filtre et on l'examine à un grossissement de 300 à 350.

Les cylindres urinaires ne sont autre chose que les moules
des canalicules rénaux, des tubes droits aussi bien que
des tubes contournés ; ils sont constitués tantôt par de la
fibrine coagulée, tantôt par le revêtement épithélial des
canalicules urinifères. L'urine dans son passage à travers
ces conduits entraîne les cylindres. On en distingue trois
formes principales : les cylindres fibrineux, hyalins et épithéliaux.

Les cylindres fibrineux présentent une longueur variable
selon qu'ils sont arrivés dans la vessie intacts ou en fragments ; leur longueur est d'environ $^1/_4$ ou $^1/_2$ ligne et

dépasse très-rarement une ligne ou un peu au delà ; leur largeur est d'environ $1/60$ à $1/40$ de ligne. Généralement ils sont droits, moins souvent contournés, souvent brisés au niveau des courbures ; ils renferment des granulations *foncées*, ce qui les rend faciles à reconnaître ; de plus, ils sont souvent couverts de sang et de pus et peuvent également renfermer des détritus graisseux jaunâtres. En cas de néphrite très-aiguë on en trouve une grande quantité dans l'urine ; mais ils ne sont pas moins nombreux dans la néphrite chronique.

Les *cylindres hyalins* sont plus difficiles à reconnaître. Ils sont extrêmement pâles et transparents, parfois ne contiennent aucun élément figuré ; dans d'autres cas ils renferment çà et là quelques détritus granulo-graisseux. On observe les formes de transition les plus variables entre les cylindres hyalins et les cylindres fibrino-granuleux. On peut aussi voir le cylindre fibrineux passer au cylindre hyalin granuleux ; de coloration foncée dans l'une de ses parties, il peut être complétement pâle dans d'autres parties. Les cylindres hyalins présentent la même longueur et le même diamètre que les cylindres fibrineux.

Les *cylindres épithéliaux* sont constitués presque exclusivement par le revêtement épithélial détaché des canalicules urinifères ; les cellules qui les composent présentent différents degrés de dégénérescence, de trouble et de gonflement ; elles renferment des gouttelettes graisseuses et sont parfois environnées et couvertes de globules de sang et de pus et de détritus graisseux. Ils sont très-faciles à reconnaître.

Outre les cylindres on trouve dans l'urine en même temps des globules rouges généralement isolés, des globules blancs (purulents), et des cellules épithéliales. Le résultat de l'examen microscopique permet souvent de porter un diagnostic relativement à la période où est arrivée l'affec-

tion rénale. La présence de détritus graisseux et de cellules épithéliales en voie de dégénérescence graisseuse, de
plus l'existence dans l'urine de cylindres étroits en quantité
prépondérante sont les signes de la néphrite au troisième
stade ; des cylindres fibrineux larges et volumineux et des
globules rouges du sang signalent le premier stade de la
néphrite ou indiquent une exacerbation nouvelle du processus morbide. Les différentes *formes* de néphrite (amyloïde,
parenchymateuse, interstitielle) ne peuvent être reconnues
à l'aide des *seules* données de l'examen microscopique.

Tandis que la présence des cylindres est dans tous les cas
le signe d'une inflammation des reins, les autres éléments
figurés tels que globules rouges ou blancs, cellules épithéliales, détritus, ne peuvent indiquer un processus semblable
que si on les trouve à côté des cylindres urinaires ; là où
manquent les cylindres, les autres éléments découverts au
microscope ne peuvent toujours servir à déterminer avec
exactitude le siége de l'affection.

Les cylindres épithéliaux sont, comme nous l'avons dit, constitués par le revêtement épithélial des canalicules urinifères, détaché de ces derniers par lambeaux plus ou moins longs ; les cylindres fibrineux et hyalins au contraire résultent des exsudats de
plasma fibrineux moulés sur ces mêmes canalicules ; la différence
d'aspect qui caractérise les cylindres hyalins et granuleux dépend
probablement en partie de l'exsudation plus ou moins abondante
de la fibrine ; les cylindres granuleux résultent en partie de la
coagulation d'une plus grande quantité de matières fibrineuses
et, en partie du degré de dégénérescence plus avancé de l'exsudat. Très-souvent on trouve dans l'urine néphritique des caillots
fibrineux analogues, qui parfois offrent une forme allongée, mais
ne peuvent jamais être confondus avec les cylindres fibrineux,
d'abord à cause de l'irrégularité de leur forme, puis à cause de
l'absence de toute structure et de tout élément figuré.

Toute urine qui contient des cylindres est albumineuse. Il
n'existe aucun rapport entre la quantité d'albumine et le nombre
de cylindres ; les cylindres peuvent être très-rares dans une urine

très-albumineuse et inversement ; ainsi. dans la dégénérescence
amyloïde des reins on rencontre fréquemment une très-forte proportion d'albumine dans l'urine et seulement quelques rares cylindres, tandis que ces derniers peuvent apparaître en grande abondance dans les affections aiguës des reins, sans qu'il y ait d'albuminurie notable. — Nothnagel a fait remarquer tout récemment
que l'on observe des *cylindres* hyalins dans l'urine, dans tout
ictere intense.

Sédiments urinaires inorganiques

Ils sont ou bien de nature amorphe ou bien cristallins.

Les principaux sédiments que l'on rencontre dans l'urine
acide, soit à l'état normal, après refroidissement, soit à
l'état pathologique, sont l'urate de soude et l'acide urique
libre, mais normalement ils ne se présentent jamais en aussi
grande quantité; plus rarement on trouve dans les mêmes
conditions de l'oxalate de chaux. Les sédiments qui se
forment dans l'urine ammoniacale consistent en urate d'ammoniaque et en phosphates (phosphate de chaux et phosphate ammoniaco-magnésien).

L'*urate de soude* que l'on rencontre dans l'urine normale
en petite quantité et dans les maladies fébriles de toute nature en grande quantité, ne se dépose qu'après le refroidissement de l'urine et forme un sédiment pulvérulent, jaune
rougeâtre, d'apparence amorphe au microscope. Le trouble
occasionné dans l'urine par l'urate de soude disparaît de
nouveau sous l'influence de la chaleur et l'urine redevient
parfaitement claire.

L'*acide urique* apparaît souvent en même temps que l'u-
rate de soude et comme lui se trouve en dissolution dans
l'urine. Il se dépose par le refroidissement. Le sédiment
d'acide urique présente une coloration jaune orange et au
microscope offre les formes cristallines les plus variées : ce
sont ou bien des tables quadrangulaires, ou des prismes

obliques à six pans, ou encore des cristaux en forme de
tonneaux ; les cristaux sont tantôt isolés, tantôt groupés ;
ils sont visibles à l'œil nu, pour les examiner au microscope
on fait usage d'un faible grossissement, soit 100 à 150.

Outre ces caractères microscopiques, l'acide urique présente
des réactions chimiques qui permettent de le reconnaître. Dissol-
vez par exemple ces cristaux d'acide urique libre dans quelques
gouttes d'acide nitrique, chauffez et évaporez, puis au résidu rougeâtre ajoutez quelques gouttes d'une dissolution étendue d'ammoniaque ; vous obtiendrez ainsi une belle coloration pourpre (mu-
rexide), qui passe au bleu par l'addition de quelques gouttes de
potasse caustique.

L'acide urique, qui normalement apparaît en forte proportion dans l'urine des personnes qui font usage d'un
régime très-animalisé, se présente dans les mêmes conditions pathologiques que l'urate de soude ; en cas d'arthrite
il se dépose dans les articulations. Dans l'immense majorité des cas les concrétions rénales sont constituées en tout
ou en partie par de l'acide urique ou des urates (gravelle
rénale).

L'*oxalate de chaux* se présente à l'examen microscopique
sous forme de très-petits cristaux octaédriques (présentant quelque ressemblance avec des enveloppes de lettre). On ne rencontre
que dans des cas fort rares quelques cristaux isolés de ce sel
dans l'urine, à côté de l'acide urique, et alors c'est dans les conditions pathologiques les plus variées, ou même à l'état normal
(d'une manière temporaire) ; on le voit cependant dans quelques
cas former des concrétions considérables, des calculs urinaires).
— La *cystine* apparaît rarement dans l'urine ; si elle y existe, elle
est cristallisée en lamelles hexagonales ou en prismes à six pans ;
on l'a également observée dans quelques cas sous forme de concrétions rénales. — On a rencontré la *loucine* sous forme de
masses globuleuses, granuleuses jaunâtres, et la *tyrosine* sous
forme d'aiguilles cristallines blanches et fines, dans l'atrophie
aiguë du foie (Frerichs) et dans le typhus.

L'*urate d'ammoniaque* se forme lors de la fermentation alcaline; ses cristaux présentent au microscope l'apparence de petites boules garnies de pointes.

Le *phosphate ammoniaco-magnésien* n'apparaît également que dans l'urine ammoniacale et y détermine un sédiment blanc; ses cristaux sont constitués par des prismes très-gros qui offrent en général la forme de couvercles de cercueil.

Quant aux organismes végétaux que l'on rencontre dans l'urine, nous mentionnerons les *vibrions* qui apparaissent sous la forme de bâtonnets doués de mouvements, et qui probablement déterminent la fermentation alcaline du liquide urinaire; puis les cryptogames et les spores de la levûre, enfin et très-rarement les sarcines.

Vomissement.

Toute irritation anormale directe ou indirecte des rameaux, que le nerf pneumogastrique distribue à la muqueuse stomacale ou pharyngée, donne naissance à une contraction, réflexe énergique du diaphragme et des muscles abdominaux, et l'estomac comprimé de toutes parts se décharge de son contenu. L'estomac ne prend de *part active* à l'acte du vomissement qu'en tant qu'il détermine l'ouverture du cardia; quant à sa tunique musculeuse, elle ne se contracte guère, si toutefois elle se contracte (1).

(1) Schiff affirme que le muscle stomacal se contracte, Traube le nie. L'évacuation du contenu stomacal se trouve facilité par le raccourcissement que subit l'œsophage, dont les fibres lisses *longitudinales* se contractent, tandis que les fibres *circulaires*, en se relàchant, accroissent encore le calibre de ce canal (Traube). Pour que le vomissement soit possible, il faut que le cardia s'ouvre; l'action compressive des muscles abdominaux est insuffisante à le produire; en effet, lors d'une défécation pénible, par exemple, le vomissement n'a pas lieu, malgré la pression que les muscles de l'abdomen exercent sur l'estomac tout simplement parce que le cardia reste fermé; d'autre part, on a vu le vomissement survenir chez des animaux dont l'estomac avait été mis à nu et dans les veines desquels on avait injecté du tartre stibié; ici encore l'action des muscles abdominaux était éliminée.

L'irritation des nerfs sensibles de l'estomac est directe ou indirecte. Elle est *directe* quand l'estomac est surchargé d'aliments et dans les maladies de cet organe, depuis le simple catarrhe jusqu'aux néoplasmes de nature maligne, quelquefois encore dans les hyperesthésies pures des nerfs de l'estomac, sans aucune lésion anatomique. Il n'y a donc point de maladie de l'estomac où le vomissement ne puisse apparaître, soit d'une manière passagère, soit à diverses reprises, que la maladie soit à son début ou dans une phase ultérieure de son évolution; cependant il peut faire défaut d'une manière absolue. Dans le cancer de l'estomac, particulièrement quand il existe un rétrécissement du pylore, le vomissement est un symptôme constant.

Parmi les causes d'excitation directe des nerfs de l'estomac et par suite du vomissement, nous mentionnerons les secousses violentes de l'estomac, l'introduction dans sa cavité de substances ingérées avec dégoût et celle des vomitifs proprement dits et des poisons irritants.

Dans les maladies de l'estomac le vomissement survient plus facilement quand l'estomac est plein que s'il est vide; tantôt c'est après l'ingestion de toute nourriture substantielle ou même d'un simple liquide, selon le degré de susceptibilité de l'organe, tantôt c'est après l'ingestion d'aliments plus difficiles à digérer ou d'une nature toute spéciale; le vomissement arrive, soit peu de temps, soit longtemps après le repas. Dans certains cas, il est possible de se faire une idée du siége de la maladie, d'après le moment où le vomissement a lieu; ainsi, dans le cancer de l'estomac, le malade vomit presque immédiatement après avoir mangé, quand le cardia est rétréci; tandis que les vomissements n'arrivent que quelques heures plus tard, s'il y a rétrécissement du pylore. On observe le même phénomène dans des cas où la sténose de ces parties est due à toute autre cause.

L'irritation des nerfs de l'estomac peut avoir lieu d'une manière *indirecte*, en l'absence de toute lésion de cet organe, par exemple lorsque le nerf pneumogastrique éprouve une excitation anormale dans le voisinage de son origine centrale : c'est ce qui explique la grande fréquence du vomissement dans les maladies de l'encéphale et même dans certaines affections du système nerveux. — On observe le même phénomène quand le nerf vague est irrité en raison de ses rapports (anastomoses) avec plusieurs des plexus abdominaux du grand sympathique ou avec d'autres nerfs. C'est par l'existence des relations qui existent entre les deux sortes de nerfs que l'on peut s'expliquer quelques-uns des nombreux cas de vomissement qui surviennent dans les maladies des organes abdominaux; mais d'autres plus nombreux sont inexplicables.

Examen des matières vomies.

Il se borne d'ordinaire à l'exploration macroscopique qui est suffisante pour les besoins du diagnostic; dans quelques cas rares il est nécessaire de le compléter par l'examen microscopique.

D'après la phase de la digestion où le vomissement a lieu les matières rendues, soit liquides, soit solides se trouvent plus ou moins modifiées par le suc digestif et présentent une odeur plus ou moins acide. Quand le vomissement arrive en l'état de vacuité de l'estomac, ou après des évacuations répétées de son contenu, on ne trouve plus dans les produits expulsés que du mucus très-visqueux, mêlé quelquefois de matières biliaires venues du duodénum et communiquant à toute la masse une coloration verdâtre. La bile se trouve refoulée du duodénum dans l'estomac par la contraction énergique des muscles abdominaux, notamment quand le vomissement est très-pénible, ce qui est toujours le cas quand l'estomac est vide.

De tous les éléments anormaux que renferment les matières vomies, le plus important est *le sang*. Il peut se trouver mêlé en faible quantité seulement aux matières vomies, quand il est le résultat d'hémorrhagies capillaires; ou bien l'estomac rejette de grandes quantités de sang pur, coagulé d'ordinaire, coloré en noir par l'action des acides de l'estomac et offrant l'apparence du marc de café, et en pareil cas il provient toujours de la rupture de vaisseaux d'assez fort calibre. L'hémorrhagie gastrique arrive le plus fréquemment dans les processus ulcéreux de l'estomac; la gastrorrhagie est surtout abondante dans l'ulcère rond de l'estomac, plus faible dans le cancer stomacal; les hémorrhagies gastriques qui surviennent sous l'influence des poisons corrosifs se rangent dans la même catégorie. Même en l'absence de toute lésion de l'estomac on peut observer des hémorrhagies par congestion passive des veines stomacales en cas de stases sanguines dans le système de la veine porte (par exemple dans la cirrhose du foie), ou par congestion des vaisseaux de l'estomac due à toute autre cause (par exemple les hémorrhagies périodiques qui se présentent dans quelques cas d'aménorrhée).

Très-souvent on trouve des *sarcines* dans les matières vomies en cas de catarrhe chronique de l'estomac et notamment en cas de dilatations de cet organe. Ces cryptogames se développent chaque fois que les aliments séjournent longtemps dans l'estomac et y éprouvent des transformations anormales (fermentation). En même temps l'on trouve alors un grand nombre de spores de levûre.

Les sarcines consistent en cellules carrées d'environ 0,01 millimètre de côté et se réunissant d'ordinaire par quatre pour former un seul élément. Ces éléments se réunissent à leur tour par quatre pour formor un composé de seize cellules; puis les nouveaux assemblages encore par quatre, pour reconstituer un carré, et ainsi de suite.

Quelquefois des ascarides lombricoïdes passent de l'intestin dans l'estomac et sont rejetés avec les matières vomies. — Outre ces éléments anormaux, on trouve à l'examen microscopique des principes multiples provenant des aliments ingérés. et plus ou moins modifiés dans leur forme par l'action du suc gastrique.

Déjections intestinales.

Les troubles des fonctions intestinales constituent un phénomène des plus communs et altèrent à peine la santé, s'ils ne dépassent pas certaines limites. Dans la majorité des cas ces troubles fonctionnels sont passagers, dans d'autres cas ils persistent plus ou moins longtemps et sont parfois habituels.

Ces désordres intestinaux se révèlent à nous objectivement par des anomalies dans la fréquence et l'aspect des déjections alvines. L'aspect lui-même des matières fécales dépend souvent du nombre des selles. Si ces dernières sont moins fréquentes qu'à l'état normal, il y a *constipation;* si au contraire elles sont plus fréquentes et liquides (comme toujours en pareil cas), il y a *diarrhée*. La question la plus importante que l'on puisse faire à un malade, si l'on désire se renseigner sur l'état du canal intestinal, c'est de lui demander s'il a de la constipation ou de la diarrhée, et cela non-seulement au point de vue du diagnostic, mais encore et avant tout au point de vue du traitement.

CONSTIPATION

La constipation à tous ses degrés est un symptôme extrêmement fréquent : il en est ainsi de la constipation peu intense, où les garde-robes ne sont éloignées que de deux jours par exemple, et qui peut se présenter d'une manière persistante ou à des intervalles plus ou moins fréquents; il en est de même de la constipation plus intense dans laquelle un intervalle de trois ou quatre jours s'écoule entre deux selles consécutives Chez beaucoup de personnes elle devient habituelle (constipation habituelle). Il est bien plus rare de voir un intervalle de cinq à six jours séparer deux gardes-robes, attendu que dans la plupart des cas des moyens thérapeutiques sont employés auparavant ; des périodes de constipation plus longues encore, de deux à trois semaines par exemple, n'ont été observées que dans des cas tout à fait isolés.

Les causes de la constipation peuvent être ramenées dans la pluralité des cas à un *ralentissement des mouvements péristaltiques de l'intestin*, et dans des cas moins nombreux à des *obstacles mécaniques qui entravent la progression du contenu de l'intestin*, et peuvent même, dans des conditions données, s'y opposer d'une manière complète.

Le ralentissement des mouvements péristaltiques de l'intestin peut dépendre de diverses causes, qui tiennent en partie à la manière de vivre de l'individu, mais qui dans les degrés un peu intenses de la constipation sont toujours de nature pathologique. En voici l'énumération : défaut d'exercice corporel, lenteur des métamorphoses vitales, alimentation inopportune, composée notamment de substances très-solides et non irritantes, développement de gaz dans les intestins ; on observe encore un ralentissement des mouvement péristaltiques, quand un excitant normal, la sécrétion biliaire, vient à faire défaut au contenu de l'intestin ; c'est ce qui explique la constipation qui accompagne l'obstruction du canal cholédoque produite par un catarrhe duodénal ou par toute autre cause ; il peut encore arriver que la tunique musculeuse de l'intestin soit devenue momentanément inerte, par suite d'une surfatigue antérieure causée par une forte diarrhée ou par l'action médicamenteuse (1), ou même inerte d'une façon permanente par l'em-

_____

(1) Quand les mouvements péristaltiques ont subi une exagération

ploi trop-souvent répété des purgatifs drastiques (1); enfin les mouvements péristaltiques peuvent être ralentis dans les cas où la tunique musculeuse de l'intestin a perdu une partie de sa contractilité par suite d'une inflammation du revêtement péritonéal de l'intestin, ou bien consécutivement à un défaut d'innervation dû à des maladies de l'encéphale et surtout de la moelle, ou bien encore peut-être grâce à une contraction spasmodique de la couche musculaire de l'intestin avec rétrécissement du canal intestinal, par exemple dans la colique de plomb. — Dans certains cas plusieurs de ces causes peuvent agir simultanément; le diagnostic est généralement facile.

Plus rarement la progression du contenu de l'intestin est gênée ou même totalement empêchée soit par des obstacles mécaniques siégeant dans le canal intestinal, soit par rétrécissement ou occlusion de ce canal. Les causes qui déterminent les strictures de l'intestin peuvent siéger à l'intérieur du canal intestinal ou à l'extérieur. Parmi les causes internes nous avons à citer les cicatrices consécutives à un ulcère de l'intestin, les tumeurs qui se développent dans la muqueuse intestinale, les tumeurs cancéreuses par exemple, l'invagination ou l'intussusception, la torsion et la flexion

pathologique, il est possible de les ralentir au moyen de médicaments qui émoussent l'irritabilité des nerfs sensitifs de la muqueuse intestinale ou diminuent la sécrétion de cette muqueuse; un régime approprié, notamment une alimentation non-excitante, mucilagineuse, susceptible de protéger la muqueuse intestinale, agit jusqu'à un certain point dans le même sens.

(1) Un grand nombre de personnes qui souffrent de constipation habituelle arrivent encore à augmenter cette tendance fâcheuse par l'abus des médicaments drastiques, de telle sorte qu'une irritation médicamenteuse croissante (par augmentation de la dose ou par l'emploi de purgatifs plus énergiques) devient nécessaire pour exciter les mouvements péristaltiques; l'excitant naturel, c'est-à-dire le contenu de l'intestin n'a plus qu'une très-faible action en pareil cas; mais cette action se rétablit en partie, quand on interrompt l'emploi des médicaments drastiques.

de l'intestin ; de plus les tumeurs stercorales dures, formées par les matières fécales accumulées et arrêtées en certains points du canal intestinal, par exemple au-dessus d'un rétrécissement où elles forment alors un diverticulum, et dans quelques cas rares des calculs biliaires volumineux. Dans le nombre des causes agissant à l'extérieur de l'intestin viennent se ranger la compression par l'utérus gravide, ou hypertrophié pathologiquement ou en état de rétroversion, par les tumeurs de l'ovaire, les hypertrophies considérables de la prostate et enfin l'étranglement intestinal (hernie étranglée). Quand l'obstacle mécanique consiste en un rétrécissement simple de l'intestin, on arrive toujours à le vaincre par l'emploi des purgatifs drastiques, qui déterminent une forte excitation des mouvements péristaltiques ; si l'obstacle résulte d'une occlusion complète du canal intestinal (étranglement, invagination) (1), la progression du contenu de l'intestin au delà de l'obstacle est impossible ; si cet obstacle n'est pas écarté (soit par la herniotomie en cas d'étranglement, soit par l'ingestion de doses considérables de mercure métallique, dans certains cas de torsion et de flexion de l'intestin), le contenu du canal intestinal est refoulé et il en résulte finalement le vomissement de matières fécales (iléus).

DIARRHÉE.

Les déjections diarrhéiques sont plus liquides et ordinairement plus fréquentes que les selles normales. Parfois on n'observe qu'une ou deux selles liquides, suivies ensuite de déjections de consistance normale ; la cause de ces diarrhées passagères réside ordinairement en une irritation de peu de durée de la muqueuse intestinale, à la

(1) Dans quelques cas, on a observé une obstruction complète du duodénum par une tumeur du pancréas.

suite d'un écart de régime, d'un refroidissement chez des individus particulièrement prédisposés, d'un changement dans la manière de vivre, etc. Mais quand la diarrhée a pour cause une véritable maladie de la muqueuse intestinale, les selles deviennent plus fréquentes : trois ou quatre selles dans les vingt-quatre heures sont peu de chose dans les maladies intestinales aiguës; on peut en observer jusqu'à vingt dans les catarrhes intestinaux des enfants, dans la fièvre typhoïde, dans la dysenterie, dans le choléra. Mais en général une telle fréquence n'est que de courte durée; quelquefois elle ne persiste que quelques jours. — Dans les maladies chroniques de l'intestin la diarrhée n'est jamais aussi intense que dans les maladies aiguës, sauf par moments; parfois même elle est par intervalles remplacée par de la constipation.

Les selles diarrhéiques peuvent avoir lieu sans douleur ou bien elles sont précédées d'une douleur particulière qu'on appelle *coliques*, dont le siége se trouve souvent au milieu de l'abdomen avec irradiation dans toute cette région; des selles douloureuses et non douloureuses peuvent du reste alterner; la présence ou l'absence de la douleur ne constitue donc point de critérium diagnostic de l'espèce de maladie intestinale à laquelle on a affaire, du moins, dans la majorité des cas; cependant si les selles sont douloureuses et que l'abdomen est en même temps sensible à la pression, il est probable qu'un processus ulcéreux existe dans l'intestin. De même la douleur violente qui siége dans la partie inférieure de l'intestin ou le ténesme est caractéristique de la dysenterie.

Les déjections diarrhéiques reconnaissent toujours pour cause l'*accroissement* en intensité et en vitesse des *mouvements péristaltiques* de l'intestin, qui a pour conséquence d'accélérer la propagation de son contenu à tel point que les parties liquides (constituées d'une part par des éléments nutritifs dissous, d'autre part par le produit de la transsudation à travers les parois des vaisseaux intestinaux) ne peuvent plus être résorbées.

Les *causes de l'accroissement des mouvements péristaltiques* sont multiples, mais peuvent toujours se ramener soit à une excitation anormale, soit à une irritabilité exagérée des nerfs sensitifs de la muqueuse intestinale; souvent les deux causes agissent simultanément. La muqueuse intestinale est soumise à une excitation anormale par la présence de divers aliments, notamment s'ils se trouvent ingérés en quantité trop grande ou à un état de mélange impropre; c'est ce que démontre l'expérience journalière. D'un autre côté, la muqueuse intestinale devient très-irritable dans toutes les maladies de l'intestin, depuis le catarrhe simple à marche rapide jusqu'aux processus ulcéreux graves; aussi ces maladies sont-elles d'ordinaire accompagnées de diarrhée; seulement dans les maladies chroniques de l'intestin cette dernière peut disparaître pendant un certain temps et faire place à de la diarrhée. Cette irritabilité de la muqueuse intestinale peut devenir si intense, notamment dans les affections aiguës de l'intestin, que les sécrétions mêmes de la muqueuse, dont la quantité se trouve considérablement accrue dans ces maladies, arrivent déjà à l'irriter.

Les mouvements péristaltiques, quand ils sont exagérés dans une portion de l'intestin sous l'influence des causes indiquées ci-dessus, se propagent avec leur intensité anormale à tout le canal intestinal; ainsi dans le catarrhe de l'intestin grêle, ils se transmettent jusqu'au gros intestin même parfaitement sain.

Si, au contraire, l'accroissement des mouvements péristaltiques qui a lieu dans les catarrhes de l'intestin grêle était limité à ce dernier et que le gros intestin conservât son mouvement lent, les portions liquides du contenu intestinal auraient tout le temps d'être résorbées dans le côlon et par suite les selles diarrhéiques feraient défaut, et c'est précisément le contraire qui arrive.

Les selles diarrhéiques que l'on provoque par l'emploi des purgatifs drastiques, selon les indications thérapeutiques de la maladie, sont également le résultat d'un accroissement des mouvements péristaltiques.

Examen des déjections intestinales.

Dans l'examen des déjections intestinales on a à prendre en considération : la quantité, la forme et la consistance, la couleur, l'odeur et les éléments anormaux.

La *quantité* des matières fécales dépend toujours, dans les conditions normales, de la quantité de nourriture ingérée, c'est-à-dire de la quantité de principes non digestibles que contiennent les aliments. Elle augmente dans la diarrhée, en raison du grand nombre de principes nutritifs non absorbés et de l'abondance des sécrétions intestinales que contiennent les matières fécales. Dans les maladies intestinales aiguës, par exemple dans le catarrhe aigu de l'intestin, le choléra nostras et le choléra asiatique, la dysenterie, la masse des déjections intestinales peut devenir énorme : elles consistent pour la plus grande partie dans les produits de la transsudation de la muqueuse intestinale et pour une faible partie seulement en matières excrémentitielles.

La *forme* des excréments dépend de leur consistance : les excréments solides seuls présentent une forme véritable, les selles demi-liquides ressemblent à de la bouillie. La *consistance* des excréments solides est d'autant plus grande que le contenu des intestins progresse plus lentement, c'est-à-dire que les parties liquides s'en trouvent résorbées plus complétement. Aussi chez les personnes qui souffrent de constipation, les excréments présentent-ils une consistance très-solide.

La *couleur* des excréments à l'état normal est, comme on

le sait, jaune brune avec nuances variables. Elle dépend essentiellement de la présence des pigments biliaires. Si l'écoulement de la bile dans l'intestin subit des obstacles, si par exemple l'orifice du canal cholédoque se trouve obstrué, les déjections prennent une coloration gris-sale, terreuse.

Dans le seul catarrhe duodénal on observe des déjections complétement privées de bile, attendu que c'est la seule maladie où l'orifice du canal cholédoque subit une obstruction plus ou moins complète ; en effet les maladies du foie et des voies biliaires peuvent entraver jusqu'à un certain point, sans jamais abolir complétement l'écoulement de la bile dans le duodénum. Si, dans le catarrhe duodénal, les excréments reprennent une coloration jaune brune, on peut en conclure avec une entière certitude que la bile a retrouvé son accès dans le duodénum quand même l'ictère persiste encore avec une égale intensité.

Les déjections diarrhéiques, de même que les selles demi-liquides, sont colorées en jaune-brun ; mais elles passent à un jaune d'autant plus clair qu'elles sont plus abondantes, car la bile en arrivant dans l'intestin se trouve délayée dans une plus grande masse de liquide. Si les selles deviennent extrêmement profuses, comme dans le choléra asiatique, la quantité de bile sécrétée restant la même ou bien diminuant un peu, la coloration jaune devient de plus en plus pâle, et finalement arrive une période où les excréments ne renferment plus de bile du tout, sont décolorés ou d'un blanc sale et sont constitués exclusivement par le liquide riziforme qui résulte de la transsudation intestinale.-

Souvent les déjections offrent, chez les nourrissons, une coloration verdâtre due à une sécrétion abondante de bile et aux modifications insignifiantes que subissent les pigments biliaires dans leur passage à travers l'intestin ; le même fait s'observe dans les dyspepsies (on sait du reste que les déjections normales des nourrissons sont d'un jaune diversement nuancé). Les excréments prennent encore une coloration vert-pré après l'usage des chlorures de mercure.

Les déjections sont d'un brun foncé anormal après une constipation de longue durée. Elles sont parfois noirâtres chez les personnes qui font usage de préparations ferrugineuses, car une faible partie seulement de ces dernières est absorbée et tout le reste vient se mélanger au contenu de l'intestin.

Les déjections liquides prennent une coloration rouge-brun ou brun-noir, appelée couleur chocolat, quand elles renferment du sang en grande quantité provenant des parties supérieures du canal intestinal; cette coloration est d'un rouge plus clair, si le sang vient du rectum et n'a pu dès lors être exposé que fort peu de temps à l'action décomposante du contenu intestinal. La présence d'une faible quantité de sang est déjà révélée par la couleur qu'elle communique aux excréments.

L'*odeur* des déjections intestinales est bien connue; elle est spécifique. Elle est due essentiellement aux produits volatils qui résultent de la décomposition des matières grasses. Comme les différences ne portent que sur l'intensité et non sur la nature même de l'odeur, elles n'offrent qu'une faible importance pratique. Plus l'alimentation est simple, moins l'odeur est prononcée; exemple : les nourrissons. Quand les selles sont très-liquides et se succèdent avec rapidité, leur odeur nauséabonde diminue également. Les déjections riziformes du choléra sont presque sans odeur, attendu qu'elles ne renferment point de matières fécales. Dans les processus inflammatoires ulcéreux, surtout s'ils ont pour siége le rectum (cancer par exemple), l'odeur des déjections est parfois extrêmement pénétrante.

Substances anormales contenues dans les déjections intestinales.

La présence d'éléments anormaux dans le contenu intestinal n'a d'importance pratique ou diagnostique, du moins dans la majorité des cas, que s'ils s'y trouvent en assez grande quantité ou s'ils sont reconnaissables à l'œil nu. Quelquefois cependant il est nécessaire, pour déterminer la nature des substances étrangères, de se servir de l'examen microscopique.

Les principaux éléments anormaux du contenu intestinal reconnaissables à l'œil nu sont les suivants :

Sang. — Quand les déjections intestinales renferment du sang en assez grande quantité, elles sont plus ou moins liquides, attendu que les maladies qui provoquent des hémorrhagies intestinales sont d'ordinaire en même temps accompagnées de diarrhées. Cependant des quantités de sang moindre peuvent se présenter dans des selles demi-liquides sous forme de stries rouges à la surface externe des matières fécales. De plus, du sang pur peut être rendu par l'intestin. Dans quelques cas rares la source de l'hémorrhagie se trouve dans l'estomac, notamment lorsque le sang épanché dans la cavité stomacale, grâce à un ulcère perforant de l'estomac, n'est pas rejeté par le vomissement.

Ces sortes de déjections sanguines se présentent en masses coagulées d'un brun ou d'un rouge noir, semblables à du goudron. Dans d'autres cas le sang vient de l'intestin dont la muqueuse est le plus souvent en pareil cas le siége d'un processus ulcéreux. Aussi voit-on généralement les déjections sanguines accompagner la fièvre typhoïde, le cancer ulcéreux de l'intestin et la dysenterie.

Cependant il peut arriver qu'en l'absence de toute lésion

de la muqueuse intestinale, les matières fécales renferment du sang (provenant de la rupture de capillaires), ou encore il s'écoule une plus ou moins grande quantité de sang pur par suite de la déchirure des veines du rectum dilatées et gorgées de sang. C'est à ces hémorrhagies que la maladie hémorrhoïdaire doit son nom.

Mais ce ne sont pas les dilatations des veines hémorrhoïdales seulement qui donnent lieu à des hémorrhagies intestinales; celles-ci peuvent survenir encore dans d'autres conditions pathologiques, qui troublent la circulation du sang dans la veine porte et amènent par là une réplétion de toutes les veines abdominales qui débouchent dans la veine porte, entre autres des veines du rectum, et enfin déterminent la rupture de vaisseaux de petit calibre. C'est ainsi que l'on observe assez souvent des hémorrhagies intestinales en cas de cirrhose du foie ou de compression de la veine porte par des tumeurs.

Pus. — On rencontre le pus mélangé aux évacuations alvines ou bien rendu pur en petite quantité dans les processus ulcéreux de l'intestin, principalement du rectum, ou encore dans les inflammations chroniques de ce dernier; le pus peut provenir encore de foyers purulents situés dans le voisinage du rectum et ouverts dans ce dernier. Dans les maladies du rectum on observe de plus un écoulement de sécrétions *muqueuses*, généralement mêlées à du pus.

Débris de tissus. — On trouve dans les excréments des débris de la muqueuse intestinale en cas d'entérite violente ainsi que dans les processus ulcéreux; ils consistent surtout en cellules épithéliales détachées, quelquefois aussi en lambeaux de la muqueuse. Dans le choléra l'épithélium intestinal se détache par grandes masses.

Cryptogames. — On trouve une foule de cryptogames dans les selles riziformes des cholériques. Dans la maladie intestinale ou plutôt infectieuse qui a reçu le nom de *mycose intestinale*, et qui n'est connue que depuis fort peu de temps, on a trouvé une foule d'organismes végétaux élémentaires (bactéries et micrococcus conglobés en *zooglœa*) dans les déjections intestinales ainsi que dans les parois mêmes de l'intestin; ces mêmes éléments ont été rencontrés dans d'autres tissus et dans le sang (1).

On rencontre souvent, notamment dans les déjections diarrhéiques des enfants, des substances alimentaires non digérées.

Vers.—Souvent des vers sont expulsés avec les matières fécales; ils peuvent s'y trouver spontanément, mais en général ils ne sont évacués qu'après l'emploi des médicaments anthelminthiques. A l'examen microscopique des excréments on trouve aussi souvent les œufs d'un ver, ce qui permet, dans les cas où ce dernier ne part pas spontanément, de diagnostiquer au moins sa présence.

Les vers que l'on rencontre dans l'intestin sont : l'*ascaride lombricoïde* qui occupe de préférence tout le duodénum; l'*oxyure vermiculaire* qui d'habitude habite le gros intestin, notamment le rectum. Ces deux sortes de vers se présentent le plus fréquemment chez les enfants. Le *trichocéphale* (trichocephalus dispar) se trouve dans le cæcum et dans le côlon des enfants et des adultes. — Le *tœnia solium*, le *tœnia mediocanellata*, le *bothriocephalus latus*, qui constituent les trois espèces de *vers solitaires*, se rencontrent principalement chez les adultes et vivent dans l'intestin grêle; le bothriocéphale large est rare en Allemagne et manque en général dans tous les pays où règne le tænia solium.

Comme nous l'avons dit plus haut, on trouve dans le contenu intestinal, outre les vers et même quand les vers n'ont pas été évacués avec les déjections, les *œufs* de ces vers et cela, d'après Gerhardt, en si grand nombre que dans toute parcelle de matière placée sous l'objectif du microscope on en voit un ou deux.

(1) D'après les observations faites jusqu'à présent (Buhl, Waldeyer, E. Wagner, Leube, Müller, etc.) cette maladie se trouve en relation avec le sang de rate, dont elle n'est qu'une manifestation locale particulière.

Ces œufs sautent aux yeux par leur volume et par leur forme toute différente de celle des autres éléments figurés que le microscope fait découvrir dans les matières fécales. Les œufs des différentes sortes de vers présentent des caractères distinctifs tranchés à l'examen microscopique; nous sommes obligés cependaat de renoncer à leur description, attendu qu'elle ne saurait être compréhensible sans figures.

Enfin les déjections intestinales peuvent contenir des concrétions solides : *calculs biliaires* et *calculs intestinaux*. Quelquefois on trouve dans les matières fécales des calculs biliaires consécutivement à un accès de colique biliaire; ces calculs sont arrivés du canal cholédoque dans le duodénum. (Quand ces calculs sont très-petits, à l'état de gravier biliaire, ils échappent naturellement à l'observation.) — Les calculs intestinaux se forment dans l'intestin même; ainsi autour d'un corps solide arrivé dans l'intestin (un noyau de fruit par exemple) viennent se déposer certains sels, tels que le phosphate de chaux et le phosphate ammoniaco-magnésien, ou bien des combinaisons organiques; dans des cas plus rares le noyau du calcul est constitué par des concrétions organiques, des caillots sanguins, des résidus alimentaires non digérés ou encore des fragments de matières fécales très-durs.

APPENDICE

LARYNGOSCOPIE

La laryngoscopie consiste dans l'exploration du larynx rendu accessible à la vue; ce moyen consiste essentiellement à appliquer au fond de l'arrière-bouche, sur la luette, un miroir plan (miroir d'inspection), destiné à éclairer le larynx au moyen de la lumière naturelle ou artificielle et à en recevoir l'image.

Les véritables inventeurs de la laryngoscopie sont Türck et Czermak (1857-1858); Türck a construit le miroir d'inspection, Czermak le premier a publié des observations de laryngoscopie et a doté le nouveau procédé d'investigation de la méthode d'éclairage artificiel au moyen de la lumière réfléchie (1).

Pour l'éclairage du larynx on peut se servir : 1° de la lumière du soleil, 2° de la lumière diffuse du jour, 3° de la lumière d'une lampe.

1° *Lumière du soleil.* C'est la source lumineuse la plus intense. Si donc on a à sa disposition une chambre éclairée par le soleil, on emploie comme source lumineuse les rayons solaires directs ou réfléchis. Les rayons directs ne sont d'un usage commode que s'ils n'arrivent pas dans la chambre suivant une direction trop

---

(1) L'invention de l'examen du larynx au moyen d'un miroir appliqué sur la luette, remonte à la fin du premier quart de ce siècle; mais les observations qui furent faites à cette époque étaient très-imparfaites; même les communications du professeur de chant, Garcia, sur les mouvements des cordes vocales pendant la phonation (1855), passèrent à peu près inaperçues.

oblique. De plus si l'on a à examiner un grand nombre de malades successivement, on se trouve forcé, dans l'emploi des rayons directs du soleil, de modifier d'un moment à l'autre la position du malade, pour obéir au déplacement relatif de cet astre par rapport à la terre. Ces petits inconvénients peuvent être évités d'une manière complète par l'emploi de la lumière solaire réfléchie. Dans ce but on place près de la fenêtre éclairée par le soleil un miroir plan pourvu d'une charnière mobile (par exemple un miroir de toilette ordinaire) et l'on fait tomber la lumière réfléchie par ce miroir ou bien directement dans l'arrière-bouche du malade, ou bien préalablement sur un miroir concave qui renvoie les rayons lumineux dans la cavité buccale du malade. Bien entendu, il faut de temps en temps donner au miroir plan une autre direction pour suivre le déplacement des rayons solaires.

2° *Lumière diffuse.*— Dans les chambres bien claires et pendant les jours clairs, la lumière diffuse est suffisante pour l'éclairage du larynx. Elle présente de plus l'avantage de faire voir les parties internes du larynx avec leur coloration naturelle. La manière la plus pratique de s'en servir consiste à la projeter dans la cavité buccale du malade au moyen d'un miroir concave de 10 à 11 pouces (26 à 29 centimètres) de foyer.

L'éclairage ainsi obtenu ne peut évidemment égaler en intensité celui que procure la lumière solaire, mais il est suffisant pour permettre de distinguer nettement les différentes parties du larynx. Que l'on se serve de la lumière diffuse ou de la lumière solaire, on disposera toujours le réflecteur de la manière indiquée page 529 à propos de l'éclairage artificiel, et les mêmes appareils trouveront leur emploi dans tous les cas.

L'emploi méthodique de la lumière diffuse a été préconisé par Waldenburg. — Certains auteurs recommandent de n'admettre dans la chambre la lumière diffuse que par une ouverture restreinte, soit la moitié d'une fenêtre (soit, comme le voulait Wintrich, une simple fente au volet); mais cette manière de faire n'est pas pratique et surtout elle est loin d'être exempte d'inconvénients, notamment quand l'examen laryngoscopique est pratiqué au domicile du malade.

3° *Éclairage artificiel.* — Comme on ne peut à toute heure utiliser la lumière solaire ou la lumière diffuse, l'éclairage artificiel est devenu une nécessité pour la pratique de la laryngoscopie, et depuis la découverte de ce procédé d'exploration tous les efforts ont tendu vers le perfectionnement de l'appareil d'éclairage.

La lumière artificielle s'emploie de deux manières différentes :

a. Devant la flamme d'une lampe ordinaire (à gaz, à pétrole ou à huile) on place un miroir concave d'une distance focale de 16 centimètres environ et fixé à la table au moyen d'un support ; ce miroir renvoie la lumière de la lampe dans la bouche du malade. L'éclairage obtenu par ce moyen est très-intense, mais limité à une faible surface ; du reste, la surface éclairée est suffisante pour l'examen laryngoscopique, car il est inutile qu'elle dépasse l'étendue du miroir d'inspection, destiné à réfléchir la lumière incidente vers le larynx. Mais si l'on se propose d'explorer la cavité buccale et celle du pharynx, il suffit d'imprimer de légers déplacements au miroir concave pour éclairer successivement les diverses parties.

Il est bien évident que la forme de la lampe est complétement indifférente ici. — La disposition la plus convenable que l'on puisse donner au réflecteur consiste à le fixer sur un support (Türck), que l'on visse sur une table (Waldenburg, Bose, etc.) ; quant à l'adaptation du réflecteur à la tête même de l'observateur, au moyen d'un bandeau frontal, ou à une châsse de lunettes, elle n'est guère pratique. — Le miroir concave présente une ouverture centrale derrière laquelle l'observateur place l'un de ses yeux, l'œil reçoit ainsi l'image du larynx reflétée par le spéculum laryngien.

b. Dans l'éclairage artificiel du larynx on se sert encore d'un *appareil* composé de *lentilles ;* en principe, ce procédé consiste à placer entre la flamme de la lampe et le miroir concave qui sert de réflecteur des lentilles convergentes, soit une simple lentille biconvexe, comme dans l'appareil de Levin, soit deux lentilles, comme dans l'appareil de de Bruns, soit enfin trois lentilles, comme dans le laryngoscope de Tobold.

L'éclairage ainsi obtenu n'est pas plus intense que si l'on emploie le réflecteur sans interposition de lentille ; il paraît plus éclatant parce qu'il s'étend à une plus large surface (presque la largeur de la main) et présente une belle forme circulaire.

Nous ne décrirons pas ici les diverses formes qui ont été données aux assemblages de lentilles. L'appareil de Tobold est construit d'après un grand et un petit modèles, tous deux renfermés dans un étui et portatifs ; le petit modèle est surtout très-répandu. — Récemment B. Fränkel a construit un appareil à lentille unique, qui fournit un éclairage également intense, mais plus étendu en surface que celui que l'on obtient par l'emploi pur et simple du miroir concave. Cet appareil consiste en une lentille convergente d'une distance focale de cinq à six pouces (13 à 16 centimètres) et d'un diamètre égal à celui du réflecteur, et d'un réflecteur de 30 centimètres de foyer; la flamme de la lampe coïncide avec le foyer même de la lentille.

Quel que soit l'appareil d'éclairage, la lampe est placée à la gauche du médecin, le malade est assis à droite. On dispose la lampe et le réflecteur, et par suite le système des lentilles convergentes, de telle manière que la flamme se trouve à peu près dans le même plan horizontal que la bouche du malade; les dispositions préliminaires doivent être surtout bien prises quand on se sert d'un appareil muni de lentilles. Les détails du maniement s'apprennent aisément, que l'on se serve des appareils plus compliqués ou du simple miroir concave réfléchissant la lumière d'une lampe.

Reste à dire un mot du miroir d'inspection ou *spéculum laryngien*.

Il consiste en un miroir plan circulaire, ou ovale (ou encore quadrangulaire); la forme circulaire est la plus avantageuse dans la plupart des cas; le diamètre du miroir varie de 6 à 10 lignes ($1\frac{1}{2}$ à 2 centimètres); quand l'isthme du gosier est très-large ou bien quand la sensibilité du malade se trouve suffisamment émoussée par l'usage pour que l'introduction du miroir ne lui occasionne aucune gêne, on peut employer des miroirs plus grands; ils ont l'avantage de fournir une image plus étendue du larynx. — Le miroir d'inspection est formé d'un verre finement poli, et il est adapté à une tige (en argentan) sous un angle de 45°. La tige en question est solidement fixée dans un manche de bois.

Examen laryngoscopique.

L'observateur place le malade en face de lui; la tête un peu renversée en arrière, et assez près de lui pour que les genoux du malade se trouvent entre les siens. Puis on éclaire l'arrière-bouche de la manière indiquée ci-dessus pour s'assurer qu'elle n'est pas le siége de quelque anomalie, telle qu'un catarrhe du pharynx, une tuméfaction des amygdales, des ulcérations, etc.; car ces lésions donnent souvent lieu à des symptômes dont les malades rapportent le siége au larynx. Ce n'est qu'après cet examen préalable que l'on passe à l'exploration du larynx.

Pour que l'introduction du spéculum laryngé soit aisée, il faut

que le malade ouvre la bouche largement et projette la langue au
dehors. Grâce à la projection de la langue hors de la cavité buccale, le volume de cette dernière subit un léger agrandissement,
surtout en arrière, et en même temps le larynx se trouve élevé
quelque peu, et par suite plus accessible à l'éclairage. Le malade
lui-même maintient sa langue dont il saisit la partie antérieure
enveloppée d'un linge, entre le pouce et l'index de la main droite.
Les malades dociles arrivent, avec un peu d'exercice, à maintenir
leur langue projetée sans avoir besoin d'aucun moyen auxiliaire
et tiennent également leur tête bien droite, ce qui est indispensable pour l'examen laryngoscopique; chez les individus non
exercés, l'observateur fixe lui-même la langue et le menton avec
le pouce et l'index de la main gauche

L'exploration du larynx est facile d'emblée chez un grand nombre de malades, tandis que, chez d'autres, elle n'est praticable
qu'après de nombreuses tentatives infructueuses. Les obstacles
sont multiples, mais dépendent essentiellement, soit de l'attitude
défectueuse de la langue, soit de l'impressionnabilité de la luette
à l'application du miroir laryngien. Le plus souvent les malades,
en projetant la langue hors de la cavité buccale, ont une tendance à rapprocher la base de la langue du palais, ce qui entrave
et peut même empêcher complétement l'examen laryngoscopique.
Si le malade ne réussit pas à triompher de cette tendance, on
renonce à maintenir sa langue projetée au dehors; si le soulèvement de la langue persiste néanmoins, on peut faciliter l'investigation laryngée en engageant le malade à faire quelques inspirations profondes, qui entraînent l'abaissement de la base de la
langue, ou bien en abaissant la langue au moyen d'une spatule.
Il arrive souvent que cette manœuvre n'est pas supportée par le
malade et provoque des efforts de vomissement; mais ces mani-
pulations, plusieurs fois répétées, finissent par émousser la sensibilité.

Si on a finalement triomphé des obstacles qu'oppose l'attitude
vicieuse de la langue, on en rencontre d'autres au moment de
l'application du miroir d'inspection; le simple effleurement de la
luette par le spéculum laryngé suffit déjà à provoquer des contractions des muscles pharyngiens et des efforts de vomissement.
Ces accidents sont dus souvent à l'application défectueuse du miroir d'inspection; les malades qui ont l'habitude d'être examinés
reconnaissent immédiatement, pendant les exercices laryngoscopiques, que le miroir est mal appliqué sur la luette, à la simple

apparition des efforts de vomissement; si, au contraire, il est appliqué selon la règle (à la limite du voile du palais), s'il touche exclusivement la luette et aucune autre partie, les malades le supportent pendant des minutes sans aucun inconvénient. Cependant un grand nombre de personnes n'arrivent pas, malgré de fréquentes explorations, à s'habituer à l'irritation causée par le spéculum laryngé, ou du moins ne le supportent que fort peu de temps. Souvent encore, il arrive que le miroir d'inspection est très-bien toléré lors des premiers essais, mais que par un examen trop prolongé ou trop fréquemment répété la durée de la tolérance diminue de plus en plus et finalement devient nulle. Il va de soi qu'il faut provisoirement interrompre les tentatives en pareil cas.

Abstraction faite des efforts de vomissement, d'autres circonstances peuvent encore entraver l'application du spéculum laryngé et par suite l'examen du larynx; ce sont les altérations locales, telles que l'*hypertrophie tonsillaire* et la *longueur exagérée de la luette*, dont la pointe vient alors faire saillie en avant de la luette; la première difficulté peut être évitée par l'emploi d'un miroir étroit et allongé, la dernière par l'introduction d'un miroir plus grand; quant aux accumulations de mucus dans l'arrière-bouche, qui gênent également l'examen laryngoscopique, on s'en débarrasse en engageant le malade à se gargariser ou à cracher.

Introduction du miroir d'inspection.

Avant d'introduire le miroir on chauffe la face vitrée au-dessus du verre de la lampe (ou bien, si l'on se sert de la lumière du soleil ou de la lumière diffuse, au-dessus de la flamme d'une lampe à alcool); pour essayer si le miroir n'est pas trop chaud, on présente son côté métallique au dos de la main. En chauffant ainsi le miroir avant de s'en servir on évite qu'il ne se condense de la vapeur d'eau à sa surface dans la cavité buccale, ce qui troublerait l'image du larynx; en même temps on évite par ce moyen l'irritation que produirait le contact d'un corps froid sur l'isthme du gosier; bien entendu, il faut essuyer le miroir après chaque application et le chauffer de nouveau avant de l'introduire. (Il est indispensable de nettoyer soigneusement le miroir après s'en être servi, non-seulement au point de vue de sa conservation, mais encore à cause de la possibilité d'une infection si l'on examine successivement un certain nombre de malades dont l'un ou l'autre peut souffrir d'une affection syphilitique de la gorge).

Pour introduire le spéculum laryngien, on en saisit le manche avec la main droite près de son union avec la tige (en argentan), la face réfléchissante du miroir étant tournée en bas et en avant; on tient l'instrument comme une plume à écrire. — S'il s'agit de pratiquer une opération dans le larynx ou, comme il arrive souvent, d'y faire tomber des liquides astringents, on introduit le miroir de la main gauche, et l'on tient de la main droite l'instrument qui doit servir à un usage thérapeutique. On fait pénétrer le miroir jusqu'à la luette, en prenant soin de ne pas effleurer le dos la langue et le palais, puis on applique la face métallique du miroir doucement contre la base de la luette, pendant que le malade prononce la diphthongue « æ »; on voit ensuite apparaître dans le miroir l'image des parties internes du larynx. Cependant elles n'apparaissent pas en général toutes à la fois, et pour les voir successivement il faut déplacer le miroir, soit un peu vers la droite ou la gauche, soit vers le haut ou le bas, comme nous l'indiquerons ci-dessous en détail. Jamais le miroir ne doit quitter la luette. Quant à l'orientation qu'il faut donner au miroir dans les cas particuliers, pour voir les différentes parties du larynx, elle dépend de diverses circonstances locales et est essentiellement une affaire d'expérience.

Les différentes parties qui sont successivement réfléchies par le miroir sont : la *base de la langue* avec ses papilles caliciformes, la face antérieure de l'*épiglotte* avec ses trois replis glosso-épiglottiques, puis les *cartilages aryténoïdes*, la partie postérieure de la *fente glottique* ou *espace interaryténoïdien* et les deux *cordes vocales* de même que la *paroi postérieure du larynx.* Si l'on abaisse un peu le miroir, et qu'on le renverse très-obliquement en arrière, on voit apparaître la paroi *antérieure* du larynx, la partie *antérieure* des cordes vocales et leur angle d'union, les *cordes vocales supérieures*, les *ventricules de Morgagni*, une petite portion de la face *postérieure* de l'épiglotte, et, si l'éclairage est très-intense et la glotte assez spacieuse, la *trachée* jusqu'à sa bifurcation.—Il est très-essentiel, et notamment nécessaire pour l'examen rapide des différentes parties du larynx, d'explorer au moment même de l'application du spéculum laryngien tout d'abord les cordes vocales inférieures; pour voir les autres parties du larynx il suffira d'imprimer de légers déplacements au miroir.

30.

Les parties du larynx vues à gauche ou à droite dans le miroir correspondent à la gauche et à la droite du malade, comme toutes les autres parties du corps ; par rapport à l'observateur, assis en face du malade, c'est l'inverse ; telle partie qui répond à la gauche du malade correspond à la droite de l'observateur et réciproquement. Il est plus difficile au début de se rendre compte de la situation du larynx qui paraît différer selon la direction du miroir. Quand le miroir présente la direction oblique ordinaire, tout ce qui est situé en arrière paraît situé en bas (par exemple les cartilages aryténoïdes), et inversement ce qui est situé en avant paraît être en haut (par exemple l'angle antérieur d'union des deux cordes vocales inférieures. Avec un peu d'exercice on arrive facilement à rapporter à leur situation naturelle les images que donne le miroir d'inspection.

Examen des différentes parties du larynx.

L'*épiglotte* présente de grandes diversités de forme et de grandeur, et surtout de configuration et de direction de ses bords. Très-souvent elle est déviée latéralement ou rétrécie dans sa partie moyenne. Dans chacun des deux cas, l'espace accessible à l'investigation se trouve diminué et on ne réussit que difficilement, si l'on réussit toutefois, à voir la partie antérieure du larynx (portion antérieure des cordes vocales et angle de jonction de celles-ci). En pareil cas, le miroir doit être plongé le plus profondément possible dans le larynx et être redressé de manière à se trouver presque vertical.

Dans la position oblique ordinaire du miroir d'inspection, on n'aperçoit que la face *antérieure* de l'épiglotte ; pour voir sa face *postérieure*, il faut renverser le miroir en arrière dans une direction complétement oblique ; encore ne réussit-on ainsi qu'à voir une *partie* de la face postérieure ; dans cette position du miroir on voit en même temps apparaître l'image de la partie antérieure de la glotte.

Pour bien voir la *base de la langue* (en même temps que l'épiglotte), on relève le miroir et on l'applique à peu près à la ligne de jonction du palais et du voile du palais ; on aperçoit ainsi le *repli glosso-épiglottique médian* et de part et d'autre des replis glosso-épiglottiques latéraux les *sinus glosso-épiglottiques* ou *vallécules*, limités par ces ligaments.

Après l'exploration de la base de la langue et de l'épiglotte,

on passe à l'inspection des parties internes du larynx. Si l'on
abaisse le miroir et qu'on le maintienne légèrement renversé en
arrière, on voit tout d'abord apparaître dans le miroir les *cartilages aryténoïdes*. Ces derniers se présentent sous la forme de
deux bourrelets du volume d'un petit pois, de coloration rouge
pâle et convergeant obliquement l'un vers l'autre. À l'inspiration
ils s'écartent, à l'expiration ils se rapprochent; quand le sujet
en expérience prononce une voyelle ou diphthongue (*e, œ*), ils
arrivent complétement au contact. A leurs sommets sont situés
les *cartilages de Santorini* visibles seulement à un fort éclairage
sous forme de petites saillies.

Pendant la respiration, une fente plus ou moins grande reste
apparente entre les cartilages aryténoïdes, c'est la *fente glottique*
(glotte), à travers laquelle on voit la paroi postérieure du larynx. Cette fente triangulaire est dilatée à l'inspiration, rétrécie
à l'expiration. Plus elle est large, mieux l'on peut examiner non-
seulement la paroi postérieure mais encore la paroi antérieure
du larynx; aussi fait-on faire aux malades des inspirations profondes, tout en les engageant à respirer avec le plus grand calme
possible.

La glotte est limitée latéralement par les *cordes vocales inférieures* (appelées encore vraies cordes vocales). On aperçoit
d'ordinaire la partie postérieure de ces dernières au même
moment où apparaissent dans le miroir les cartilages aryténoïdes
ou encore quand on fait prononcer au malade la diphthongue
œ. L'objet principal de la laryngoscopie est précisément d'explorer les cordes vocales dans toute leur longueur depuis leur
insertion aux cartilages aryténoïdes jusqu'à leur point de jonction
en avant. Pour un examen prolongé des cordes vocales, pratiqué
dans un but d'exercice, par exemple, on aura le plus d'avantage
à faire respirer le malade avec calme, en lui faisant prononcer
de temps en temps les sons *œ* ou *e*.

Les *cordes vocales inférieures* se reconnaissent d'emblée à
leur *coloration blanche* et à leur *éclat* qui les font ressembler à
des *tendons;* quand la respiration se fait avec calme, on n'aperçoit que leurs bords internes, limitant la glotte; si l'on fait
prononcer au malade les voyelles *e* ou *œ*, elles deviennent appa-
rentes dans toute leur largeur, attendu qu'elles se rapprochent
l'une de l'autre et ferment la fente glottique.

Les *vibrations* des cordes vocales deviennent nettement appréciables quand le sujet en expérience chante; s'il chante sur

un ton grave, on voit vibrer les cordes vocales dans toute leur largeur; s'il chante sur un ton élevé, notamment sur un ton de fausset, leurs bords internes seuls entrent en vibration. Chez les individus qui ont été soumis à des expériences répétées, on peut suivre très-bien ces modifications vibratoires pendant qu'ils chantent les tons d'une gamme.

L'aspect des cordes vocales est le même dans toute leur étendue; sur un petit espace seulement de la grandeur d'une tête d'épingle et situé dans le voisinage des cartilages aryténoïdes le bord interne offre une tache jaunâtre, la *macula flava*, visible à la condition que l'éclairage soit très-intense; elle est constituée par un noyau de tissu fibro-cartilagineux occupant la face postérieure des cordes vocales et se voit par transparence. Les commençants éprouvent surtout des difficultés à voir l'angle d'union antérieur des cordes vocales. Si l'épiglotte est fortement voûtée dans le sens de sa longueur infléchie en forme d'oméga grec, on ne réussit pas toujours à en voir le point d'insertion. Dans certains cas on peut y remédier par un éclairage intense et des artifices dans la position de la tête et celle du miroir d'inspection. Il n'est pas possible d'énoncer des règles générales à ce sujet. Le plus souvent, il est avantageux de faire incliner la tête assez fortement en arrière et d'abaisser davantage le spéculum laryngé en le renversant très-obliquement en arrière. Par le renversement en arrière de la tête, on détermine l'élévation du larynx et de l'os hyoïde et par suite de l'angle antérieur de la fente glottique, et en même temps il devient plus facile d'abaisser le miroir. Si le point d'insertion des cordes vocales ne devient pas visible malgré l'emploi de ces moyens auxiliaires, on engage le malade à faire des inspirations profondes suivies d'expirations rapides; de cette manière l'épiglotte est soulevée périodiquement vers la base de la langue et le but que l'on se propose est atteint, quoique d'une façon intermittente seulement.

Parfois les cordes vocales sont recouvertes d'un mucus à éclat vitreux qui entrave l'examen de ces parties et celui des régions avoisinantes; quelques efforts de toux suffisent souvent à faire disparaître cette couche de mucus.

Au-dessus et en dehors de cordes vocales inférieures et parallèlement à elles sont situées les *cordes vocales supérieures* (appelées encore fausses cordes vocales). Elles se distinguent des cordes vocales inférieures par leur coloration *rougeâtre pâle;*

entre les deux cordes de chaque côté, on voit une fente allongée, plus ou moins large, le *ventricule de Morgagni.*

Il est parfois beaucoup plus difficile d'apercevoir les *replis ary-épiglottiques*, qui ne sont autre chose que de minces replis de la membrane muqueuse reliant les bords de l'épiglotte aux cartilages aryténoïdes et ne se distinguant en rien de la muqueuse par leur couleur; ces replis sont souvent totalement masqués par l'épiglotte. A leur partie postérieure on voit quelquefois un petit bourrelet constitué par le *cartilage de Wrisberg;* fréquemment ce petit organe fait défaut.

En dehors des cartilages de Wrisberg et de Santorini on aperçoit les *sinus piriformes* formés de chaque côté par des excavations du pharynx; ces sinus se voient le mieux pendant la phonation qui a pour effet de les dilater quelque peu.

Dans de bonnes conditions d'éclairage et pendant les inspirations profondes, on voit parfois si distinctement les parties situées au-dessous de la glotte qu'il devient possible de compter un par un les anneaux cartilagineux de la *trachée* surtout si le larynx est large. La *bifurcation* de la trachée est à peu près la limite la plus profonde accessible à l'inspection, dans des conditions locales favorables; cependant dans quelques cas isolés on a réussi à voir une portion des deux bronches principales.

Quand, par des explorations répétées sur des personnes bien portantes, on s'est fait une idée bien nette de la forme, de la mobilité et de la coloration des diverses parties du larynx, on reconnaît facilement les altérations pathologiques qui surviennent dans les nombreuses affections de cet organe, que ces dernières soient isolées et limitées au larynx, ou bien qu'elles accompagnent les affections d'autres organes (le plus souvent les maladies de l'appareil respiratoire). Nous allons passer à l'étude des symptômes laryngoscopiques des principales de ces affections.

Catarrhe aigu du larynx.

(Laryngite aiguë.)

Le catarrhe ou l'inflammation du larynx présente le même caractère que le catarrhe des autres muqueuses : la rougeur (injection vasculaire, parfois pointillé hémorrhagique), la friabilité et l'épaississement; d'ordinaire le tissu sous-muqueux prend une certaine part à l'inflammation.

Le catarrhe peut occuper avec une intensité plus ou moins grande *toutes* les parties du larynx, ou bien il n'en envahit que des parties *isolées*, par exemple l'épiglotte, les cartilages aryténoïdes ou les cordes vocales. Un pourrait donc parler dans ce dernier cas d'une épiglottite, d'une aryténoïdite et d'une chordite.

L'*inflammation de l'épiglotte* se traduit tantôt par de la rougeur seulement (la face postérieure est plus souvent atteinte que la face antérieure), tantôt par de la rougeur accompagnée d'un épaississement notable. — On observe très-souvent des inflammations de la paroi postérieure du larynx et de la muqueuse qui recouvre les *cartilages aryténoïdes*. Ces derniers se présentent alors sous forme de tumeurs saillantes d'une coloration rouge foncé dépassant le volume d'un pois ou d'uu haricot; en même temps leur mobilité à l'inspiration et à l'expiration peut être diminuée. Mais de toutes les parties du larynx ce sont les *cordes vocales inférieures* qui offrent les altérations les plus frappantes, quand elles sont enflammées; blanches et brillantes comme des tendons à l'état normal, elles présentent à l'état d'inflammation les nuances les plus variées depuis le rose jusqu'au rouge foncé et cette coloration est répandue soit uniformément soit irrégulièrement à leur surface. Généralement les deux cordes vocales sont atteintes à la fois, rarement une seule d'entre elles est enflammée. Quand l'inflammation est faible tout se borne à l'injection vasculaire, dans les formes intenses vient s'y ajouter l'*épaississement*. Dans ces derniers cas la mobilité des cordes vocales est également un peu amoindrie, grâce à l'affaiblissement de l'action musculaire.

On observe quelquefois dans la laryngite aiguë la desquamation du revêtement épithélial de la muqueuse, et la formation d'ulcérations catarrhales superficielles, notamment sur les bords de l'épiglotte, sur les replis ary-épiglottiques et sur les cordes vocales inférieures. — En général les parties enflammées sont recouvertes de sécrétions muqueuses qui souvent s'étirent en fils vitreux sous l'influence des mouvements respiratoires; ce phénomène s'observe surtout dans l'intervalle des cordes vocales.

Catarrhe chronique du larynx.

(Laryngite chronique.)

Le catarrhe chronique du larynx peut être primitif, c'est-à-dire succéder à un catarrhe aigu, ou être chronique d'emblée; ou bien il est secondaire et vient compliquer certains processus destructifs du larynx; ou enfin il n'est que l'une des manifestations partielles de quelque autre affection (syphilis, phthisie pulmonaire). Au laryngoscope le catarrhe chronique du larynx se distingue du catarrhe aigu par la coloration rouge moins vive ou plutôt rouge sale des parties atteintes. De même que la laryngite aiguë, la laryngite chronique est tantôt généralisée et étendue uniformément à toute la muqueuse laryngée, tantôt partielle et limitée à l'épiglotte, aux cartilages aryténoïdes, aux cordes vocales supérieures et inférieures. Au niveau des cordes vocales, elle présente parfois un caractère particulier; ce sont des *granulations* blanchâtres, miliaires, qui communiquent aux cordes vocales un aspect tuberculeux (*Chorditis tuberosa*, Türck).

Croup du larynx.

Le croup n'est pas d'ordinaire l'objet d'un examen laryngoscopique; ses symptômes sont si nettement tranchés et si caractéristiques et par cela même le rendent si facile à distinguer de toute autre affection laryngée, que l'emploi du laryngoscope est tout à fait inutile. Du reste, abstraction faite de tout ce qu'une pareille exploration aurait de cruel, on réussirait rarement, vu que le croup atteint généralement les enfants en bas âge (de deux à sept ans). Dans les cas où l'examen du larynx a été pratiqué, on a vu les fausses membranes, l'épaississement et l'immobilité des cordes vocales et le rétrécissement de la glotte qui en est la conséquence.

Diphthérie du larynx.

Rarement la diphthérie se développe exclusivement dans le larynx; elle débute d'ordinaire par le pharynx et les amygdales, pour se propager de là vers les parties plus profondes. Au la-

ryngoscope on retrouve les mêmes prseudomembranes soit circonscrites, soit étendues à de plus grandes surfaces que celles
qui caractérisent la diphthérie du pharynx.

On ne peut que rarement soumettre à l'examen laryngoscopique les
très-jeunes enfants, et c'est précisément à cet âge que l'on observe les
cas les plus nombreux de diphthérie laryngée; mais cet examen est
le plus souvent inutile au diagnostic de cette affection, car on sait par
expérience que les symptômes du rétrécissement glottique (inspiration
sifflante et prolongée) et la raucité de la voix ou l'aphonie, s'ils se
présentent en même temps qu'une diphthérie du pharynx, sont toujours dus à une diphthérie laryngée. Même en l'absence de l'angine
diphthérique, les signes ci-dessus indiqués suffisent, en cas de diphthérie
épidémique, pour déterminer exactement la nature de l'affection du larynx.

Phthisie du larynx.

Toutes les affections pulmonaires qui entraînent la phthisie
ont très-souvent pour conséquence des altérations du larynx; on
peut en rencontrer toutes les formes, depuis le catarrhe simple
jusqu'à l'ulcération et à la destruction soit de portions limitées,
soit de grandes surfaces du larynx.

Le *catarrhe phthisique* ne se distingue en rien du catarrhe
primitif ordinaire. — Le catarrhe phthisique du larynx compliqué d'*inflammation du tissu conjonctif sous-muqueux* constitue
une forme plus grave; non-seulement la muqueuse est hyperé-
miée, mais elle est épaissie, couverte de saillies inégales et comme
mamelonnée en divers points (lésion analogue à ce que l'on voit
souvent sur le pharynx); parfois même elle présente un gonflement œdémateux très-considérable. Très-souvent, dans le cours
ultérieur de la phthisie, des *ulcérations* se développent dans le
larynx. Ces ulcères sont ou isolés, ou multiples; quand ils sont
très-rapprochés les uns des autres, ils arrivent souvent à se
réunir et forment alors des ulcérations plus étendues. Ils peuvent
se présenter dans toutes les parties du larynx; on les rencontre
très-fréquemment sur la paroi postérieure de cet organe, mais
le plus souvent sur les *cordes vocales* et généralement des deux
côtés à la fois. Tantôt ils sont superficiels, tantôt ils gagnent en
profondeur; la corde vocale atteinte d'un ulcère peut être rouge
et tuméfiée dans le voisinage ou présenter en quelque sorte sa
coloration et sa structure normales Si les ulcères occupent le

bord interne des cordes vocales et donnent lieu à des pertes de substance, les cordes vocales apparaissent comme dentelées, et lors de la phonation ces dentelures forment de petites lacunes au niveau de la glotte à l'état d'occlusion. Quand la lésion atteint son plus haut degré d'intensité, on peut trouver l'une ou l'autre des cordes vocales à peu près détruite. Pour juger de l'extension de l'ulcère, il faut engager le malade à émettre des sons à plusieurs reprises ; on constatera ainsi que la corde vocale ulcérée est plus étroite que la saine ; si les deux cordes vocales ont subi des pertes de substance notables, il est évident que l'occlusion de la glotte, au moment de la phonation, doit être incomplète ; une fente plus ou moins large subsiste entre les deux cordes vocales. — Les ulcères phthisiques des cordes vocales ne se distinguent en rien par leur *forme* des ulcères dus à toute autre cause ; ils sont irréguliers et à bords dentelés ; ils sont difficiles à apercevoir quand ils sont très-superficiels, peut-être aussi grâce à la couche de mucus d'aspect vitreux qui les recouvre quelquefois. Si le mucus est expulsé, on les reconnaît facilement à leur coloration blanc-grisâtre mate, qui tranche sur la couleur brillante tendineuse des parties normales de la corde vocale, à la condition toutefois que ces dernières ne soient ni tuméfiées, ni rouges.

Les diverses affections du larynx que nous venons de décrire comme des manifestations de la phthisie ne se distinguent guère, en général, par leurs caractères laryngoscopiques, des formes semblables primitives. Souvent il n'est possible de diagnostiquer la nature phthisique de la lésion du larynx que si l'on constate en même temps de la phthisie pulmonaire. Cependant il arrive fréquemment que la phthisie laryngée survienne à un moment où les poumons ne présentent encore aucun signe objectif appréciable. En pareil cas, on peut, en se fondant sur les circonstances suivantes, déterminer avec une grande probabilité la nature phthisique de l'altération laryngée : Le catarrhe simple du larynx disparaît, comme l'apprend l'expérience journalière, dans un temps très-court, si le malade prend les précautions voulues ; le catarrhe phthisique, au contraire, est très-rebelle au traitement et présente une grande tendance aux récidives. Les ulcères phthisiques surtout résistent opiniâtrément aux moyens thérapeutiques ; ils persistent et offrent une tendance remarquable à s'étendre en surface et en profondeur, tandis que les ulcères simples guérissent rapidement.

Quant à la succession des diverses affections laryngées dans la phthisie, elle ne présente aucun rapport avec les progrès de la maladie pulmonaire (abstraction faite du cas où elles manquent pendant toute la durée de la phthisie). En effet, tantôt l'affection laryngée se réduit à un

simple catarrhe. accompagné parfois de quelques ulcérations isolées et
persiste à côté d'une altération très-avancée des poumons; tantôt les
ulcérations s'étendent avec une rapidité effrayante, déterminant des
pertes de substance notables des cordes vocales, la dénudation des cartilages aryténoïdes, etc., tandis que l'affection pulmonaire ne fait que
des progrès insignifiants.

Syphilis du larynx.

Comme dans la phthisie, on observe dans la syphilis toutes les
formes d'affections laryngées.

Le *catarrhe syphilitique* du larynx ne se distingue en rien du
catarrhe simple; seulement son développement est un peu moins
rapide. — De même l'*inflammation syphilitique du tissu sous-
muqueux* ne se distingue ni par l'aspect ni par le siége de l'inflammation sous-muqueuse qui peut se présenter dans la laryngite primitive ou phthisique. Aussi, pour reconnaître le caractère
spécifique de ces affections, est-il toujours indispensable de
rechercher sur le corps l'existence d'autres signes de syphilis
(angine syphilitique, syphilides cutanées, etc.).

Toute affection laryngée syphilitique finit par se compliquer
d'*ulcérations*. Ces dernières siégent le plus souvent sur les
cordes vocales, puis sur l'épiglotte, notamment à son bord libre,
plus rarement sur la face postérieure du larynx. Par leur développement relativement lent elles se distinguent des ulcères
d'origine catarrhale, qui parfois surviennent très-rapidement.
Mais elles n'offrent souvent aucun des signes caractéristiques de
la syphilis au laryngoscope. Dans quelques cas, cependant, les
ulcères syphilitiques se distinguent des ulcères de nature catarrhale ou phthisique par leur forme plus arrondie, leur fond d'aspect lardacé et leurs bords saillants et presque taillés à pic.

La guérison des ulcères sous l'influence d'un traitement anti-
syphilitique est naturellement le signe le plus sûr de leur nature
spécifique. Ils guérissent par cicatrisation; si donc on rencontre des
cicatrices de ce genre en différents points du larynx, on peut en
conclure presque avec certitude que les ulcérations qui les ont
précédés étaient syphilitiques, car les ulcères phthisiques, qui
sont presque seuls à prendre en considération dans le diagnostic
différentiel, ne guérissent qu'à de rares exceptions près. Toute
formation cicatricielle de quelque étendue *au niveau de la glotte*
entraîne une déformation et des troubles de la motilité des cordes

vocales, ainsi qu'un *rétrécissement de la fente glottique;* ce dernier peut dans quelques cas — comme j'ai eu moi-même occasion de le voir une fois — atteindre un degré tel qu'il est nécessaire d'avoir recours à la trachéotomie. — Si les ulcères ne guérissent pas (soit par négligence, soit parce que leur nature syphilitique a été méconnue), ils peuvent, en se développant, déterminer la destruction complète des différentes parties du larynx : dénudation et destruction des cartilages, transformation de l'épiglotte en un bourrelet informe, destruction des cordes vocales réduites à des rudiments presque impossibles à reconnaître.

Périchondrite du larynx.

L'inflammation du périchondre avec formation consécutive d'un exsudat entre le périchondre et le cartilage et finalement avec ouverture du foyer purulent, dénudation et nécrose du cartilage, peut atteindre toutes les parties du larynx. Rarement la périchondrite est une maladie primitive; d'ordinaire elle est secondaire et le plus souvent consécutive à une laryngite phthisique ou syphilitique, par suite de l'extension en profondeur des ulcérations et la participation du périchondre au travail inflammatoire; souvent la périchondrite survient dans le cours des maladies graves aiguës, principalement dans le typhus, parfois encore dans la diphthérie du larynx et la variole.

Aussi longtemps que le pus déposé entre le périchondre et le cartilage ne se fraye pas un passage à travers le périchondre, le diagnostic ne peut être établi avec certitude par la laryngoscopie. Dans les points où le pus s'amasse, il se forme une tumeur tendue, rouge-foncé, qui fait saillie dans la cavité du larynx et détermine souvent par là un rétrécissement notable de cet organe; le pourtour de la tumeur présente un gonflement inflammatoire, comme il arrive pour tout abcès simple du tissu cellulaire. L'inflammation du tissu sous-muqueux, quand elle est considérable et se développe rapidement, peut donner lieu aux mêmes apparences.

La périchondrite atteint souvent le cartilage *cricoïde* et de là se propage aisément aux autres cartilages; ce fait s'observe surtout dans la fièvre typhoïde. Si la périchondrite donne lieu à un abcès dont le développement se fait rapidement, il en résulte un rétrécissement notable du larynx avec menace de suffocation.

La périchondrite du cartilage cricoïde dans la fièvre typhoïde se diagnostique'aisément'd'ordinaire d'après la marche même de l'affection; de même au laryngoscope elle est également facile à reconnaître, grâce à la tumeur saillante et tendue, plongeant plus ou moins profondément dans la cavité laryngée, qu'elle forme à la paroi postérieure du larynx.

La périchondrite du cartilage *thyroïde* est rarement primitive, abstraction faite de celle d'origine traumatique; d'ordinaire elle est secondaire et survient dans les maladies énumérées ci-dessus: d'une manière générale on l'observe plus rarement que la périchondrite du cartilage cricoïde. Elle est ou unilatérale ou bilatérale, elle est partielle ou étendue à une grande surface. Quand elle se développe à la face externe, le diagnostic est des plus faciles; mais, en général, elle atteint la face interne et peut même être limitée absolument à l'échancrure du cartilage thyroïde, notamment dans les cas où les ulcères phthisiques de l'angle d'union antérieur des cordes vocales s'étendent à l'échancrure en question; il est presque impossible de reconnaître au laryngoscope cette variété de périchondrite partielle. Comme la périchondrite du cartilage thyroïde ne survient presque jamais qu'à la suite de quelque autre affection laryngée (inflammations, ulcérations), les résultats obtenus par la laryngoscopie différeront nécessairement selon l'intensité et l'extension des processus dont le larynx était primitivement le siége.

La *périchondrite des cartilages aryténoïdes* est de toutes *la plus fréquente;* elle est généralement bilatérale, les autres cartilages du larynx restant souvent intacts; dans la plupart des cas la périchondrite des cartilages aryténoïdes est de nature syphilitique ou phthisique; dans le cours de la phthisie notamment les ulcérations laryngées finissent presque toujours par atteindre les cartilages aryténoïdes et par entraîner leur nécrose partielle ou totale. — Tant que le pus ne s'est pas fait jour au dehors et que subsiste simplement la tuméfaction des cartilages aryténoïdes, il est impossible de distinguer cette dernière par le simple aspect laryngoscopique qui résulte de l'inflammation du tissu sous-muqueux, si fréquente dans la laryngite. Mais d'autre part la périchondrite a pour conséquence l'amoindrissement de la mobilité du cartilage aryténoïde et de la corde vocale correspondante, modification surtout très-frappante si le cartilage aryténoïde du côté opposé présente sa structure normale; au contraire la simple tuméfaction inflammatoire de la muqueuse qui recouvre

le cartilage aryténoïde n'altère que faiblement la mobilité de ce
dernier. — Dès que le pus a réussi à se faire jour, le cartilage
se trouve mis à nu ; il peut arriver que la partie dénudée soit
très-restreinte et par suite facilement recouverte par les parties
molles avoisinantes tuméfiées, donc masquée par elles ; si cette
tuméfaction n'existe pas et que le cartilage se trouve complètement détaché par le processus destructif des parties auxquelles
il adhérait, il en résulte une dépression profonde, qui occupe la
place du cartilage détruit et qui est surtout bien visible si la
corde vocale correspondante est intacte.

Les différentes variétés d'ulcères et de nécrose des cartilages
du larynx ne peuvent être distinguées à l'examen laryngoscopique ; le diagnostic relatif à la pathogénie dépend uniquement
de la maladie générale coexistante (syphilis, phthisie).

Œdème du larynx.

L'œdème du larynx est ou partiel ou étendu à une grande
partie du larynx, il est le plus intense dans les points où le tissu
conjonctif sous-muqueux présente sa plus grande laxité. Il détermine des tumeurs allongées, tendues, jaunâtres ou rougeâtres
pâles.

Si l'*épiglotte* est fortement *œdémateuse* elle se relève vers la
base de la langue et souvent est déjà visible quand on déprime
la langue. — En même temps que l'épiglotte, les ligaments ary-
épiglottiques prennent également un gonflement œdémateux ; si
l'œdème survient des deux côtés à la fois, comme dans la plupart
des cas, et se manifeste dans toute l'étendue des replis, les ligaments ary-épiglottiques arrivent à se toucher et déterminent ainsi
un rétrécissement intense de la glotte. — Si l'*œdème* envahit le
tissu sous-muqueux des cartilages *aryténoïdiens* et des cartilages
de *Santorini*, conséquence ordinaire de l'infiltration des parties
postérieures des replis ary-épiglottiques, la motilité des cartilages
aryténoïdes et des cordes vocales en souffre à un degré plus ou
moins grand. — Si les *cordes vocales inférieures* à leur tour
s'infiltrent, leur mobilité diminue et la glotte se rétrécit. Quand
l'œdème occupe les *cordes vocales supérieures*, il peut arriver
que ces dernières dépassent le bord interne des cordes vocales
inférieures, et les *ventricules de Morgagni* cessent d'être visibles.

Les œdèmes intenses déterminent une dyspnée violente et, pour cette raison, ne permettent pas l'examen laryngoscopique; du reste, l'espace visible du larynx se trouve déjà rétréci à tel point par l'œdème de l'épiglotte qu'il ne peut être question d'une investigation plus minutieuse des parties profondes du larynx. Mais les œdèmes partiels, ceux qui, par exemple, occupent uniquement les replis ary-épiglottiques ou les cordes vocales inférieures, sont très-bien accessibles à l'examen laryngoscopique.

Tous les œdèmes laryngés sont *secondaires;* ils viennent s'ajouter aux affections les plus variées du larynx (notamment à la périchondrite), et de plus à certaines maladies du pharynx; quelquefois ils constituent une manifestation partielle de l'anasarque dans la néphrite et la scarlatine. — Comme tous les œdèmes un peu intenses du larynx s'étendent invariablement à la glotte, on les désigne d'ordinaire collectivement sous le nom d'*œdème de la glotte.*

Néoplasmes du larynx.

Les néoplasmes du larynx sont très-fréquents et peuvent s'observer dans toutes les parties de cet organe. Ils occupent par ordre de fréquence les *cordes vocales inférieures,* puis les *ventricules de Morgagni,* les replis ary-épiglottiques, la paroi antérieure du larynx, les cordes vocales supérieures et enfin la paroi postérieure du larynx.

D'après leur structure histologique on peut diviser les néoplasmes du larynx en deux groupes : ceux qui sont constitués par des éléments que l'on rencontre *normalement* dans le larynx, et ceux dans la structure desquels entrent des éléments *hétérogènes.*

Au *premier* groupe appartiennent les papillomes, les fibromes, les myomes, les enchondromes et les kystes; au *deuxième* groupe, les diverses variétés de carcinomes, le cancer épithélial, le squirrhe et le cancer médullaire.

Les néoplasmes que l'on rencontre le plus fréquemment dans le larynx sont de la nature des *papillomes;* ce sont des tumeurs tantôt uniquement constituées par des hypertrophies de la muqueuse, tantôt formées en majeure partie d'éléments épithéliaux. — On désigne ces tumeurs sous le nom de polypes du larynx; leur consistance est molle et leur coloration est soit d'un blanc jaunâtre sale, soit d'un rouge pâle; elles offrent les formes les plus variées; elles sont ou pédonculées, ou sessiles, ou encore en forme de verrue, de grappe, de fraise ou de framboise; elles sont dentelées ou en chou-fleur; enfin, elles sont tantôt allongées, tantôt arrondies.

Les tissus environnants peuvent avoir conservé léur structure normale ou offrir les signes d'une inflammation. Ces tumeurs ont pour siége principal les cordes vocales inférieures; on les rencontre indifféremment à la face supérieure, au bord interne et à la face inférieure des cordes vocales, et parfois à leur angle de jonction en avant. Les polypes de la face supérieure et du bord interne des cordes vocales se reconnaissent au premier coup d'œil; il est plus difficile d'apercevoir les polypes de la face inférieure, dont le volume ne peut être exactement apprécié, même quand ils dépassent le bord des cordes vocales.

Les *fibroïdes* du larynx ont pour point de départ le tissu sous-muqueux. — Leur consistance est un peu plus ferme que celle des papillomes et ils se rattachent au tissu où ils ont pris naissance par un pédoncule ou ils y adhèrent par toute leur base; leur forme est moins irrégulière que celle des papillomes, parfois même leur surface est assez lisse; de plus, ils n'atteignent jamais le volume des papillomes; les plus volumineux sont de la grosseur d'une noisette, les plus petits de la grosseur d'une lentille. — Ils ne diffèrent pas des papillomes par la coloration; comme ceux-ci ils sont tantôt d'un blanc pâle, tantôt d'un jaune rougeâtre pâle. Ils ont comme eux pour siége de prédilection la face supérieure et le bord interne des cordes vocales inférieures; on les rencontre beaucoup plus rarement dans les autres parties du larynx, ce qui les distingue des papillomes.

Les *tumeurs kystiques* sont rares dans le larynx; elles sont peu volumineuses et occupent de préférence les cordes vocales supérieures et les ventricules de Morgagni; on peut encore les rencontrer sur les cordes vocales inférieures et sur l'épiglotte. — L'*enchondrome* et le *myome* n'ont été vus dans le larynx que dans des cas isolés.

Le *carcinome* du larynx est rarement primitif et isolé; il y arrive d'ordinaire par propagation d'une partie voisine, telle que le pharynx, l'œsophage, le tissu cellulaire du cou. Comme les néoplasmes de nature cancéreuse déforment ordinairement les tissus qu'ils envahissent au point de les rendre méconnaissables, comme du reste leur marche est plus rapide que celle des autres formes néoplasiques et leur extension plus variable, il ne peut être question d'une description laryngoscopique des parties du larynx atteintes de carcinome. Ce sont des tumeurs très-inégales, en chou-fleur, et ce caractère à lui seul permet déjà d'en reconnaître la vraie nature, surtout si elles sont un peu volumineuses. Le diagnostic gagne en certitude, si des néoplasmes analogues existent dans le voisinage ou si l'on trouve des ganglions en voie de dégénérescence cancéreuse en même temps que les autres signes de la carcinose. Quand ces tumeurs laryngées sont très-volumineuses, il en résulte tout naturellement un certain degré de sténose du larynx.

Les formes décrites jusqu'à présent sont le *cancer épithélial* et le *cancer médullaire*. Le premier, le plus fréquent des deux, présente seul un développement indépendant et seul persiste dans le larynx comme manifestation partielle, du moins pendant un certain temps (1). Quand les cancers épithélial et médullaire s'étendent du pharynx au larynx, c'est l'épiglotte qui est d'ordinaire atteinte en premier lieu.

La présence de *corps étrangers* dans le larynx provoque les accès de suffocation, les plus intenses, s'ils ne sont pas expulsés par la toux (c'est du reste ce qui a lieu en général). Ils peuvent se fixer solidement dans certains points du larynx, notamment dans les replis de la muqueuse. Les cas d'extraction de corps étrangers du larynx sont assez nombreux ; je ne citerai qu'un cas observé par Tobold, qui a extrait d'un larynx un fragment d'os long d'un pouce et passablement large, fixé depuis quatre jours dans le ventricule de Morgagni à gauche, le long de la corde vocale, et un autre cas d'Œrtel, qui a enlevé du larynx tout un râtelier de dents artificielles qui s'y était engagé.

Troubles de la motilité des cordes vocales.

L'*occlusion* passagère des *cordes vocales* sous l'influence d'un spasme des muscles constricteurs de la glotte (spasme de la glotte) s'observe le plus fréquemment dans l'enfance puis dans l'hystérie des adultes. L'occlusion peut être complète ou incomplète.

En outre, on observe chez les adultes une forme de spasme de la glotte où les cordes vocales se ferment à chaque inspiration au point de ne laisser subsister qu'une fente minime et s'ouvrent de rechef à l'expiration (2). A l'examen laryngoscopique l'aspect est donc le même que dans la paralysie bilatérale des dilatateurs de la glotte.

(1) J'ai observé un cancer épithélial de l'épiglotte qui avait transformé cet organe, principalement à son bord libre, en une masse informe, rétrécissant l'entrée du larynx ; l'intérieur du larynx ne présentait aucune anomalie apparente.

(2) J'ai vu un fait de ce genre chez une femme hystérique qui guérit plus tard complétement.

Paralysie des cordes vocales.

La paralysie des cordes vocales est rarement d'*origine cen-*
trale (1); d'ordinaire, elle est d'*origine périphérique.*

Les paralysies d'origine périphérique sont *nerveuses* ou *mus-*
culaires (névropathiques ou myopathiques). — Dans le premier
cas, c'est le nerf vague dans son trajet cervical ou plus souvent
le nerf récurrent qui est paralysé. Les paralysies du nerf récurrent se rencontrent fréquemment comme l'une des suites de la
diphthérie, mais elles ont non moins souvent pour cause la
compression par un anévrysme de l'arc aortique (dans ce cas
c'est toujours le récurrent gauche qui est paralysé), ou bien par
les ganglions bronchiques très-hypertrophiés et les tumeurs du
médiastin, quelquefois par des épanchements pleurétiques volumineux; de même le nerf pneumogastrique peut se trouver paralysé par suite de sa compression par des tumeurs du corps
thyroïde ou des ganglions cervicaux. Mais, dans l'immense majorité des cas, la paralysie des cordes vocales est d'origine
myopathique.

La paralysie des cordes vocales est d'ordinaire unilatérale,
rarement bilatérale; dans l'un et l'autre cas elle peut être complète ou incomplète.

Paralysie bilatérale des cordes vocales.

L'aspect qu'offre au laryngoscope la paralysie bilatérale des
cordes vocales est différent selon que les constricteurs ou les
dilatateurs de la glotte sont atteints de paralysie. La première
forme de paralysie est fréquente; la dernière, au contraire, n'a été
que rarement observée.

Si les *constricteurs* de la glotte, muscles crico-aryténoïdiens
latéraux, thyro-aryténoïdiens et aryténoïdiens transverses (ary-
aryténoïdiens), sont paralysés des deux côtés à la fois et totalement,
les cordes vocales restent à peu près immobiles à l'inspiration et
à l'expiration et, par suite, la fente glottique garde une largeur à
peu près invariable pendant les deux phases de la respiration; de

(1) J'ai vu survenir subitement, dans un cas d'apoplexie, une paralysie complète
d'origine centrale de la corde vocale *gauche*, coïncidant avec une paralysie de l'hy-
poglosse et une légère parésie faciale à *droite.*

plus, pendant la phonation, les cordes vocales ne se rapprochent de la ligne médiane que d'une quantité insignifiante ; même dans la phonation forcée, c'est à peine si les cordes vocales arrivent à se toucher, et encore n'est-ce que pour un instant ; elles s'écartent tout aussitôt. En même temps elles vibrent très-imparfaitement, attendu que les constricteurs de la glotte sont également, jusqu'à un certain point, tenseurs des cordes vocales. Si la paralysie des constricteurs de la glotte n'est pas complète, l'excursion des cordes vocales a encore lieu lors de la respiration et de la phonation, mais elle est moins étendue que dans les conditions normales. — La paralysie bilatérale des constricteurs de la glotte peut encore être partielle, attendu que tantôt les crico-aryténoïdiens latéraux et les thyro-aryténoïdiens, tantôt le muscle aryténoïdien transverse sont plus gravement atteints. Voici les diverses formes de paralysie partielle que l'on observe :

a. L'angle d'union antérieur des cordes vocales s'efface et les cartilages aryténoïdes arrivent en contact lors de la phonation, tandis que les autres parties des cordes vocales ne se touchent pas ; il en résulte que la partie *moyenne* de la glotte ligamenteuse reste béante ; dans ce cas, la paralysie porte principalement sur les crico-aryténoïdiens latéraux et les thyro-aryténoïdiens.

b. La partie ligamenteuse se ferme dans toute sa longueur, mais la partie cartilagineuse reste béante, les cartilages aryténoïdes restant immobiles : ici, la paralysie a surtout atteint le muscle aryténoïdien transverse qui a pour fonction de rapprocher les apophyses vocales des cartilages aryténoïdes.

c. Les cordes vocales ne se rapprochent que dans leur partie antérieure, le reste de la glotte ligamenteuse et toute la partie cartilagineuse restant béants.

La paralysie bilatérale des *dilatateurs* de la glotte offre l'aspect suivant à l'examen laryngoscopique. Déjà, pendant la respiration tranquille les cordes vocales laissent subsister entre elles une très-petite fente. A l'inspiration les deux cordes vocales se rapprochent (avec un fort bruit de sifflement et d'aspiration) jusqu'à l'occlusion complète de la glotte (dyspnée) ; à l'expiration, les cordes vocales s'écartent de nouveau quelque peu, tout au plus assez pour laisser entre elles la fente que nous venons de signaler. Pendant la phonation les deux cordes vocales et les cartilages aryténoïdes se rapprochent comme à l'état normal et offrent leurs vibrations ordinaires.

La paralysie double des dilatateurs de la glotte n'a été décrite que rarement (Türck, Gerhardt, Biermer, Riegel, Penzoldt). Il n'est pas possible de la distinguer au laryngoscope du spasme des constricteurs de la glotte qui survient parfois chez les personnes hystériques ; on distingue néanmoins ces deux affections en tenant compte des circonstances suivantes : c'est que le spasme des constricteurs de la glotte n'est qu'un symptôme secondaire de l'hystérie et ne se présente qu'accompagné d'autres phénomènes nerveux, tandis que la paralysie des dilatateurs de la glotte constitue une affection indépendante ; le spasme glottique apparaît en général subitement et disparaît avec rapidité, tandis que la paralysie des dilatateurs offre toujours une durée plus ou moins longue.

Paralysie limitée à l'une des cordes vocales.

Elle atteint beaucoup plus fréquemment la corde vocale gauche que la droite. Si la paralysie est complète, en d'autres termes, si tous les muscles de la corde vocale, les constricteurs, les dilatateurs et les tenseurs sont paralysés, la corde vocale et le cartilage aryténoïde correspondant restent immobiles à la respiration et à la phonation ; la corde vocale malade n'entre pas en vibration sous l'influence de cette dernière, tandis que la corde vocale saine se meut d'une manière évidente ; quand le malade émet des sons très-élevés elle arrive même à dépasser la ligne médiane et dans certains cas atteint la corde vocale paralysée et détermine l'occlusion complète de la glotte ; parfois même le déplacement de la corde vocale saine est si énergique que le cartilage aryténoïde correspondant non-seulement se rapproche de son congénère, mais même se met en croix sur lui. Dans tous les cas où la corde vocale saine arrive au contact de la corde paralysée, la fente glottique présente une direction oblique vers le côté paralysé. Dans l'intonation des sons graves qui n'exigent pas pour leur production une tension aussi énergique de la corde vocale saine, celle-ci ne dépasse pas la ligne médiane assez pour arriver au contact de la corde paralysée ; il en résulte que la glotte ne se ferme pas d'une manière complète, mais entre les deux persiste une petite lacune. — Si la paralysie persiste pendant quelque temps, la corde vocale malade perd son aspect poli, prend une teinte blafarde et se ride plus ou moins, et en même temps les cartilages aryténoïdes se décolorent et s'atrophient jusqu'à un certain point.

La forme de paralysie que nous venons de décrire, celle où tous les muscles d'une même corde vocale sont plus ou moins atteints, s'observe le plus souvent. Il est beaucoup plus rare de rencontrer des paralysies limitées à tel muscle ou à tel autre, soit de l'une des cordes vocales, soit de deux à la fois. Si la paralysie est limitée aux muscles tenseurs d'une corde vocale, les mouvements des cordes vocales et l'occlusion de la glotte se font comme à l'état normal lors de la phonation, mais la corde vocale malade ne vibre plus et de plus elle se déprime *en forme de bateau* sur son bord grâce au défaut de tension longitudinale. (Navratil). Si la même lésion porte sur les cordes vocales des deux côtés, la glotte prend une forme **elliptique** au moment de la phonation. — La paralysie unilatérale du muscle *crico-thyroïdien* (tenseur de la corde vocale) s'observe très-rarement. Ce même muscle abaisse, comme on le sait, le cartilage thyroïde et le rapproche du cartilage cricoïde, quand la trachée est fixée; au contraire, lors de l'émission de sons élevés, l'os hyoïde étant fixé, les muscles thyro-hyoïdiens élèvent le larynx et la trachée et alors la contraction du muscle crico-thyroïdien a lieu en sens contraire, de telle sorte qu'il rapproche le cartilage cricoïde du cartilage thyroïde. Si donc le muscle crico-thyroïdien est paralysé d'un côté, le soulèvement du cartilage circoïde ne peut se produire que du côté opposé; aussi à l'intonation de sons élevés, de la voyelle *i* par exemple, peut-on constater que la corde vocale du côté sain est plus élevée que celle du côté paralysé; il en résulte que les deux cordes vocales ne se trouvent pas situées dans le même plan horizontal, mais dans un plan oblique. En même temps la corde vocale paralysée est un peu plus longue que la saine, grâce à son défaut de tension. A l'intonation des sons *graves* l'image laryngoscopique ne diffère en rien de ce qu'elle est normalement (Riegel). Il est encore un autre moyen de reconnaître les paralysies unilatérales des tenseurs de la glotte; en effet, l'application du doigt sur le cartilage thyroïde permet de constater l'*absence de vibrations* du côté paralysé et leur conservation du côté sain (Gerhardt). — Une autre forme rare de paralysie musculaire partielle des cordes vocales, c'est la paralysie limitée au muscle dilatateur de la glotte, au muscle *crico-aryténoïdien postérieur*. Dans ce cas la corde vocale paralysée et le cartilage aryténoïde correspondant restent immobiles et en ligne droite; ils ne s'écartent pas de la ligne médiane, même pendant les inspirations les plus profondes; mais la corde vocale en question n'a point perdu sa faculté d'être tendue et de vibrer. — Il est extrêmement rare d'observer des paralysies de l'épiglotte (Leube, Gerhardt). Dans la paralysie unilatérale du nerf laryngé supérieur, l'épiglotte est déviée obliquement vers le côté sain et en même temps la moitié supérieure du larynx est anesthésiée.

Dans la plupart des paralysies des cordes vocales, la pureté de la voix subit un trouble plus ou moins accentué; c'est un enrouement qui peut aller jusqu'à l'aphonie complète, ou bien il n'existe qu'un trouble dans la *formation des tons*, soit des tons graves, soit des tons élevés. L'aphonie est complète quand une lacune persiste entre les deux cordes vocales et les cartilages aryténoïdes malgré les efforts les plus énergiques pour produire des sons; la voix fait encore défaut d'une manière plus ou moins complète lorsque l'occlusion de la glotte se faisant bien, les cordes vocales ont perdu la faculté de vibrer, par suite de la paralysie des tenseurs de la glotte. Dans les cas où l'occlusion est complète et où la faculté vibratoire de la corde vocale paralysée s'est conservée intacte, la voix peut rester d'une pureté à peu près parfaite. Mais si l'occlusion ne se fait pas exactement, si, complète dans la portion ligamenteuse de la glotte, elle ne se fait pas dans la partie cartilagineuse, la voix est enrouée. — Quant à la perturbation qu'éprouvent les tons dans leur formation ou la voix dans ses diverses tonalités, elle est des plus variables; la seule chose qu'on puisse dire, d'une manière générale, c'est que le nombre de tons qui ne peuvent plus être émis par le malade et leur degré de pureté dépendent de la manière dont est susceptible de vibrer la corde vocale paralysée. Ce qui précède ne s'applique évidemment qu'au cas où l'occlusion de la glotte se fait exactement malgré la lésion de l'une des cordes vocales. Ainsi la phonation prend les caractères de la voix de fausset du moment que le bord interne des cordes vocales seul vibre; d'autre part, la voix devient plus grave quand, par suite de la paralysie si fréquente des muscles thyro-aryténoïdiens, les cordes vocales sont soumises à une tension et à un raccourcissement imparfaits. Les efforts de phonation énergiques peuvent naturellement encore engendrer des sons, impossibles pour de moindres efforts, parce que dans le premier cas l'occlusion de la glotte est plus intime et les vibrations des cordes vocales plus énergiques. — Dans des cas isolés, quand par exemple la tension des cordes vocales est inégale, on peut observer de la *diphthongie.*

Dans toutes les autres affections du larynx, depuis le catarrhe simple jusqu'aux processus ulcéreux, le trouble (enrouement) de la voix, pouvant aller jusqu'à l'aphonie, est un phénomène passager ou durable, avec améliorations et exacerbations successives, mais presque aussi constant que la toux dans les maladies de l'appareil respiratoire. Mais l'ulcération vocale ne donne pas plus de renseignements certains sur la *nature*, le siége, l'intensité et l'étendue de l'affection laryngée que n'en fournit la toux dans les affections pulmonaires.

TABLE DES MATIÈRES

EXPLORATION DE L'APPAREIL RESPIRATOIRE

EXPLORATION DE L'APPAREIL CIRCULATOIRE

EXPLORATION DES ORGANES ABDOMINAUX

LARYNGOSCOPIE

FIN DE LA TABLE DES MATIÈRES.

ERRATA

Page 31 ligne 27, *au lieu de* (gross : 250), *lisez* (gross : 350).
—   35 ligne 20, *au lieu de* la compression, *lisez* l'infiltration.

PARIS. — IMPRIMERIE DE E. MARTINET, RUE MIGNON, 2

BUCH et fils et MEISSNER. **Les vignes américaines.** Catalogue illustré et descriptif avec de brèves indications sur leur culture. Ouvrage traduit par L. BAZILLE, revu et annoté par J. PLANCHON. 1 vol. grand in-8 avec figures dans le texte. 1876. 4 fr.

CANTANI. Professeur et directeur de clinique médicale à l'Université royale de Naples. **Le diabète sucré et son traitement diététique.** Ouvrage traduit et annoté par le docteur H. CHARVET. 1 vol. in-8 de 467 pages et 3 planches. 1876. 8 fr.
Cartonné. 9 fr.

CASABIANCA. **Des affections de la cloison des fosses nasales.** In-8 de 80 pages. 1876. 2 fr.

CHAMARD. **Chirurgie utérine.** De la rétroversion et de la rétroflexion de l'utérus, de leurs traitements. In-8 de 84 pages. 1876. 2 fr.

CHAMOIN. **De la valeur de la cautérisation modificatrice** appliquée au traitement de la tumeur et de la fistule lacrymales. In-8 de 73 pages. 1876. 2 fr.

CHOPARD. **Contribution du tétanos,** étiologie, température, traitement par le chloral. In-8 de 100 pages. 1876. 2 fr. 50

CLAPARÈDE. **Tableaux synoptiques de la presbyopie à tous les âges.** In-8. 1876. 0 fr. 50

CONTAMIN. **Étude sur les hémorrhagies** qui surviennent pendant les suites de couches. In-8 de 111 pages. 1876. 2 fr. 50

CRISTOFARI. **Du traitement chirurgical des hémorrhoïdes** et en particulier de la dilatation forcée. In-8 de 39 pages. 1876. 1 fr. 50

DARRASSE. **Contribution à l'étude du lymphadénome.** In-8 de 77 pages. 1876. 2 fr.

DEBOUT. **Les causes de la gravelle et de la pierre** étudiées à Contrexéville pendant neuf années de pratique médicale. 1 vol. in-8 de 138 pages avec 32 figures dans le texte. 1876. 3 fr.

DELFAU. **Gravelle urinaire.** De son traitement par les eaux minérales. In-8 de 38 pages. 1876. 1 fr. 25

DEMARQUAY et SAINT-ALEL. **Traité clinique des maladies de l'utérus.** 1 vol. in-8 avec figures intercalées dans le texte. 1876. 10 fr.
Cartonné. 11 fr.

DESBROSSES. **De l'anesthésie dans l'hémiplégie hystérique.** In-8 de 76 pages. 1876. 2 fr.

DEVINS. **Étude sur le traitement des métrorrhagies** en général et spécialement sur les cautérisations intra-utérines. In-8 de 83 pages. 1876. 2 fr.

DROUIN (A.). **De la pupille, anatomie, physiologie, sémiologie.** 1 vol. in-8 de 389 pages avec 8 figures dans le texte. 1876. 7 fr.

DUBUC. **De l'utilité de la sonde à demeure dans le traitement de certains rétrécissements de l'urèthre.** In-8. 1876. 1 fr.

DUHOURCAU. **La sulfurométrie** appliquée aux sources de Cauterets. In-8 de 100 pages. 1876. 2 fr. 50

DUFOUR. Note sur les altérations du cœur, du foie, des reins, etc., chez les aliénés. In-8 de 50 pages. 1876. 1 fr.

DUPAU. Essai sur l'ictère grave. In-8 de 55 pages. 1876. 1 fr. 50

DURAND-DURIEU. Le livre de la mère et de l'enfant. 1 vol. in-12 de 144 pages. 1876. 2 fr.

ESBACH. Modifications de la phalangette dans la sueur, le rachitisme et l'hippocratisme. In-8 de 158 pages avec 60 figures dans le texte. 1876. 3 fr. 50

FÉA. De l'intelligence, par M. H. TAINE. In-8 de 80 pages. 1876. 2 fr.

FÉA. Étude sur la transmission des bruits respiratoires dans les grands épanchements pleurétiques. In-8 de 47 pages. 1876. 1 fr. 50

FÉLIX. Études sur les hôpitaux et les maternités, avec croquis, plans, devis, etc., par M. LIÉVIN-BESSON, etc. In-8 de 64 pages. 1876. 2 fr.

FIQUET. Essai sur l'esthiomène (de la région vulvo-anale). In-8 de 72 pages. 1876. 2 fr.

FONSARD. De l'empoisonnement par la nicotine et le tabac. In-8 de 104 pages. 1876. 2 fr. 50

GAUDERON. De la péritonite idiopathique aiguë des enfants; de sa terminaison par suppuration et par évacuation du pus à travers l'ombilic. In-8 de 100 pages. 1876. 2 fr. 50

GENEVOIX. Essai sur les variations de l'urée et de l'acide urique dans les maladies du foie. In-8 de 107 pages. 1876. 2 fr. 50

GLÉNARD (F.). Étude physiologique sur le souffle maternel et la paroi abdominale des femmes enceintes. In-8 de 32 pages avec figures dans le texte. 1876. 1 fr. 25

GOIZET. Hygiène du vêtement. Étude sur les moyens d'éviter les maladies par le choix d'un vêtement hygiénique. 2e édition, in-8 de 48 pages. 1876. 1 fr. 50

GOURRAUD. Le traitement thermal à Bagnères-de-Luchon; historique des Thermes, promenades et distractions, principales excursions, conseils aux malades, etc. 1 vol. in-18. 1876. 3 fr.

GUÉNEAU DE MUSSY (Noël). Étude de la transmission des sons à travers les liquides endo-pleurétiques de différentes natures, par le docteur Baccelli, de Rome, suivie de quelques considérations sur les signes physiques de la pleurésie. In-8 de 40 pages. 1876. 1 fr. 50

GUÉNEAU DE MUSSY (Noël). Notes et impressions d'un voyage dans les trois royaumes, écrites au courant du crayon. In-8 de 64 pages. 1876. 1 fr. 50

GUÉRIN (H.). Contribution à l'étude de la chorée. In-8 de 64 pages. 1876. 1 fr. 50

GUILLEMET. Contribution à l'étude de l'hydramnios. In-8 de 84 pages. 1876. 2 fr.

GUILLAND. Des manifestations du rhumatisme sur l'urèthre et la vessie. In-8 de 55 pages. 1876. 1 fr 50

HALMAGRAND. Étude clinique sur deux cas de goutte saturnine. In-8 de 78 pages avec 2 planches. 1876. 2 fr. 50

HERLANT. Étude sur les principaux produits résineux de la famille des conifères. In-8 de 82 pages. 1876. 2 fr.

HIRNE. De la fluxion ou congestion pulmonaire simple chez les enfants. In-8 de 72 pages. 1876. 2 fr.

HUGON. Recherches sur les causes de l'épilepsie et des convulsions épileptiformes. In-8 de 79 pages. 1876. 2 fr.

JULLIARD. Note sur une nouvelle sonde métallique. In-8 avec une planche. 1876. 1 fr.

KILLIAS. Notice sur les eaux de Tarasp-Schuls. In-8 de 64 pages. 1876. 1 fr. 50

KOMOROWSKI. Des injections intra-utérines et de leurs indications dans les suites de couches. In-8 de 48 pages. 1876. 1 fr. 50

LADMIRAL. Des altérations du système utérin et particulièrement des règles chez les phthisiques. In-3 de 57 pages. 1876. 1 fr. 50

LAGOANÈRE. Essai sur les angines rhumatismales et goutteuses. In-8 de 55 pages. 1876. 1 fr. 50

LANDOLT. L'introduction du système métrique dans l'ophthalmologie. In-8 de 57 pages avec figures. 1876. 1 fr. 50

LANGLEBERT. De la dilatation médiate, nouveau mode de dilatation lente et progressive appliqué au traitement des rétrécissements de l'urèthre d'origine inflammatoire ou blennorrhagique. In-8 de 16 pages. 1876. 0 fr. 50

LE DOUBLE. Du kleisis génital et principalement de l'occlusion vaginale et vulvaire dans les fistules uro-génitales. 1 vol. in-8 de 248 pages. 1876. 6 fr.

LEFEBVRE (Louis). Des paralysies traumatiques des membres inférieurs, consécutives à l'accouchement laborieux. In-8 de 57 pages. 1876. 1 fr. 50

LESCALMEL. Les eaux de Gréoult, dans le traitement de la phthisie pulmonaire. In-8. 1876. 0 fr. 50

LUIGI. Contribution à l'histoire de l'hémorrhagie consécutive à l'extraction des dents. In-8 de 52 pages. 1876. 1 fr. 50

MAGNIN (A.). Recherches géologiques, botaniques et statistiques sur l'impaludisme dans les Dombes et le miasme paludéen. In-8 de 120 pages avec 1 planche. 3 fr. 50

MARTY. Des accidents gravido-cardiaques. In-8 de 108 pages. 1876. 2 fr. 50

MASSE. Dangers du traitement par la viande crue et de l'alimentation par la viande de bœuf saignante. In-8 de 20 pages. 1876. 1 fr.

MASSE. Des indications des différents modes de pansement des plaies après l'opération de la hernie étranglée. In-8 de 27 pages. 1876. 1 fr.

MAURIAC. Leçon sur les laryngopathies syphilitiques graves compliquées de phlegmon péri-laryngien. In-8 de 30 pages. 1876. 1 fr. 25

ÉNIÈRE (d'Angers). **Du traitement topique de l'endométrite à l'aide du graphidomètre ou pinceau utérin.** In-8 de 15 pages. 1876. 0 fr. 50

MERCHIE. Guerre de 1870-71. Les secours aux blessés après la bataille de Sedan, avec documents officiels à l'appui. 1 vol. in-8 de 144 pages. 1876. 5 fr.

MEYER. De l'influence des émotions morales sur le développement des affections cutanées. In-8 de 55 pages. 1876. 1 fr. 50

MEYNIER. Étude des déviations de l'utérus gravide comme cause de dystocie. In-8 de 68 pages. 1876. 1 fr. 50

MICHALSKI. Du sevrage. Conseils à ma fille, aux jeunes mères et aux nourrices. In-8 de 47 pages. 1876. 1 fr. 25

MORA. Des localisations spinales du rhumatisme. In-8 de 74 pages. 1876. 1 fr. 50

MOUSSAUD. Précis pratique des maladies des organes génito-urinaires. 1 vol. in-12 avec figures dans le texte. 1876. 5 fr.

MOUTON. Des tumeurs hypertrophiques et vasculaires de l'urèthre chez la femme, suivies d'un appendice sur les kystes du méat. In-8 de 40 pages. 1876. 1 fr. 50

NEBOUT. Étude sur la grippe. In-8 de 72 pages. 1872. 2 fr.

NETZEL. Opération césarienne, rendue nécessaire par un myome incarcéré dans le petit bassin. In-8 avec 9 figures dans le texte. 1876. 1 fr. 25

NOTTA. Médecins et clients. 1 vol. in-18 de 188 pages. 1876. 2 fr. 50

PARROT. Note sur l'anatomie pathologique de la paralysie faciale des nouveau-nés, consécutive à l'application du forceps. In-8. 1876. 0 fr. 75

PATÉZON. Goutte et gravelle. In-12 de 45 pages. 1876. 1 fr.

PERCEPIED. De la midriase. In-8 de 79 pages. 1876. 2 fr.

PERRET (Simon). **De la trépanation dans les abcès des os et dans l'ostéite à forme névralgique.** In-8 de 89 pages. 1876. 2 fr.

PIVION. Étude sur les troubles de l'intelligence, des penchants, de la sensibilité et de la motilité chez les épileptiques. In-8 de 72 pages. 1876. 1 fr. 50

POUILLET. Essai médico-philosophique sur les formes, les causes, les signes, les conséquences et le traitement de l'onanisme chez la femme. 2e édition, 1 vol. in-12. (Sous presse.)

POUYDEBAT. De l'inspectorat des eaux minérales. In-8 de 57 pages. 1876. 1 fr. 50

Programme des études pratiques de viticulture et d'ampélographie. In-8 de 35 pages avec 45 figures dans le texte. 1876. 1 fr.

Questionnaire pour le premier examen de doctorat. Recueil de séries d'examens subis récemment (en 1876) à la faculté de médecine de Paris. 1 vol. in-12. 1876. 1 fr. 50

RAMOS de FONSECA. Considérations générales sur les hydrocèles vaginales de l'adulte. In-8 de 64 pages. 1876. 1 fr. 50

RAYMOND (F.). Étude anatomique, physiologique et clinique sur l'hémi-chorée, l'hémianesthésie et les tremblements symptomatiques. In-8 de 130 pages avec trois planches. 1876.   3 fr. 50

RECLUS. Du tubercule, du testicule et de l'orchite tuberculeuse. 1 vol. in-8 de 204 pages avec 5 planches. 1876.   5 fr.

Réformes à apporter dans l'enseignement pratique de l'anatomie. In-8 de 28 pages. 1876.   0 fr. 75

ROCHE. Étude sur le mouvement de désassimilation chez le vieillard. In-8 de 50 pages. 1876.   1 fr. 50

ROUDANOVSKI. De la structure des racines des nerfs spinaux et du tissu nerveux dans les organes centraux de l'homme et de quelques animaux supérieurs. 1 vol. in-8 avec atlas in-4° de 8 planches, contenant 72 photographies. 1876.   30 fr.

SALESSES. Étude sur les tumeurs fibreuses péripelviennes. In-8 de 78 pages. 1876.   2 fr.

SAINTE-MARIE. Des différents modes d'exploration de l'œsophage. In-8 de 48 pages. 1875.   1 fr. 50

SAVY. Contribution à l'étude des éruptions de la conjonctive. In-8 de 86 pages. 1876.   2 fr.

SEBEAUX. Essai sur les contractures du col de la vessie. In-8 de 78 pages. 1876.   2 fr.

STIÉNON. Action physiologique de la quinine sur la circulation du sang. 1 vol. in-8 avec planches.   4 fr.

SUCHARD. Notice sur les bains de Lavey. In-8 de 46 pages. 1876.   1 fr. 50

TAMIN-DESPALLES. Coup d'œil sur les indications, les contre-indications et l'usage des eaux minérales de Contrexéville (Vosges), suivi d'un tableau de l'alimentation selon les tempéraments. In-8. 1876.   1 fr.

TISON. Du rhumatisme pendant la grossesse. In-8 de 53 pages. 1876. 1 fr. 50

TISSOT. Des paralysies laryngées. In-8 de 60 pages. 1876.   1 fr. 50

VÉRITÉ. Le psoriasis herpétique aux eaux de la Bourboule. Psoriasis superunguéal. In-8 de 20 pages. 1876.   0 fr. 50

VIOLET. Du pain. In-8 de 86 pages. 1876.   2 fr.

WASSEIGE. Du crochet mousse articulé. In-8 de 29 pages avec 2 planches. 1876.   1 fr. 50

WOILLEZ. Du spirophore. Appareil de sauvetage dans le traitement de l'asphyxie et principalement de l'asphyxie des noyés et des nouveau-nés. In-8. 1876.   2 fr.

PARIS. — IMPRIMERIE DE E. MARTINET, RUE MIGNON, 2.

PARIS. — IMPRIMERIE DE E. MARTINET, RUE MIGNON, 2.